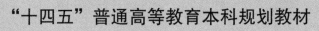
"十四五"普通高等教育本科规划教材

供本科护理学类专业用

儿 科 护 理 学

（第 3 版）

U0197445

主　编　崔文香　陈　华　张　瑛

副主编　林晓云　王　茜　张晓丽　万峰静　朱丽丽

编　委　（按姓名汉语拼音排序）

陈　华（北京大学护理学院）　　　　　任利华（北京大学护理学院）

陈　慧（天津医科大学护理学院）　　　唐慧婷（南京医科大学护理学院）

崔文香（延边大学护理学院）　　　　　万峰静（海南医学院国际护理学院）

黄　茹（昆明医科大学第二附属医院）　汪孝玲（遵义医科大学附属医院）

晋溶辰（湖南中医药大学护理学院）　　王　茜（蚌埠医科大学护理学院）

李　花（延边大学护理学院）　　　　　杨　静（成都中医药大学护理学院）

李　敏（齐齐哈尔医学院护理学院）　　杨园园（北京大学护理学院）

李荣华（广州医科大学护理学院）　　　张　慧（哈尔滨医科大学护理学院）

李真真（莆田学院护理学院）　　　　　张利峰（中山大学护理学院）

林晓云（福建医科大学护理学院）　　　张晓丽（滨州医学院护理学院）

刘　晶（大连医科大学护理学院）　　　张　瑛（长治医学院附属和济医院）

刘晓丹（珠海科技学院健康学院）　　　赵艳琼（内蒙古医科大学护理学院）

刘旭静（山东大学附属威海市立医院）　朱丽丽（新乡医学院护理学院）

北京大学医学出版社

ERKE HULIXUE

图书在版编目（CIP）数据

儿科护理学 / 崔文香，陈华，张瑛主编. —3 版. —北京：北京
大学医学出版社，2024.1
ISBN 978-7-5659-3044-7

Ⅰ．①儿…　Ⅱ．①崔…②陈…③张…　Ⅲ．①儿科学 - 护理学
Ⅳ．① R473.72

中国国家版本馆 CIP 数据核字（2023）第 228357 号

儿科护理学（第 3 版）

主　　编：崔文香　陈 华　张 瑛
出版发行：北京大学医学出版社
地　　址：（100191）北京市海淀区学院路 38 号　北京大学医学部院内
电　　话：发行部 010-82802230；图书邮购 010-82802495
网　　址：http://www.pumpress.com.cn
E - m a i l：booksale@bjmu.edu.cn
印　　刷：北京瑞达方舟印务有限公司
经　　销：新华书店
责任编辑：郭 颖　责任校对：靳新强　责任印制：李 啸
开　　本：850 mm×1168 mm　1/16　印张：27　字数：775 千字
版　　次：2006 年 9 月第 1 版　2024 年 1 月第 3 版　2024 年 1 月第 1 次印刷
书　　号：ISBN 978-7-5659-3044-7
定　　价：68.00 元

第 3 轮修订说明

　　国务院办公厅印发的《关于加快医学教育创新发展的指导意见》提出以新理念谋划医学发展、以新定位推进医学教育发展、以新内涵强化医学生培养、以新医科统领医学教育创新；要求全力提升院校医学人才培养质量，培养仁心仁术的医学人才，加强护理专业人才培养，构建理论、实践教学与临床护理实际有效衔接的课程体系，提升学生的评判性思维和临床实践能力。《教育部关于深化本科教育教学改革全面提高人才培养质量的意见》要求严格教学管理，把思想政治教育贯穿人才培养全过程，全面提高课程建设质量，推动高水平教材编写使用。新时代本科护理学类人才培养及教材建设面临更高的要求和更大的挑战。

　　为更好地支持服务高等医学教育改革发展、本科护理学类人才培养，北京大学医学出版社有代表性地组织、邀请全国高等医学院校启动了本科护理学类专业规划教材第 3 轮建设。在各方面专家的指导下，结合各院校教学教材调研反馈，经过论证决定启动 27 种教材建设。其中修订 20 种教材，新增《基础护理学》《传染病护理学》《老年护理学》《助产学》《情景模拟护理综合实训》《护理临床思维能力》《护理信息学》7 种教材。

　　修订和编写特色如下：

　　1．调整参编院校

　　教材建设的院校队伍结合了研究型与教学型院校，并注重不同地区的院校代表性；由知名专家担纲主编，由教学经验丰富的学院教师及临床护理教师参编，为教材的实用性、权威性、院校普适性奠定了基础。

　　2．更新知识体系

　　对照教育部本科《护理学类专业教学质量国家标准》及相关考试大纲，结合各地院校教学实际修订教材知识体系，更新已有定论的理论及临床护理实践知识，力求使教材既符合多数院校教学现状，又适度引领教学改革。

　　3．创新编写特色

　　本着"以人为中心"的整体护理观，以深化岗位胜任力培养为导向，设置"导学目标"，使学生对学习的基本目标、发展目标、思政目标有清晰了解；设置"案例""思考题"，使教材贴近情境式学习、基于案例的学习、问题导向学习，促进学生的临床护理评判性思维能力培养；设置"整合小提示"，探索知识整合，体现学科交叉；设置"科研小提示"，启发创新思维，促进"新医科"人才培养。

　　4．融入课程思政

　　将思政潜移默化地融入教材中，体现人文关怀，提高职业认同度，着力培养学生"敬佑生命、救死扶伤、甘于奉献、大爱无疆"的医者精神，引导学生始终把人民群众生命安全和身体健康放在首位。

5．优化数字内容

在第 2 轮教材与二维码技术初步结合实现融媒体教材建设的基础上，第 3 轮教材改进二维码技术、简化激活方式、优化使用形式。按章（或节）设置一个数字资源二维码，融拓展知识、微课、视频等于一体。设置"随堂测"二维码，实现即时形成性评测及反馈，促进"以学生为中心"的自主学习。

为便于教师、学生下载使用，PPT 课件统一做成压缩包，用微信"扫一扫"扫描封底激活码，即可激活教材正文二维码、导出 PPT 课件。

第 2 轮教材的部分教材主编因年事已高等原因，不再继续担任主编。她们在这套教材的建设历程中辛勤耕耘、贡献突出，为第 3 轮教材建设日臻完善、与时俱进奠定了坚实基础。各方面专家为教材的顶层设计、编写创新建言献策、集思广益，在此一并致以衷心感谢！

本套教材供本科护理学类专业用，也可供临床护理教师和护理工作者使用及参考。希望广大师生多提宝贵意见，反馈使用信息，以逐步完善教材内容，提高教材质量。

前　言

儿科护理学是一门从整体护理观念出发，研究儿童从新生儿期至青春期的生长发育、健康保健、疾病防治和临床护理的护理专业课程。为贯彻新时代全国高校本科教育工作会议精神以及《护理学类专业教学质量国家标准》，配合新医科建设、全国教材建设奖优秀教材评选规划，体现本科教育新理念，支持教育教学信息化改革，北京大学医学出版社正式启动本科护理学类专业规划教材第3轮的建设工作。

本教材在新一轮的修订过程中，继续坚持"三基五性"的基本原则，将立德树人作为教学的根本任务，强调思政因素渗透教材全部章节，紧扣护理学本科教育的培养目标，突出新时期护理本科学生临床护理思维、跨学科专业交融以及预防、健康教育、康复、心理等多方位综合素质与能力培养。坚持以学生为中心，以能力培养为导向，打造融"知识、能力、素质"于一体，体现护理专业特色，渗透人文情怀的护理教材。在编写体例上，以护理程序为框架，体现儿科护理的连续性、整体性、系统性。

本教材不仅关注学生的专业技能培养，更注重德育与专业教育的融合。通过思政元素的渗透，强调护士的职业道德、责任意识以及人道主义精神。同时，努力将我国医疗改革的理念、政策与实践融入其中，帮助学生树立正确的职业价值观。对重点疾病采用经典案例导入与思考的方式，引导学生建立护理专业的临床思维方法，提高观察、分析、解决问题的能力，启发学生的创造性思维，培养适应当代儿科护理发展需要的专业型人才。本教材同时配有随堂测和思考题及相应的答题要点，为学生创设更加丰富多彩的自主学习空间。

本教材以我国普通高等医学院校护理学本科学生为主要读者对象，兼顾高等职业教育、成人高等教育的专业需求。教材内容满足现行教学大纲、护士执业资格考试、硕士研究生入学考试的需求。

本教材在编写过程中得到了有关学校及同道的大力支持与帮助，在此表示真诚的感谢！全体编者均以认真负责的态度进行教材编撰，力求内容精准，理论联系实际，段落层次清楚，文字结构严谨，语句精炼通顺。但限于编写团队水平，虽经过多次修改及审校，书中难免存在不足之处，恳请各院校师生及广大读者批评、指正，提出宝贵意见和建议。

崔文香

目　录

1

目 录

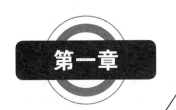

绪 论

导学目标

通过本章内容的学习，学生应能够：

◆ **基本目标**

1. 描述儿科护理学的任务和范围。
2. 陈述儿童的年龄分期及定义。
3. 描述儿科学的基础医学特点和临床特点。
4. 比较不同年龄阶段儿童的生理解剖特点。
5. 区别不同年龄阶段儿童疾病的特点。

◆ **发展目标**

具备评判性思维、专业态度和敬业精神。

◆ **思政目标**

培养护士关爱儿童健康的职业精神。

儿科护理学（pediatric nursing）是一门从整体护理理念出发，研究儿童生长发育、卫生保健、疾病防治和护理的学科，其目标是促进儿童身心健康，提高儿童生命质量。儿科护理学的服务对象是从胎儿至青春期的儿童，他们的共同特点是身心正处在不断的发育与成长之中，在解剖、生理、生化、病理、疾病诊治、社会心理等方面与成人都有所不同。

第一节 儿科护理学的任务和范围

一、儿科护理学的任务

儿童是社会中最脆弱和最易受伤害的人群，儿科护理学的任务是通过研究儿童的生长发育规律、营养和教养的需要，充分利用先进的医学、护理学知识，实施儿童保健措施及对疾病进行防治与护理，根据各年龄阶段儿童的体格、精神和心理行为的特点，提供"以家庭为中心"的全方位整体护理，以增强儿童体质，最大限度地降低儿童的发病率和死亡率，提高疾病的治愈率，保护和促进儿童健康，使各个时期的儿童不但拥有健康的躯体，而且拥有健康的心理和良好的社会适应能力。

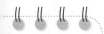

二、儿科护理学的范围

一切涉及儿童时期健康促进、卫生保健及疾病护理的问题都属于儿科护理学研究的范围，具体包括体格和神经精神方面的正常和异常生长发育、身心健康的保障和促进、儿童疾病的防治与护理及社会适应能力的培养。儿科护理学与儿科学都属于儿科医学范畴，两者紧密联系，是不可分割的整体，儿科护士在认真学习儿科护理学知识和技术的同时，也应熟悉儿科临床医学知识和促进儿科护理学发展，从而更好地完成儿科护理工作。儿科医学的服务对象为躯体、心理和社会适应能力不断发展的儿童（指18岁以下人群）。

儿童时期是人生发展的关键时期，应为儿童提供必要和良好的生存、发展、受保护和参与的机会及条件，最大限度地满足儿童的发展需要，发挥他们的潜能，这将为儿童一生的发展奠定重要的基础，同时，这也关系着未来国家建设者的素质，"少年强，则中国强"，这不仅是家庭、学校的任务，还是整个社会的任务，更是与儿童生命和健康的保卫者——儿科工作者的关系更加密切。

儿科护理随着医学模式的转变，已经发生了很大变革，已由既往单纯的疾病护理转变为"以家庭为中心"的身心整体护理，由单纯的患儿护理转变为对所有儿童生长发育、疾病防治、保障和促进儿童身心健康的全面服务，由单纯的三级医疗保健机构承担的工作任务逐渐转变为由护理人员带动的全社会参与和承担的儿童保健护理工程。因此，儿科护理学与儿科学、基础医学、心理学、教育学、社会学等多门学科有着广泛的联系，其工作的进行与开展必须得到父母、家庭、社会等各方面的支持和关注。

三、儿科护理学的发展趋势

我国政府于1992年制订了《九十年代中国儿童发展规划纲要》。1995年6月1日起，我国又实施了《中华人民共和国母婴保健法》。2001年，国务院颁布了《中国儿童发展纲要（2001—2010年）》（以下简称《纲要》），从儿童健康、教育、法律保护和环境四个领域提出了儿童发展的主要目标和策略措施。截至2010年，《纲要》确定的主要目标已基本实现。儿童健康、营养状况持续改善，婴儿、5岁以下儿童死亡率分别从2000年的32.2‰和39.7‰下降到13.1‰和16.4‰，纳入国家免疫规划的疫苗接种率达到了90%以上。儿童教育普及程度持续提高。依照《中华人民共和国未成年人保护法》和联合国《儿童权利公约》的宗旨，按照国家经济社会发展的总体目标和要求，结合我国儿童发展的实际情况，2021年，国务院发布了《中国儿童发展纲要（2021—2030年）》，要求进一步加强儿童保健和对疾病的防控及儿童潜能的开发。

随着儿科事业的发展，儿科护理工作从医院走向社会，从单纯的疾病护理发展为儿童保健、疾病防治和疾病临床护理的综合护理，从单纯以"身"为主的护理转变为"身心"兼顾的护理，专业特色日趋明显，专业分化逐渐形成，派生出了围生医学、新生儿监护、儿科重症监护等不同专业领域。

随着医学模式从生物医学模式向生物-心理-社会医学模式的转变，护士应该走向社会，深入家庭、托幼机构和中小学校，进行生长发育监测、营养指导、预防接种和疾病防治。对高危新生儿进行家庭访视及生长发育监测，以便对病残儿做到早诊断、早治疗。对儿童精神、心理状况进行评价和咨询，以发现问题，及早干预。

随着社会的进步和科学的发展，儿科疾病谱将继续发生变化。21世纪是生命科学时代，儿童健康将面临着新的挑战，主要体现在以下几个方面。

1. 感染性疾病仍然是威胁儿童健康的主要问题，一些已经得到控制的传染病（如结核）在全球范围内发病率回升，艾滋病等新的传染病在世界范围内广泛传播，将对儿童健康构成新的威胁。

2．儿童精神卫生、心理健康将成为人们越来越关注的问题。

3．成人疾病的儿童期预防将成为儿科工作者面临的一项新任务，如对于肥胖的预防。

4．儿童时期的意外伤害将成为 21 世纪儿科和儿童保健领域的前沿课题。

5．环境污染对儿童健康的危害将越来越受到人们的关注。

6．青春期医学和多门学科对儿科学的渗透也是 21 世纪的热门课题。

7．儿科疾病的基因诊断和基因治疗将得到发展和普及。

8．数字健康在儿童健康全周期全过程管理和服务中将发挥巨大作用。

知识链接

数字儿童与数字健康

儿童是国家与民族的未来，儿童健康是保障全民健康的基石。智能化、数字化和网络化正驱动着全球健康行业加速向数字健康转变。新冠疫情全球大流行也深刻地改变了人们获得医疗健康服务的方式，远程医疗和互联网医院成为疫情防控期间家长、孩子足不出户、线上看病的新路径。数字技术创新为全球卫生保健和卫生系统带来了巨大的机遇。2021 年国务院发布了《中国儿童发展纲要（2021—2030）》，提出运用"互联网 + 数字医疗"服务模式，完善儿童健康大数据，加强信息互联共享，实现儿童健康全周期全过程管理和服务的信息化、智能化，加强儿童健康保障及医疗保障。"数字儿童"以儿童为中心，以生物信息、全息技术与人工智能等新技术为手段，建立系统的、持续的、动态的儿童健康大数据，构建儿童健康信息的可视化、智能化、自主化、个性化发展的系统平台，用以全面提升儿童健康水平并预防和治疗儿童疾病。通过数字儿童建设，促进实现儿童健康、疾病实时动态评估、早期筛查预警，从而主动干预。数字儿童不仅可用于近期和远期儿童健康状况评估、诊断、治疗、康复和预防，也将极大促进儿童新药物、新设备和新检测技术的研发。数字儿童的建设将有助于我国儿童健康发展提升，为提出适合中国国情、有循证依据、经济高效的儿童健康促进计划和工作策略提供支撑，并在儿童健康干预研究项目中验证，形成科学、可行、可推广的儿童健康促进模式。

第二节 儿童年龄分期

根据儿童生长发育不同阶段的解剖结构、生理功能及心理行为等相关的规律性特点，将儿童年龄划分为七个时期。

一、胎儿期

胎儿期（fetal period）指从受精卵形成到胎儿娩出，共 280 天，约 40 周。此期又分为三期，即胚胎期（0～12 周）、胎儿中期（13～28 周）及胎儿晚期（29～40 周）。胎儿的周龄称为胎龄或妊娠龄。胚胎期是受精后胚胎细胞卵迅速分化的时期，该阶段各系统组织器官迅速形成，此期易受到内外因素的影响，如母亲感染、用药、放射线、化学物质等，可引起流产、出生缺陷、畸形，甚至胎儿死亡。胎儿中期是组织器官迅速生长和功能发育渐趋完善的时期，但肺发育不完善，如缺乏肺表面活性物质，此期活产的早产儿其存活率低。胎儿晚期的特点为肌肉发育和脂肪积累，此期早产儿大多数能存活。胎儿时期完全依靠母体生存，故应加强孕母

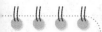

的保健和胎儿保健，重在预防，保证胎儿正常的生长发育。

二、新生儿期

新生儿期（neonatal period）是指自胎儿出生、脐带结扎到生后 28 天。新生儿期是脱离母体后适应宫外新环境的阶段，新生儿经历了解剖、生理的巨大变化，由于各器官系统功能发育尚不完善，适应能力较差，易出现窒息、出血、感染、溶血、硬肿等表现。因此，发病率和死亡率均高，新生儿期死亡占婴儿期死亡的 60% ~ 70%。此期应注意加强保暖、合理喂养、清洁卫生、消毒和预防感染，避免其受到外界不良因素的影响，以降低新生儿死亡率。

围生期（perinatal period）是指胎龄满 28 周至生后 7 天。此期包括胎儿晚期、娩出过程和新生儿早期三个阶段，是儿童经历巨大变化、生命受到威胁的重要时期。同期死亡率是衡量一个国家和地区的卫生水平、产科和新生儿科质量的重要指标，也是评价妇幼卫生工作的一项重要指标。

三、婴儿期

婴儿期（infant period）是指从出生后到 1 周岁，其中包括新生儿期。此期为儿童生长发育最旺盛的时期，1 岁时体重增加至出生时的 3 倍，身长是出生时的 1.5 倍。各系统器官继续发育和完善，每日需要的总热量和蛋白质相对较高，但其消化功能尚不完善，易发生消化和营养紊乱，易患维生素 D 缺乏性佝偻病、贫血、营养不良、腹泻等疾病。婴儿期体内来自母体的免疫抗体逐渐消失，而自身免疫系统尚未完全成熟，对疾病的抵抗力较差，易患传染病和感染性疾病。此期保健重点为提倡母乳喂养，指导科学合理营养和及时添加辅食，实施计划免疫和预防感染。良好的生活习惯和心理卫生的培养可从此期开始。

四、幼儿期

幼儿期（toddler age）是指自满 1 周岁到 3 周岁。此期儿童体格生长速度较婴儿期减慢，智能发育加速，开始行走，活动范围增大，接触社会事物增多，语言、行动与表达能力明显发展，能控制二便，前囟闭合，乳牙出齐。由于缺乏对危险事物的识别能力和自身保护能力，易发生意外伤害和中毒。与外界接触增多，但自身免疫力不够完善，易患传染病和感染性疾病。因牙齿逐步出齐，饮食从乳汁过渡到普通食物，断奶后如对营养供应不加重视，通常会导致体重不增或少增，甚至出现营养不良或贫血。此期保健重点在于培养良好的饮食和卫生习惯，保证营养和辅食添加，按时完成计划免疫，预防传染病、感染性疾病和意外事故。

五、学龄前期

学龄前期（preschool age）是指自满 3 周岁至 6 ~ 7 周岁。此期儿童体格发育进一步减慢，智能发育进一步增快。理解力逐渐增强，好奇多问，模仿能力强，可用语言表达自己的思维和感情，进入幼儿园后，开始学习简单文字、图画及歌谣。此期儿童可塑性很强，应注意培养良好的思想品德和行为习惯。此期免疫反应性疾病如风湿热、肾炎等的发病开始增多，仍易发生传染病、意外事故等。保健重点在于继续预防传染病和意外事故，积极控制感染，培养良好的生活习惯和独立生活能力，亦应重视视力保护和口腔卫生。

六、学龄期

学龄期（school age）是指自 6 ~ 7 周岁至青春期前（11 ~ 12 周岁）。此期儿童体格生长稳步增长，除生殖系统外，其他系统器官的发育已接近成人。智力发展更加成熟，控制、理解、分析、综合能力增强，是接受系统的科学文化知识教育的重要时期。此期保健重点在于保证充足的营养和睡眠，进行适当的体格锻炼，避免课业负担过重和精神过度紧张，注意安排规律的学习和生活制度，培养正确的坐、立姿势，保护视力，预防龋齿，防治精神、情绪和行为等方面的问题。

七、青春期

青春期（adolescence）有一定的性别差异，女孩是从 11 ～ 12 周岁开始到 17 ～ 18 周岁，男孩从 13 ～ 14 周岁开始至 18 ～ 20 周岁。青春期开始和结束年龄存在较大的个体差异，为 2 ～ 4 年。此期主要特点为体格生长出现第二个高峰（由于性激素作用，生长发育速度明显增快，性别差异显著），体重、身高大幅度增加，出现第二性征，生殖系统迅速发育并趋于成熟，其间经历复杂的生理和心理变化。至本期结束时，各系统发育已成熟，体格生长逐渐停止。这一时期机体免疫力较强，与其他年龄儿童相比，各种疾病的患病率和死亡率均降低，但精神、行为、心理方面的问题开始增多。保健的重点在于供给充足的营养，加强体格锻炼及生理、心理知识教育，包括性知识教育和指导，亦要加强道德品质教育，使之树立正确的人生观，保证身心健康。此外，青春期高血压和肥胖可能是成年和老年期各种心血管疾病的潜在危险因素，需做好防治工作。

第三节　儿科护理学的特点

儿童从出生直到青春期发育成熟，始终处在不断的生长发育过程中，年龄越小，与成人的差别越大，各年龄阶段的儿童之间也有很大的差异，掌握各年龄期的特点对于实际工作是十分重要的。在学习儿科护理学时不可将儿童视为成人的缩影。

一、小儿的解剖、生理生化、病理、免疫和心理社会特点

（一）解剖特点

儿童处在不断生长发育的阶段，但不同器官和系统生长的速度不同，如身高、体重、头围、胸围以及骨骼、牙齿的发育和内脏器官的位置均有其年龄特点。骨骼的发育如颅骨缝、囟门的闭合、骨化中心的出现、牙齿的萌出有其自身的规律；内脏器官如心、肝、肾、脾、胃等的大小及位置随年龄的增长而发生变化。只有掌握儿童正常的发育规律，才能做好儿童及其家庭的护理和保健工作。如新生儿和小婴儿头部相对较大，颈部肌肉和颈椎发育相对滞后，抱起时应注意保护头部；儿童髋关节附近的韧带较松，臼窝较浅，容易发生脱臼及损伤，护理动作应轻柔，避免过度牵拉。新生儿时期胃呈水平位，加之幽门肌肉发育良好，贲门括约肌发育较差，新生儿易出现溢乳。因此，哺乳后将婴儿竖抱，轻拍背部，有助于胃内空气的排出。

（二）生理生化特点

不同年龄儿童在心率、呼吸频率、血压、血象、体液免疫等方面有不同的生理生化正常指标。年幼儿代谢旺盛，营养要求相对高，但胃肠消化吸收功能相对不成熟，很容易发生消化不良和营养不良。儿童的气管、支气管黏膜血流丰富、纤毛运动功能差，易发生呼吸道感染，甚至会出现呼吸困难。婴儿代谢旺盛、体液交换量大，而肾调节功能差，容易发生水、电解质代谢紊乱。掌握不同年龄的生理生化特点，才能做出正确的判断与处理。

（三）病理特点

病理变化往往和年龄有关，相同的致病因素在不同年龄的机体也会引起不同的病理变化。例如，因各种原因引起贫血时，婴幼儿会出现髓外造血，如有核红细胞增多，肝、脾大，恢复胎儿期造血状态。维生素 D 缺乏时，婴儿易患佝偻病，而成人则表现为骨软化征。又如肺炎

链球菌所致肺部感染，婴儿表现为支气管肺炎，而年长儿和成人则出现大叶性肺炎。

（四）免疫特点

年幼儿童的非特异性免疫、细胞免疫和体液免疫功能均不成熟，防御能力差，容易患感染性疾病，预防感染对儿童非常重要。如新生儿只能通过胎盘从母体获得抗体 IgG，3～6 个月龄时 IgG 的浓度逐渐下降，因此，6 个月以内婴儿体内来自母体的 IgG（暂时形成被动免疫）尚未消失之前，患某些疾病的机会较少。新生儿不能从母体获得 IgM，因此，血清 IgM 浓度低，易患 G^- 细菌感染。婴幼儿缺乏分泌型 IgA（SIgA），故婴幼儿易患呼吸道和消化道感染。一般在 6～7 岁时，儿童自行合成 IgG 的能力才能达到成人水平。

（五）心理社会特点

儿童时期神经系统尚未发育，儿童心理发育如知觉、情绪、思维、意志和个性等方面处于基础阶段。儿童身心未成熟，依赖性较强，合作能力差，心理行为发育易受家庭、学校和社会的影响，可塑性较大。根据不同年龄儿童的心理特点，提供合适的环境和条件，给予耐心的引导和正确的教养，可以培养儿童良好的个性和行为习惯。

二、儿科临床特点

（一）疾病种类

儿童的疾病种类与成人有所不同，新生儿时期疾病常与先天性、遗传性及围生期因素相关。婴幼儿期以感染性疾病、营养性疾病、先天性疾病、遗传性疾病较多见。心血管系统中，儿童以先天性心脏病为多见，成人以冠心病多见。恶性肿瘤中，儿童以白血病（急性淋巴细胞白血病）为多见，成人以肺癌、胃癌、乳腺癌等多见。

（二）临床表现

儿童患感染性疾病时与成人有不同的表现，儿童起病急，病情来势凶猛、发展快、变化多端，缺乏局限能力，往往迅速伴有中毒性脑病、败血症及脓毒性休克等。新生儿及体弱儿严重感染时，缺乏典型的症状和体征，仅表现为反应差、体温不升、拒乳、黄疸等非特异性症状，应密切观察，及时发现异常并及时处理。

（三）诊治特点

儿童语言表达能力有限，多数由家长及其照顾者代诉，其病史的可靠性受到影响，因此，在诊治疾病过程中，除详细向家长询问病史外，还需严密观察病情，结合体征和实验室检查资料，早期做出确切的诊断和处理。同时，还应重视年龄因素，同一症状在不同年龄段儿童，患病种类和临床表现各有特点，如惊厥在新生儿应多考虑由产伤、窒息、颅内出血或先天畸形引起，对于 6 个月以内婴儿应考虑有无婴儿手足搐搦症和中枢神经系统感染，对于 6 个月～3 岁的婴幼儿应考虑是否有高热惊厥或中枢神经系统感染。3 岁以上年长儿的无热惊厥以癫痫多见。例如，细菌性痢疾在成人中危重病例较少，而在幼儿往往急骤起病，需要及时抢救，典型脓血便排出之前有痉挛、休克等表现，这些都会给诊断增加困难。

由于儿童发育不成熟，机体免疫力低下，患病时易发生多系统并发症，因此，除针对主要疾病进行治疗外，还应强调支持治疗，注意对并发症和并存疾病的治疗。

（四）护理特点

儿科护理工作在儿科临床占有非常重要的地位，护士对病情细致和系统的观察所获得的重要资料，有助于医生及时做出正确诊断，保证治疗计划的完成。儿科护理的内容和时间均比成人多，护士除需按时实施医嘱并进行基础护理、生命体征的监测外，还要针对儿童的特点采取相应的护理措施，如喂养、生活上的照料、游戏等，这些都是儿科特有的护理项目。儿童生病时的临床表现与成人不同，婴儿不能准确表达自己的不适，儿科工作要求护士进行细致的临床观察，要明白患儿（尤其是小婴儿）的要求，了解其感受，及早发现问题，及时予以干预。如新生儿抽搐时很少表现为全身性肢体的抽动，而仅表现为闪眼、下颌抖动或局部肌肉的抽动等。婴儿啼哭可视为正常的生理要求或为病态的一种表现，熟练的护理人员可以辨别出二者之间的差异。儿童好动、好奇、模仿性强，但缺乏经验，所以应特别注意安全问题。此外，对慢性病住院患儿的教育及心理护理也是重要内容之一。要注意慢性病儿童的心理行为问题，给予正面的引导。

（五）预后特点

儿童病情变化多端，存在正、反两方面的影响。从正面讲，由于儿童生命力旺盛，组织修复能力强，经过适当治疗后，往往可迅速痊愈，很少留有严重的后遗症。如骨折之后易于矫正及恢复；又如脑炎恢复期较短，后遗症一般较成人少；急性白血病的长期缓解率较成人高。从反面讲，危重症患儿病情可急剧恶化，未见显著症状而突然死亡。这类情况多见于急性败血症、肺炎或新生儿先天畸形，亦可出现于痉挛或气管异物所致的呼吸道完全性梗阻。

（六）预防特点

预防工作是儿科的特征性工作。计划免疫是预防儿科学的重点工作内容，通过开展计划免疫和传染病的控制，已使儿童传染病的发病率和死亡率相较以往明显降低。通过生长发育的监测，可早期发现生长发育偏离问题。通过早期筛查发现先天性、遗传性疾病以及视觉、听觉障碍和智力异常，及时进行干预和矫正，可防止发展为严重伤残。苯丙酮尿症和先天性甲状腺功能低下等遗传性疾病的筛查已被列入我国法规。动脉粥样硬化、高脂血症、高血压和糖尿病等起源于儿童时期的成人疾病的预防也开始得到重视。因此，疾病的预防和健康促进在儿科护理学中的地位日显重要。

知识链接

以家庭为中心的护理

家庭是一个人迈向社会的第一站，儿童的生长发育与家庭有着紧密的关系。随着医学发展，"以患者为中心"的护理在临床工作中渐趋不足，20 世纪 70 年代，"以家庭为中心的护理"（family-centered care，FCC）的概念被提出并逐渐受到重视。中华护理学会儿科护理专业委员会于 2010 年提出儿科临床护理中应用"以家庭为中心"的护理模式，建立患儿、家庭和照顾者之间的良好关系，传递健康信念，尊重患儿和家庭的选择权，并加强三者的协作。根据患儿心理需要，最大限度地满足、保证、支持患儿的需求，不断为患儿提供优质、满意的服务。

第四节　儿科护士的角色和素质要求

一、儿科护士的角色

随着护理学科的快速发展，儿科护士的角色有了更大范围的扩展，儿科护理工作者被赋予了多元角色。

1. 护理活动的计划者和执行者　儿科护士所护理的对象为各系统、器官功能发育尚未完善的儿童，甚至较小的婴儿，其生活尚不能自理或不能完全自理，并且语言表达不完善。

儿科护士最重要的职责是帮助儿童在保持或恢复健康的过程中，提供各种儿科特有的护理，如营养的搭配与摄取、感染的预防、药物的给予、心理的支持等，以满足儿童身心两方面的需要。为促进儿童身心健康的发展，护士必须运用护理专业知识和技能，收集儿童的生理、心理、社会状况等方面的资料，全面评估儿童的健康状况及家庭对疾病和伤害的了解情况，找出护理问题，制订系统、全面、切实可行的护理计划，采取有效的护理措施，帮助儿童适应医院、社区和家庭的生活。

2. 健康教育的宣讲者 在护理儿童的过程中，护士应依据各年龄段儿童智力发展的水平，向他们及其家长有效地解释疾病诊断、治疗和护理的过程，帮助他们建立自我保健意识，培养其良好的生活习惯，纠正其不良行为。同时，还应向家长宣传科学的育儿知识，使他们采取健康的态度和行为，以达到预防疾病、促进健康的目的。

3. 健康协调者 护士需联系并协调与相关人员和机构的相互关系，维持有效的沟通网络，使与诊断、治疗、救助有关的儿童保健工作互相协调、配合，保证儿童获得最适宜的整体性医护照顾。如与医生的联络、与检验师和营养师的沟通、与家长的沟通等，保证护理工作有效进行。

4. 健康咨询者 护士应多倾听儿童及其家长的倾诉，向儿童及其家长提供有关治疗的信息，给予健康指导，解答与疾病和健康有关的问题，使他们能够以积极有效的方法应对压力和配合治疗，并找到满足生理、心理及社会需要的途径与适宜的方法。

5. 儿童及其家庭的代言人 儿科护士是儿童权益的维护者，在儿童不会表达或表达不清自己的要求和意愿时，儿科护士有责任解释并维护儿童及其家庭的权益不受侵犯或损害。护士还需评估有碍儿童健康的问题和事件，提供给医院行政部门促其改进，或提供给卫生行政单位作为拟定卫生政策和计划改进的依据和参考。

6. 护理研究者 护士应积极进行护理研究工作，通过研究来验证、扩展护理理论知识，发展护理新技术，指导和改进护理工作，提高儿科护理质量，促进护理专业发展。同时，护士还需探讨隐藏在儿童症状及表面行为下的本质问题，以便更实际、更深入地认识问题、解决问题。

二、儿科护士的素质要求

儿童是人类的未来，儿童的健康成长关系到国家的前途和命运。儿科护士应掌握儿童各年龄阶段身心发展的规律和特点，按照现代的生物 - 心理 - 社会医学模式，对儿童进行整体护理，使其身心保持最佳状态。作为一名儿科护士，必须具有良好的素质，才能促进儿童健康发展。

1. 对儿童的爱心和责任心 一名儿科护士如果不热爱儿童，就不可能把本职工作做好。儿科护士必须具有高度的社会责任感和同情心，还要有耐心和细心，具备为儿童健康服务的奉献精神、诚实的品格、实事求是的工作作风、高尚的道德情操。以理解、友善、平等的心态，为儿童及其家庭提供帮助。忠于职守，救死扶伤，廉洁奉公，实行人道主义。急患儿及家长之所急，痛患儿之所痛，对儿童一视同仁，要言而有信，尊重儿童的人格，不以患儿的生理缺陷和病态为谈资和笑料。在儿童面前注意自己的仪表和谈话内容，严于律己，以身作则。

2. 科学文化素质 儿科护士还应具备一定的文化素养和自然科学、社会科学、人文科学等多学科知识。不但要有儿童预防保健、儿童疾病护理等方面的知识，还要有儿童心理学、营养学、教育学、文化艺术等方面的知识，为现代儿科护理学发展做出贡献。

3. 专业技术素质 要有系统、完整的专业理论知识和精湛的实践技能，操作准确，动作轻柔、敏捷。具有敏锐的观察力和综合分析能力，处理问题果断。树立整体护理观念，不但重视患儿的躯体疾病，还要注意到由此而引发的心理、行为、智能和品德等问题，能运用护理程序解决患儿的健康问题。具有开展护理教育和护理科研的能力，勇于创新实践。

4. 身体心理素质 具有较强的适应能力、良好的忍耐力及自控力，善于应变，灵活敏捷。

具有健康的心理，乐观、开朗的性格，稳定的情绪，宽容、豁达的胸怀。具有强烈的进取心。具有良好的社交能力，能与儿童及其家长建立良好的人际关系，同事间相互尊重，团结协作。有健康的身体和良好的言行举止。

5. 沟通的技巧和获取新信息的能力　较小的婴儿主要通过身体变化与外界交往，因此儿科护士要细心观察其变化，如呼吸增快、皮肤潮红表示痛苦；当儿童随着身体成长逐渐能控制身体时，即增加了身体语言，如6个月以上婴儿举起双手或身体倾向表示需要抱起，当儿童学会说话时，又有了口头语言。另外，儿童通常通过游戏与外界交往，如通过游戏表示不良情绪、恐惧、焦虑等心理变化。儿科护士要善于观察儿童的表情、手势、哭闹、体征，主动给予安抚，及时发现病情变化，满足儿童的需要，解除其痛苦。

小　结

　　儿科护理学是从整体护理理念出发，研究胎儿到青春期各年龄阶段儿童的体格、精神和心理行为的特点，提供"以家庭为中心"的全方位整体护理，增强儿童体质，保障儿童健康，降低儿童发病率和死亡率，提高儿童的生命质量。一切涉及儿童时期健康与卫生的问题都属于儿科护理学研究的范围。儿童不是成人的缩影，儿童与成人的差异不仅体现在体格上，儿童有别于成人的最大特点是具有成长性。儿科学与其他临床学科相比主要有两方面特点：一是儿童处于不断生长发育过程之中，不仅有明显的年龄差异，而且个体之间存在差异；二是儿科基础医学特点和儿科临床特点与成人不同，因此，儿科护理具有其特殊性。

思考题

　　1. 随着护理学的不断发展，儿科护士被赋予了哪些多元化角色？

　　2. 患儿，男，胎龄32周，日龄3天，出生体重1350 g。查体：精神萎靡，皮肤黄染加重，肌张力低下，频繁呼吸暂停，惊厥。母血型为O型，子血型为B型。家长提出放弃对患儿的治疗。

　　请回答：

　　（1）该患儿属于儿童年龄分期的哪一期？

　　（2）面对这种情况，作为儿科护士应当如何处理？

（崔文香）

生长发育

第二章

导学目标

通过本章内容的学习，学生应能够：

◆ **基本目标**

1. 列举儿童生长发育规律及其影响因素、儿童体格生长常用指标。
2. 描述体重、身高、坐高、头围、胸围、上臂围、皮下脂肪的正常值、测量方法及临床意义。
3. 分析儿童头颅骨、脊柱、长骨、牙齿的发育进程。
4. 阐述体格生长评价的内容、常用的评价方法及其适用范围。
5. 描述儿童运动及语言的发育规律和特点。

◆ **发展目标**

1. 能选择合适的体格生长评价方法对儿童生长发育状况进行准确测评。
2. 能对儿童生长发育测评结果进行正确分析，并对家长做好科学指导。
3. 应用儿童心理发展理论指导儿童护理临床实践。

◆ **思政目标**

1. 正确认识儿童生长发育规律，树立科学的育儿观。
2. 能初步运用儿童神经心理发育规律及儿童发展理论，关注儿童身心健康。

　　人的生长发育是指从受精卵到成人的成熟过程，是儿童不同于成人的重要特点。生长（growth）指儿童身体各器官、系统的长大，可通过相应的测量值来表示其"量"的改变；发育（development）是指细胞、组织、器官的分化和功能成熟，还包括情感、心理的发育成熟过程，是"质"的改变。生长和发育两者紧密相关，生长是发育的物质基础，可在一定程度上反映身体器官、系统的成熟状况。

第一节　生长发育的规律及影响因素

一、生长发育的规律

　　儿童生长发育过程非常复杂，但不论是生长发育的总速度，还是各器官、系统的发育顺序，都遵循一定的规律。认识这些规律有助于对儿童生长发育状况进行正确评价和指导。

　　1．生长发育是连续性、阶段性的过程　生长发育贯穿整个儿童期，但不同年龄阶段的生长速度不完全一致。如生后第 1 年体重和身长的增长很快，尤其前 3 个月增长最快，第 1 年为生后的第一个生长高峰；第 2 年以后生长速度逐渐减慢，至青春期又迅速加快，出现第二个生长高峰（图 2-1）。

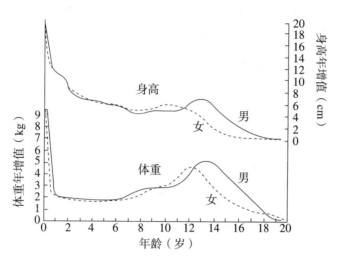

图 2-1　各年龄阶段身高、体重生长速度曲线

　　2．各器官、系统生长发育不平衡　各器官、系统的发育各有特点，呈现不平衡性。如神经系统发育较早，在出生后 2 年内发育较快；淋巴系统在儿童时期迅速生长，于青春期前达高峰，以后生长发育速度逐渐下降；生殖系统发育较晚，青春前期处于幼稚期，青春期迅速发育；其他系统，如心、肝、肾、肌肉等的发育基本与体格生长相平行（图 2-2）。

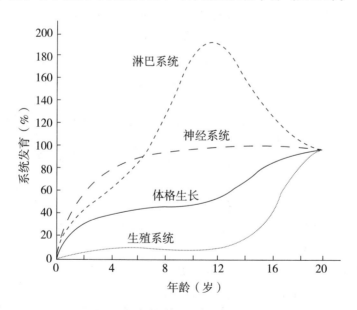

图 2-2　各器官、系统生长发育图

　　3．生长发育的顺序性　生长发育通常遵循由上到下、由近到远、由粗到细、由低级到高级、由简单到复杂的顺序。如出生后运动发育的规律是：先抬头，后抬胸，再会坐、立、行（从上到下）；先抬肩、伸臂，再双手握物（由近到远）；先会控制腿，再控制脚的活动（由近到远）；从会用全手掌抓握物品，发展到能用手指拾取（从粗到细）；先画直线，后画圆圈、图形、人（由简单到复杂）。认识事物的过程是：先会看、听、感觉事物，再发展到记忆、理

随堂测 2-1

解、分析、评价事物（由低级到高级）。

4. 生长发育的个体差异性 受遗传、环境的影响，儿童生长发育存在较大的个体差异，每个人的生长"轨迹"不完全相同。例如，同年龄、同性别的儿童群体中，每个儿童的生长水平、生长速度、体型特点等都不完全相同。且体格上的个体差异一般随年龄增长而越来越显著，青春期的差异更大。虽然儿童的生长发育有一定的正常范围，但所谓的正常值不是绝对的，评价时应当考虑各种因素对个体的影响，并进行连续、动态的观察，才能做出准确的判断。

二、影响生长发育的因素

遗传和环境是影响儿童生长发育的两个重要因素，两方面相互作用，决定了儿童个体的生长发育水平。

（一）遗传因素

细胞染色体所载基因是决定遗传的物质基础。父母双方的遗传因素决定了儿童生长发育的"轨道"或特征、潜力、趋向等。种族、家族的遗传信息影响深远，会影响皮肤和头发的颜色、面部特征、身材高矮、性成熟的早晚、对营养素的需要量、对传染病的易感性等。遗传代谢性疾病、内分泌障碍、染色体畸形等疾病与遗传关系密切。

（二）环境因素

1. 营养 合理的营养是儿童生长发育的物质基础。营养素供给充足且比例恰当，加上适宜的生活环境，可使儿童生长潜力得到充分的发挥。宫内营养不良，不仅会使胎儿体格生长落后，严重时还会影响脑的发育。生后营养不良，特别是生后第 1～2 年严重营养不良，可影响体格生长，使身体免疫、内分泌、神经调节功能下降，也会导致智力、心理及社会适应能力降低。

随着经济增长，儿童营养不足发生率显著下降，营养过剩问题却日益突出。营养过剩带来的是肥胖和超重。研究显示，我国现阶段青少年儿童肥胖率约为 7.1%，超重率为 12.2%，随年龄增长，肥胖率呈现下降趋势。若不采取有效干预，到 2030 年，7 岁及以上儿童超重和肥胖率预计将达到 28.0%，超重及肥胖的儿童数量将增至 4948 万人。儿童时期的超重与成年后肥胖的风险增加和不良的心脏代谢结果高度相关，青少年肥胖将为脂肪肝、心血管和糖尿病等慢性疾病和心理疾病留下隐患。

2. 疾病 疾病对儿童生长发育的阻挠作用十分明显。急性感染常导致体重减轻；长期慢性疾病会影响体重和身高的增长；内分泌疾病，如先天性甲状腺功能减退症，常引起骨骼生长和神经系统发育迟缓；先天性疾病，如先天性心脏病，可造成生长迟缓。

3. 孕母情况 胎儿在宫内的发育受孕母生活环境、营养、情绪、健康状况等各种因素的影响。如母亲妊娠早期的病毒感染可导致胎儿先天性畸形；妊娠期严重营养不良可引起流产、早产、胎儿体格生长以及脑的发育迟缓；妊娠早期某些药物、X 线照射、环境毒物污染和精神创伤等，均可影响胎儿发育。

4. 家庭和社会环境 家庭环境对儿童健康的重要作用易被家属忽视。良好的居住环境，如阳光充足、空气新鲜、温湿度适宜、水源清洁、无噪声、卫生舒适，配合良好的生活习惯、科学的护理、完善的医疗保健服务等，能促使儿童生长发育达到最佳状态。家庭环境还涉及儿童的喂养和营养、养育方式和家庭护理、家庭结构和家庭关系等，这些因素也与儿童的健康成长密不可分。应构建良好的家庭教育环境，掌握科学的教育态度和方式，创造民主、和谐、平等的融洽气氛，从而促进儿童身心健康发展。

社会环境包括人们日常的生活环境及影响生活的一些规章制度。近年来，社会环境对儿童健康的影响受到高度关注。如 2016 年国务院公布的《关于加强农村留守儿童关爱保护工作的意见》，提出从家庭监护、政府责任、教育任务、群团组织、财政投入五个维度着手，建立完善农村留守儿童关爱服务体系；出台系列关于儿童食品安全的保障条例，如《婴幼儿配方乳粉产品配方注册管理办法》《婴幼儿辅助食品生产许可审查细则（2017版）》等，保障儿童食品安全。2021年7月，中共中央办公厅、国务院办公厅印发《关于进一步减轻义务教育阶段学生作业负担和校外培训负担的意见》，解决义务教育阶段学生过重作业负担和校外培训负担、家庭教育支出和家长相应精力负担，促进学生全面发展、健康成长。2021年9月，国家新闻出版署下发《关于进一步严格管理切实防止未成年人沉迷网络游戏的通知》，严格限制向未成年人提供网络游戏服务的时间，坚决防止未成年人沉迷网络游戏，切实保护未成年人身心健康。

知识链接

健康与疾病的发育起源学说

20世纪90年代，基于临床流行病学的一些发现，英国学者David Barker教授最早提出"成人疾病的胎儿起源"（fetal origin of adult disease，FOAD）学说。FOAD学说认为胎儿宫内不良环境使其自身代谢和器官的组织结构发生了适应性调节，这种适应性调节将导致包括机体组织结构和功能上的永久变化，进而演变为成人期疾病。在随后的研究中，Barker教授发现，低出生体重儿2岁内体重增加缓慢，而其后11年迅速生长的成长方式与冠心病的发病关系密切，后天的代偿性生长过快是高血压、缺血性心脏病和胰岛素抵抗等的危险因素。研究结果提示，宫内不良环境引起的胎儿生长受限（FGR）和出生后的生长方式均对成人期发病存在重要影响。因此，国际上于2003年正式提出了"健康与疾病的发育起源"（developmental original health and diseases，DOHaD）学说。此后，越来越多的学者在这一领域展开深入研究。2019年10月20—23日，在澳大利亚墨尔本召开了第十一届国际健康与疾病的发育起源大会，会议涉及早产、双胎妊娠、表观遗传学、胎盘源性疾病、肥胖与早期干预、母乳喂养和微生物组学等，探讨生命早期疾病与环境对人类健康发育的诸多影响，并从生命全周期角度提出早期干预措施和解决方案。

第二节 体格生长的常用指标及评价

案例 2-1

小儿，女，12个月。出生时体重为3kg，到儿保门诊检查生长发育状况，结果为：体重9.3kg，身长76cm，乳牙2颗。

请回答：
1. 该婴儿的体重、身长正常吗？
2. 该婴儿的头围、胸围约为多少？
3. 该婴儿出牙的数量正常吗？

体格生长应选择易于测量、有较大人群代表性的指标来表示。常用的指标有体重、身高（长）、坐高（顶臀长）、头围、胸围、上臂围、皮下脂肪等。与体格生长有关的其他系统的发育还包括骨骼、牙齿、生殖系统的发育。

一、体重

体重（weight）是各器官、系统、体液的总重量，其中骨骼、肌肉、内脏、体脂、体液为主要成分。因体脂和体液变化较大，体重在体格生长指标中最易波动。体重易于准确测量，是最易获得的反映儿童生长与营养状况的指标，也是儿科临床中计算药量、静脉输液量等的重要依据。

新生儿出生时体重与胎次、胎龄、性别及宫内营养状况有关。2015 年中国九市城区调查结果显示，男婴出生体重为（3.38±0.40）kg，女婴为（3.26±0.40）kg，与世界卫生组织的参考值（男 3.3 kg，女 3.2 kg）相近。生后 1 周内新生儿因奶量摄入不足、胎粪排出、水分丢失等，可出现暂时性体重下降，称为生理性体重下降，多在生后第 3 ~ 4 日下降至最低点，下降范围为 3% ~ 9%，以后逐渐回升，至出生后第 7 ~ 10 日应恢复到出生时的体重。若体重下降幅度超过 10% 或至生后第 10 日还未恢复到出生时体重，则为病理状态，应分析其原因。生后及时合理喂哺，可减轻或避免生理性体重下降的发生。出生时体重受宫内因素的影响大，生后的体重与喂养、营养以及疾病等因素密切相关。

随着年龄的增加，儿童体重的增长逐渐减慢。我国 1975 年、1985 年、1995 年、2000 年、2015 年的调查资料显示，正常足月婴儿生后第 1 个月体重可增长 1 ~ 1.7 kg，生后 3 ~ 4 个月时体重约为出生时的 2 倍；第 1 年内婴儿前 3 个月体重的增长值约等于后 9 个月内体重的增长值，即 1 岁时婴儿体重约为出生时的 3 倍（约 10 kg），是生后体重增长最快的时期，呈现第一个生长高峰；生后第 2 年体重增加 2.5 ~ 3.5 kg；2 岁至青春前期体重增长减慢，每年增长约 2 kg。进入青春期后体格生长再次加快，呈现第二个生长高峰。

儿童体重增长为非等速增长，且存在个体差异，进行评价时应以个体体重的变化为依据，不可把通过"公式"计算的体重或人群体重均数（所谓"正常值"）当作"标准"进行评价。

因此，当评价某一儿童的生长发育状况时，应连续定期监测其体重，以儿童个体体重的变化为依据，一旦发现体重增长过多或不足，就须查找原因，及时治疗。当无条件测量体重时，为便于计算儿童用药量和静脉输液量，可用以下公式估算体重（表 2-1）。

表2-1 正常儿童体重、身长（高）估算公式

年龄	体重（kg）	年龄	身长（高）（cm）
出生	3.25	出生	50
3 ~ 12 月龄	[年龄（月）+9] /2	3 ~ 12 月龄	75
1 ~ 6 岁	年龄（岁）×2+8	2 ~ 6 岁	年龄（岁）×7+75
7 ~ 12 岁	[年龄（岁）×7-5] /2	7 ~ 10 岁	年龄（岁）×6+80

二、身高（长）

身高（body height）指头部、脊柱与下肢长度的总和。3 岁以下儿童立位测量不易准确，应采取仰卧位测量，称为身长（body length）。3 岁以上儿童立位测量时称为身高。立位测量值比仰卧位测量值少 1 ~ 2 cm。

身高（长）的增长规律与体重相似，也出现婴儿期和青春期两个生长高峰。出生时身长平均为 50 cm，出生后第 1 年身长增长最快，平均增长 25 cm，其中前 3 个月增长 11 ~ 13 cm，约等于后 9 个月的增长值，1 岁时身长约 75 cm；第 2 年增长速度减慢，增长 10 ~ 12 cm，即 2 岁时身长约 87 cm；2 岁后身长（高）稳步增长，平均每年增长 6 ~ 7 cm，估算公式见表 2-1；若 2 岁以后每年身高增长低于 5 cm，则为生长速度下降。至青春期出现第二个身高增长加速期。

构成身高（长）的头部、脊柱和下肢三部分增长速度不一致。头部在宫内与婴幼儿期领先生长，脊柱、下肢生长较晚，生长时间也较长。因此，各年龄阶段儿童头部、脊柱、下肢所占身高（长）的比例在生长进程中发生着变化。头长占身高（长）的比例从婴幼儿的 1/4 减为成人的 1/8（图 2-3）。

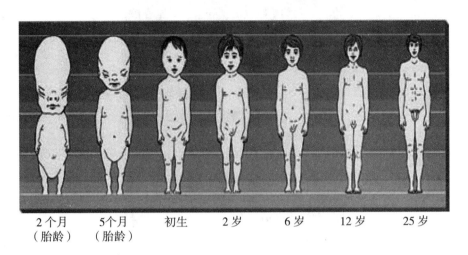

| 2个月
（胎龄） | 5个月
（胎龄） | 初生 | 2岁 | 6岁 | 12岁 | 25岁 |

图 2-3　头与身长（高）的比例

身高（长）的增长受遗传、种族、内分泌、宫内生长水平的影响较明显，短期的疾病与营养波动不易影响身高（长）的增长。

三、坐高

坐高（sitting height）指头顶至坐骨结节的垂直距离，3 岁以下儿童采用测量床取仰卧位测量（图 2-4），称顶臀长（crown-rump length）；3 岁以上儿童采用坐高计坐位测量（图 2-5），称坐高。坐高反映头颅与脊柱的生长。随着年龄增长，下肢的增长速度加快，坐高占身高的百分比下降，由出生时的 67% 降至 14 岁时的 53%。此百分数显示了身体上、下部比例的变化，反映了身材的匀称性，比坐高绝对值更有意义。影响下肢生长的疾病，如甲状腺功能低下、软骨营养不良等，可使坐高（顶臀长）与身高的比例停留在幼年状态。

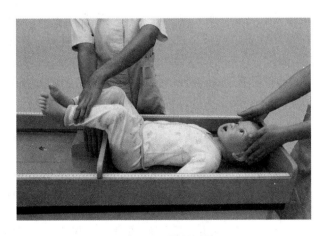

图 2-4　顶臀长测量

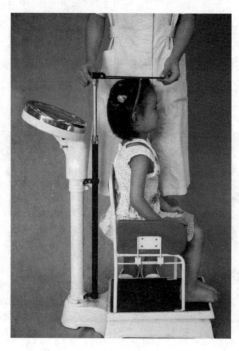

图 2-5 坐高测量

四、头围

头围（head circumference，HC）是指经眉弓上缘、枕骨结节左右对称绕头一周的长度。头围的增长与脑和颅骨的生长有关。胎儿时期脑发育居各系统的领先地位，故出生时头围相对大，平均为 33 ~ 34 cm。与体重、身长增长相似，头围在 1 岁以内增长较快，前 3 个月头围的增长约等于后 9 个月头围的增长值（6 cm），即 1 岁时头围约为 46 cm；生后第 2 年头围增长减慢，约为 2 cm，2 岁时头围约为 48 cm；2 ~ 15 岁头围仅增长 6 ~ 7 cm。因此，头围测量在 2 岁以内最有价值。

婴幼儿期连续追踪测量头围比一次测量更有意义。在排除遗传因素的前提下，若头围小于均值 –2SD，常提示有脑发育不良的可能，小于均值 –3SD 常提示脑发育不良；头围增长过速往往提示脑积水。

五、胸围

胸围（chest circumference，CC）是指平乳头下缘经肩胛角下缘平绕胸一周的长度。胸围代表肺与胸廓的发育情况。出生时胸围约为 32 cm，略小于头围 1 ~ 2 cm。1 岁左右胸围约等于头围。1 岁至青春前期胸围大于头围（约为头围 + 年龄 –1 cm）。1 岁左右头围和胸围的增长曲线形成交叉，此交叉时间与儿童营养和胸廓生长发育有关，肥胖儿童胸部皮下脂肪厚，胸围可于 3 ~ 4 个月时暂时超过头围；营养不良、佝偻病等患儿的胸围超过头围的时间则推迟到 1.5 岁以后。

六、上臂围

上臂围（midarm circumference，MC）是指经肩峰与鹰嘴连线中点绕臂一周的长度。上臂围代表肌肉、骨骼、皮下脂肪和皮肤的生长。1 岁以内上臂围增长迅速，1 ~ 5 岁增长缓慢，为 1 ~ 2 cm。因此，有人认为在无条件测量体重和身高的场合，可用测量左上臂围来筛查 1 ~ 5 岁小儿的营养状况：13.5 cm 以上为营养良好，12.5 ~ 13.5 cm 为营养中等，12.5 cm 以下为营养不良。

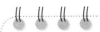

七、皮下脂肪

皮脂厚度可反映皮下脂肪（subcutaneous fat）状况。常用的皮脂厚度测量部位有腹壁皮下脂肪、背部皮下脂肪。需用测皮褶卡钳进行测量。

八、骨骼和牙齿的发育

（一）骨骼发育

1．头颅骨 除头围外，还可根据骨缝闭合时间、前囟大小及前后囟闭合的时间来评价颅骨的生长发育情况。胎儿娩出时经过产道挤压，出生时颅骨缝稍有重叠，生后 2 ~ 3 个月重叠现象会消失，颅骨缝于 3 ~ 4 个月时闭合。后囟为顶骨与枕骨边缘形成的三角形间隙，出生时已很小或闭合，最迟于 6 ~ 8 周龄闭合。前囟为顶骨和额骨边缘形成的菱形间隙，其大小以两个对边中点连线的长短表示，出生时为 1 ~ 2 cm，后随颅骨生长而增大，约 6 月龄后逐渐骨化而变小，最迟于 2 岁闭合（图 2-6）。

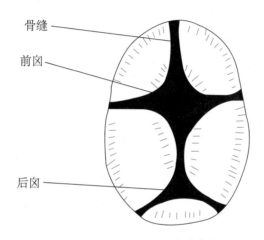

图 2-6 颅骨、前囟与后囟的发育

前囟检查在儿科具有重要意义，前囟闭合时间和外观的变化均可提示某些疾病的存在。前囟早闭或头围过小提示脑发育不良、小头畸形；前囟迟闭、过大多见于佝偻病、甲状腺功能减退症等患儿；前囟饱满常提示颅内压增高，见于脑积水、脑炎、脑膜炎等疾病患儿；前囟凹陷见于极度消瘦或脱水患儿。

2．脊柱 脊柱的增长反映脊椎骨的生长。生后第 1 年脊柱生长快于四肢，以后四肢生长快于脊柱。出生时脊柱仅轻微后凸，无弯曲。3 个月左右抬头动作的出现使颈椎前凸，此为脊柱第一个弯曲；6 个月后能坐，出现胸椎后凸；1 岁左右开始行走，出现腰椎前凸。脊椎自然弯曲至 6 ~ 7 岁才为韧带所固定。儿童正确的坐、立、行姿势对保证脊柱正常形态非常重要。

3．长骨 长骨的生长主要由长骨干骺端的软骨骨化和骨膜下成骨，使之增长、增粗。干骺端骨骼的融合标志着长骨停止生长。长骨干骺端的软骨次级骨化中心随着年龄的增加，按一定的顺序以及骨解剖部位有规律地出现。骨化中心的出现可反映长骨的生长成熟程度。用 X 线检查不同年龄儿童长骨干骺端骨化中心出现的时间、数目、形态变化，并将其标准化，即为骨龄（bone age）。出生时腕部无骨化中心，股骨远端及胫骨近端已出现骨化中心。因此，如要判断长骨的生长状况，婴儿早期应摄膝部 X 线骨片，年长儿摄左手腕部 X 线骨片，以了解腕骨、掌骨、指骨的发育情况。出生后腕部骨化中心的出现次序为：头状骨、钩骨（3 个月左右）、下桡骨骺（约 1 岁）、三角骨（2 ~ 2.5 岁）、月骨（3 岁左右）、大小多角骨（3.5 ~ 5 岁）、舟骨（5 ~ 6 岁）、下尺骨骺（6 ~ 7 岁）、豆状骨（9 ~ 10 岁），10 岁时出全，共 10 个，

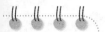

故 1 ~ 9 岁腕部骨化中心的数目大约为其年龄加 1。骨生长与生长激素、甲状腺素、性激素有关。骨龄在临床上有重要的诊断价值，如生长激素缺乏症、甲状腺功能减退症患儿骨龄明显延后；中枢性性早熟、先天性肾上腺皮质增生症患儿骨龄超前。但因正常骨化中心出现的年龄差异较大，诊断骨龄延迟要慎重。

（二）牙齿的发育

牙齿的生长与骨骼发育有一定的关系，但因二者胚胎来源不完全相同，因此，牙齿和骨骼的生长不完全平行。人一生有两副牙齿，即乳牙（deciduous teeth/primary teeth，共 20 颗）和恒牙（permanent teeth，28 ~ 32 颗）。出生时乳牙已骨化，乳牙牙胞隐藏在颌骨中，被牙龈覆盖；恒牙的骨化从新生儿期开始，18 ~ 24 个月时第三恒臼齿已骨化。生后 4 ~ 10 个月乳牙开始萌出，2 ~ 2.5 岁出齐，13 个月后尚未萌出者为乳牙萌出延迟。2 岁以内乳牙数目约为月龄减 4 ~ 6。乳牙萌出顺序一般为下颌先于上颌、自前向后，依次萌出下中切牙、上中切牙、上侧切牙、下侧切牙、上下第一乳磨牙、上下尖牙、上下第二乳磨牙（图 2-7）。受遗传、内分泌、食物性状等因素的影响，乳牙萌出的时间及顺序个体差异较大。

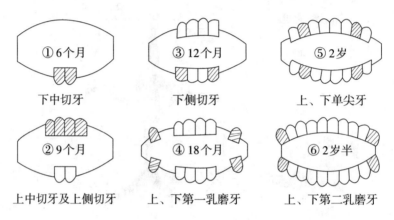

图 2-7　乳牙萌出顺序图

6 岁左右萌出第一颗恒牙即第一恒磨牙，在第二乳磨牙之后，又称为 6 龄齿；6 ~ 12 岁阶段乳牙逐个被同位恒牙代替，其中第一、二前磨牙代替第一、二乳磨牙，此期为混合牙列期；12 岁左右萌出第二恒磨牙；18 岁以后萌出第三恒磨牙（智齿），但也有人终生不出此牙。恒牙一般于 20 ~ 30 岁时出齐。

出牙为生理现象，个别小儿会出现低热、流涎、睡眠不安、烦躁等症状。牙齿的健康生长与蛋白质、钙、磷、氟、维生素 A、维生素 C、维生素 D 等营养素和甲状腺激素有关。严重的营养不良、佝偻病、甲状腺功能减低症、21- 三体综合征等患儿会出现出牙较迟、牙釉质差等。食物的咀嚼也有利于牙齿的生长，经常有规律地咀嚼适当硬度、弹性和纤维素含量高的食物，有利于牙齿和齿龈肌肉组织的健康。幼儿时期缺少正确的咀嚼，是颚骨发育不良、牙齿生长排列不整齐的原因之一。

▌ **知识链接** ▶

窝沟封闭

龋病属于儿童阶段高发疾病，预防龋齿发生除了使用含氟牙膏定期保护口腔卫生、减少致龋食物的摄入量以及局部和全部氟化以外，还有一种重要的预防方法就是窝沟封闭。窝沟封闭是世界卫生组织强力推荐的一种用于预防儿童窝沟龋安全、长期、有效的方法。

　　窝沟封闭是指不损伤牙体组织，将封闭材料涂布于牙齿咬合面、颊舌面的点隙裂沟，阻止致龋菌及酸性代谢物对牙体的侵蚀，达到预防窝沟龋发生的一种有效的防龋方法。3～4岁为乳磨牙窝沟封闭的最佳时间；6～7岁为六龄齿即第一恒磨牙窝沟封闭的最佳时间；11～13岁为前磨牙、第二恒磨牙窝沟封闭的最佳时间；对于口腔卫生不良的残疾儿童或者口腔检查时发现窝沟较深、有患龋风险时，虽然年龄较大或牙齿萌出口腔时间较久，也可考虑适当放宽窝沟封闭的年龄。

　　窝沟封闭的方法：①清洁牙齿，将牙齿表面以及窝沟裂隙内的杂质和细菌尽可能去除干净；②对需要治疗的牙齿进行酸蚀；③使用流动的清水冲洗酸蚀部位20 s以上；④干燥需要封闭的牙齿，将窝沟封闭剂涂布到牙齿各个牙面的窝沟、点隙内；⑤使用光固化灯照射牙齿表面，使窝沟封闭剂得以硬化。

　　窝沟封闭术后3天避免进食过硬、过黏食物，如骨头、口香糖、年糕等，每隔3～6个月进行口腔检查，只要封闭剂能够完整存在，就可起到预防窝沟龋的作用。如果封闭材料脱落，应该重新封闭，定期检查。

九、生殖系统的发育

　　在下丘脑 - 垂体 - 性腺轴的调节下，生殖系统到青春期前才开始发育。青春期可划分为3个阶段：①青春前期：持续2～3年。女孩9～11岁，男孩11～13岁。此期第二性征出现，体格生长明显加速。②青春中期：持续2～3年。女孩13～16岁，男孩14～17岁。此期第二性征全部出现，性器官在解剖和生理功能上均已成熟，出现生长发育的第二个高峰。③青春后期：持续3～4年。女孩17～21岁，男孩18～24岁，此期生殖系统发育完全成熟，体格生长停止。青春期共持续6～7年，其开始及持续时间受多种因素的影响，个体间差异较大。女孩在8岁以前、男孩在10岁以前出现第二性征，为性早熟；女孩14岁以后、男孩16岁以后无第二性征出现，为性发育延迟。

　　1. 女性生殖系统发育 包括女性生殖器官的形态、功能发育及第二性征发育。乳房发育是第二性征中出现最早的征象，是青春期始动的标志。继而阴毛和外生殖器发育，出现月经来潮、腋毛。月经初潮是女性生殖功能发育成熟的主要标志，受遗传、营养等因素的影响，大多在乳房发育1年后或第二生长高峰后出现。

　　2. 男性生殖系统发育 包括男性生殖器官的形态、功能发育和第二性征发育。第二性征发育顺序为睾丸容积增大，继之阴茎增长、增粗，出现阴毛、腋毛、声音低沉、胡须及喉结等。睾丸增大是男性青春期的第一征象，睾丸分泌的雄激素可促进男性第二性征的出现。遗精是男性青春期的生理现象，是男性性功能发育成熟的标志，多在阴茎生长1年后或第二生长高峰后出现。

十、体格生长评价

　　充分了解儿童各阶段生长发育的规律、特点，正确评价儿童生长发育状况，及早发现问题，给予适当的指导与干预，对促进儿童的健康成长十分重要。

　　（一）原则

　　正确评价儿童的体格生长必须做到以下几点：①选择适宜的体格生长指标，最重要和常用的形态指标为身高（长）和体重，3岁以下儿童应常规测量头围，其他常用的形态指标有坐高（顶臀长）、胸围、上臂围、皮褶厚度等；②采用准确的测量工具及规范的测量方法；③选择恰当的生长标准或参照值，建议根据情况选择 2006 年世界卫生组织儿童生长标准或 2015 年中国 9 市儿童的体格发育数据制定的中国儿童生长参照值；④定期评估儿童生长状况，即进行生长监测。

（二）评价内容

儿童体格生长评价包括生长水平、生长速度以及匀称度三个方面。

1. 生长水平（growth level） 将某一年龄时点所获得的某一项体格生长指标测量值（横断面测量）与生长标准或参照值比较，得到该儿童在同年龄、同性别人群中所处的位置，即为该儿童某项体格生长指标在此年龄的生长水平。所有单项体格生长指标，如体重、身高（长）、头围、胸围、上臂围等均可用于生长水平评价。

早产儿体格生长有一允许的"落后"年龄范围，即此年龄后应"追上"正常足月儿的生长。进行早产儿生长水平评价时应矫正胎龄至 40 周胎龄（足月）后再评价，身长至 40 月龄、头围至 18 月龄、体重至 24 月龄后不再矫正。

2. 生长速度（growth velocity） 是对某一单项体格生长指标定期连续测量（纵向观察），所获得的该项指标在某一年龄阶段的增长值即为该儿童该项体格生长指标的生长速度。以生长曲线表示生长速度最简单、直观，定期体格检查是评价生长速度的关键。通过这种动态纵向观察个体儿童生长规律的方法，可发现每个儿童有自己稳定的生长轨道，体现了个体差异。因此，生长速度的评价较生长水平更能真实反映儿童的生长状况。

3. 匀称度（proportion of body） 是对儿童体格生长指标之间关系的评估，包括对体型和身材匀称度的评估。

（1）体型匀称度：表示体型（形态）生长的比例关系，常用指标有身高（长）的体重（W/H）以及年龄的体质指数（BMI/年龄）。身高的体重表示一定身高的相应体重增长范围，间接反映身体的密度与充实度。其优点是不依赖于年龄，是判断 2 岁以内儿童营养不良和超重肥胖最常用的指标之一。年龄的体质指数，BMI= 体重（kg）/ 身高（m）^{2}，其实际含义是单位面积中所含的体重数，表示一定身高的相应体重增长范围，间接反映体型和身材的匀称度。儿童的 BMI 随年龄而变化，需要采用根据不同年龄和性别制定的 BMI 参照标准。BMI 对 2 岁以上儿童超重肥胖的判断优于身高的体重。

（2）身材匀称：将坐高（顶臀长）/ 身长（高）的比值与参照人群值相比较，可反映儿童下肢发育状况，评估身材是否匀称。

（三）评价常用方法

1. 均值离差法 正常儿童生长发育状况多呈正态分布，常用均值离差法，以平均值加减标准差（SD）来表示，如 68.3% 的儿童生长水平在均值 ±1SD 范围内，95.4% 的儿童在均值 ±2SD 范围内，99.7% 的儿童在均值 ±3SD 范围内。通常均值 ±2SD（包括总体的 95%）为正常范围。

2. 百分位数法 当测量值呈偏正态分布时，百分位数法能更准确地反映所测数值的分布情况。当变量呈正态分布时，百分位数法与均值离差法两者相应数值相当接近。由于样本常呈偏正态分布，两者的相应数值略有差别。通常 P3 ～ P97（包括总体的 94%）为正常范围。

体格生长评价广泛应用以上两种表示方法，但目前一般都用百分位数法。均值离差法计算较简单，百分位数法计算相对较复杂，但更精确。

3. 标准差的离差法（Z 评分或 Z score，SDS） 可进行不同质（即不同性别、不同年龄、不同指标）数据间的比较，用偏离该年龄组标准差的程度来反映生长情况，结果较精确。

$$Z = (X - \overline{X}) / SD$$

其中，X 为测得值，SD 为标准差。Z 评分可为正值，也可为负值。标准差的离差值以 ±2 以内为正常范围。

4．中位数法 当样本变量为正态分布时，中位数等于均数或第50百分位数。当样本变量分布不是完全正态时，选用中位数而不是算术平均数作为中间值。因此时样本中少数变量分布在一端，用算术平均数表示则对个别变量值影响大。故用中位数表示变量的平均水平较妥。

5．生长曲线（growth curve）评价法 生长曲线图（图2-8，图2-9）是儿科临床中使用最为广泛的体格生长评价工具。生长曲线图是将表格测量数值按离差法或百分位数法的等级绘制成不同年龄、不同体格指标测量数值的曲线图，较表格更为方便、直观，不仅可以评价生长水平，还可体现生长趋势，并能计算出生长速度。

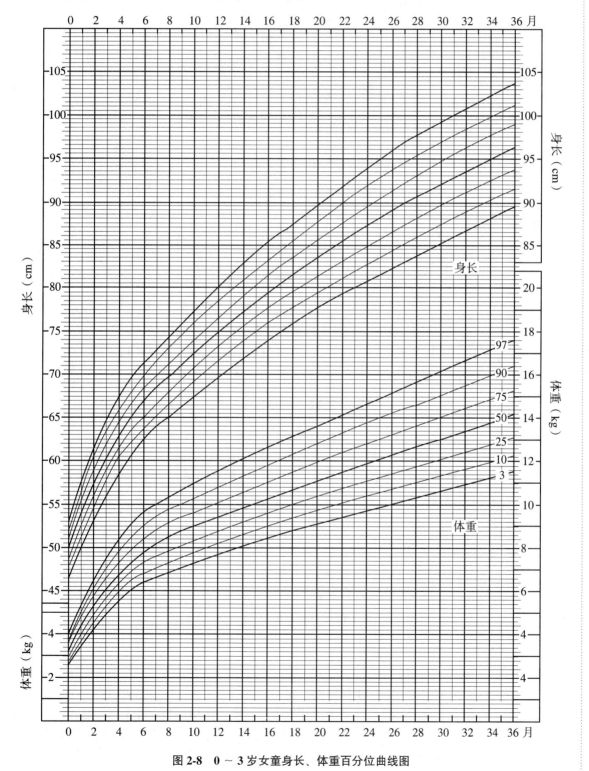

图2-8 0～3岁女童身长、体重百分位曲线图

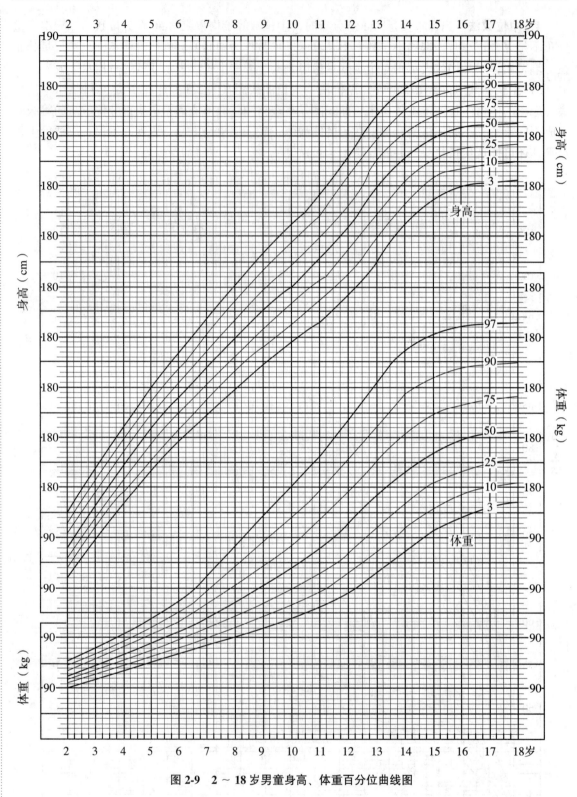

图 2-9　2 ～ 18 岁男童身高、体重百分位曲线图

正确解释生长曲线的关键：①生长监测：定期、连续测量比一次数据更重要，可以获得个体生长轨道；②生长的个体差异：受遗传及环境条件影响，体格生长存在个体差异，多数儿童体重和身长（高）测量值应稳定地沿着自己的"轨道"进行，在 P3 和 P97 之间均属正常，故均值或 P50 不是个体儿童生长的目标；③喂养方式：母乳喂养婴儿在初期生长指标可能会略

低于配方奶喂养婴儿，因此评价纯母乳喂养婴儿的生长时应考虑喂养方式的影响，避免不必要的检查、过度使用配方奶补充、过早引进固体食物等；④"回归"均值趋势：约 2/3 的儿童出生体重和身长在 2 ~ 3 岁前可出现百分位值趋向 P50；但需首先复核确定测量无误；⑤生长波动：持续生长监测中出现生长曲线偏离原稳定的生长轨道超过 1 条主百分位线者为生长波动（P97、P75、P50、P25、P3 为主百分位线，2 条邻近主百分位线相当于 1s），需要适当增加生长监测频率，并查明原因，必要时给予营养喂养指导；⑥生长异常：当儿童生长水平或体型匀称度＜ P3 或＞ P97，或系列测量过程中出现生长曲线偏离原稳定的生长轨道超过 2 条主百分位线者称为生长异常，需及时寻找可能的原因。

（四）评价注意事项

1．应使用规范的测量工具及正确的测量方法，以获得准确的身高（长）、体重、头围、胸围等指标数据进行统计分析。

2．选择适合正常儿童体格生长标准的参照值进行比较，同时应采用适当的体格生长评价方法。WHO 推荐使用美国国家卫生统计中心（NCHS）汇集的测量资料作为国际参照人群值。

我国建议采用 2015 年中国九大城市儿童的体格发育数据作为我国儿童参照人群值，用于制备我国儿童生长发育曲线及评价营养、生长状况。

3．不可单凭一次检查结果评价儿童的生长趋势，应定期连续地纵向观察。

4．应将体格测量的评价结果与全面体格检查、实验室检验数据、生活现状及健康史结合起来进行综合分析，从而得出较确切和实际的判断。

随堂测 2-2

第三节　神经心理发育

案例 2-2

婴儿，女，7 月龄，系第一胎第一产，足月顺产，出生时 Apgar 评分 10 分，其母孕期无异常。出生体重 3.5 kg，身长 50 cm。现体重 8 kg，身长 68 cm。生后母乳喂养，已添加辅食。会翻滚，能发辅音。前囟门未闭（1.5 cm×1.5 cm），乳牙萌出 2 颗。家长带其来院行常规体检。

请回答：

请问该婴儿生长发育是否正常？

一、神经系统发育

胎儿时期，神经系统发育领先于其他系统，脑的发育最为迅速。儿童时期脑重占体重的比例相对较大，出生时脑重约 370 g，占体重的 1/9 ~ 1/8。6 个月时脑重约 700 g，2 岁时达 900 ~ 1000 g，7 岁时已接近成人脑重，约 1500 g。出生时大脑的外观已与成人相似，具有所有的沟回，但较浅，发育不完善。出生时神经细胞数目为 100 亿 ~ 140 亿，与成人接近，但树突与轴突少且短。大脑皮质的神经细胞于胎儿第 5 个月开始增殖分化。3 岁时神经细胞基本分化完成，8 岁时接近成人。神经纤维到 4 岁时才完成髓鞘化，在此之前尤其是婴儿期，各种刺激引起的神经冲动传导速度缓慢，且易于泛化，不易形成兴奋灶，易疲劳而进入睡眠。生长时期的脑组织对氧的需要量较大，在基础代谢状态下，脑的耗氧量为全身耗氧量的 50%，而成

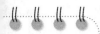

人则为 20%，因此，长期营养不良可引起脑的生长发育落后。

脊髓在出生时重 2 ~ 6 g，随年龄而增长。胎儿时期，脊髓下端位于第 2 腰椎下缘，4 岁时上移至第 1 腰椎，做腰椎穿刺时应注意。

二、感知觉的发育

1. 视觉（视感知）发育 4 ~ 5 个月的胎儿就有视觉反应能力，当强光照射孕妇腹部时，胎儿有闭眼动作及胎动明显增强。34 周的早产儿视觉功能与足月儿相似。新生儿已具备一定的视觉能力，能看见明暗及颜色，生后几天能注视或跟踪移动的物体或光点，能看清 15 ~ 20 cm 内的事物。第 2 个月时可协调注视物体，开始有头眼协调；3 ~ 4 个月时头眼协调较好，眼的焦距与成人接近。婴儿 2 个月内颜色视觉有很大发展，3 ~ 4 个月时颜色视觉基本接近成人，婴幼儿对红、黄、绿、橙、蓝等颜色较为偏爱。1 ~ 1.5 岁时可注视 3 m 远处小玩具，1.5 ~ 2 岁时视力为 0.5，5 岁时视力为 0.6 ~ 0.7，6 岁以后视力才达 1.0（表2-2）。

2. 听觉（听感知）发育 5 ~ 6 个月的胎儿即开始建立听觉系统。足月新生儿的听觉灵敏度已相当好，50 ~ 90 dB 的声响可引起呼吸改变。较大声音可引起新生儿惊吓反射，表现为眨眼或啼哭；3 ~ 4 个月时头可转向声源，听到悦耳声时会微笑；7 ~ 9 个月时能确定声源，区别语言的意义；5 ~ 6 岁时听觉发育完善（表2-2）。

表2-2　儿童视听感知发展顺序

月龄	视感知发展	听感知发展
新生儿	最佳注视距离 15 ~ 20 cm	对较大声音有惊吓反射，低频声音有安抚作用
2 个月	可协调注视物体，水平方向转动 90°	能区别笛声和铃声
3 ~ 4 个月	喜欢看自己的手，水平方向可转动 180°，对红、黄、绿、橙、蓝比较偏爱	头转向声源，听到悦耳声音会微笑
5 ~ 7 个月	可注视远距离的物体或人，可垂直方向运动，认识母亲，见到奶瓶表示喜悦	能区别父母的声音，唤其名有反应
8 ~ 9 个月	出现视深度感觉，能看到小物体	能区别语言的意义，两眼迅速转向声源，能听懂自己的名字
1.5 ~ 2 岁	能区分各种形状，两眼协调性好，视力达 0.5，可区分直线和垂直线	能听懂简单的吩咐
5 岁	能区分不同颜色，视力为 0.6 ~ 0.7	能区别不同的精细声音，听觉发育完善
6 岁	视力达 1.0	听觉发育完善

3. 嗅觉和味觉 胎儿 7 ~ 8 个月时嗅觉器官已发育成熟。新生儿出生后即已存在嗅觉反应，3 ~ 4 个月时能区别好闻和难闻的气味。味觉是新生儿出生时最发达的感觉，新生儿味觉是相当敏锐的，能辨别不同的味道。4 ~ 5 个月的婴儿对食物味道的微小改变即很敏感。7 ~ 8 个月时嗅觉和味觉发育更灵敏，对芳香气味有反应。

4. 皮肤感觉 皮肤感觉可分触觉、痛觉、温度觉和深感觉。新生儿的触觉已很敏感，痛觉在出生时即已存在，温度觉也很灵敏，尤其对冷的反应敏感。触觉是引起儿童某些反射的基础，新生儿触觉高度灵敏，尤其在口唇、手掌、脚掌、前额、眼等部位；2 ~ 3 岁时能辨别物体属性，如软硬、冷热和粗糙等；5 ~ 6 岁时能分辨体积相同、重量不同的物体。

5. 知觉 知觉是人对事物的综合反应，是对感觉的加工过程。知觉发育较晚，生后 3 ~ 4

个月时出现对形状的知觉；4 个月时对物体有整体的知觉，能把部分被遮挡的物体视为同一物体；1 岁末婴儿开始有空间和时间知觉；3 岁能辨上下；4 岁辨前后；4 ~ 5 岁开始有时间概念；5 岁能辨自身的左右。

三、运动的发育

儿童运动的发育是循序渐进的，与大脑、脊髓和肌肉的发育有着密切的关系。遵循如下规律：①由上到下或由头至尾，头部的发育领先于躯干、四肢，如先能抬头，然后会坐、直立、行走；②由近到远，即离躯干近的肌肉动作发育早，而后是肢体远端的肌肉活动，如先能抬肩，然后手指取物；③由不协调到协调，由泛化到集中，如婴儿看到胸前的玩具，表现为手舞足蹈，但不能拿到玩具；随着神经髓鞘的不断完善，协调能力的加强，发展到可以准确地拿取物品；④先有正向动作，后有反向动作，如先会抓东西，然后才会放下东西；先会向前走，然后才会向后退等；⑤由粗动作到精细动作，先学会手掌取物，再学会用两个手指捏取细小的物品；粗大动作（gross motor）发育过程可归纳为："二抬四翻六会坐，七滚八爬周会走"；精细运动（fine motor）发育过程为："一握三抓六会敲，九用两指周会勺"（数字代表月龄）。具体见表 2-3。

四、语言的发育

语言的发育依赖听觉器官、发音器官和大脑功能的完善，语言发展经过发音、理解和表达 3 个过程，具体分为 6 个阶段。不同年龄的语言发育见表 2-3。

表2-3　儿童运动及语言发育顺序

年（月）龄	粗大运动	精细运动	语言
2 月	抬头 45°	两手轻握拳	发出元音
4 月	抬胸	两手胸前相握	大声笑
6 月	坐	伸手够物	发辅音
8 月	爬	两手传递	模仿拍手
10 月	扶站	用拇指和示指捏小丸	咿呀学语
12 月	扶走	轻抛球	有意识叫"爸爸、妈妈"
15 月	走得稳	放小丸入瓶	能指身体部位
2 岁	跑、双脚跳	正确握笔	用代词"我"
3 岁	上下楼梯一步一级	穿珠子	回答简单问题
4 岁	单脚跳	使用剪子	会讲小故事

1．预备期（0 ~ 1 岁）　是咿呀作语和初步理解阶段，故又称"先声期"。1 ~ 2 个月开始发喉音，2 个月发"阿""咿""呜"等元音，6 个月出现辅音，8 个月时发声练习达到高峰，并会改变音量和音词以模仿真正的语言，12 个月可有意识地叫"爸爸""妈妈"。

2．语言发育第一期（1 ~ 1.5 岁）　此期的语言发育特点是说单字句，能用手势、表情辅助语言来表达需要；能以动物的声音来代替其名；会模仿自己听到的声音，采用鹦鹉式复述，如问："你几岁？"他会鹦鹉式复述："几岁。"如同回音般，故医学上称为"回音语"（"回音语"持续到 2 岁左右消失为正常）。

3．语言发育第二期（1.5 ~ 2 岁）　又称"称呼期"，此期的幼儿开始知道"物各有名"，喜欢问其名称，字句迅速增加。

4．语言发育第三期（2～2.5岁） 能说短句，会用代词"你""我""他"，开始接受"母语"所表现出的独特的语法习惯，如用感叹句来表示感情、用疑问句询问等。

5．语言发育第四期（2.5～3岁） 这个阶段会使用复杂句，喜欢提问，故又称"好问期"。

6．完备期（3～6岁） 讲话流利，会用一切词类，并能从成人的言谈中发现语法关系，修正自己错误的语法，逐渐形成真正的语言。

五、心理活动的发展

儿童心理活动的发展主要包括认知能力发展、情绪情感发展和意志发展。0～2岁的儿童以感觉运动为主，3～6岁以符号运动为主，7～12岁儿童则具有稳定的概念。

（一）认知能力的发展

1．注意 注意是对一定对象的有意识、指向性的认知过程，是获取知识和发展智力的起点。3个月婴儿开始能短暂地集中注意人脸和声音，强烈的刺激如鲜艳的色彩、较大的声音或需要的物品（奶瓶等）都能成为其注意的对象；6个月婴儿听到铃声会转头找声源，这是注意的开始；1岁时注意时间延长，能伸手去拿感兴趣的东西；随着年龄增长、活动范围扩大及动作语言的发展，儿童的注意逐渐增多，但学龄前期儿童主要以无意注意为主，5～6岁后才能较好地控制其注意力，但集中时间较短，约15 min，7～10岁儿童20 min，10～12岁儿童25 min，12岁后30 min，11～12岁后儿童注意力的集中性和稳定性提高，注意的范围也不断扩大。应自婴儿期开始培养其注意力，加强注意的目的性，去除外界干扰，引发儿童兴趣。

2．记忆 记忆是一个复杂的心理活动过程。包括识记（大脑中形成暂时联系）、保持（大脑中留下痕迹）和回忆（大脑中痕迹恢复）。儿童记忆以无意记忆占优势，有意记忆逐渐发展；机械记忆占优势，理解记忆逐渐发展；形象记忆占优势，语词记忆逐渐发展。

3．思维 思维包括感知动作思维、具体形象思维和抽象逻辑思维。2～3岁儿童边画边想，属于感知动作思维。学龄前儿童在绘画时就可以事先想好事物形象，然后再根据表象去绘制，属于具体形象思维。学龄儿童可以根据运算法则进行数字计算，属于抽象逻辑思维，并可以将三种思维相互联系。

4．想象 想象是人对已有表象进行加工改造而创造新形象的过程。儿童3岁以前仅有想象的萌芽。新生儿无想象；1～2岁儿童仅有想象的萌芽；3岁儿童想象力仍简单贫乏，是片段和零散的想象，没有创造成分，没有预定目的；学龄前儿童想象力开始丰富，内容变得具体、完整、系统，但想象主题易变，具有夸大性；学龄期儿童的想象开始复杂起来，是有意想象和创造想象。

（二）情绪、情感的发展

情绪是那些与机体的生理需要，如饥饿、困倦、排泄等是否得到满足相联系的体验。情绪是人和动物共有的，属于外界表象，具有不稳定性、情境性和冲动性特点。情感是在情绪的基础上形成和发展的。情感与人的社会性需要，如安全感、集体感、道德感和责任感是否得到满足相关联。新生儿对饥饿、不舒适、寒冷等会表现出不安、哭闹及啼哭等消极情绪；2个月时积极情绪增多，尤其是看到母亲时，会表现得非常高兴；6个月后能辨认陌生人时，会明显地表现出对母亲的依恋以及分离性焦虑情绪；9～12个月时依恋情绪达到高峰；2岁开始，儿童的情感表现日渐丰富和复杂，如喜、怒、初步的爱、憎等，也会有一些不良的情绪、情感反应，如见人怕羞、怕黑、嫉妒、爱发脾气等。婴幼儿情绪表现时间短暂，反应强烈，易变化，易冲动，外显而真实。随年龄增长，情绪反应渐趋稳定。学龄前期儿童已能有意识地控制自己情感的外部表现，如故意不哭等。

（三）意志的发展

意志是指自觉地克服困难来完成预期的目的和任务的心理过程。意志是具有目的的行动，体现在克服困难之中。1～2岁儿童有意志的萌芽，如按自己的意愿坚持取远处的玩具；2～3岁儿童在成人语言指导下可调节自己的行动，学会控制自己的行为；3岁后儿童的各种意志品质开始发展，如自觉性等。

六、神经心理发育的评价

儿童神经心理发育水平表现在感知、运动、语言、适应能力等方面，通过心理测验，用量化的方法观察评价儿童的神经心理发育，协助临床对神经心理异常儿童进行诊断、评价治疗效果和判断预后等。

（一）儿童心理测验的分类

1. 按年龄分类 新生儿测验、婴幼儿测验、学龄前儿童测验、学龄儿童测验。

2. 按测验对象分类 个别测验与集体测验。

3. 按测验范围分类 单项能力测验与综合能力测验。

4. 按测验精度分类 筛查性测验与诊断性测验。

（二）儿童常用测验

1. 筛查性测验

（1）丹佛发育筛查试验（Denver developmental screening test，DDST）：适用于0～6岁儿童。DDST由104个项目组成，分为个人-社交能区、精细动作-适应性能区、语言能区和大运动能区四个能区。结果异常和可疑者应进一步行诊断性测验。

（2）绘人试验：适用于4～12岁儿童，测验时只需让儿童画一个人，无需任何指导语，然后根据评分标准对儿童所画的人物进行评价。儿童在绘画中会表现出注意力、记忆力、观察力、想象力和创造力，以及空间知觉和方位知觉，从中体现出儿童的智力由具体形象思维向抽象思维发展，亦可看出儿童绘画技能和手眼协调等精细动作的能力。

2. 诊断性测验

（1）Gesell发育诊断测验：适用于4～6岁儿童，为国际公认的发展诊断量表。该量表共588个检测项目，分五大领域：①适应性行为；②大运动；③精细动作；④语言；⑤个人-社交。测验结果以发育商表示。

（2）韦氏学龄前儿童智力测验（WPPSI）：适用于4～6.5岁儿童，韦氏智力量表由美国心理学家Wechsler编制。该量表分言语测验和操作测验两部分。语言测验包括常识、词汇、算术、类同词和理解5个部分，操作测验包括动物房、图画补缺、迷津、几何图案、木块图案5个部分。

（3）韦氏学龄儿童智力量表（WISC）：适用于6～16岁儿童，内容及评分方法同WPPSI。

（三）适应性行为测验

适应性行为主要是指人的适应外环境赖以生存的能力，即个人处理日常生活和承担社会责任达到其年龄和所处社会文化条件所期望的程度。目前国内常采用"婴儿-初中学生社会生活能力量表"对儿童进行适应性行为评定。该方法适用于6个月～15岁儿童青少年，该量表测查6种行为能力：①独立生活能力；②运动能力；③作业能力；④交往能力；⑤参加集体活动；⑥自我管理。该量表既可用于儿童智力低下的诊断，又可用于儿童社会能力的筛查。

随堂测2-3

早期教育对婴儿神经心理发育的作用

婴幼儿时期是神经心理发育最为迅速的阶段。此期发展潜能大，可塑性强。除了遗传因素的影响，后天适宜的刺激也会对婴幼儿的神经心理发育起到非常重要的作用。早期教育主要是根据不同年龄阶段儿童神经心理发育特点，制订详细的培训方案和计划，为儿童提供系统而丰富的养育环境和信息刺激，从而促进其神经心理发育。婴儿早期教育训练主要包括视觉、听觉、语言、运动、抚触等训练。如抚触，通过对婴儿皮肤、肢体、关节、骨骼的主动和被动活动，与婴儿的语言、情感交流和微笑对视，促进神经心理发育和骨骼肌肉的发育。经过早期教育的婴儿，在神经、行为发育状况包括适应性、大运动、精细运动、语言、个人交往等方面均有更好的发展。

第四节　儿童心理发展相关理论

案例 2-3

患儿，男，5 岁，因患急性白血病被收治入院。患儿住院期间情绪低落，对检查及治疗非常抗拒。

请回答：

1. 请判断患儿正处于心理社会发展的哪一期？
2. 作为一名护士，应如何帮助患儿适应住院生活，以提高检查和治疗的依从性？

一、儿童认知发展理论

瑞士哲学家和心理学家皮亚杰（Jean Piaget，1896—1980 年）基于对儿童长期的观察和研究，最先系统地提出了儿童认知发展理论。他认为儿童的智力起源于他们的动作或行为，智力的发展就是儿童与经常变化的、要求其不断做出新反应的外部环境相互作用的结果。皮亚杰将认知发展过程分为 4 个阶段，即感觉运动期（出生至 2 岁）、前运思期（2～7 岁）、具体运思期（7～11 岁）和形式运思期（11 岁及以后）。

（一）感觉运动期

感觉运动期（sensory motor stage，0～2 岁）儿童的主要认知结构是感知运动图式，儿童借助这种图式可以协调感知输入和动作反应，从而依靠动作去适应环境。通过这一阶段，儿童从一个仅具有反射行为的个体逐渐发展成为对其日常生活环境有初步了解的问题解决者。初生婴儿以自身拥有的自发运动和一些基本的遗传性反射动作为基础，反复练习以适应环境。例如，吸吮乳汁的动作由不协调到逐步熟练，并从吸吮乳汁的动作发展到吮手指及其他物品；8～12 个月的婴儿开始能够协调已学会的动作，为达到某个目的而行动，例如，儿童为了抓到某个物体，能先推开别人挡在该物前面的手，再抓取它；12 个月时儿童已有客体永存的概念，即意识到客观物体是永远存在的，而不会神秘地消失；12～18 个月的儿童通过主动试验，探索新方法以解决问题和了解事物的本质，例如，儿童喜欢从不同的高度和角度松开手中的物体，以观察物体的下落；18 ～ 24 个月的儿童在解决问题时，已能先在心中计划好步骤，再开始行动，而不是盲目地重复试验，同时开始应用语言。

（二）前运思期

前运思期（preoperational stage，2 ～ 7 岁）儿童开始使用语言等符号记忆和储存信息，但还不具备逻辑思维能力。2 ～ 4 岁儿童随语言能力的增加，开始给环境中的刺激物以新的意义，如把玩偶作为小朋友，此期儿童思维的特点是以自我为中心，即以自己的角度去考虑和看待事物，不能理解他人的观点；4 ～ 7 岁儿童虽已掌握了较丰富的概念，但对事物的感知仍限于具体，同时，此期儿童对因果关系的推理往往是不现实或错误的，例如，儿童会把自己生病住院与不听家长的命令相联系。

（三）具体运思期

具体运思期（concrete operational stage，7 ～ 11 岁）儿童能比较客观地看待周围事物，不再以自我为中心；思维具有了"守恒性"和"可逆性"，掌握了群集运算、空间关系、分类与排序等逻辑运算能力，但思维活动需要具体内容的支持。例如，掌握 10 以内加法和十进位法，即能运算多位数的相加。但是，仍以具体形象思维形式为主，尚不能演绎推理。开始建立重量、质量、数、时间、容积等概念。

（四）形式运思期

形式运思期（formal operational stage，11 岁及以后）儿童思维已发展到抽象逻辑推理水平。此期儿童不再依靠具体的事物来运算，而是运用词语或符号进行抽象逻辑思维，如综合、分析、分类、比较等。他们不仅思考具体的（现存的），也能思考抽象的（可能发生的）事物。例如，根据假设对各种命题进行推理，解决问题等。

二、心理社会发展理论

艾瑞克森（Erikson，1902—1994 年）是美籍丹麦裔心理学家，他在弗洛伊德性心理发展学说的基础上，于 1950 年提出了解释整个生命历程的心理社会发展理论危机。他强调了文化及社会环境在人格或情感发展中的重要作用，认为人的发展包括生物、心理、社会三方面的变化过程，此过程由 8 个发展阶段组成，每一阶段都有一个发展危机或中心任务必须解决，成功地解决每一个阶段的危机，人格才会顺利发展。儿童时期心理社会发展的 5 个阶段及其在护理中的应用如下。

（一）信任 - 不信任期（trust vs. mistrust，婴儿期）

信任感是发展健全人格最基本且最重要的因素，人生第一年的发展任务是与照顾者（父母）建立起信任感，学习爱与被爱。此期发展顺利的结果是建立信任感，表现为信赖他人、乐观、有安全感，愿意与他人交往以及对环境和未来有信心，形成有希望的品质；如果此期发展障碍，将出现对他人的不信任感、焦虑不安和退缩人格。

护理此期儿童时，应注意及时满足婴儿的各种需求，除满足食物和卫生等生理需要外，还应为其提供安全感和抚爱，如拥抱和抚摸，与之轻柔地交谈。在患儿经历痛苦的治疗或护理过程中，应尽量减轻疼痛。在治疗或护理结束后应继续给予抚慰。对于长期住院的婴儿，应鼓励家长多参与护理活动。

（二）自主 - 羞愧或疑虑期（autonomy vs. shame and doubt，幼儿期）

此期儿童开始学会控制二便，并在运动和智能发展的基础上扩大对周围环境的探索。他们想要独立完成每一件事，还反复说"我""我的"表示自我中心之感，喜欢用"不"表示自主性。此时父母必须对孩子合理的自主行动给予支持，避免过分干预。此期顺利发展的结果是产生自我控制感，有自信和自主性，形成有意志的品格；如果发展障碍，会出现缺乏自信，怀疑自己的能力，过度自我限制或顺从、任性以及反抗等人格特征。

护理此期儿童时，应为其提供自己做决定的机会并对其能力加以赞赏，而不要评价其所做的决定是否正确。鼓励幼儿进行力所能及的自理活动，如进食、穿衣、如厕等。如果治疗或护理过程需要约束患儿，应向其做出适当的解释，并给予抚慰，同时尽量缩短约束时间。

随堂测 2-4

（三）主动 – 内疚期（initiative vs. guilt，学龄前期）

学龄前期的发展任务是获得主动感，体验目标的实现。此期的儿童活动和语言能力增强，对周围世界充满好奇和探索的欲望，喜欢各种智力和体力活动，喜欢提问，爱表现自己。游戏成为此期儿童活动的中心，通过游戏积极探索，学习一定的社会规范，设定目标，制订计划及努力实现目标等。当儿童发现自己的某些愿望难以实现或违背了社会禁忌时，会由此产生内疚感或负罪感。学龄前期顺利发展的结果是有自己生活的目的和方向，能主动进取，有创造力，形成有目的的品质。艾瑞克森认为，个人在社会中所能取得的成就都与儿童在本阶段主动性发展的程度有关。如果发展障碍，会表现为缺乏自信、悲观、退缩、害怕做错以及无自我价值感等人格特征。

护理此期儿童时，只要能够对其有益的主动行为加以赞扬，就能帮助儿童顺利通过此阶段。对住院患儿应提供创造新活动的机会，包括允许儿童使用无伤害性的玩具或医疗用品做游戏，如用听诊器、叩诊锤等给布娃娃检查身体。

（四）勤奋 – 自卑期（industry vs. inferiority，学龄期）

学龄期的发展任务是获得勤奋感。此期儿童的活动场所包括家庭、学校和社区等，开始接受正规的学校教育，主要精力集中于学习文化知识和各种技能，学习与同伴合作，竞争和遵守规则。学龄期是养成有规律的社会行为的最佳时期。在学业上的成功体验会促进勤奋感的建立。反之，失败的经历多于成功，则会产生自卑感。对学龄期发展有重要影响的人是父母、老师、同学等。此期儿童在学业上的成功若能得到家长、老师、同学的鼓励和赞赏，会强化勤奋感，形成积极进取的性格，敢于面对困难及挑战，并为以后继续追求成功打下基础；反之，会无法胜任父母或老师指定的任务，遭受嘲笑和指责，导致自卑感的产生。此期发展顺利的结果是学会与他人竞争、合作、守规则，获得基本的学习和社会交往的能力。艾瑞克森认为，人对学习、工作的态度和习惯都可以追溯到本阶段勤奋感的发展；如果发展障碍，儿童会出现自卑、缺乏自信、充满失败感等人格特征。

护理此期儿童时，护士应帮助患儿在住院期间继续完成学习任务，鼓励他们把业余爱好带到医院，帮助其适应医院的限制性环境。在治疗或护理过程前后可允许儿童帮助准备或整理用物，如静脉输液前可让患儿帮助准备胶布，使患儿有成就感。

（五）自我认同 – 角色紊乱期（identity vs. role confusion，青春期）

青春期的主要发展任务是建立自我认同感。对青春期的发展有重要影响的人是同龄伙伴及崇拜的偶像。此期顺利发展的结果是能接受自我，有明确的生活目标，并为设定的目标而努力，形成忠诚的品质；如果发展障碍，会产生认同危机，即个人在自我认同过程中，心理上产生的危机感，导致角色混乱、迷失生活目标、彷徨，可能出现堕落或反社会的行为等人格特征。

护理青少年时，必须多创造机会使其参与讨论所关心的问题，谈论感受，在他们做某些决定时给予支持和赞赏。帮助其保持良好的自身形象，尊重其隐私，尽可能安排他们与同年龄组的患儿在一起娱乐和沟通交流。

三、道德发展理论

道德观念是社会性发展的重要方面。不同的社会文化有不同的道德观，不同文化环境中儿童道德发展的内容也有所不同，但总的规则是一致的。儿童道德观念的发展与其认知及心理社会发展水平相关。美国哈佛大学教授科尔伯格（Lawrence Kohlberg）将儿童的道德发展分为3个水平，共6个阶段。

（一）第一水平　前习俗道德（2～7岁）

第一阶段（2～3岁）：儿童认为一个人必须毫不怀疑地服从权威，否则就要受到惩罚。故儿童对行为是否符合道德的认识取决于其后果是赞许还是被责罚。

第二阶段（4～7岁）：儿童表现出个人主义或实用主义行为，他们根据自己的意愿而非社会习俗做出决定或行事，以满足其个人的需要。

（二）第二水平　习俗道德（7～12岁）

第三阶段（7～10岁）：儿童愿意遵守社会习俗，因为他们希望自己在他人眼中是个好孩子。

第四阶段（10～12岁）：儿童已有法律观念，他们为维护社会秩序而遵守法律。

（三）第三水平　后习俗道德（12岁以上）

第五阶段：青少年已有独立、抽象思考的能力，他们能将社会行为准则内在化，如在没有他人监督时，自觉遵守规章制度，因为他们认为那样做是正确的。

第六阶段：个人对某些抽象的、超越法律的普遍原则有了较明确的概念，如维护全人类的正义、保持个人尊严、为人类谋福利等原则。但是，并非每个人都能最终达到这个水平。

小　结

儿童神经心理发育特点

儿童神经心理发育包括感知觉、运动、语言、情感、思维和意志等方面，遵循一定的发展规律。其中，运动发育中的粗大动作遵循"二抬四翻六会坐，七滚八爬周会走"，精细运动则按照"一握三抓六会敲，九用两指周会勺"的规律发展。语言发育经过发音、理解和表达3个阶段。

心理活动发展方面，0～2岁的儿童以感觉运动为主；3～6岁以符号运动为主；7～12岁儿童则具有稳定的概念。儿童常用的神经心理发育测验包括：①筛查试验：如丹佛发育筛查试验（DDST）和绘人试验；②诊断测验：如Gesell发展诊断测验、韦氏学龄前儿童智力测验等。

儿童心理发展相关理论

皮亚杰的儿童认知发展理论将儿童认知发展过程分为4个阶段，即感觉运动期（出生至2岁）、前运思期（2～7岁）、具体运思期（7～11岁）和形式运思期（11岁及以后）。艾瑞克森的心理社会发展理论将儿童心理社会发展分为5个阶段，分别为：信任-不信任期、自主-羞愧或疑虑期、主动-内疚期、勤奋-自卑期、自我认同-角色紊乱期。每个阶段都有一个发展危机或中心任务必须解决；成功解决每一个阶段的危机，人格才会顺利发展。科尔伯格的道德发展理论认为儿童道德观念的发展与其认知及心理社会发展水平相关，儿童的道德发展分为3个水平，共6个阶段。

思考题

1. 男婴，营养状况良好，体重7 kg，能坐，见生人即哭，前囟2 cm×2 cm。男婴最可能的年龄是多大？

2. 儿童先学会手掌取物，再学会用手指捏取物品，这是遵循了哪项运动发育规律？并简述儿童运动发育的其他规律，并举例说明。

（杨园园　王　茜）

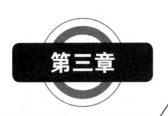 患病儿童的护理及其家庭支持

第三章数字资源

导学目标

通过本章内容的学习，学生应能够：

◆ **基本目标**

1. 说出与患儿沟通的原则与技巧、儿童体格检查的内容和注意事项。

2. 说出患儿对住院心理反应的不同种类和影响因素、家庭对患儿住院的心理反应。

3. 举例说明不同年龄段儿童对疾病的认识和心理反应、对死亡的理解和认识、对疼痛的反应。

4. 复述支气管镜检查、心导管检查、肾穿刺活组织检查术、骨髓穿刺术、胃镜检查的目的、适应证和禁忌证及疼痛处理原则。

◆ **发展目标**

1. 综合运用评估方法对患儿及其家庭进行全面、详细的病历资料收集，并正确书写护理病历。

2. 运用沟通技巧，评估患儿及其家庭的心理反应，为患儿及其家庭提供心理护理。

3. 运用正确的评估工具对患儿的疼痛进行评估，并采取适当的护理措施。

◆ **思政目标**

1. 建立生命全周期护理的意识，引导护生正确认识职业使命。

2. 培养护生慈母般的爱心、细心和耐心，具有良好的人文精神及珍视生命、关爱儿童的职业意识。

  不同年龄段的患病儿童由于体格、认知、社会心理的不同水平，以及性别、个性、家庭和文化背景、所患疾病种类及严重程度各异，对生病和住院的理解不同，他们对患病和住院的反应也有较大差异。因此，儿科护理人员需要根据不同年龄段儿童的特点，运用专业的知识和技能为患病儿童及其家庭提供全面的支持，以帮助他们更好地适应生活的转变，配合诊疗活动和护理工作的顺利完成。

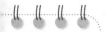

第一节　儿童及其家庭的评估

案例 3-1

患儿，男，6个月，因"排便次数增多"就诊。患儿1个月前因其母亲返回工作岗位，被送回老家由其奶奶照顾，后排便次数为5～6次/日，为黄绿色稀便。目前患儿面色稍苍白，精神可。

请回答：

1．应如何开展病史的采集，重点询问哪些问题？
2．体格检查时，应注意检查哪些方面的内容？
3．针对该患儿的护理措施包括哪些？

一、与患儿及其家庭的沟通原则与技巧

与患儿及其家庭沟通的目的是获得或提供信任、发展信任关系，完善患儿病史资料的收集，正确评估患儿及家长的个性化需求，以便为患儿提供生理、心理、社会等方面的帮助和照护，从而达到恢复和增进健康的目标。沟通的要点是认真听，重点问，关键是从患儿及家长提供的信息中发现对评估病情有用的线索。

（一）与患儿的沟通

1．保持平等的态度　护士要给予患儿足够的尊重，常采取坐位或半蹲等姿势，与患儿视线保持平行，注意避免突然接近患儿或目光持续接触，以免使其产生被威胁感。

2．注重诚信　与患儿交流时，不可隐瞒和欺骗患儿，对承诺的事情一定要做到。

3．恰当地使用语言沟通和非语言沟通　护士要根据患儿的年龄，选择通俗易懂、简短明确的词语或语句，吐字清晰，语速稍慢。

4．积极参与患儿的游戏　在游戏中与患儿进行交流，应用治疗性游戏，更好地协助患儿配合治疗与护理工作的实施。

知识链接

治疗性游戏

1993年 Le Vieux-Anglin 等将治疗性游戏（therapeutic play）定义为：针对住院儿童不同的年龄、认知发展水平、健康状态设计的一连串提升生理及心理舒适的结构性游戏，具体化了治疗性游戏的服务主体。另有学者认为治疗性游戏是指医护人员通过引导患儿从被动信息接收者转变为主动参与者，有计划、有目的地缓解患儿的住院压力，满足其需求，增加其住院安全感。

治疗性游戏的目的在于满足住院儿童的需求，协助其面对潜在压力经验时的预防性心理准备，透过游戏洞察儿童无法用言语表达的与治疗有关的感受、期望与需求，作为与住院儿童沟通思考及感情的特殊语言，有助于缓解住院儿童在陌生环境中的紧张与压力，增加儿童的自我控制感，同时完成治疗目标。

依据游戏的目的将治疗性游戏分为3类：生理促进性游戏、指导性游戏、情绪宣泄性游戏。

（二）与患儿家属的沟通

1. 建立良好的信任关系　与患儿家属沟通时，护士应理解家长因子女患病而产生的焦虑心情，态度应和蔼、语言温和，尊重家长和患儿的隐私并为其保密，耐心倾听家长的观点和想法，关心患儿的健康状态，不要对家长的某些观念、价值观等抱有成见和进行批评，以免妨碍双方信任感的建立。

2. 适时地鼓励性交谈　鼓励家属详细叙述病情经过，以及患儿以往的健康状况，可根据需要给予必要的引导和限制，以获得更加详尽、确切的资料，也应避免以暗示的语气引导家属提供护士所希望的材料，从而使资料失去真实性、可靠性。

二、儿童健康史的采集

1. 基本资料　包括姓名、性别、年龄（新生儿记录日龄、婴儿记录月龄、1岁以上记录几岁几个月）、出生年月日、民族、入院日期及诊断、病历申诉者（姓名、职业、年龄、文化程度、家庭住址及联系方式、病历申诉者与患儿的关系以及病史的可靠程度）等。

2. 主诉　患儿来院就诊的主要原因（症状或体征及其性质）及持续时间，用词应简明扼要，尽可能使用患儿或家属自己的语言，如"咳嗽3天"。

3. 现病史　此次患病的详细情况，包括患病时间、病因与诱因、主要症状的特点、伴随症状、病情发展与演变、诊疗与护理经过、相关检查结果及用药情况等。

4. 个人史

（1）出生史：新生儿或小婴儿应进行重点询问，主要包括胎次、胎龄、产次、分娩方式及过程，出生时有无窒息、产伤或畸形，Apgar评分情况，以及母亲孕期的情况等。

（2）喂养史：婴幼儿尤其是有营养缺乏症或消化功能紊乱者，应详细询问。包括喂养的种类和方法、喂哺次数及量、断奶时间、添加辅食情况、儿童进食方式。年长儿应注意询问有无挑食、偏食及吃零食的不良习惯。

（3）生长发育史：包括体格生长和神经心理发育两方面，应询问有关体格、运动、语言、认知和心理社会等方面的发育情况。学龄儿童还应询问在校学习情况和行为表现等。此项是儿科所特有的，是评估儿童健康状况的重要依据。

（4）生活史：包括儿童生活环境、卫生习惯、饮食习惯、休息与睡眠型态、排泄情况、是否有特殊行为问题（吸吮拇指、咬指甲、异食癖、吸烟、饮酒、药物滥用等）。

5. 既往史

（1）既往的健康状况。

（2）疾病史：曾患病的时间、主要表现、诊疗经过及转归情况，有无外伤史、手术史及住院经历等。

（3）预防接种史：既往接种疫苗的名称、时间、次数、不良反应等。

（4）过敏史：有无对食物、药物或其他接触物的过敏史。若有，应详细询问并记录发生时间、过敏原和过敏反应的表现。

6. 家族史　包括家族中有无遗传性、过敏性或急慢性传染病患者；父母是否近亲结婚等。

7. 传染病接触史　疑为传染性疾病者，应了解患儿与疑诊或确诊传染病者的关系、患儿与该患者的接触方式和时间等。

8. 心理 - 社会状况

（1）患儿的性格特征，开朗、活泼、好动或喜静、合群或孤僻、独立或依赖，以及同伴关系。

（2）患儿及其家庭对住院的反应，是否了解住院的原因、对医院环境是否适应、对治疗护理能否配合、对医护人员是否信任。

（3）患儿父母、监护人或抚养人的年龄、职业、文化程度、健康状况。

（4）父母与患儿的互动方式。

（5）家庭经济状况、居住环境、宗教信仰等。

三、儿童身体评估

（一）身体评估的原则

1. 评估前应先与患儿交谈，或根据需要提供玩具、书籍等，或用表扬的语言鼓励患儿，以解除其恐惧心理和紧张情绪，取得患儿信任与合作，使之易于接受检查。

2. 根据患儿年龄采取适当的检查体位。婴幼儿可坐或躺在家属怀中检查，鼓励年长儿自行采取坐位或卧位检查。

3. 检查中应减少不良刺激。如检查者的手和用具要温暖，手法轻柔，动作快速，注意为患儿保暖。对于较大患儿应注意保护其隐私，不要过多地暴露身体部位。

4. 注意消毒隔离和预防意外伤害。检查者在查体前应洗手，戴口罩，消毒听诊器。查体结束后要拉好床栏，收拾检查用具。

5. 检查顺序应视患儿病情和情绪灵活掌握。易受哭闹影响的项目，如测呼吸、脉搏、心肺听诊、腹部触诊等可在患儿安静时先检查，而皮肤、淋巴结、骨骼等项目可随时检查。检查咽部、眼部时对患儿刺激较大，应放在最后。

6. 对急症或危重抢救病例，可边抢救边检查。注意应先重点检查生命体征或与疾病有关的部位，全面体检可在病情稳定后进行。

随堂测 3-1

（二）身体评估的内容

1. 一般状况 观察儿童的发育和营养状况、精神状态、面部表情、皮肤颜色、体位、行走姿势、语言应答、活动能力、对周围事物的反应等，通过观察可初步判断患儿的神志状况、生长发育、病情轻重及亲子关系。

2. 一般测量 包括生命体征测量和生长发育指标测量。生命体征包括体温、呼吸、脉搏和血压；生长发育指标包括体重、身高（长）、头围、胸围、腹围、前囟、坐高等。

（1）体温：可根据患儿的年龄和病情选择测量体温的方法。对于年长儿或神志清楚、配合度好的患儿可测量腋温，正常值为 36.0 ～ 37.0℃，将体温表置于腋窝处，夹紧上臂至少 5 min 后读数；对于 1 岁以内、不合作或昏迷的患儿，可测量肛温，正常值为 36.5 ～ 37.5℃。用耳温计在外耳道内测温，可以准确反映人体的核心温度，但如果操作稍有不当，或者外耳道内污垢过多，就会影响体温的真实性。还有一种方法是测量额温，优点是方便快速，但数值误差较大，仅用作筛查使用。

（2）呼吸、脉搏：儿童呼吸、脉搏易受进食、活动、哭闹等因素的影响，故应尽可能在儿童安静时测量，测量时间应为 1 min。婴幼儿以腹式呼吸为主，可通过儿童腹部起伏计数，也可借听诊器听呼吸音，同时应注意呼吸的节律和深浅。年长儿可通过桡动脉检查脉搏，年幼儿尤其是新生儿腕部脉搏不易扪及，需要通过心脏听诊检查，同时注意脉搏的节律、强弱等。

（3）血压：测量结果易受血压计袖带宽度的影响，一般袖带宽度应为上臂长度的 1/2 ～ 2/3，新生儿和小婴儿可用心电监护仪测定。一般下肢血压比上肢高 20 mmHg。2 岁以上儿童血压值：收缩压（mmHg）= 80 +（年龄 ×2），舒张压为收缩压的 2/3。

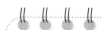

（4）体重：体重应在每日的同一时间（晨起空腹排尿后或进食后 2 h 测量最佳）、采用同一称量工具进行连续称重，以保证准确。称量前需校正称量工具。小婴儿需裸体或只穿纸尿裤（称量后扣除纸尿裤重量），大婴儿应脱鞋，只穿内衣裤，衣服不能脱去时应除去衣服重量。小婴儿采用婴儿电子秤测量，较大婴儿采用坐式杠杆秤测量，能够配合独立站立的儿童使用站式杠杆秤测量。称量时儿童不可接触其他物体，身体不可摇动。对于小婴儿精确读数至 10 g，对于儿童精确读数至 100 g。

（5）身高（长）：3 岁以下儿童采用量板卧位测量身长。测量时，应脱掉鞋、帽，仰卧于量板中线上，将头部扶正，头顶接触头板，轻轻按直膝部，使其下肢伸直，双脚足底与底板垂直，待量板两侧测量值相等后读数。3 岁以上儿童可直立测量身高。测量时要求脱鞋，垂直站立，头位于中线，目视前方，双脚后跟、臀部和肩胛间同时接触立柱或墙壁，抬头挺胸，双臂自然下垂，测量者移动头顶板与儿童头部接触，待板呈水平位时读数，精确读数至 0.1 cm。

（6）头围：2 岁以前测量最有价值，是反映脑发育和颅骨生长的一个重要指标，测量者用左手拇指将软尺"0"点固定在儿童头部右侧眉弓上缘，左手中指和示指固定软尺于枕骨粗隆，右手将软尺紧贴头皮绕枕骨结节最高点及左侧眉弓上缘回到"0"点，精确读数至 0.1 cm。

（7）胸围：胸围大小与肺和胸廓的发育相关，胸围测量是沿乳头下缘水平绕胸一周的长度，3 岁以下取卧位，3 岁以上取立位，取平静呼、吸气时的平均数，精确读数至 0.1 cm。

（8）腹围：腹围测量是平脐（小婴儿以剑突与脐之间的中点）水平绕腹一周的长度，精确读数至 0.1 cm。

（9）坐高（顶臀长）：指头顶至坐骨结节的长度。坐高占身体的百分比随着年龄增加而下降，6 ~ 7 岁以后坐高占身长的比小于 60%。3 岁以下儿童取仰卧位测量，称顶臀长，3 岁以上时坐于坐高计凳上测量，精确读数至 0.1 cm。

3．系统检查 包括皮肤、淋巴结、头面部、颈部、胸部、腹部、脊柱四肢以及神经系统的检查等，应注意不同年龄段儿童的特点。

（1）皮肤：观察皮肤颜色，注意有无苍白、潮红、黄疸、皮疹、紫癜、瘀斑、出血点等；观察毛发颜色、光泽、有无脱发；触摸皮肤温度、湿润度、弹性、皮下脂肪厚度，有无脱水、水肿等。

（2）淋巴结：检测枕后、颈部、耳后、腋窝、腹股沟等处的淋巴结，注意大小、数目、质地和活动度等。

（3）头面部

1）头颅：观察头颅形状、大小，注意前囟大小和紧张度，是否隆起或凹陷；婴儿注意有无颅骨软化、枕秃；新生儿有无产瘤、血肿等。

2）面部：观察有无特殊面容，如 21- 三体综合征面容。

3）眼耳鼻：注意眼睑有无水肿、下垂，眼球是否突出、斜视，结膜是否充血。巩膜是否黄染，角膜有无溃疡，瞳孔的大小和对光反射；注意外耳道有无分泌物，提耳时是否有疼痛表现；鼻翼是否煽动，有无鼻腔分泌物、鼻塞等。

4）口腔：观察有无口唇苍白、发绀、干燥、口角糜烂、疱疹，有无张口呼吸，硬腭和颊黏膜有无溃疡、麻疹黏膜斑、鹅口疮，腮腺开口处有无红肿及分泌物，牙齿的数目和排列，有无龋齿，咽部是否充血，扁桃体是否肿大等。

（4）颈部：观察有无斜颈等畸形，甲状腺是否肿大，气管是否居中，有无颈抵抗等。

（5）胸部

1）胸廓：检查胸廓是否对称，有无畸形，如肋骨串珠、鸡胸、漏斗胸等；肋间隙是否凹陷，有无"三凹征"等。

2）肺：注意呼吸频率、节律，有无呼吸困难；触诊语颤有无改变；叩诊有无浊音、鼓音等；

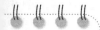

听诊呼吸音是否正常，有无啰音等。

3）心：注意心前区是否隆起，心尖搏动是否移位；触诊有无震颤；叩诊心界大小；听诊心率、节律、心音，注意有无杂音等。

（6）腹部：注意有无肠型，新生儿注意脐部是否有分泌物、出血或炎症，有无脐疝；触诊腹壁紧张度，有无压痛、反跳痛，有无肿块等。正常婴幼儿的肝可在肋缘下 1～2 cm 触及，柔软、无压痛；6～7 岁后不应再触及。叩诊有无移动性浊音；听诊肠鸣音是否亢进。腹水患儿应测量腹围。

（7）脊柱四肢：观察脊柱有无畸形，如脊柱侧弯；四肢有无"O"形或"X"形腿，有无手镯征、足镯征等佝偻病体征；观察手、足指（趾）有无杵状指、多指（趾）畸形等。

（8）神经系统：观察患儿的神志、精神状态，有无异常行为，检查四肢的活动、肌张力和神经反射，注意是否存在脑膜刺激征。新生儿应检查某些特有反射是否存在，如吸吮反射、握持反射、拥抱反射等；有些神经反射有其年龄特点，如新生儿和小婴儿腹壁反射、提睾反射较弱或不能引出，但跟腱反射亢进。2 岁以下患儿 Babinski 征可呈阳性，但一侧阳性、另一侧阴性则有临床意义。

四、家庭的评估

家庭是儿童最主要的生活环境，是影响儿童身心健康的重要因素。因此，对家庭的评估成为儿童健康评估的重要环节。家庭评估包括家庭结构评估和家庭功能评估。

（一）家庭结构评估

1. 家庭组成　即整个家庭支持系统。评估中应包括所有家庭成员、性别、年龄、职业、文化、健康资料等，评估父母目前婚姻状况，是否存在家庭危机事件及患儿对家庭危机事件的反应和应对能力。

2. 家庭经济状况　了解患儿家庭的收入状况，在治疗疾病上是否有足够的经济能力，医疗费用的支出方式及患病对家庭经济状况的影响。

3. 家庭生活方式与文化宗教习惯　评估患儿家庭卫生习惯、饮食运动习惯、家人对患儿疾病的认识程度、家庭的育儿观念、对患儿未来健康状况的预期。

4. 家庭环境　评估家庭的外环境，包括学校或幼儿园的位置、交通状况，周边环境的危险因素等；评估家庭的内环境，包括居住面积、室内温湿度及采光条件、家庭环境是否安全等。

（二）家庭功能评估

1. 家庭功能评估的内容　包括家庭成员的关系及角色、家庭中的权威及决策方式、家庭的沟通交流以及家庭卫生保健能力等。

2. 家庭功能评估的方法　Smilkstein 于 1978 年首先设计了家庭功能的问卷，其内容有五项指标：适应度（adaptation）、合作度（partnership）、成长度（growth）、情感度（affection）、亲密度（resolve），故称之为"APGAR"家庭评估问题表。此表用于测量个人对家庭功能的感观及满意度，简单易填，可达到筛查目的（Smilkstein 的家庭功能量表见本章数字资源）。

（三）注意事项

因家庭评估会涉及患儿家庭的隐私问题，护士在评估过程中需要特别注意沟通技巧，向患儿家长解释评估的目的和意义，以获得家长的理解、支持和配合，同时应注意保护隐私。

第二节　住院儿童护理

一、住院儿童一般护理

（一）入院护理

责任护士应理解儿童患病住院对患儿及其家庭的影响，在入院时为其提供必要的信息及情感上的支持；同时帮助患儿和家长做好入院的准备工作，包括用物准备和心理准备。儿科护士应言语温和、态度亲切和蔼、工作认真负责，以取得患儿与家长的信任，使患儿获得安全感和舒适感。入院护理常规包括以下内容。

1. 介绍病房情况　如病房环境、作息时间、探视制度，以及工作人员如主管医生、主管护士、护士长等，将患儿及家长带至其病床边，并将其介绍给病房其他患儿和家长。

2. 收集患儿健康资料　包括一般资料、病史及身体评估，如测量体温、脉搏、呼吸、血压等生命体征，测量体重并进行全身体格检查。

3. 书写护理病历　一般在办理完患儿入院后书写。

4. 清洁护理　如病情需要应进行清洁护理，给患儿沐浴或部分拭浴。洗浴时，观察患儿全身情况，应特别注意有无皮疹，以及早发现传染性疾病。

5. 心理护理　在患儿家长离开时对其进行心理护理，减轻分离性焦虑。对重症患儿，护士应根据病情协助进行治疗和抢救，待病情平稳后再进行其他方面的护理。

（二）住院期间的护理

住院期间儿科护士除对患儿提供治疗性护理操作外，还应根据患儿不同年龄特点提供以下护理内容。

1. 饮食　母乳喂养儿应鼓励母亲继续母乳喂养。人工喂养儿的奶瓶、奶嘴及餐具每次用后应清洗并严格消毒。护士应与患儿主管医生及时沟通，反映患儿进食情况，以便不断调整营养配餐，保证患儿营养摄入。

2. 休息与睡眠　充足的睡眠和休息有利于患儿健康的恢复。护士应为患儿合理安排治疗和护理活动，以保证充足的休息与睡眠。

3. 清洁卫生　婴幼儿缺乏生活自理能力，应根据病情及季节不同，定期为患儿拭浴或沐浴。冬季每周至少一次，夏季每日至少一次。每日晨、晚间护理时可做简单擦洗，监督患儿饭前便后洗手。患儿的衣着及床单被褥应经常更换，保持清洁。

4. 预防交叉感染和意外事故　严格遵守消毒隔离制度，不同病种患儿应分室居住，避免发生交叉感染。儿科病房设置应符合儿童特点，消除安全隐患。认真执行各种安全防范措施，避免儿童发生意外伤害。

5. 促进生长发育，满足教育需求　护理的基本目标是最大限度地减少疾病对患儿生长发育的影响。护士应为患儿提供适当、有益的活动和游戏，减少不良刺激，使其生长发育的潜能得到最大发展。对学龄儿童应提供完成学业的机会，并保持与其同学和学校的联系。

6. 治疗性游戏　能起到应对恐惧和焦虑作用的游戏称为治疗性游戏，包括讲故事、绘画、听音乐、用玩偶游戏以及进行具有情节、戏剧性的游戏。治疗性游戏可帮助护理人员向患儿解释治疗和护理过程，同时使患儿表达自己的恐惧、焦虑情绪。护理人员应根据患儿年龄、病情选择适当的游戏与玩具。

7. 健康教育　健康教育可以是一个正式的教育程序，也可以是护士在常规护理中给予的解释；教育的形式也丰富多样，可采用板报、宣传画和视听教育材料等多种方式。儿科病房的健康教育必须适合儿童的生长发育水平和认知能力，兼顾家长的教育水平和理解能力，并选择

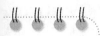

适当的时间，这样才能达到良好的效果。

（三）出院护理

1. 出院准备　患儿病情稳定后，护士就应开始评估儿童和家庭对出院的准备（尤其是对慢性病患儿的家庭），评估家庭是否具有对儿童实施照顾的知识和能力，以及社区健康服务资源等。出院计划需在住院期间尽早完成，以便帮助患儿和家长掌握必要的护理知识，如促进患儿的休息与睡眠、保证充足的营养、用药方法及注意事项、病情观察及应对等。对于回家后仍需特殊护理的患儿，护士应教授家长特定的护理技术，如鼻饲管喂食、注射胰岛素、化验尿糖、压力性损伤的护理、更换敷料等，使家长学会如何促进儿童恢复健康。

2. 出院指导　主管医生决定患儿可以出院时，应即刻通知家长，同时为其准备出院所带药品，指导用药方法及注意事项，安排定期复诊时间，并教授家长出院后所需的护理知识和技术。

二、住院儿童心理护理

住院是儿童生长发育过程中必然会有的经历，且是一种不愉快的经历，会引发住院儿童的各种生理和心理问题，打乱家庭日常生活节奏，对儿童及其家庭造成一定压力。刚入院的患儿通常会对陌生的环境、人、医疗设备、周围紧张气氛不能适应，表现为沉默不语、持续啼哭、抵触各种治疗和护理，甚至剧烈反抗、拒绝配合等各种情绪反应。由于自身认知发育水平的限制，不同年龄段的患儿对疾病和住院的认知也十分有限，因此，了解各年龄阶段儿童对疾病及住院的认知对于理解患儿入院后的反应有很大帮助。

（一）住院儿童的心理反应

1. 不同年龄段儿童对疾病的认识

（1）婴儿期：婴儿缺乏对疾病的认识，住院反应较轻，但大约6个月后的婴儿可以认识其主要照顾者，开始意识到与父母的分离。住院本身、与父母分离、与陌生人接触等都会使其感到焦虑。因此患病住院会对婴儿造成一定的伤害，尤其当父母不能陪伴患儿时，会产生分离性焦虑。

（2）幼儿和学龄前期：此年龄段儿童知道身体各部位的名称，但不知道其功能，他们也开始了解和知道疾病，但不知道疾病的原因。因此，此阶段儿童常会把两个不相关的事物赋予因果关系，认为外界事物、某些神奇的力量或自己的不良行为是引起疾病的原因。例如患儿会说："疾病是由大怪兽变出来的。"或回答："没有听妈妈的话，所以生病了"。与家长分离仍然是此期儿童主要的压力源。同时，他们会十分害怕自己的身体完整性受到破坏，因此，对于某些患儿，如手术患儿，他们的压力和住院反应会更加强烈。

（3）学龄期：此期儿童开始了解身体各部分的功能，对患病的真实原因有一定的认识，能在一定程度上听懂关于疾病和诊疗程序的解释，比较关注自己的身体和治疗情况，喜欢询问有关疾病和治疗的问题。由于学龄期儿童已有了较好的时间概念，知道父母会定期来看望他们，因此可降低住院的分离性焦虑程度。

（4）青春期：随着认知水平的提高，该期儿童能够意识到疾病和损伤会导致生理、心理和行为上的改变，理解疾病与某些器官功能不良有关，认识到住院和治疗是恢复健康的必要过程，能够给予配合。由于自我意识的增强，使他们更关注患病或损伤对其身体形象的影响，关注个人隐私等问题。该期正处于开始独立的阶段，同龄人对他们的影响不容忽视，与同伴分离所带来的焦虑和不安也会影响住院适应的情况。

2. 住院儿童的主要压力源

（1）分离性焦虑（separation anxiety）：指6岁以下儿童，尤其是6个月至2岁半的婴幼儿，与父母或日常接触的人或事物分开时所表现出来的情绪低落，甚至功能损伤等反应。分离性焦虑一般表现为三个阶段：

1）反抗（protest）：患儿表现出侵略性、攻击性的反应，如哭闹、连续呼喊妈妈、抓住父母不放、拒绝与陌生人接触等，面对医护人员的接近，会用语言攻击或进行身体攻击（脚踢、口咬、手打）。这些反抗行为可持续数小时至数天，直至精疲力竭。

2）失望（despair）：患儿发现分离的现状即使经过自身努力也不能改变，开始对周围的环境、食物、游戏等不感兴趣，拒绝与人沟通，表现出抑郁、沮丧或没有活力，部分患儿可出现退化现象，如吮拇指或咬指甲、尿床、拒绝用杯子或碗而用奶瓶等。这是住院儿童常用的逃避压力的行为方式。

3）否认（denial）：长期与父母或亲密者分离的患儿可进入此阶段。患儿表面上表现出适应了这种分离，对周围的一切开始有较大的兴趣，表现得很愉快，开始与陌生人接触，与其他人一起游戏，而且会形成新的人际关系。但是这种行为只是一种无可奈何的接受或忍受与父母分离的结果，而不是获得满足的表现。儿童把对父母的感情全部压抑下来，以建立新的、但很浅显的关系来应对失落和痛苦情绪。他们在父母来探视和离开时表现得满不在乎，这种情况并非表示其情绪上不存在问题，而是更需要精神上的支持与抚慰。一旦达到否认阶段，将对儿童产生难以扭转的、极其不利甚至永久性的影响。但目前由于住院时间的缩短和提倡以家庭为中心的护理理念，因住院的分离造成如此严重后果者已很少见。

因此，对于婴幼儿期的儿童，应尽量减少其与父母的分离，医院应尽可能为患儿父母提供陪护的机会。父母与患儿同住在病房，既能够减少分离性焦虑带来的伤害，同时，父母参与患儿的护理计划也能够对患儿的康复起到积极的作用。

（2）失控感（loss of control）：住院使日常熟悉的环境和稳定的照护方式发生改变，医院各项规章制度和住院期间的各项诊疗活动使患儿有一种无法控制的感觉，各年龄段住院引起失控感的原因和影响也有所不同。

1）婴儿期：此期患儿与父母或主要照顾者之间的依附关系对儿童的心理健康尤为重要，由住院导致的分离性焦虑，各项诊疗活动尤其是侵入性操作会使患儿有失控感，导致患儿产生不信任感和不安全感，把对外界的恐惧和怀疑情绪带入到以后的发展阶段，不利于成长。

2）幼儿和学龄前期：此期患儿正处于发展自主性和主动性的时期。他们通过运动、游戏、人际互动和沟通、日常活动等方式获得自主和主动感。他们的思维特点是以自我为中心，因此，该年龄段患儿对于医院的各项规章制度和诊疗活动带来的失控感反应最为强烈。住院儿童开始的反应可能是反抗，但长期住院会导致患儿产生挫折感，同时可能伴有退化行为，如与人交往能力减低、退缩，以及羞愧、负罪和恐惧感。

3）学龄期：此期患儿已能较好地配合住院期间各项诊疗活动导致的限制和挫折，但对疾病导致的残疾或死亡以及失去家人、同学、朋友感到恐惧。

4）青春期：此期患儿正处于发展独立性、自我肯定和角色认同的时期，而住院和诊疗活动常限制了其身体的活动能力，以及与同伴交往的机会，从而造成青少年依赖性增加和归属感丧失，他们常表现出拒绝、不合作、退缩、气愤、挫折感等行为。

（3）焦虑（anxiety）或恐惧（fear）：除了有分离性焦虑和失控感，住院患儿面对不熟悉的环境、人、语言、医疗设备以及各项诊疗和护理操作，特别是侵入性操作引起的疼痛时，均可产生恐惧或焦虑。不同年龄阶段儿童对疼痛的反应有所不同，护理人员应能清楚了解和评价这些反应，并采取相应措施避免和减轻疼痛，减少对儿童的伤害，缓解其焦虑或恐惧的情绪。

（二）住院儿童的心理护理

1. 日常教育　鼓励儿童通过图书、视频、宣传栏等多种方式了解医院的作用和功能，了解人体组成和结构，学习简单的健康知识，注意引导儿童对医院的正面印象，禁止用住院或诊疗操作恐吓儿童而导致其对住院和诊疗行为产生恐惧。

2. 以家庭为中心的护理 鼓励父母或主要照顾者对住院儿童进行陪护，有利于缓解婴幼儿和学龄前儿童的分离性焦虑。鼓励父母或主要照顾者参与治疗和护理计划，学龄期以上的儿童尝试让其参与讨论治疗和护理计划的制订和执行。

3. 满足住院儿童的发展性需求 通过倾听、主动自我介绍、提供必要的信息支持等方式与患儿建立信任感；通过拥抱、轻拍等身体接触并尊重患儿隐私为患儿提供安全感；通过叙事疗法、游戏疗法和表达性艺术等一些实物媒介与患儿建立关系；通过鼓励患儿自己穿衣、吃饭及自行选择的机会等进行适当的自我照顾和护理工作，以发展他们的独立自主性。

儿童住院不仅会给患儿本人带来极大的压力，同时会造成家庭成员日常生活及角色责任的变化，给患儿的整个家庭带来危机，使家庭进入应激状态，家庭必须做出调整以应对危机，良好的适应能帮助和支持患儿应对疾病，并维持正常、健康的家庭功能。

（三）家庭对住院儿童的反应

1. 家庭对住院儿童的心理反应

（1）父母对患儿住院的心理反应

1）否认和质疑：父母对儿童患病住院的最初反应往往是否认，不相信自己的孩子会出现健康问题。如果患儿疾病较为严重，父母会对患儿的诊断表示怀疑和难以接受。

2）自责和内疚：当父母由于自己的过失而使儿童生病，尤其是由于照顾不周而引起的意外伤害，或对儿童疾病开始时的症状注意不够，治疗不及时，或由于平时工作忙，对孩子照顾不周而导致生病时，父母常会感到自责。当儿童发生原因不明的畸形或遗传性疾病时，更会使母亲感到不安和内疚。

3）愤怒和不平：当儿童患有严重疾病时，父母可能会觉得不公平，感到愤怒，并有可能将这种愤怒向他人发泄，引发矛盾和冲突。

4）痛苦和无助：儿童因患病而忍受疼痛，父母会觉得难过、痛苦，尤其是当患儿的病情严重时，父母不能参与到患儿的诊疗活动中，可能会感到不知所措、孤独、无助。当患儿病程长、预后不良、缺少经济或社会支持等时，更会增加父母的痛苦和无助感。

5）焦虑、悲伤或抑郁：患病儿童预后的不确定性会使家庭成员感到焦虑、担忧，严重时会产生心理障碍，以至于影响生理功能。患病儿童急性期后，父母则有可能出现抑郁的心理反应。

（2）兄弟姐妹对患儿住院的心理反应：儿童患病住院往往会导致正常家庭秩序和角色发生紊乱，患儿的住院也会给其他兄弟姐妹带来一些心理反应。若患儿的父母因患儿住院而对其他子女的照顾减少，此时其他子女对患儿住院的反应可能表现为嫉妒、愤怒。当兄弟姐妹认为是由于自己的过错导致患儿生病住院时，会感到负罪感。同时，兄弟姐妹也有可能害怕自己患上类似疾病，由此而产生焦虑和不安感。随着住院时间的延长，兄弟姐妹可能会嫉妒患儿独占父母的关爱和注意力，严重者可产生怨恨心理，出现一些无礼的行为；也可能会因父母忙于照顾患儿而被要求快速成长，更加独立，从而给他们造成更大的压力。

2. 住院儿童对家庭功能的影响

（1）初期：为了应对危机，家庭成员的职能会出现调整和妥协。在工作、个人爱好和照顾患儿之间做出选择、让步和妥协。例如母亲可能会放弃工作去照顾患儿，兄弟姐妹会承担部分家务以缓解父母的压力。患儿病情严重时可能会帮助家庭暂缓一些危机，也有可能加剧矛盾，导致家庭成员对立或家庭的分裂。

（2）延续期：随着患儿住院时间的延长，家庭的重心不可能一直放在患儿身上，家庭成员会希望并逐渐恢复日常生活，如果患儿疾病未能好转或持续恶化，家庭需要接受由此导致的永久改变，家庭成员可能会因为患儿的疾病而感到精疲力尽，甚至可能会出现失职行为。

（四）住院儿童的家庭支持

儿科护理强调以家庭为中心的理念，要求护理人员与患儿家庭合作，帮助家庭应对危机，维持正常的家庭功能。护理人员应评估不同家庭的需求，提供倾听和支持的机会，协助家庭参与患儿的诊疗护理计划，有针对性地进行干预。

1. 对患儿父母的支持　鼓励父母探视或陪护患儿，并提供陪护时的各项便利措施，如陪护床、简便的生活设施等；向父母进行入院健康宣教，包括介绍病房环境和主管医护人员，了解患儿的健康资料和家庭情况，讲解疾病的相关知识和用药目的等，以取得患儿及父母的信任；邀请父母参与到患儿的护理中，并指导父母如何更好地照顾患儿；安排充足的时间与父母沟通，使用开放性问题向父母提问，倾听患儿父母的感受，减轻父母的压力；提醒父母安排家庭成员轮换陪护、照顾患儿，鼓励和提醒父母休息、活动和摄取足够营养，以保持身体健康，向父母强调只有保持身体健康才能更好地帮助和支持患儿。

2. 对患儿兄弟姐妹的支持　鼓励和提醒父母向患儿的兄弟姐妹解释患儿的情况，并进行公开讨论，了解其内心的想法和感受，使疑惑能获得解答，避免兄弟姐妹自觉被家庭隔绝在外；鼓励兄弟姐妹参与到患儿的护理中；允许兄弟姐妹到医院探视，或通过电话、视频等方式与患儿交流，如果兄弟姐妹到医院探视，应注意向其介绍医院环境和设备，避免产生恐惧或发生意外。

知识链接

CICARE 沟通模式

CICARE 沟通模式是一种促进医生和护理人员与患者更有效的沟通手段。CICARE 模式包括：

Connect：Connect with people by calling them on their proper name or the name they prefer（Mr.，Ms.）.（与人见面时恰如其分地称呼对方的名字或以对方喜欢的称谓称呼，如先生、女士等）。

Introduce：Introduce yourself and your role.（自我介绍，介绍你在患者治疗中的角色）。

Communicate：Communicate what you are going to do，how long it will take，and how it will impact the patient.（告诉患者你将做什么，需要多长时间，对他（她）有什么影响）。

Ask：Ask permission before entering a room，examining a patient or undertaking an activity.（进入患者房间前、为患者查体前或为患者做某个诊疗项目前先征得其同意）。

Respond：Respond to patient's questions or requests promptly，anticipate patient needs.（了解患者需求，并对患者提出的问题和要求给予恰当的反馈）。

Exit：Exit courteously with an explanation of what will come next.（向患者解释下一步安排，并有礼貌地离开）。

三、临终儿童及其家庭的心理护理

儿童的死亡对其父母、兄弟姐妹乃至整个家族都会造成极大的痛苦和悲伤。临终关怀（hospice care）是为临终患儿和家庭提供照顾及支持，并非是一种治愈疗法。它是一种专注于在临终儿童将要逝世的时间内，减轻其疾病的症状、延缓疾病发展，提高临终患儿和家庭的选择能力，减轻其身心痛苦，确保优质的生活保障。每个家庭在面对患儿死亡时的反应和需求各不相同，所以护理人员应评估患儿和家庭的个性化需求，给予相应的护理。

（一）不同年龄段儿童对死亡的理解和认识

临终儿童的心理反应、对死亡的认识，均与其认知水平的发展有密切联系。

1. 婴幼儿　此期儿童并不理解死亡是什么，临终患儿只会用哭闹表达他们的不适感。

2. 学龄前期　此期儿童对死亡逐渐有所认识，例如，他们在日常生活中会看到小动物的死亡，但他们对死亡的概念仍不清楚，常与睡眠相混淆，不知道死后不能复生。他们还会把死亡与自己的不良行为联系起来，认为死亡是一种惩罚。学龄前儿童最害怕与父母分别，因此，他们对死亡的恐惧是长眠不醒所带来的分离和孤独，如能在父母身边就感到一切安全。

3. 学龄期　此期儿童通过个人经验，如看影视作品上人物的死亡等，逐步了解死亡的概念。10 岁以上的儿童逐渐懂得死亡是生命的终结，是普遍存在、不可逆的且不可避免的，他们把死亡和痛苦、伤害等联系起来，开始惧怕死亡和死亡前的痛苦。

4. 青少年　青少年对死亡的认识和成人相似，但他们很难接受生命的终止，特别恐惧在自己的愿望未实现前就死去。

（二）临终儿童的护理

要做好临终儿童的护理，除了要了解不同年龄阶段患儿对死亡的认识以及不同的影响因素外，还需了解临终儿童的心理反应及生理变化。临终儿童的心理反应与其对死亡的认识有关，包括害怕（害怕分离、疼痛、被遗弃和死亡本身）、无助、沮丧、悲伤、罪恶感以及愤怒。愤怒是儿童哀伤最常见的反应。死亡来临前，患儿的身体功能逐渐丧失，出现呼吸困难、肌张力丧失、血液循环与新陈代谢速率变慢以及意识形态模糊等，对光敏感，听觉最后才消失。

1. 创造家庭式的环境氛围　医护人员应为患儿创造一个安静、舒适且具有家庭氛围的良好环境，以耐心细致的护理服务支持患儿。允许在病房内放置患儿喜爱的玩具，给父母、兄弟姐妹和亲人们更多的时间和空间陪伴患儿，并允许患儿父母参与到患儿的日常护理中。

2. 缓解躯体的痛苦　临终儿童多会经历疼痛和各种身体不适，护理人员应积极采取各种措施缓解疾病带来的痛苦，满足其生理需要。除使用药物外，还可以用父母陪伴、拥抱、听故事等非药物方式来减轻疼痛。

3. 减轻心理的痛苦　出于保护患儿的目的，很多父母会对患儿隐瞒病情或临终的情况，但患儿通常能够感知或怀疑死亡的到来，如果隐瞒实情，会使患儿产生被孤立的感觉，产生孤独、焦虑等心理反应。结合患儿对死亡的理解和认识，鼓励父母循序渐进地告知患儿实情。同时也应鼓励患儿交谈，主动询问和聆听患儿的需求和想法，并针对患儿的心理状态进行支持。

（三）对临终儿童家庭的情感支持

1. 对临终儿童父母的情感支持　患儿临终时，父母承受着极大的心理负担，同时也担负着无可替代的作用，因此，对父母的情感支持是临终关怀不可忽视的部分。

（1）临终前

1）在患儿临终前，父母常会感到痛苦、孤独、无助和内疚等。护士应为父母提供尽可能多的有用信息，让他们知道患儿现在最需要什么，帮助他们合理安排与患儿相处的剩余时间。

2）鼓励患儿父母参与制订患儿的护理计划，为患儿做一些力所能及的日常护理，对于放弃治疗、即将出院的临终儿童，帮助其父母制订家庭护理计划，教会可能应用的护理措施，如压疮的预防、口腔护理、缓解疼痛等，这些都能有效减轻父母的痛苦。

3）医护人员应保持沟通，对患儿情况的解释应保持一致，避免家长产生疑虑和不信任。护患之间应加强沟通交流，护士应充分理解患儿父母的处境和心情，尊重患儿及其父母的意愿，对于患儿父母提出的一些合理要求，应尽量满足，对父母的一些过激言行，应以同理心容忍和谅解，在与患儿父母交流中用心倾听，适当运用身体语言，适当采取沉默，不要过多地给予安抚性回答，或表示能够理解父母内心的痛苦，那样会使患儿父母觉得医护人员不愿听他们诉说，而失去信任感和亲近感，不利于帮助他们减轻悲痛。

（2）死亡后：在患儿死亡后，父母极度悲伤，常会出现一系列的心理反应，凡纳塔（Vannatta）和格哈特（Gerhardt）描述了患儿父母会经历的体验，包括深度的悲伤、负罪感、躯体症状、睡眠困难和愤怒。对家庭而言，由于父母总是预期孩子会比自己活得长久，患儿的死亡是对自然生命秩序的颠覆，所以与成人逝世相比，失去患儿的父母其悲伤持续时间更长。医护人员应正确理解患儿死亡后父母的心理反应。根据不同的心理反应过程，给予恰当的劝慰和解释，并表现出极大的同情，以利于其心理的康复。给予父母充分的时间和空间与已故患儿进行最后的告别，在父母的要求下，允许他们为已故患儿擦洗、更衣，进行最后的照顾。

2．对临终儿童同胞兄弟姐妹的情感支持

（1）兄弟姐妹的反应：在患儿临终过程中，悲伤的家庭成员常忽略家庭中其他孩子的需求，使患儿的同胞兄弟姐妹产生孤独感和被遗弃感。同时，患儿的兄弟姐妹还会对自身的健康表示忧虑，产生愤怒、抑郁和负罪感。这些都会对其日后的生活产生巨大影响，孩子会表现出对父母更加依赖、学习成绩下降和躯体症状等。

（2）护理干预：在以家庭为中心的护理理念下，护理人员应建议患儿父母尽量保持其他孩子正常的生活作息，有条件时可寻求亲友的支持和帮助；指导父母以不同年龄阶段儿童能够理解的方式，向患儿的兄弟姐妹解释患儿的疾病和死亡；让孩子有机会表达他们的想法，或利用游戏帮助孩子释放压力，以促进父母与孩子的沟通交流。

第三节　儿科常用特殊检查及护理

一、支气管镜检查及护理

支气管镜检查是儿童呼吸系统疾病诊断治疗的一项重要的检查手段，具有直观、安全、无创、痛苦小等特点。利用纤维支气管镜（图3-1）和电子支气管镜不仅能直视气管和支气管内的各种病变，还能通过吸取深部呼吸道分泌物标本、灌洗液上皮细胞及肺组织等进行细胞学及病原学检测，同时还可进行介入治疗，提高对儿童呼吸系统疾病的诊断率和治疗效果。

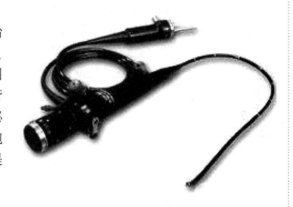

图3-1　纤维支气管镜

（一）目的

为呼吸系统疾病的诊断和治疗提供依据。

（二）适应证

1．喉鸣患儿。

2．反复或持续性喘息患儿。

3．局限性喘鸣患儿。

4．不明原因的慢性咳嗽患儿。

5．反复呼吸道感染患儿。

6．可疑异物吸入患儿（气管及右主支气管等大气道异物可用硬镜提取）。

7．咯血患儿。

8．撤离呼吸机困难患儿。

9．胸部影像学异常：①气管、支气管、肺发育不良和（或）畸形；②肺不张；③肺气肿；④肺部团块状病变；⑤肺部弥漫性疾病；⑥纵隔气肿；⑦气道、纵隔占位；⑧血管、淋巴管、食管发育异常；⑨胸膜腔病变需鉴别诊断。

10．肺部感染性疾病的病原学诊断及治疗。

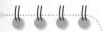

11．胸部外伤、怀疑有气管支气管裂伤或断裂。

12．需经支气管镜行各种介入治疗。

13．心胸外科围术期患儿的气道评估和管理。

14．引导气管插管、胃管置入。

15．其他，如不明原因的生长发育迟缓、睡眠障碍等需鉴别诊断。

（三）禁忌证

1．严重心肺功能减退患儿。

2．严重心律失常如心房和心室颤动及扑动、Ⅲ度房室传导阻滞患儿。

3．高热患儿：持续高热而急需行支气管镜术者，可将其体温降至 38.5℃ 以下再行手术，以防高热惊厥。

4．活动性大咯血患儿、严重的出血性疾病、凝血功能障碍、严重的肺动脉高压及可能诱发大咯血的患儿等。

5．严重营养不良，不能耐受手术患儿。

（四）操作前准备

1．评估患儿对消毒剂、局麻药或术前用药是否过敏；评估患儿有无心脏病病史、有无出血倾向。

2．术前向患儿及家属说明检查目的、意义、过程及配合的方法，以消除其紧张情绪，取得合作。与患儿家属签署知情同意书。

3．指导患儿术前 4～6 h 禁食、禁水，以防误吸，清洁口腔。婴儿及新生儿因糖原储备少，禁食 2 h 后可在病房内静脉输注含糖液体，防止发生低血糖和脱水。

4．术前半小时遵医嘱为患儿肌内注射阿托品和地西泮，以减少呼吸道分泌物和镇静。

5．检查室安静、整洁，温度及湿度适宜，无空气对流。

6．准备好相关检查及急救设备，如纤维支气管镜、冷光源、氧气、吸引器、复苏气囊、不同型号的气管插管、脉搏血氧监护仪、除颤仪，建议配备麻醉机或呼吸机等。

7．准备好相关常规及急救药物，如生理盐水、局部麻醉药、肾上腺素、止血药物及利尿剂等。

8．开通至少 1 条有效静脉通路。

（五）操作中护理配合

1．患儿常取去枕平卧位，肩部垫一软枕，下颌略抬高。不能平卧者，可取坐位或半坐位。

2．局部麻醉先用 2% 利多卡因溶液于咽喉部及鼻部喷雾麻醉，或用 2%～4% 利多卡因雾化吸入，然后再经纤维支气管镜滴入或经环甲膜穿刺注入 2% 利多卡因 2～5 ml。

3．插管途径可经鼻或口插入，目前大多数采取经鼻插入。

4．协助检查，可以在直视下自上而下依次检查各肺叶、各段支气管，支气管镜的末端可做一定角度的旋转，术者可依据情况控制角度调节钮。

5．术中配合医生完成吸引、灌洗、活检、治疗及拔管等相关操作。

6．术中严密观察患儿面色、生命体征、SpO_2 等变化，发现异常及时告知医生。记录检查情况及患儿的反应。

（六）操作后护理

1．密切观察患儿的生命体征和全身反应，有无发热、胸痛、呼吸困难等；观察分泌物的颜色和特征。

2．鼓励患儿轻轻咳出痰液和血液，向患儿及其家属说明术后数小时内，特别是活检后会有少量咯血及痰中带血，出血量多时应及时通知医生，并积极配合医生进行抢救。

3．避免误吸。术后禁食、禁水 2 h，待麻醉作用消失、咳嗽和呕吐反射恢复后方可进食、进水。开始进食时，以温凉流质或半流质饮食为宜。

4．减少咽喉部刺激。术后数小时内避免说话和剧烈咳嗽，使声带得以休息，以免声音嘶哑和咽喉部疼痛。

5．清理用物，初步消毒处理；及时送检标本。

二、心导管检查及护理

儿童心导管检查是常见的心脏有创检查，是确认先天性心脏病和决定是否手术的重要检查方法之一，是诊断、鉴别诊断及治疗心血管疾病、监护心脏手术及危重患儿病情变化、研究心脏循环系统血流动力学的重要方法，是评估心血管疾病血流动力学状态的金标准。它是将一种特殊的导管经外周血管送入心脏进行检查的技术。根据检查部位不同，分为右心导管检查和左心导管检查。

知识链接

心脏导管术的发明

心脏导管术由德国著名外科医生 Werner Forssmann 于 1929 年发明，当时年仅 25 岁的 Forssmann 针对传统心脏检查方法的各种局限性，如叩听诊法、X 射线透视法、心电描记法等，提出用一种大胆的、触及心脏内部的方法来检查心脏的解剖学情况和血流状态——心脏导管术。受当时医学伦理的限制，Forssmann 不得不在自己身上做试验，先后 9 次将导管插入静脉并沿着静脉血管向前推进，借助于身边的 X 线荧光屏前的一面镜子，将导管置入至自己的右心房，并曾将浓碘化钠溶液注入导管内，借此拍摄到极淡的右心造影照片。

随后 Forssmann 发表论文，公开自己的研究成果，但在当时并未得到德国医学界的重视。直至 1941 年，美国医学家 Cournand 和 Richards 改进并应用 Forssmann 的心脏导管术进行血流动力学及循环呼吸生理学方面的研究，并将获得的诸多成就公之于众，至此，Forssmann 的心脏导管术才引起医学界的广泛兴趣和重视。

Forssmann 发明了心脏导管术，为研究循环系统病理变化开辟了新路；Cournand 和 Richards 两位医学家重视改进此技术，并研究得出重要成果。为此，他们三人于 1956 年共同获得诺贝尔生理学或医学奖。

（一）目的
发现心脏畸形；测定心腔、大血管等不同部位的血氧饱和度和压力，计算心排血量、分流量及血管阻力；进行心内膜活体组织检查、电生理测定等。

（二）适应证
1．先天性心脏病患儿，特别是心内分流的先天性心脏病的诊断。
2．心内电生理检查患儿。
3．选择性冠状动脉造影术患儿。
4．心内膜组织检查。
5．诊断心肌炎症，观察及指导治疗。
6．诊断心内膜纤维化。
7．需做血流动力学检测患儿。

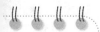

8．辅助诊断某些原发性心肌病，如肥厚型及充血性心肌病、克山病等。

9．确定某些继发性心肌病的诊断，如心脏结节病、淀粉样变、血色病、糖原贮积症等。

10．鉴别限制型心肌病和缩窄性心包炎。

（三）禁忌证

1．对造影剂过敏患儿。

2．严重心力衰竭患儿。

3．严重心律失常患儿。

4．血钾过低患儿。

5．严重肝、肾疾病患儿。

6．活动期心肌炎患儿。

7．细菌性心内膜炎患儿。

8．全身性感染或局部化脓患儿。

9．有出血倾向、出血性疾病患儿。

（四）操作前准备

1．向患儿家属介绍手术的方法和意义、必要性和安全性，以解除其思想顾虑和精神紧张。

2．指导患儿及家属完善相关的实验室检查（血常规、尿常规、血型、凝血时间、血小板计数、血沉、肝肾功能、电解质）、胸片、超声心动图等。

3．术前1天根据穿刺部位（双侧腹股沟及会阴或上肢、锁骨下静脉）清洁手术区皮肤，做好皮肤过敏试验。

4．行股动脉穿刺的患儿应检查双侧足背动脉搏动情况并标记，以便于术后、术中对比观察。

5．建立静脉通路，行外周静脉留置，术前遵医嘱给予抗生素静脉滴注。

6．术前禁食6 h，以免术中呕吐引起窒息。对于青紫型先天性心脏病患儿，因容易出现血液浓缩，必要时可静脉补液。

7．对年幼儿、体重较轻、又需做左右心导管检查的患儿，估计用血量和失血量总和超过患儿血容量的10%者，应提前申请备血，以供必要时使用。

（五）操作后护理

1．患儿回病房后，去枕平卧6 h，股静脉穿刺者应卧床12 h，股动脉穿刺者应卧床24 h以上，以防局部形成血肿。在敷料外点式压迫2 h，检查伤口有无渗血，如有渗血应请医生重新止血、包扎。

2．定时测量心率、心律、血压、呼吸、血氧饱和度，观察足背动脉搏动情况，注意穿刺侧与对侧比较是否有搏动减弱和肢体温度的变化。

3．观察患儿的排尿情况，如有排尿困难且膀胱充盈，可热敷膀胱或按摩膀胱区协助排尿，必要时给予导尿。

4．遵医嘱输液给药，尤其对青紫型先天性心脏病患儿应补足液量，预防血液浓缩。对于烦躁不安的患儿可静脉泵入小剂量的镇静剂。

5．术后禁食6 h或待麻醉完全清醒后才能进食，进食前先喂少许温开水，无呛咳和呕吐发生方可进食。

6．注意观察并发症。并发症较少见，如有残余分流、封堵器脱落、心律失常、血栓形成等。

7．指导家长给患儿口服小剂量阿司匹林6个月至封堵器完全内皮化，出院后定期门诊复查。

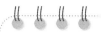

三、肾穿刺活组织检查术及护理

肾穿刺活组织检查术（肾穿刺活检术）简称肾穿，是应用穿刺针刺入活体肾组织（图3-2），取少量组织进行病理分型，这是目前广泛应用于临床的经肾活检。通过肾穿能很好地观察肾组织病理学变化，尤其通过免疫病理学和一些特殊染色检查能更准确地诊断疾病。目前，肾脏病理检查结果已经成为肾脏疾病诊断的金指标。

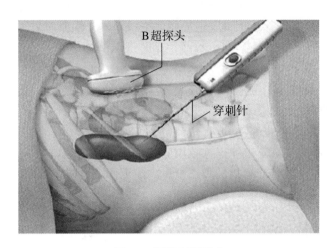

图 3-2　肾穿刺活检术

（一）目的

了解肾组织形态学的改变，为临床医生判断病情、治疗疾病和估计预后提供重要的依据。

1. 明确诊断　通过肾穿刺活检术可以使超过 1/3 患儿的临床诊断得到修正。

2. 指导治疗　通过肾穿刺活检术可以使将近 1/3 患儿的临床治疗方案得到修改。

3. 估计预后　通过肾穿刺活检术可以更为准确地评价肾脏病患儿的预后。

另外，有时为了解治疗的效果或病理进展情况（如新月体肾炎、狼疮性肾炎及 IgA 肾病等），还需要进行重复肾脏病理检查。

（二）适应证

1. 原发性肾脏疾病患儿

（1）孤立血尿患儿：红细胞管型或变形红细胞提示肾小球血尿。

（2）孤立蛋白尿患儿：持续性蛋白尿。

（3）肾病综合征患儿：婴儿或年长儿起病、肾炎型或激素治疗无效。

（4）急性肾炎患儿：非链球菌感染后肾炎或尿异常持续存在。

（5）急进性肾小球肾炎患儿：原则上应进行肾活检。

（6）急性肾衰竭患儿：除外肾前及肾后梗阻性病因，考虑肾实质因素但无法确定者。

（7）慢性肾衰竭患儿：不明病因者，特别是要进行肾移植时。

2. 继发性或遗传性肾脏病患儿。

3. 肾移植后排异、肾功能下降原因不明、疾病复发、感染、药物毒性。

（三）禁忌证

1. 绝对禁忌证　出血性疾病、抗凝治疗、肾血管异常、未控制的高血压、孤立肾、异位肾、马蹄肾（肾内肿瘤、大囊肿、脓肿、肾盂肾炎为禁忌证，穿刺将促进恶性肿瘤细胞或感染播散）。

2. 相对禁忌证　过度肥胖、患儿不合作、肾盂积水、腹水、小肾及所有会使危险性增加

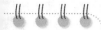

的合并症。

（四）操作前护理

1. 向患儿及家属解释肾穿刺的目的、方法及注意事项，取得患儿及家属的知情同意。

2. 对于可配合的患儿，术前3天指导患儿做呼吸屏气训练，让患儿平趴在床上，双臂打开放于身体两侧，胸壁贴于床上，头偏向一侧，先慢慢吸气（吸气时不能耸肩、抬臀），然后屏住呼吸15～20 s后吐气放松，重复练习。

3. 指导患儿床上排二便，防止术后因疼痛或不习惯床上排泄而引起尿潴留。

4. 全麻患儿术前6 h禁食、禁饮，术前半小时遵医嘱为患儿肌内注射苯巴比妥和阿托品镇静。

5. 帮助患儿放松心情，缓解紧张情绪。

（五）操作中护理配合

1. 协助患儿取俯卧位，腹部垫软枕，常规消毒皮肤，铺孔巾。

2. 为全麻下肾活检术的患儿备齐急救用物，除了密切观察呼吸、心率、血氧饱和度外，应特别注意观察口腔内是否有分泌物，防止窒息，注意保暖，防止受凉。

3. 协助不会屏气的患儿进行屏气。

（六）操作后护理

1. 穿刺点用无菌纱布按压止血直至无出血，更换无菌纱布覆盖，加弹力绷带及腹带加压包扎固定至少6 h，保持穿刺点敷料清洁、干燥、固定，定时更换，同时观察穿刺点愈合情况。

2. 患儿严格卧床休息24 h，全麻患儿去枕平卧6 h，禁食、禁饮6 h。

3. 密切观察患儿生命体征变化，特别是心率和血压的变化，必要时吸入氧气，观察患儿有无腹胀、恶心、呕吐、腹痛等症状，注意观察尿液的颜色变化及尿量等，若24 h后患儿生命体征平稳，无血尿、腹痛，可如厕排尿；若患儿出现肉眼血尿、腹痛，则应延长卧床时间，严禁下床活动，给予止血治疗。

4. 遵医嘱给予静脉补液，协助患儿少量多次饮水，多排尿以防血块堵塞。

5. 疼痛剧烈的患儿，可遵医嘱使用镇痛药物。

6. 术后2周内避免剧烈运动，同时避免上呼吸道感染。

四、骨髓穿刺术及护理

骨髓穿刺术是采集骨髓液进行诊断的一种常用技术，主要用于各种常见造血系统疾病的诊断、疗效观察和预后判断等。

（一）目的

明确各种原因所致的贫血和各类白血病、血小板减少性紫癜等血液系统疾病的诊断，亦可用于某些寄生虫疾病的诊治。

（二）适应证

1. 血液病的诊断及鉴别诊断。

2. 恶性肿瘤累及骨髓的诊断，骨髓液的细菌培养。

3. 寄生虫病检查，如查找疟原虫、黑热病病原体等。

4. 诊断某些代谢性疾病，如戈谢（Gaucher）病。

5. 长期发热患儿，肝、脾、淋巴结肿大者均可行骨髓穿刺检查，以明确诊断。

6. 抢救危重患儿时，如外周静脉通路很难建立，可胫骨穿刺输液作为暂时性措施，直至静脉通路建立。

（三）禁忌证

骨髓穿刺的绝对禁忌证少见，下列情况要注意：

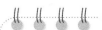

1. 严重出血的血友病患者禁忌做骨髓穿刺。有出血倾向者，操作时应特别注意。
2. 晚期妊娠的妇女慎做骨髓穿刺。
3. 12 岁以下及不合作者不宜做胸骨穿刺。

知识链接

戈谢病

　　戈谢病是溶酶体贮积病中最常见的一种，为常染色体隐性遗传病。该病主要是因 βG 葡萄糖脑苷脂酶（GC）缺乏，致使葡萄糖脑苷脂不能被水解而聚积在巨噬细胞溶酶体中，导致细胞失去原有的功能而产生一系列症状。受累部位包括肝、脾、肺、骨及中枢神经系统等。戈谢病患者多以内脏和血液病变为主，骨骼受累常为首发症状，有很高的发生率，严重者可致残。

（四）术前准备

1. 患者准备　向家长和患儿解释骨髓穿刺的目的及方法，并告知所取骨髓量极少，对身体不会产生影响；除在抽取骨髓的瞬间稍有酸痛感外，基本无疼痛感觉；骨髓穿刺后不影响患儿活动，以消除其紧张情绪并积极配合。

2. 穿刺部位选择（图 3-3）　首选髂前上棘，必要时选择髂后上棘、胸骨柄、腰椎棘突及胫骨等部位，但胫骨仅适用于 3 岁以内的患儿。

3. 穿刺体位选择（图 3-4）　胸骨及髂前上棘穿刺时取仰卧位；髂后上棘穿刺时应取侧卧位；腰椎棘突穿刺时取坐位或侧卧位。

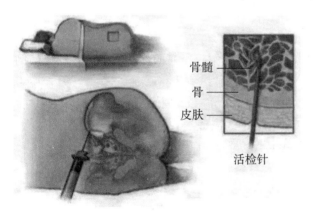

骨髓
骨
皮肤

活检针

图 3-3　穿刺部位

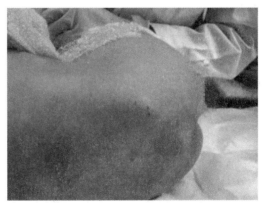

图 3-4　穿刺体位

（五）术中护理

1. 当穿刺针进入骨质后，应避免摆动过大，协助固定好患儿，以免折断穿刺针。
2. 密切监测患儿生命体征，穿刺时患儿如果出现呼吸、脉搏、面色苍白等异常情况，立即告知医生停止操作，并做相应处理。
3. 留取标本后，整理用物。

（六）术后护理

1. 术后注意观察穿刺点有无出血，如有出血，及时报告医生处理；如为血小板计数低下者，穿刺后局部按压时间不少于 10 min。

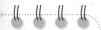

2．术后 48 h 内禁止洗澡和拭浴，穿刺部位保持干燥、清洁，防止感染，2 天后可将敷料取下。

五、腰椎穿刺术及护理

腰椎穿刺（lumbar puncture）是指通过穿刺第 3 ～ 4（4 岁以后）或第 4 ～ 5（4 岁以下）腰椎间隙进入蛛网膜下腔放出脑脊液的过程（图 3-5）。腰椎穿刺取脑脊液（CSF）检查是诊断颅内感染和蛛网膜下腔出血的重要依据。脑脊液可被用于多种项目的检测，主要包括外观、压力、常规、生化和病原学检查等。对于严重颅内压增高的患儿，在未有效降低颅内压之前，慎行腰椎穿刺。

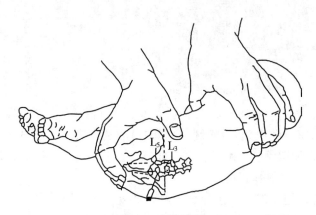

图 3-5　腰椎穿刺

（一）目的

通过腰椎穿刺进行脑脊液压力测定，收集脑脊液进行临床检测，有助于脑及脊髓疾病的诊断和治疗。

（二）适应证

1．怀疑中枢神经系统疾病的患儿，如脑膜炎、脑炎或颅内出血的诊断性检查；部分病例在病程中需要进一步进行病情评估或者病因鉴别时可以复查。

2．脑脊液引流。

3．鞘内注射药物。

4．检查脑脊液以监测中枢神经系统感染的抗生素疗效。

（三）禁忌证

1．颅内高压伴明显的视神经盘水肿或有脑疝先兆。

2．后颅窝病变或颅内占位病变。

3．全身感染严重、休克等危重情况。

4．穿刺部位有化脓性感染病灶，或穿刺部位腰椎有畸形或骨质破坏，脊髓压迫症的脊髓功能已处于即将丧失的临界状态。

5．有严重的凝血功能障碍，如血友病等。

（四）术前护理

1．告知患儿和家属腰椎穿刺的目的、方法及注意事项，并取得患儿家属的同意。对不合作的患儿遵医嘱予苯巴比妥肌内注射或水合氯醛灌肠镇静，对婴儿可用安抚奶嘴给予安慰镇静。

2．备好穿刺包及压力表等用物。

3．指导患儿排空二便，放松情绪。

4．协助患儿取侧卧位，屈髋、屈膝，摆好穿刺体位。

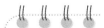

（五）术中护理

1．指导和协助患儿保持腰椎穿刺的正确体位。

2．观察患儿呼吸、脉搏及面色变化，询问有无不适感。穿刺时患儿如出现呼吸、脉搏异常或面色苍白等症状（脑疝先兆包括呼吸异常、瞳孔不等大、意识改变等），应立即停止穿刺放液，遵医嘱向椎管内注入空气或生理盐水，静脉滴注 20% 甘露醇，并做好相应处理。

3．协助医生留取脑脊液标本（图 3-6）。鞘内给药时，应先放出等量脑脊液，再注入等量药液。

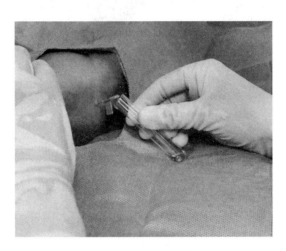

图 3-6　脑脊液标本采集

（六）术后护理

1．术后协助患儿去枕平卧 4～6 h（可减少脑脊液外漏导致的低颅压性头痛），遵医嘱予适量静脉补液。

2．密切观察患儿神志、瞳孔及生命体征变化，有无头痛、恶心及腰背酸痛，有无脑疝先兆及感染等穿刺后并发症，有异常时立即通知医生。

3．注意观察穿刺点有无渗液，渗液的性质、颜色及量，保持局部穿刺点敷料干燥，防止潮湿、污染。

4．告知家属和患儿穿刺后 24 h 内不宜沐浴，避免引起局部、椎管甚至颅内感染。

六、胃镜检查及护理

儿童胃镜检查（图 3-7）是目前诊断儿童食管、胃和十二指肠疾病最可靠、最直观的方法，不能被上消化道钡餐造影、胃电图和胃肠道 B 超等替代。随着检查技术的不断提升，胃镜检查的安全性也大幅提高，并且也逐步应用于治疗，如胃镜下异物取出术、止血术、食管扩张术、息肉高频电凝摘除术、造瘘术等。

（一）目的

通过胃镜检查可直接观察食管、胃、十二指肠的炎症、溃疡或肿瘤等，并且能确定其性质、大小、部位及范围，可行组织学或细胞学的病理检查，从而协助确诊及治疗一些上消化道疾病。

（二）适应证

所有诊断不明的食管、胃、十二指肠疾病及上消化道术后有无法解释的症状者，均可行此项检查。主要适应证如下。

1．有明显消化道症状，但原因不明。

2．上消化道出血需查明原因。

3．疑有上消化道肿瘤，但 X 线钡餐检查不能确诊。

4．需要随访观察的病变，如溃疡病、萎缩性胃炎、胃手术后及药物治疗前后对比观察等。

5．需行内镜治疗的情况，如摘取异物、急性上消化道出血的止血、食管静脉曲张的硬化剂注射与结扎、食管狭窄的扩张治疗等。

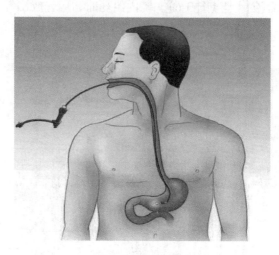

图 3-7　胃镜检查

（三）禁忌证

1．严重心、肺疾病，如严重心律失常、心力衰竭、严重呼吸衰竭及支气管哮喘发作等。

2．各种原因所致休克、昏迷等危重状态。

3．急性食管、胃、十二指肠穿孔，腐蚀性食管炎的急性期。

4．神志不清、精神失常不能配合检查的患儿。

5．严重咽喉部疾病、主动脉瘤及严重的颈胸段脊柱畸形等。

（四）检查前护理

1．向患儿及家属做好沟通和解释工作，消除其恐惧心理，避免焦虑和紧张情绪。

2．评估患儿身体情况，完善相关检查，降低胃镜检查及麻醉过程中的风险，如血常规、血生化、急诊免疫四项、快速凝血功能、胸片及心电图等。

3．检查前一天 22：00 后需禁食、禁水。对于幽门梗阻患儿，应该禁食 2～3 天。检查前 5～10 min 用 2% 利多卡因咽部喷雾 2～3 次。

（五）检查中配合

协助患儿取左侧卧位，双腿屈曲，头垫低枕，使颈部松弛，松开领口及腰带。在患儿口边置弯盘，对于能配合的患儿嘱其咬紧牙垫。

（六）检查后护理

1．咽部局麻后患儿可能有咽喉部异物感，不要用力咳嗽，以免损伤咽部黏膜。胃镜操作时可能有咽部擦伤，患儿咽部可能会有疼痛，无须特殊处理，一般 2～3 天恢复正常。

2．取活检或咽部擦伤疼痛者，检查后 2 h 可进温凉、清淡的半流质饮食（无痛胃镜患儿建议 4 h 后），3 天内避免进食刺激性食物。

3．部分患儿胃镜检查后有腹胀及腹痛，可能是检查时注入的气体所致，待气体排出后症状会消失。

4．部分患儿眼眶周围出现细小的出血点，常因恶心、呕吐或哭闹引起，一般无需特殊处理，1 周内会消失，不留瘢痕。

随堂测 3-3

第四节 儿童疼痛管理

儿童疼痛是机体对各种外界创伤刺激的反应，是一种主观的十分不愉快的反应，对于儿童来说，疼痛目前已逐渐成为继体温、呼吸、脉搏、血压四大生命体征之后的第五大生命体征。国际疼痛协会（1979 年）将疼痛定义为一种不愉快的经历与情感上的感受，与实际的或潜在的组织损伤有关，是一种主观体验。近年来，随着对疼痛认识的加深，疼痛是医护人员在临床工作中经常面临的一个问题，解除儿童疼痛是儿科工作的一项重要内容。对于疼痛的治疗，首先要正确评估儿童的疼痛，这是疼痛的第一步，也是关键的一步。

一、疼痛的评估

随着整体护理工作的开展，儿童疼痛护理及干预日益受到重视。目前研究认为，即使是新生儿也存在较明显的疼痛感受，儿童与成人的疼痛感觉强度无明显差别。由于儿童患者生理功能尚不完善，对疼痛的认知和表达能力缺乏，影响了评估结果的准确性。因此，选择和运用恰当的儿童疼痛评估工具是治疗和护理工作的关键所在。

（一）各年龄段患儿对疼痛的反应

1. 婴儿 研究表明，新生儿能够感觉疼痛，长时间、高强度的疼痛刺激会对其日后的成长发展造成影响。6 个月以前的婴儿对疼痛刺激的反应表现为大声哭泣、身体僵硬或扭动的全身性动作，也可在受刺激部位出现局部的反射性退缩，面部有疼痛的表情，如皱眉、紧闭双眼、嘴巴张开呈方形等。6 个月以后的婴儿疼痛时除哭泣外，更多表现为身体局部的退缩以及身体的抵抗动作，如在受到疼痛刺激后推开刺激物，面部出现疼痛和愤怒的表情，眼睛睁开等。

2. 幼儿和学龄前期儿童 这个年龄阶段的儿童在疼痛刺激开始前就企图推开刺激物。疼痛时大声哭泣、尖叫，用语言表达"不要"，挥动四肢反抗，不合作。因此，有时需要某种身体束缚。同时，患儿祈求结束治疗过程，要求感情上的支持，如拥抱父母、护理人员等。儿童对持续性的疼痛会出现不安和易激惹。有些儿童在预感将有疼痛经历时就会表现出以上行为。

3. 学龄前儿童 此期儿童也可以出现以上所述的行为，同时他们会用语言拖延治疗护理过程的开始，如"等一会儿，我还没有准备好。"疼痛时会表现出肌肉僵硬，如握紧拳头、咬紧牙关、收缩肢体、闭眼、皱眉等。

4. 青少年 青少年疼痛时较少有语言上的反抗和肢体的动作，可用语言表达疼痛的程度，可表现出肌肉紧张和对自己身体的控制。

（二）评估内容

1. 疼痛的原因 包括内在因素（如疾病、创伤或手术等）和外在因素（如环境、体位及约束等）。

2. 目前疼痛情况 包括疼痛的部位、持续时间、性质及程度，患儿对疼痛的表达方式、疼痛伴随症状、影响疼痛的因素及疼痛对患儿的影响等。

3. 以往疼痛经历 既往疼痛发生情况、对疼痛的反应及缓解方法等。

4. 家长对患儿疼痛的反应 患儿父母对疼痛的评价及应对方式等。

（三）评估方法

测量疼痛的方法主要包括三种：自我评估法、生理评估法和行为评估法。自我评估仍然是临床工作中疼痛评估的金标准和首选方法，但由于儿童的认知功能、语言表达技能尚未发育完善，因此，临床上常需进行生物学及行为学评估。同时，评估应持续、有规律地进行，定时记录镇痛效果。

1．自我评估　每一种自我评分法都需要医护人员对儿童进行简单的培训，如对以往的或假定的疼痛进行评估，以期望在真正评估时获得更为准确的评估结果。临床上自我评估法包括脸部照片评分法、面部画像评分法、面部表情量表法、扑克牌评分法、颜色模拟评分法和视觉模拟评分法、数字分级法以及疼痛日记等。每一种自我评估方法都要求儿童有一定的认知和语言表达能力，如1.5岁儿童可用简单的语言描述疼痛，3～4岁儿童能对疼痛程度进行较为细致的描述，4岁儿童就可对数字疼痛分级法有较好的理解，可尝试采用此种方法对疼痛进行初步的评估。5岁儿童可用Wong-banker面部表情量表法，通常儿童可以正确指出与自己疼痛相当的脸谱。7岁儿童基本上已经具备必要的认知、语言表达和理解疼痛评估工具的能力，但临床上对这个年龄段的儿童需结合行为评估法以获得更为准确的评估，这并不否认有必要尝试采用广泛应用于成人的疼痛评估工具，也往往可获得较满意的评估结果，以正确、及时地指导临床上对疼痛的治疗。

2．生物学评估　人体是一个非常完美的系统，对机体的任何损伤都将影响机体的防御系统和免疫系统，并出现一系列的生理学改变。对于不能用语言表达的患儿，可以通过测定生理参数（心率、呼吸、血压）来评估疼痛。疼痛时主要表现为交感神经系统和肾上腺系统的兴奋，引起心率加快、血压升高、呼吸频率加快、体温升高、表情痛苦、肌肉紧张、掌心出汗、肤色改变、脉搏及血氧饱和度下降等变化。但是，这些生理指标易受感染、发热、血容量等的影响，故需进行综合、多方位的评估。

3．行为学评估　通过面部表情、肢体运动和自主反应进行综合评估，适用于任何年龄，是新生儿、4岁以下婴幼儿、智力残疾儿童主要的疼痛评估方法。如6个月以下婴儿疼痛时表现为身体扭动、下颌抖动、表情痛苦、喂养困难；6～12个月婴儿则表现为对外界刺激反应减退、表情痛苦、易激惹、睡眠间断；幼儿疼痛时出现局部退缩、全身抵抗、有攻击行为、睡眠间断；学龄前儿童表现为用身体和语言攻击，有挫折感；7～9岁学龄儿童则出现消极抵抗、握拳、感情退化、乞求；10～12岁儿童可表现为紧张及焦虑，或为显示其勇敢而假装舒适；青少年则以社会所接纳的方式来表达疼痛，行为有控制。行为学评估是自我描述的重要补充，适合于短期锐痛的评估，但对长时间持续性疼痛的评估并不成熟。

（四）评估工具

疼痛的评估工具多种多样，操作方法、适用人群也不尽相同。不同年龄阶段儿童对于疼痛的认知能力、行为反应和情感表达方法也不同，这就要求护理人员必须选择适合不同年龄段儿童的评估工具对儿童疼痛进行评估。

1．新生儿面部编码系统（neonatal facial coding system，NFCS）　包含10项新生儿的表现，每项1分，总分10分。分别是：皱眉，双目紧闭，鼻唇沟加深，双唇张开，纵向咧嘴，横向咧嘴，舌双侧向内卷起，面颊颤动，缩唇（唇周肌肉紧张），伸舌（指早产儿，在足月儿中为"无痛"的体现）。1分为有，0分为无，得分越高，表示疼痛程度越重。主要用于评估早产儿和新生儿的疼痛。既往研究表明，NFCS对于评估新生儿疼痛程度的可信度、效度都较高，且可行性较强。在临床应用中，需要医生和护士详细观察患儿的异常举动，排除其他正常的生理活动和反射。

2．CRIES评分法　"CRIES"由哭闹（crying）、氧饱和度＞95%所需氧浓度（required O_2 for SpO_2 ＞95%）、生命体征（心率、血压）升高（increased vital signs）、面部表情（expression）和失眠（sleeplessness）5项英文的首位字母合成。该方法主要对患儿的各项生理指标进行评估，从而了解患儿目前的疼痛程度。各项分值为0～2分，总分为10分。评分＞3分应进行镇痛治疗，4～6分为中度疼痛，7～10分为重度疼痛（表3-1）。

该方法主要适用于0～6个月的婴儿，文献指出，CRIES评分法更适合于对术后疼痛的评估，对于不能进行良好沟通的幼儿也可以采取该项行为学评估方法。

表3-1　CRIES评分法

项目	0分	1分	3分
哭闹	无（或非高调哭）	高调哭但可安慰	高调哭不可安慰
$SpO_2 > 95\%$ 所需氧浓度	无	< 30%	> 30%
生命体征	心率和平均血压≤术前值	心率和平均血压增高，但幅度<术前值的20%	心率和平均血压增高，但幅度>术前值的20%
面部表情	无痛苦表情	痛苦表情	痛苦表情伴呻吟
失眠	无	频繁觉醒	不能入睡

3. FLACC 评分法　FLACC 评分法又称婴幼儿行为观察法，主要适合于0～3岁婴幼儿。包括面部表情（facial expression）、腿的动作（leg movement）、活动度（activity）、哭闹（crying）、可安慰性（consolability）五项内容，每一项内容按0～2评分，总评最低分数为0分，最高为10分，得分越高，提示不适和疼痛越明显（表3-2）。

婴幼儿由于缺乏必要的认知和表达能力，只能通过行为和生理反应进行评估。同样，在临床应用该评分法进行婴幼儿疼痛评估时，需要排除其他正常的生理活动和反射。

表3-2　FLACC评分量表

项目	0分	1分	2分
面部表情	微笑或无特殊表情	偶尔出现痛苦表情，皱眉，不愿交流	经常或持续出现下颚颤抖或紧咬下颚
腿的动作	放松或保持平常姿势	不安，紧张，维持于不舒服的姿势	踢腿或腿部拖动
活动度	安静躺着，正常体位，或轻松活动	扭动，翻来覆去，紧张	身体痉挛，成弓形僵硬
哭闹	不哭（清醒或睡眠中）	呻吟，啜泣，偶尔诉痛	一直哭泣，尖叫，经常诉痛
可安慰性	满足，放松	偶尔抚摸、拥抱或言语可以安慰	难以被安慰

4. CHEOPS 评分法　即东安大略儿童医院疼痛评分（Children's Hospital of Eastern Ontario Pain Scale，CHEOPS），主要适合于4～7岁儿童，该年龄段的儿童虽不能准确地描述疼痛，但医护人员可以通过行为反应从有无哭闹、面部表情、语言表达、体位、触摸疼痛部位的表现、腿部活动来判断儿童有无疼痛及镇痛效果如何。评估疼痛时，所有项目得分总和越高，则疼痛程度越严重（表3-3）。

以往多篇研究表明：CHEOPS 评分法对于4～7岁，甚至是0～7岁的儿童都有良好的可信度和可靠性。

表3-3　CHEOPS评分法

项目	0分	1分	2分	3分
哭闹		无	呻吟、哽咽	尖叫
面部表情	微笑	镇静	痛苦扭曲	
语言表达	无痛苦	无抱怨非疼痛	有疼痛或其他语言表达	
体位		松弛、无反应	紧张、颤抖	

续表

项目	0分	1分	2分	3分
触摸疼痛部位的表现		无特殊	抚摸、按压或局部紧张	
腿部活动		正常	踢腿或腿部僵直不动	

5. VAS 视觉模拟量表　也称线性视觉模拟量表（visual analogue scale，VAS）法，通常采用一条 10 cm 长的直线，两端分别表示"无痛"（0）和"想象中最剧烈的疼痛"（10）。患儿可根据自己所感受的疼痛程度，在直线上某一点作记号，以表示疼痛的强度及心理上的感受程度。从起点至记号处的距离长度也就是疼痛的量。测试时患儿面对无刻度的一面，将游标放在当时最能代表疼痛程度的部位，医护人员面对有刻度的一面，并记录疼痛程度（图 3-8）。

此量表用于 6 岁以上的儿童。优点是简单、灵敏，可提供连续的疼痛评估，不像数字评分量表是间断的。很多研究表明，使用该方法评估儿童的疼痛程度结果可靠，可重复性强。有研究者还应用此量表对危重症患者的疼痛进行了评估，研究结果同样肯定了其有效性和可靠性。

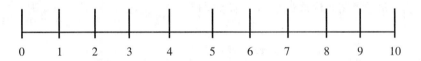

图 3-8　VAS 视觉模拟量表

在纸上划一条 10 cm 的横线，横线的一端为 0，表示无痛；另一端为 10，表示剧痛；中间部分表示不同程度的疼痛。让患者根据自我感觉在横线上划一记号，表示疼痛的程度

0～2：舒适；3～4：轻度不舒适；5～6：中度不舒适；7～8：重度不舒适；9～10：极度不舒适

6. Wong-Baker 面部表情量表　该方法采用 6 种面部表情，用从微笑到哭泣的不同表情来描述疼痛。首先向患儿解释每种表情代表的意义。0：非常愉快，没有疼痛；2：有一点疼痛；4：轻微疼痛；6：疼痛较明显；8：疼痛较严重；10：剧烈疼痛。越靠左的表情代表疼痛越轻，越靠右的表情代表疼痛越严重。然后让患儿指出其中最能代表自己疼痛程度的表情（图 3-9）。

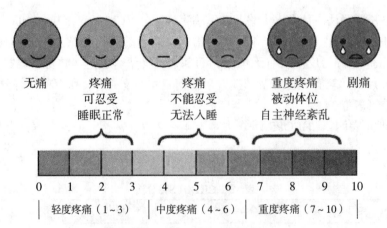

图 3-9　Wong-Baker 面部表情量表

面部表情量表没有任何特定的文化、年龄或性别要求。临床医护人员用此表对同一个患者进行测定或重复测定时，其结果相仿，说明具有非常高的可靠性。此法容易掌握，不需要任何附加设备，制作卡片成本低廉，护士们可在口袋中携带这种量表，及时进行床旁评估

随堂测 3-4

新生儿疼痛评估

目前研究证明，疼痛对于新生儿尤其是接受痛性操作的早产儿和危重儿可造成一系列的近期和远期不良影响，如急性应激、中枢神经系统的永久损伤和情感紊乱等。然而在临床实践中，由于医护人员对新生儿疼痛的认知不足及缺乏有效的评估方法，新生儿疼痛常得不到良好的管理。除面部表情编码外，目前国外常用的量表还包括：新生儿疼痛与镇静量表（N-PASS）、新生儿疼痛量表（NIPS）、早产儿疼痛量表（PIPP）、新生儿急性疼痛评估量表（NIAPAS）、婴儿疼痛行为指征（BIIP）等。但这些量表大多数未被规范化翻译成中文。因此，有必要借鉴国际新生儿疼痛评估与治疗实践指南，翻译及引进国外新生儿疼痛评估量表，进行信度和效度的检验和评价，并进行推广使用，最终提高我国新生儿疼痛护理水平。

NIPS评分-新生儿疼痛评估量表

面部表情

0：肌肉放松：面部表情平静，中性表情

1：皱眉头：面部肌肉紧张，眉头和下巴都有皱纹（负面的面部表情——鼻子、嘴巴和下巴）

哭闹

0：不哭：安静、不哭

1：呜咽：间断的、轻微的哭泣

2：大哭：大声尖叫、声音呈响亮的、刺耳的、持续的

呼吸型态

0：放松：孩子平常的状态

1：呼吸型态改变：不规则、比平常快，噎住、屏气

手臂

0：放松或受限：没有肌肉的僵直，偶尔手臂随机运动

1：屈曲、伸展：紧张、手臂伸直、很快伸展或屈曲

0：放松或受限：没有肌肉的僵直，偶尔腿部随机的运动

1：屈曲、伸展：紧张、手臂伸直、很快伸展或屈曲

觉醒的状态

0：入睡、觉醒：安静、平和、入睡或觉醒或平静

1：紧急、局促不安：激惹

NIPS 评分适用于婴儿、幼儿或任何不会讲话的孩子，对于严重的生长发育迟缓或严重的智力障碍，在使用 NIPS 时要与患儿父母积极沟通，并鼓励其积极参与，以便更好地代表孩子的疼痛行为。

二、疼痛的管理

儿童与成人一样能感受到多种急慢性疼痛，疼痛如未被及时处理，会导致较成人更多的不良后果，如能量消耗过多、激素分泌异常、睡眠觉醒周期紊乱，甚至对患儿今后的神经系统发育及情感行为均产生不良影响。

（一）疼痛处理原则

疼痛处理原则为"ABCDE"。

A. 询问及评估（ask and assess）：询问患儿及家长，进行疼痛的系统化评估。

B. 相信（believe）：相信家长及患儿对疾病的陈述及对治疗的反应。

C. 选择（choose）：选择合适的疼痛控制方法。

D. 给予（deliver）：及时给予减轻疼痛的方法。

E. 鼓舞及促进（empower and enable）：鼓舞患儿及家长的意志，使他们在治疗中有最大的自主权。

（二）药物性干预

使用药物性干预时，护理人员应注意监测患儿用药时的生命体征和各种反应，及时发现用药后的不良反应，以保证疼痛治疗的安全性。

1. 轻度至中度疼痛　常使用解热镇痛药、镇痛药、非甾体抗炎药，这类药物不抑制呼吸，也不会产生长期依赖。阿司匹林是最经典的药物，但因可能引起雷尔综合征（Reye syndrome），现已很少用于儿童。对乙酰氨基酚（扑热息痛）是儿童解热镇痛最常用的药物，可口服或经直肠给药，疗效明显。布洛芬也是常用的儿童镇痛药，单次口服剂量为 15 mg/kg，每日最大剂量为 40 mg/kg。

2. 中度至重度疼痛　需使用阿片类镇痛药，如吗啡和芬太尼，其副作用主要包括恶心、呕吐、瘙痒、尿潴留、呼吸抑制、肠绞痛和便秘等。由于阿片类药物使用有明显的个体差异，因此，用药前后需反复评价，以判断镇痛效果和发现不良反应。

3. 镇痛泵的使用　自控镇痛（PCA）在儿童中的应用已经比较普遍，尤其是用于中度至重度疼痛的患儿。PCA 可根据疼痛的程度用药，又可限制过度用药，在应用阿片类药物时能将血浆药物浓度维持在低峰高谷水平，使呼吸抑制和中枢抑制的发生率降低。PCA 一般用于 6 岁以上能够配合的儿童。

（三）非药物干预

非药物干预对于轻度疼痛有较好的镇痛效果，对于中度至重度疼痛的患儿，非药物干预可联合药物干预共同使用。

1. 各年龄期的干预

（1）新生儿和小婴儿：由母亲抱在怀中，进行直接皮肤接触的"袋鼠妈妈"方式，能减轻患儿的疼痛；稍大婴儿可用柔软的被子包裹，给予拥抱或轻拍。研究显示，非营养吸吮（non-nutrition sucking，NNS）不仅可以使患儿疼痛减轻，还有利于增加新生儿的体重，改善呼吸和消化功能，缩短住院时间。蔗糖溶液也可以用于新生儿镇痛。在侵入性操作前 2 ～ 3 min，给予患儿口服 12% ～ 24% 的蔗糖溶液 2 ml，可起到很好的镇痛作用，但较大婴儿效果不明显。

（2）幼儿及年长儿：幼儿及学龄期儿童可采用分散注意力的方式，如提供新奇的玩具、讲故事和观看动画片等；学龄期及较大的儿童可采用一些放松的技巧，如深呼吸、按摩等，或采用听音乐或玩游戏的方式。

2. 物理疗法　冷敷可以减轻水肿，缓解急性软组织损伤引起的疼痛；热敷可促进血液循环，促进机体修复；理疗的方式也可以促进伤口愈合，减轻肿胀疼痛。

3. 心理护理　争取家属配合，防止消极暗示。可以通过分散注意力减轻患儿疼痛知觉，将患儿的注意力转移到与疾病痛苦无关的其他事情上，如给患儿讲故事，玩适合的游戏，听音乐等催眠暗示方法，不良的暗示作用可以产生或者增加疼痛，而良好的暗示则可以消除疼痛，特别是催眠状态下的暗示，可以使患儿放松，消除其紧张、焦虑情绪。松弛疗法是使患儿自然平卧、闭眼、两手放于腹部进行缓慢深呼吸，将注意力集中到四肢躯干，从而全身松弛，这是一种加强病患应对能力的心理护理手段。

4. 规范管理　由于儿童疼痛的特殊性，规范性的儿童疼痛管理就显得尤为重要。医院应该不断强化宣传教育工作，宣传教育对象涵盖医护人员、患儿及其家属。以护理人员为主，对护理人员进行规范化培训，使其掌握相关技巧，并对其进行实例考核，建立考核上岗制。这样既提高了医护人员的临床评估能力，同时又能通过护理人员向患儿及其家长传递相关信息。患儿家长可以主动参与疼痛评估与护理，护理人员应主动向患儿及其家长进行疼痛知识的健康教育。

第五节 儿科疾病治疗方法

一、儿科用药的特点及方法

（一）儿科用药的特点

药物是治疗儿科疾病的主要手段之一，儿童的体格和器官功能都处于不断生长发育的阶段，尚不成熟，对药物的毒副作用反应较成人更为明显和敏感。因此，儿科药物选择必须坚持慎重的原则。临床上，护士需掌握儿科药物治疗的特点，谨遵医嘱，落实"三查七对"制度，合理、准确给药。

1. 儿童血-脑屏障不完善 药物进入儿童体内后，容易通过血-脑屏障引起中枢神经系统症状，例如四环素、巴比妥类、吗啡类等药物在幼儿脑中的浓度要明显高于年长儿，因此，应慎重使用中枢神经系统药物。

2. 儿童肝解毒功能不足 特别是新生儿及早产儿，肝酶系统发育尚不成熟，使药物的半衰期延长，从而使药物的血药浓度和副作用增加。如氯霉素在体内可与肝内葡糖醛酸结合后排出，但新生儿及早产儿体内葡糖醛酸含量少，使体内呈游离状态的氯霉素较多而导致氯霉素中毒，产生"灰婴综合征"，故新生儿及早产儿应避免使用氯霉素。

3. 儿童肾排泄功能不完善 儿童肾功能不成熟导致药物及其分解产物在体内滞留的时间延长，从而使药物的毒、副作用增加。

4. 儿童易发生电解质紊乱 儿童体液占体重的比例较成人高，但对水及电解质代谢的调节功能较差，对影响水、电解质代谢和酸碱代谢的药物特别敏感，比成人更容易中毒，因此在应用利尿剂后应严密观察病情变化，防止低钠血症或低钾血症的发生。

5. 胎儿、婴儿易受母亲用药的影响 孕妇用药时，药物可通过胎盘屏障进入胎儿体内，对胎儿产生不利影响。用药时间越长、剂量越大、越易通过胎盘的药物，则到达胎儿的血药浓度越高，影响也就越大。此外，部分药物可经母乳作用于婴儿引起毒性反应，如苯巴比妥、阿托品、水杨酸钠、地西泮等药物，哺乳期内应慎用；放射性药物、抗癌药、抗甲状腺激素等药物，在哺乳期内也应禁用。

6. 先天遗传因素 要考虑家族中有遗传病史的患儿对某些药物的先天性异常反应，如有耳聋基因异常者，使用氨基糖苷类药物可导致听神经和前庭出现不可逆损伤；某些药物对患儿家族中有过敏史者应慎用。

（二）儿科药物的选择

临床用药应根据儿童年龄、病种、病情以及儿童对药物的特殊反应和药物的远期影响，慎重选择。

1. 抗生素 儿童易患感染性疾病，常使用抗生素等抗感染药物，故抗生素的使用应严格掌握适应证，通常有针对性地使用一种抗生素为宜，防止滥用。过量使用抗生素容易导致儿童肠道菌群失调，消化功能和体内微生态紊乱，引起真菌或耐药菌感染等副作用。喹诺酮类药物可能影响软骨发育，在婴幼儿时期不作为一线用药。

2. 退热药 儿童生病时多有发热表现，常使用对乙酰氨基酚和布洛芬，剂量不宜过大，可重复使用，但一日不超过 4 次，用药后注意观察患儿的体温和出汗情况，及时补充液体。6

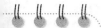

个月以内的婴儿慎用退热药,尽量使用物理方法降温,如需用药物降温,剂量应相应减小,以免大量出汗导致虚脱或体温不升。

3. 镇静止惊药 在患儿高热、过度兴奋、烦躁不安等情况下可使用镇静剂,使患儿得到休息,以利于检查、治疗和病情恢复。常用药物有地西泮、苯巴比妥、水合氯醛等。使用过程中应特别注意观察呼吸情况,以免患儿发生呼吸抑制。可抑制呼吸中枢的药物如吗啡、可待因等一般不用。

4. 止咳、化痰、平喘药 婴幼儿呼吸道较狭窄,发生炎症时分泌物增多,咳嗽反射较弱,容易发生阻塞,出现呼吸困难,故一般不使用镇咳药,尤其是可待因、吗啡等强镇咳药会抑制呼吸中枢。多用祛痰药口服或雾化吸入治疗,使呼吸道分泌物稀释,配合使用振动排痰,易于咳出;哮喘患儿可服用氨茶碱等止喘药,但新生儿、小婴儿应慎用。

5. 泻药与止泻药 儿童便秘一般不使用泻药,以调整饮食为主,多吃水果及蔬菜等,必要时使用开塞露、甘油栓及清洁灌肠等通便方法;儿童腹泻时慎用止泻药,因止泻药可减慢肠蠕动,使肠道内毒素无法排出,反而会加重病情,甚至发生全身中毒现象。腹泻患儿除用液体疗法防治脱水和电解质紊乱外,可适当使用保护肠黏膜的药物(如蒙脱石散),还可辅以微生态制剂调整肠道微生态环境(如双歧杆菌、乳酸杆菌等)。

6. 肾上腺皮质激素 肾上腺皮质激素的使用应严格掌握使用指征,在诊断未明确时避免滥用,以免掩盖病情。短疗程常用于重症感染或过敏性疾病等;长疗程则用于治疗肾病综合征、某些血液病、自身免疫性疾病等。对于哮喘、某些皮肤病提倡局部用药。在使用激素过程中不可随意减量或停药,防止出现反跳现象。长期使用可影响蛋白质、脂肪、糖的代谢,抑制骨骼生长,诱发或加重感染,还可引起高血压和库欣综合征等,因此,在使用过程中必须重视其副作用。水痘患儿禁用激素,以免加重病情。

(三)给药方法

给药途径关系到药物的吸收及发挥作用的快慢和持续时间。以保证用药效果为原则,根据患儿年龄、病种、病情选择给药途径、药物剂型和用药次数,以保证药效和尽量减少对患儿的不良影响。

1. 口服法 最常用的给药方法,对患儿身心的不良影响最小,只要条件许可,应尽量采用口服给药。年幼儿用糖浆、水剂、冲剂较好,也可将药片捣碎后加水送服。但任何药物均不可以混于奶或辅食中喂服。年长儿可服用片剂或丸剂。婴儿喂药时最好抱起或抬高其头部,可用滴管或去掉针头的注射器给药,或用小药匙从婴儿嘴角顺口颊方向慢慢灌入,不可捏住鼻子强行灌药。为防止儿童把药吐出或呛咳,可用拇指及示指轻按两颊,使上下颌分开,将药匙留在上下牙之间,直到患儿将药咽下再将药匙移开。婴儿喂药最好在两餐之间进行,以免服药时因呕吐而将奶吐出引起误吸。给幼儿及学龄前儿童喂药时,可使用药杯给药,鼓励和表扬患儿的配合行为;青少年服药与成人相似。患儿如果有留置胃管,口服药可由胃管注入,片剂或丸剂类药物必须将其研碎加小剂量水溶解后方可经胃管注入,用药后冲管以保持管道通畅。

2. 注射法 肌内注射比口服给药起效快,但肌内注射会引起疼痛,对儿童刺激大,且肌内注射次数过多可造成臀部肌肉挛缩,影响下肢运动功能,故非病情必需不宜采用。肌内注射常用部位有臀大肌,其次为臀中肌、臀小肌、股外侧肌及上臂三角肌,对2岁以下婴幼儿不宜选用臀大肌注射,因其臀大肌尚未发育好,注射时有损伤坐骨神经的危险。上臂三角肌一般用作小剂量药物注射及疫苗接种。对哭闹、挣扎、不配合的婴幼儿,可采用进针快、推药快、拔针快的"三快"特殊注射技术,以缩短注射时间。静脉推注一般只在急救时用,推注时速度要慢,并密切观察,防止药液外渗。静脉滴注可使药物快速达到有效血药浓度,是住院患儿常用的给药途径,应根据患儿的年龄、病情等调整输液速度,必要时使用静脉输液泵控制滴速,并保证输液的通畅,严密观察,防止药液外渗。

3．外用法　以软膏为多，也有水剂、混悬剂、粉剂等。护理人员应根据不同的用药部位，可对患儿进行适当约束，注意避免患儿用手抓摸药物，以免误入口或眼中而引起意外。

4．其他　雾化吸入法常用于呼吸系统疾病患儿；鼻饲法一般用于昏迷的患儿，用胃管注入只能口服的药物；灌肠法儿童采用不多，可用缓释栓剂，临床上多用于降温和镇静；舌下、含漱等较少使用，一般只用于能合作的年长儿。

（四）儿童用药剂量计算

儿童用药剂量一直都是儿科治疗很重要的问题。同一年龄患儿也可因治疗目的或用药途径不同而致剂量相差较大，所以，一定要谨慎计算和认真核对。

1．按体重计算　最常用、最基本的计算方法，可计算出患儿每日或每次药物的需要量。计算公式为：每日（次）剂量＝儿童体重（kg）×每日（次）每千克体重所需剂量。需连续数日使用的药物，如抗生素、维生素等，按每日剂量算，再分数次服用。临时对症用药者，如退热药、镇静药等，则按每次剂量计算。患儿体重按实际测量值为准，年长儿按体重计算剂量，若已超过成人剂量，则以成人剂量为限。

2．按体表面积计算　因基础代谢、肾小球滤过率等生理活动与体表面积的关系较之与体重、年龄的关系更密切，所以按体表面积计算剂量更准确。但计算方法较按体重计算复杂，一般用于计算抗代谢药、抗肿瘤药和免疫抑制剂等药物。儿童体表面积计算公式为：

体重≤30 kg，儿童体表面积（m²）＝体重（kg）×0.035＋0.1

体重＞30 kg，儿童体表面积（m²）＝[体重（kg）－30]×0.02＋1.05

（每日或每次）药物剂量＝体表面积（m²）×（每日或每次）每平方米体表面积所需药量。

3．按年龄计算　多用于剂量不需要很精确的药物，如止咳药、营养药、助消化药等，比较简单易行。

4．按成人剂量折算　此法不常用，仅用于未提供儿童剂量的药物，计算所得剂量一般偏小。计算公式如下：儿童剂量＝成人剂量×儿童体重（kg）/50

临床上，药物有效剂量受各种因素影响，所以，采用上述任何方法计算的剂量结果，都必须结合患儿的实际情况，才能决定具体药物用量，如新生儿和婴儿肾功能不完善，一般药物剂量应偏小，但对于新生儿耐受较强的药物，如苯巴比妥则可适当增大剂量；重症较轻症使用药物剂量要大，如用青霉素治疗化脓性脑膜炎时剂量要相应增大。阿托品在解除胃肠痉挛和治疗感染性休克时剂量相差很大。用药目的不同，剂量也不同。用药途径也影响剂量，一般灌肠给药剂量比口服剂量大，而静脉给药剂量比口服剂量小。

二、儿童体液平衡特点和液体疗法

（一）儿童体液平衡的特点

人体大部分由体液组成，保持体液平衡是维持生命的重要条件，体液平衡通过机体的各种生理调节，保持体液相对稳定，儿童尤其是婴幼儿各器官功能尚未发育成熟，机体调节能力差，体液占体重比例较大等生理特点，使之比成人更易发生体液平衡失调，如处理不及时可危及生命，因此，液体疗法是儿科治疗中的重要内容。

1．体液的总量和分布　体液由细胞内液和细胞外液组成，后者包括组织液和血浆。年龄越小，体液总量相对越多，主要是组织液的比例较高，而细胞内液和血浆的比例与成人相近。

不同年龄儿童的体液分布见表3-4。

表3-4　不同年龄儿童的体液分布（占体重的百分比）

	足月新生儿	1岁	2～14岁	14岁以上
体液总量	78	70	65	55～65
细胞内液	35	40	40	40～45
细胞外液	43	30	25	15～20
组织液	37	25	20	10～15
血浆	6	5	5	5

2．体液的电解质组成　儿童体液电解质成分与成人相似，仅新生儿生后数日内血中钾、氯、磷偏高，血中钠、钙和碳酸氢盐偏低。细胞内液以 K^+、Ca^{2+}、Mg^{2+}、HPO_4^{2-}、蛋白质等离子为主，其中 K^+ 占78%。细胞外液以 Na^+、Cl^-、HCO_3^- 为主，其中 Na^+ 量占细胞外液阳离子总量的90%以上，对维持细胞外液的渗透压起主要作用。

3．水的代谢　正常人体每日水和电解质的摄入量有很大的波动，但体内液体和电解质的含量保持动态平衡，即水的摄入量大致等于排泄量。水分的需要量与能量的消耗成正比。儿童所需能量相对较高，需水量也相对较大，正常儿童每日需水量120～150 ml/100 kcal（418 kJ）。儿童水的交换率较高，婴儿每日水的交换量约等于细胞外液总量的1/2，而成人仅为细胞外液总量的1/7，婴儿体内水的交换率比成人快3～4倍，所以儿童较成人对缺水的耐受力差，容易出现脱水。

儿童体内水的代谢特点：

（1）不显性失水多：儿童生长发育快，活动量大，机体新陈代谢旺盛，所需能量较多，其不显性失水也较多。另外，体温、呼吸频率、环境温度与湿度、空气对流情况均可影响不显性丢失液量。正常粪便量很少，不能起到调节体液平衡的作用。但在腹泻时粪便大量丢失水和电解质，可引起脱水及电解质紊乱。

（2）消化道的液体交换量大：正常人每日分泌大量消化液，为血浆量的1～2倍或细胞外液的2/3，但大部分被再吸收，只有少量从粪便排出，若出现腹泻，消化液再吸收障碍，极易发生水和电解质紊乱。

（3）肾调节功能差：肾是调节体液平衡的重要器官，儿童肾功能不成熟，年龄越小，肾浓缩、稀释、酸化尿液和保留碱基的功能越弱，越容易发生水和电解质紊乱。

（二）水、电解质和酸碱平衡紊乱

1．脱水　是指由于水的摄入量不足或丢失过多引起的体液总量尤其是细胞外液量的减少。脱水除失水外，还同时伴有钠、钾和其他电解质的丢失。儿童比成人更易发生脱水，尤其是婴幼儿，如婴儿每日水的生理需要量大约占细胞外液总量的1/2，而成人仅占细胞外液总量的1/7。

（1）脱水的程度：指患病以来累积的体液损失量，脱水时组织间液减少，临床上可根据前囟、眼窝、皮肤弹性（捏起皮肤再松开，皮肤展开时间延迟）、尿量和循环情况等评估脱水程度。肥胖患儿因皮下脂肪多，脱水程度易估计过低，而营养不良的患儿因皮下脂肪少，皮肤弹性差，容易将脱水程度估计过高，故临床上不能单凭皮肤弹性来判断脱水程度，应综合考虑。

不同性质的脱水其临床表现不尽相同，以等渗性脱水为例，其临床表现与脱水分度见表3-5。

表3-5 等渗性脱水的临床表现与脱水分度

临床表现	轻度	中度	重度
失水占体重的比例	< 5%	5% ~ 10%	> 10%
精神状态	稍差	萎靡、烦躁	表情淡漠或意识障碍
皮肤	稍干燥、弹性可	明显干燥、弹性较差	极度干燥、弹性很差
口腔黏膜	稍干燥	干燥	极干燥或干裂
口渴	轻	明显	烦渴
眼泪	减少	明显减少	无
尿量	稍减少	明显减少	极少或无尿
前囟、眼窝	稍凹陷	明显凹陷	极度凹陷
四肢	温	稍凉	厥冷
周围循环衰竭	无变化	不明显	明显,有休克表现

(2)脱水的性质:指体液渗透压的改变,反映了水和电解质的丢失量。不同原因引起的脱水,水和电解质丢失的比例不同,导致体液渗透压的改变也不同。钠是构成细胞外液渗透压的主要成分,所以常以血清钠浓度来判断细胞外液的渗透压。临床根据血清钠的水平将脱水分为等渗性脱水、低渗性脱水和高渗性脱水。其中以等渗性脱水最常见,其次为低渗性脱水、高渗性脱水少见(表3-6)。

1)等渗性脱水:水和电解质成比例丢失,血浆渗透压正常,血清钠为 130 ~ 150 mmol/L,丢失的体液主要是细胞外液,临床上最常见,并出现一般的脱水症状(表3-6)。等渗性脱水常由于急性腹泻、呕吐、胃肠液引流、肠瘘及短期饥饿所引起。应注意对严重营养不良患儿的评估,往往脱水程度会被估计过重。眼窝凹陷是最容易被发现的,也是补液后最早改善的体征之一。

2)低渗性脱水:电解质的丢失大于水的丢失,血清钠 < 130 mmol/L,多见于营养不良小儿伴慢性腹泻者,或腹泻时口服大量清水、静脉滴入大量非电解质液体,以及因心、肾疾病长期限盐等情况。由于细胞外液呈低渗状态,使水从细胞外向细胞内转移,导致细胞外液量进一步减少和细胞内水肿。低渗性脱水的程度较其他两种脱水更为明显。因细胞外液减少易出现外周循环衰竭,表现为皮肤发花、四肢厥冷、血压下降、尿少或无尿等休克症状。细胞内液减少不明显,起初口渴不明显,严重低钠者可导致脑水肿,出现嗜睡、惊厥、昏迷等。

3)高渗性脱水:水的丢失多于电解质的丢失,血清钠 > 150 mmol/L,多见于腹泻伴有高热、饮水不足,或输入含钠液体过多。由于细胞外液渗透压高,使水从细胞内向细胞外转移,出现细胞内脱水,表现为剧烈口渴、高热、烦躁不安、肌张力增高,甚至发生严重高渗性脱水,导致神经细胞脱水、脑血管破裂出血等引起脑部损伤。

表3-6 不同性质脱水的表现与鉴别

	等渗性脱水	低渗性脱水	高渗性脱水
血钠(mmol/L)	130 ~ 150	< 130	> 150
细胞外液渗透压	正常	低渗	高渗
细胞外液量	减少	明显减少	部分补偿
细胞内液量	不变	增多	减少
循环障碍	一般	严重且出现早	不明显,出现晚

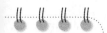

2．低钾血症　正常血清钾浓度为 3.5 ~ 5.5 mmol/L，血清钾 < 3.5 mmol/L 时称为低钾血症。引起低钾的主要原因有：①胃肠道丢失过多，经消化道失钾，如呕吐、腹泻、胃肠引流或肠瘘；肾排钾过多，如长期应用脱水剂、利尿剂、肾上腺皮质激素等；②钾摄入不足，如长期不能进食或进食甚少，静脉补液时补钾不足等。

低钾血症的临床表现不仅决定于血钾的浓度，更重要的是缺钾发生的速度。起病缓慢者，虽然体内缺钾已达严重程度，但临床表现不一定很严重。一般当血清钾低于 3 mmol/L 时即可出现症状。主要表现有神经肌肉兴奋性减低，表现为骨骼肌、平滑肌及心肌功能的改变，肌无力、腱反射减弱或消失、肠鸣音减弱或消失，严重时出现肌肉弛缓性瘫痪。心血管方面表现为心律失常、心音低钝、血压减低，心电图可见 T 波低平、双向或倒置，S-T 段下降，Q-T 间期延长，出现 U 波，严重者可发生猝死。

治疗低钾首先应去除病因，防止钾继续丢失，尽早恢复正常饮食，补钾可口服氯化钾，口服有困难或严重缺钾者可静脉滴注，每日氯化钾剂量约为 3 mmol/kg，液体中钾的浓度不超过 40 mmol/L（0.3%），每日补钾总量静脉滴注时间不得少于 6 ~ 8 h，静脉补钾切忌静脉推注或小壶滴入，以免引起心肌抑制而导致心脏停搏。补钾时应监测血清钾水平，有条件者给予心电监护。

3．酸碱平衡紊乱　正常人血液 pH 为 7.35 ~ 7.45。机体在代谢过程中不断产生酸性物质，但通过体液缓冲系统及肺、肾的调节作用，仍能维持体液的酸碱平衡。细胞外液的 pH 主要决定于碳酸氢盐缓冲对 $[HCO_3^-]$ 和 $[H_2CO_3]$ 的比值，正常时两者的比值是 20:1，如这个比值发生变化，pH 就会发生变化，出现酸中毒或碱中毒。此时如经肺、肾的调节，两者比值又能维持在正常范围内，则称为代偿性酸中毒或代偿性碱中毒，但代偿调节是有一定限度的。由代谢因素引起的称代谢性酸中毒或代谢性碱中毒，由肺部排出 CO_2 减少或过多引起者称为呼吸性酸中毒或呼吸性碱中毒。临床以代谢性酸中毒最多见。

（1）代谢性酸中毒：为儿科最常见的酸碱平衡紊乱。由于 $[H^+]$ 增加或 $[HCO_3^-]$ 减少所致。

1）病因：体内碱性物质大量丢失，如腹泻、呕吐；酸性产物过多或排出障碍，如饥饿、糖尿病酮血症、缺氧、脱水、休克、心搏骤停等造成的乳酸血症及肾衰竭等；酸性物质摄入过多，如长期服用水杨酸钠、氯化铵等酸性药物。

2）临床表现：根据血浆 HCO_3^- 或 CO_2CP 将酸中毒分为轻度（13 ~ 18 mmol/L）、中度（9 ~ 13 mmol/L）和重度（< 9 mmol/L）。轻度酸中毒症状不明显，仅呼吸稍快。中度酸中毒可出现呼吸深长、口唇樱红、恶心、呕吐、疲乏无力、烦躁不安，进而嗜睡、昏迷、心率增快。重度酸中毒时心率转慢、血压下降、心力衰竭、心律失常，可致生命危险。小婴儿呼吸变化不典型。

3）治疗：应纠正引起酸中毒的原发病及尽早恢复肾循环，而不是单纯依靠供给碱性液体。轻度酸中毒经补液后，随着循环和肾功能的改善，即能恢复；中度及重度酸中毒，当 pH < 7.30 时，需补充碱性溶液（临床上首选 5% 碳酸氢钠）。所需补充的碱性溶液量（mmol）= 剩余碱（BE）负值 ×0.3× 体重（kg）。给药时一般先按总需要量的 1/3 ~ 1/2 给予静脉滴注，用药后及时复查，根据复查血气分析的结果来调整剂量。大多数患儿无需给足总量即可恢复正常，这是因为当酸中毒纠正到一定程度后，患儿机体能够自动调节至正常的酸碱水平。纠正酸中毒后钾离子进入细胞内，使血清钾降低，游离钙也减少，故应注意补钾、补钙。

（2）代谢性碱中毒：由于体内 $[H^+]$ 减少或 $[HCO_3^-]$ 增多所致。

1）病因：常见于长期呕吐、鼻胃管引流引起胃酸丢失、长期或反复使用利尿药，碱性液体摄入过多等。

2）临床表现：轻者常被原发病所掩盖，较重者表现为呼吸慢而浅、头晕、烦躁、手足麻木、低钾血症，血清游离钙降低而导致手足抽搐。化验可见 CO_2CP 及 pH 增高。

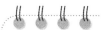

3）治疗：治疗原发病和纠正脱水。大多数患儿经静脉滴注生理盐水即可恢复，只有少数严重低氯性碱中毒需用氯化铵纠正。伴有低钾、低钙时可相应补充氯化钾和钙剂。

（3）呼吸性酸中毒：由于通气障碍使 CO_2 排出受阻，导致体内 CO_2 潴留、碳酸增高所致。

1）病因：中枢性衰竭如脑部炎症、外伤；呼吸道阻塞如气管异物、支气管痉挛、喉水肿；肺炎、肺水肿及呼吸机使用不当等。

2）临床表现：常伴有低氧血症及呼吸困难、鼻翼煽动、三凹征，可有血管扩张，引起头痛、颅内压增高。

3）治疗：去除病因，改善通气和换气功能，必要时可进行人工辅助通气。

（4）呼吸性碱中毒：由于过度换气使 CO_2 大量排出，导致碳酸减少所致。

1）病因：常见于剧烈哭闹、高热、中枢神经系统疾病和人工呼吸器使用不当等。

2）临床表现：呼吸深快、肌张力增高、手足搐搦，血 CO_2CP 降低、pH 增高。

3）治疗：治疗原发病，改善呼吸功能，调整人工呼吸器使通气量适当，有手足搐搦时应补充钙剂。

（三）液体疗法

1．常用液体配制

（1）非电解质溶液：常用 5% 葡萄糖溶液和 10% 葡萄糖溶液，前者是等渗溶液，后者是高渗溶液，输入体内后葡萄糖逐渐被氧化成水和 CO_2，同时供给能量或转变成糖原储存在体内。因此，以上两种液体在进入体内后不久即会失去张力，不能起到维持血浆渗透压的作用，可视为无张力溶液，用于补充水分和部分热量。

（2）电解质溶液：用于补充损失的液体、电解质，纠正酸碱紊乱。使用电解质溶液时需要注意液体的张力。张力一般是指溶液中电解质所产生的渗透压，与正常血浆渗透压相等时为1 个张力，即等张，低于血浆渗透压时为低张，高于血浆渗透压时为高张。

1）0.9% 氯化钠溶液（生理盐水）：为等张溶液，其含钠和氯各为 154 mmol/L，钠接近血浆浓度（142 mmol/L），但氯比血浆浓度（103 mmol/L）高出 1/3，输入过多可使血氯过高，尤其在严重脱水酸中毒或肾功能不佳时，有可能加重酸中毒。

2）3% 氯化钠溶液：为高浓度电解质溶液，用以纠正低钠血症，每毫升含钠离子 0.5 mmol。

3）碱性溶液：用于快速纠正酸中毒。①碳酸氢钠溶液：可直接增加缓冲碱，是治疗代谢性酸中毒的首选药，但呼吸衰竭和 CO_2 潴留者慎用。1.4% 碳酸氢钠溶液为等张液（5% 碳酸氢钠稀释 3.5 倍），5% 碳酸氢钠溶液为高张溶液，在紧急抢救酸中毒时也可直接静脉推注，但不宜多用。②乳酸钠：需在有氧条件下经肝代谢产生 $[HCO_3^-]$ 而起缓冲作用，显效较慢，在休克、缺氧、肝功能不全、新生儿期或乳酸潴留性酸中毒时不宜使用。1.87% 乳酸钠溶液为等张液（11.2% 乳酸钠稀释 6 倍），11.2% 乳酸钠溶液为高张液。

4）氯化钾：用于治疗低钾血症、生理需要和继续异常丢失的钾，临床上常用 10% 氯化钾溶液，静脉滴注时需稀释成 0.3% 溶液使用。禁止静脉推注氯化钾，有发生心肌抑制和死亡的危险。

5）氯化铵：为酸性盐，用于纠正低氯性碱中毒。心、肝、肾功能障碍者禁用。0.9% 氯化铵溶液为等张液。

（3）混合溶液：临床上常将各种溶液按一定比例配成不同的混合液，互补其不足，以满足患儿不同的病情需要。常用的混合液组成和配制见表 3-7。

表3-7　几种常用混合液的组成

溶液种类	0.9% 氯化钠液（份）	5% 或 10% 葡萄糖液（份）	1.87% 乳酸钠或1.4% 碳酸氢钠（份）	张力
1∶1溶液	1	1	—	1/2 张
2∶2∶1溶液	2	2	1	3/5 张
3∶2∶1溶液	2	3	1	1/2 张
2∶1含钠液	2	—	1	等张
1∶2溶液	1	2	—	1/3 张
4∶3∶2溶液	4	3	2	2/3 张
1∶4溶液	1	4	—	1/5 张

（4）口服补液盐（oral rehydration salts，简称 ORS 液）：是世界卫生组织推荐的用于治疗急性腹泻合并脱水的一种溶液，适用于能口服的轻度或中度脱水无严重呕吐者，但新生儿慎用。由于本品不需要静脉输液设备，现已在临床上广泛应用。WHO 2002 年推荐的低渗透压口服补液配方为：氯化钠 2.6 g，枸橼酸钠 2.9 g，氯化钾 1.5 g，葡萄糖 13.5 g，加水至 1000 ml。此液体中各电解质浓度为：Na^+ 75 mmol/L，K^+ 20 mmol/L，Cl^- 65 mmol/L，枸橼酸根 10 mmol/L，葡萄糖 75 mmol/L，总渗透压 245 mOsm/L，张力为 1/2 张，更为安全适用。具体用法是：轻度脱水 50 ml/kg，中度脱水 60 ~ 80 ml/kg，少量多次喂服，在 4 ~ 6 h 内服完。在用于补充继续损失量和生理需要量时，应适当稀释后使用。对于重度脱水、呕吐频繁、意识障碍、腹胀的患儿，不宜采用口服补液盐。

2. 液体疗法及护理　液体疗法的目的是纠正脱水和电解质平衡紊乱，恢复机体的正常生理功能。液体疗法包括补充累积损失量、继续损失量、生理需要量（表 3-8）。

（1）补液原则：液体疗法的方案应根据病史、体征及必要的化验及患儿的个体差异来制定，综合分析水、电解质紊乱的程度、性质来制定液体总量、成分、顺序及输液速度，并根据患儿的实际情况及时调整方案。补液时应确定补液的总量、性质和速度，同时应遵循"先盐后糖、先浓后稀、先快后慢、见尿补钾、抽搐补钙"的补液原则。第一天补液总量包括累积损失量、继续损失量和生理需要量三方面。

1）补充累积损失量：累积损失量是指自发病到补液时所损失的水和电解质的量。①补液量：应根据脱水程度而定，轻度脱水为 30 ~ 50 ml/kg，中度脱水为 50 ~ 100 ml/kg，重度脱水为 100 ~ 150 ml/kg；②补液种类：根据脱水的性质而定，一般情况下低渗性脱水补 2/3 张含钠液，等渗性脱水补 1/2 张含钠液，高渗性脱水补 1/4 ~ 1/3 张含钠液。如临床判断脱水性质有困难，可先按等渗性脱水处理，有条件者应测血钠含量，以确定脱水性质，指导补液；③补液速度：累积损失量应在 8 ~ 12 h 内补足。重度脱水或伴有循环衰竭者应首先静脉推注或静脉快速滴入 2∶1 等张含钠液 20 ml/kg，以扩充血容量，改善血液循环和肾功能，总量不超过 300 ml，于 30 ~ 60 min 内静脉输入。

2）补充继续损失量：继续损失量是指补液开始后仍继续有不同程度的体液丢失，如腹泻、呕吐、皮肤出汗等。这部分液体如不及时补给，又会发生新的脱水、电解质紊乱。补充继续丢失量的原则是丢失多少及时补充多少。

3）供给生理需要量：供给基础代谢需要的热量，婴儿每日需 209 kJ/kg（50 kcal/kg），需水 60 ~ 80 ml/kg，实际用量应除去口服部分。继续损失量和生理需要量在补完累积损失量后12 ~ 16 h 内输入。

表3-8　第一天补液的方案

分类		扩容量	累积损失量	继续损失量	生理需要量
定量	轻度脱水	–	30 ～ 50 ml/kg	10 ～ 40 ml/kg	60 ～ 80 ml/kg
	中度脱水	–	50 ～ 100 ml/kg		
	重度脱水	20 ml/kg（≤ 300 ml）	100 ～ 150 ml/kg		
定性	等渗脱水	2 : 1 等张含钠液	1/2 张含钠液	1/3 张含钠液	1/5 ～ 1/4 张含钠液
	低渗脱水		2/3 张含钠液	1/3 ～ 1/2 张含钠液	
	高渗脱水		1/4 ～ 1/3 张含钠液	1/5 张含钠液	
定速		30 min ～ 1 h	8 ～ 12 h	12 ～ 16 h	

（2）补液的护理

1）补液前的准备工作：①了解儿童病情、补液的目的和补液注意事项；②准备好所需的药品、液体、器械用具。

2）液体的配制：根据医嘱要求用原始液体配制好所需张力的含钠液体备用。

3）输液前准备：静脉穿刺前对年长患儿及陪护家属说明补液的目的和方法，对年幼儿可用语言安慰、玩具等缓解或消除其紧张和恐惧反应，以取得患儿和家属的配合。严格按照无菌操作行静脉穿刺，做好固定，对不配合的患儿应给予适当约束，以免针头脱落。

4）输液过程中的注意事项：①遵医嘱计划安排好 24 h 补液的总量。遵循"先盐后糖、先浓后稀、先快后慢、见尿补钾、抽搐补钙"的补液原则；②输液过程中应明确每小时液体输入量，计算出每分钟输液滴数，严格控制输液速度，防止输液速度过快或过慢，最好使用输液泵输注，以保证液体能精确地输入；③准确记录 24 h 出入量，婴幼儿不易采集二便，临床上通常采用称量尿布法计算液体排出量；④密切观察病情变化，要注意观察脱水征是否改善，判断补液量是否合适，根据病情变化及时调整补液方案；注意液体输入是否通畅，观察输液局部有无渗液，警惕输液过快引起心力衰竭和肺水肿，观察有无面色发灰、呼吸深长等酸中毒表现，要注意在酸中毒得到纠正后，防止低钙惊厥的发生；⑤静脉补钾时，遵循"见尿补钾"的原则，严格掌握补钾的浓度和速度，禁止直接静脉推注；⑥发现病情变化，及时报告医生并积极处理。

3. 几种常见疾病补液原则

（1）急性感染：急性感染时，因高热、呼吸加快、出汗、消耗增加、热量摄入不足，常致高渗性脱水和代谢性酸中毒。应适当给予补液，如无特殊损失可给予 1/5 ～ 1/4 张含钠液，按生理需要量补充水分并供给一定热量，经纠正脱水、恢复排尿后，一般酸中毒多能自然纠正。严重酸中毒需另外补充碱性液体，休克患者则按休克处理。

（2）婴幼儿肺炎：儿童罹患肺炎时因发热而呼吸加快，可使不显性失水增多，重症肺炎因通气、换气功能障碍及进食减少，可引起呼吸性酸中毒和代谢性酸中毒，出现水、电解质紊乱，此时应供给足够的热量和水分。轻症患儿可通过口服补液，重症患儿进食不足或不能进食可经静脉补液，按生理需要量补充，应控制补液量，速度应缓慢，如肺炎合并腹泻的补液原则与婴幼儿腹泻相同，但补液量按计算的 3/4 补充，速度稍慢，以免增加心脏负担。

（3）营养不良伴腹泻：营养不良时体液平时处于偏低渗状态，呕吐、腹泻时多为低渗性脱水。由于皮下脂肪少，补液按体重计算应以偏低为宜。在补液过程中易发生低钾、低钙、低镁，应及时补充，由于心功能较差，补液速度应稍慢。总量应较一般减少 1/3，可用 2/3 张含钠液补充。为预防低血糖，可用 10% 葡萄糖配制液体。

（4）新生儿补液：新生儿对水、电解质和酸碱平衡的调节功能弱，对钠、氯的排泄功能也较弱，易出现水肿和酸中毒。新生儿生后 1 ～ 2 天，如无明显损失，一般不需补液，生后 3 ～ 5 天每日补液量为 40 ～ 80 ml/kg，用 4 : 1 液补。新生儿正常时血钾即偏高，生后几天内如无损失，短期补液可不补钾。输液速度宜慢，全天的液量不宜在短时间内一次输入。因新生儿肝功能尚不完善，纠正酸中毒时宜用碳酸氢钠，稀释成 1.4% 等渗溶液补给。

第六节　儿童护理技术

为患儿进行护理技术操作时，护理人员的职责包括以下几个方面。

1．取得患儿及家长同意。知情同意权是从法律和伦理上而言的，患儿及家长有权了解实施操作的危险性、可供选择的方式和不实施的危险性。

2．进行操作前向家长和患儿做好解释工作，减轻其焦虑及恐惧，提高患儿及家长在应对压力事件时的控制能力，并促使他们配合。

3．做好用物和仪器准备工作。

4．陪同患儿到诊察室或操作室。

5．保护患儿隐私，在操作过程中给予支持。

6．操作中做好评估工作及其他护理工作。

7．操作结束后密切观察患儿情况并收集标本、整理用物等。

一、约束保护法

（一）目的

1．限制患儿活动，以便于诊疗。

2．保护昏迷、躁动、意识不清的患儿，以免发生意外。

（二）评估

1．评估患儿病情、约束目的。

2．向家长做好解释工作，取得其配合。

（三）物品准备

1．全身约束　方便包裹患儿的物品，如大毛巾、床单、毯子或包被等，根据需要可备绷带。

2．手足约束　手足约束带或绷带、棉垫。

（四）操作方法

1．全身约束法

（1）将大毛巾、床单、毯子或包被折叠，宽度相当于患儿肩至踝，长度能包裹患儿两圈半。

（2）将患儿平卧于包裹的物品中，用其一边从肩部绕过前胸至对侧腋窝处掖于患儿身下，紧裹患儿一侧上肢、躯干和下肢；将包裹患儿物品的另一边绕过前胸包裹身体，将剩余部分整齐地塞于患儿身下（图 3-10）。

（3）如患儿躁动明显，可用绷带系于包裹患儿的物品外。

2．手足约束法

（1）绷带约束法：用棉垫包裹手足，将绷带打成双套结（图 3-11），套在棉垫外面系紧，使手足不能脱出。注意不要影响血液循环。将绷带系于床缘。

（2）手足约束带法：将患儿手足置于约束带甲端（图 3-12），将乙、丙两端绕手腕或踝部对折后用粘扣粘好，使手或足不易脱出。注意不要影响血液循环。将丁端系于床缘。

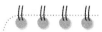

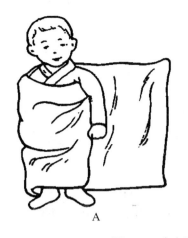

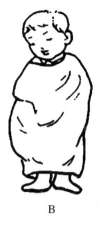

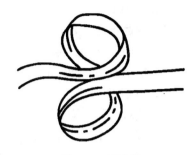

图 3-10　全身约束法　　　　　　　　　　图 3-11　双套结

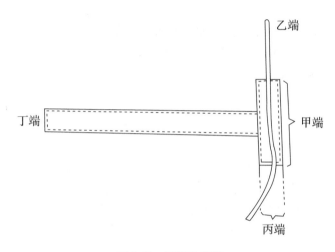

图 3-12　手足约束带

（五）注意事项

1. 严格掌握约束保护法的适应证，并向患儿及家长做好解释工作。

2. 松紧度适宜（以能伸入 1 ～ 2 手指为宜），避免过紧影响血液循环，而过松则会失去约束意义。定时注意观察约束部位肢端皮肤颜色、温度，掌握血液循环情况。

3. 每 2 小时解开、放松 1 次，必要时进行局部按摩，以促进血液循环。保持患儿姿势舒适，定时给予改变体位。

4. 记录使用约束的目的、开始时间、执行的护理措施及结束时间。

二、静脉输液

【头皮静脉输液法】

婴幼儿头皮静脉丰富、表浅，头皮静脉输液可方便患儿肢体活动，但头皮静脉输液一旦发生药物外渗，局部出现瘢痕，会影响皮肤生长和美观。因此目前临床上不建议小儿首选头皮静脉输液，以上肢静脉为首选，其次考虑下肢静脉和其他静脉，最后视情况选择头皮静脉，包括额上静脉、颞浅静脉等。

（一）目的

1. 补充液体、营养，维持体内电解质平衡，纠正血容量不足。

2. 输入药物，治疗疾病。

（二）评估

1．评估患儿身体和用药情况，观察头皮静脉情况。

2．向家长做好解释工作，取得配合。

（三）准备

1．物品准备　治疗盘、液体及药物、输液贴、输液器、消毒液、棉签、胶布、治疗巾，必要时备剃刀、约束用物。

2．护士准备　操作前洗手，戴口罩。

（四）操作方法

1．核对医嘱，检查液体及药物，将输液贴贴到液体袋上，按医嘱加药。

2．携用物至患儿床旁，核对患儿床号、姓名及腕带，做好解释工作，协助患儿排尿后为其更换尿布。

3．消毒瓶塞，将输液器针头插入液体瓶塞内，将药液挂于输液架上。

4．排气一次成功。

5．将枕头放于床边，铺上治疗巾，使患儿头部枕在枕头上并横卧于床中央，必要时用全身约束法约束患儿。如两人操作，由助手协助固定患儿头部，穿刺者位于患儿头端操作。

6．选择适宜的静脉，常选用额上静脉、颞浅静脉、耳后静脉等（图 3-13），根据需要剃去局部毛发。

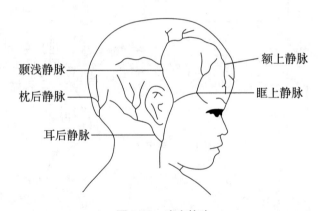

图 3-13　头皮静脉

7．常规消毒皮肤，再次核对后排气，穿刺者一手绷紧血管两端皮肤，另一手持针与皮肤呈 5°～15° 的角度沿静脉方向进针，见回血后，固定针头。打开调节夹，如局部无肿胀、输液通畅，用胶布妥善固定。

8．根据患儿体重、病情、药物性质调节滴速，再次核对。

9．患儿取舒适体位。

10．向家长介绍注意事项，观察输液反应。

11．整理用物，洗手，记录。

（五）注意事项

1．注意区分头皮动脉及静脉。

2．密切观察输液是否通畅，局部是否肿胀，针头有无移位或脱出。输注刺激性较强的药物时，应加强巡视。

3．妥善固定，防止头皮针移动或脱落。

【静脉留置管术】

（一）目的

1．保持静脉通路通畅，便于抢救、给药等。

2．对于长期和反复输液的患儿避免反复穿刺，减轻患儿的痛苦。

（二）评估

1．评估患儿身体和用药情况，观察穿刺部位皮肤和静脉情况。

2．向家长做好解释工作，取得配合。

（三）准备

1．用物准备　治疗盘、液体及药物、输液贴、静脉留置针、透明敷贴、封管液、输液器、消毒液、棉签、胶布、治疗巾，必要时备剃刀、约束用物。

2．护士准备　操作前洗手，戴口罩。

（四）操作方法

1．同头皮静脉输液法 1～4。

2．选择适当型号的静脉留置针，打开包装，将留置针与输液器连接，并排气。

3．选择粗直、弹性好、易于固定的血管（包括四肢、头部）。

4．将治疗巾铺于穿刺部位下面，消毒皮肤，消毒范围为 8 cm×8 cm，如为头部应剃去静脉周围毛发。备透明敷贴及胶布。

5．消毒第二遍。

6．取下针套，旋转松动外套管，排气，再次核对。一手绷紧皮肤，另一手持留置针针柄，以 15°～30° 角度进针，见回血后顺静脉走行再继续将留置针缓慢送入 0.2 cm，边推套管边缓慢退出针芯，松开止血带，用无菌透明敷贴妥善固定，注明日期和时间。

7．根据患儿年龄、病情、药物性质调节滴速，再次核对。

8．为患儿取舒适体位。

9．向家长介绍注意事项，观察输液反应。

10．整理用物，洗手，记录。

11．输液完毕后，拔出头皮针，用封管液脉冲式正压封管。

（五）注意事项

1．选择粗直、弹性好、易于固定的静脉，避开关节和静脉瓣。

2．在满足治疗前提下选用最小型号、最短的留置针。

3．妥善固定，告知患儿及家长注意不要抓挠留置针，敷贴若出现潮湿及渗血，应及时更换。

4．用药结束后应脉冲式正压封管，根据使用说明定期更换留置针，一旦发生留置针相关并发症，应拔管。

【外周导入中心静脉置管】

经外周静脉置入中心静脉导管（peripherally inserted central catheter，PICC）是经外周静脉置入的中心静脉导管，导管经外周贵要静脉、头静脉或肘静脉、股静脉穿刺置入，导管尖端位于上腔静脉的中下 1/3 处或膈肌水平以上的下腔静脉内，利用 PICC 可将药物直接输入血流速度快、血流量大的中心静脉。避免了患者因长期输液或输注高浓度强刺激性药物带来的血管损伤，减轻了因反复静脉穿刺给患者带来的痛苦，保证了治疗的顺利进行。PICC 置管成功率高、操作相对简单，在儿科护理中应用日益广泛。

（一）目的

1．长时间（大约数周或数月）放置在体内，提供长时间给药的静脉通路。

2．避免重复穿刺静脉。

3．减少药物对外周静脉的刺激。

（二）评估

1．评估患者病情、静脉血管、穿刺部位、治疗方案、实验室检查（血常规、出凝血时间等）、过敏史、心理状况和合作程度。

2．解释目的、方法、置管过程及置管后的注意事项，获得置管医嘱，签署知情同意书。

（三）准备

1．环境准备　环境安静、整洁，温度适宜。

2．物品准备　PICC 导管包、PICC 穿刺包 [垫单、大单、孔巾、测量尺、止血带、75% 乙醇棉球、聚维酮碘（碘伏）或葡萄糖氯己定乙醇消毒棉球、透明敷料、剪刀、无菌手套、无菌隔离衣、无菌纱布]、10 ml 注射器 2 个、20 ml 注射器、输液接头、生理盐水、0～10 U/ml 肝素钠盐水。

3．患者准备　排空二便、清洁皮肤，小儿穿纸尿裤。

4．护士准备　操作前洗手，戴口罩、帽子。

（四）操作方法

1．携用物至操作室，核对患者身份。

2．选择穿刺部位，贵要静脉、肘正中静脉、头静脉以及大隐静脉都可作为穿刺静脉，其中首选右侧贵要静脉。

3．对患儿进行适当约束、保暖，使其仰卧，将手臂外展 90°，测量预置入长度（测量穿刺点经右胸锁关节至第 3 肋间的距离），测量双上臂围（儿童肘横纹上 5 cm），记录测量数据，用于监测可能出现的并发症，如渗漏和栓塞。洗手。

4．消毒：打开 PICC 穿刺包外层，戴无菌手套，由助手协助抬高患者穿刺侧手臂，在穿刺侧手臂下垫一次性无菌垫单。以穿刺点为中心，用 75% 乙醇棉球清洁消毒皮肤 3 遍，用 0.5% 聚维酮碘或葡萄糖氯己定乙醇消毒棉球消毒皮肤 3 遍，均为顺、逆时针方向交替进行，整臂消毒，待消毒液自然干燥。

5．建立无菌区域：打开 PICC 穿刺包内层，铺巾，脱手套，洗手，穿无菌隔离衣，戴无菌无粉手套。

6．穿刺前准备：建立最大化无菌屏障。将穿刺所需物品按序放置。备 10 ml、20 ml 生理盐水和 0～10 U/ml 肝素钠盐水 10 ml。预冲 PICC 导管、浸润导管外部和输液接头、检查导管的完整性，激活导管瓣膜。扎止血带，年长儿嘱其握拳，使静脉充盈。

7．穿刺：左手固定穿刺部位，右手持针以 15°～30° 进行穿刺，见回血后降低穿刺针角度，将穿刺针送入体内。松止血带，嘱患者松拳，左手示指固定穿刺点前端，左手拇指固定穿刺鞘。右手撤出穿刺针，同时用左手拇指堵住插管鞘口。

8．送管：插管鞘下垫无菌纱布，导管经插管鞘缓慢、匀速送入静脉，当导管送入肩部时，使患者向穿刺侧转头并使下颌贴近锁骨，避免导管误入颈内静脉。送导管至所需长度，撤出插管鞘，将其远离穿刺点。撕裂插管鞘，核对插入导管长度，连接 0～10 U/ml 肝素钠盐水 10 ml 并抽回血，再次确认穿刺成功，脉冲式冲管，缓慢、平直撤出导丝。

9．修剪安装导管：清洁穿刺点及导管上的血迹，保留体外导管 4～6 cm，修剪导管，安装减压套筒。

10．冲管与封管：连接正压接头或肝素帽，用肝素盐水正压封管。

11．固定：撤孔巾，清洁穿刺部位。在穿刺点上方放置小纱布，用透明敷料无张力粘贴固定导管、妥善固定输液接头。

12．整理用物：终末处理，脱去手套，洗手，注明标识（导管名称、日期、体外长度等），并在临时医嘱上签名及时间。

13．定位：胸片定位导管位置（上腔静脉下 1/3 处，靠近右心房入口），填写穿刺记录，

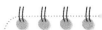

做好护理记录。

（五）注意事项

1．导管送入要轻柔，注意观察患儿反应。

2．每次静脉输液结束后应及时冲管，减少药物沉淀。

3．封管时禁用小于10 ml的注射器，以防压力过大致使导管断裂，使用静脉输液泵时也应注意防止压力过大。

4．封管时应采取脉冲方式，并维持导管内正压，以防止血液回流导致导管堵塞。

5．指导患儿和家长，妥善固定导管。勿进行剧烈活动，特别是穿脱贴身衣物时，应保护导管，防止移位或断裂。

6．透明敷贴应在第一个24 h更换，以后根据敷料及贴膜的使用情况决定更换频次，但至少每7天需更换敷料贴及接头1次；敷料潮湿、卷曲、松脱时应立即更换。

7．每天测量上臂中段臂围，注意观察导管置入部位有无液体外渗、炎症、皮疹等现象，注意外露部分长度有无变化。

8．拔除导管时，动作应轻柔、平缓，不能过快、过猛。导管拔除后，立即压迫止血，创口涂抗菌药膏封闭皮肤创口，以防止空气栓塞，用敷料封闭式固定后，每24小时换药至创口愈合。对于拔除的导管应测量长度，观察有无损伤或断裂。

知识链接

心电定位在PICC导管尖端定位中的应用

心电定位技术是在PICC留置过程中使用心电监护仪或心电图机，通过P波的特异性变化来帮助送管及末端定位的技术。腔内心电图分离RA，将金属夹夹住PICC内金属导丝，另一端接入心电监护仪RA端口，引出P波，当P波振幅大于基础心电图P波振幅时，提示进入上腔静脉，当P波振幅出现倒置或双向P波时，提示进入右心房，应停止送管，然后退至P波振幅高尖时固定导管，最后拍X线胸片确认导管尖端位置。X线胸片是PICC导管尖端定位的"金标准"，但缺乏实时可视性且具有辐射，当X线片显示尖端移位后无法在可视情况下调节导管位置，还需要再次拍摄X线片。心电定位技术是经P波变化定位，操作简单、可实时监测、无辐射危害，现阶段在临床上已被广泛应用。

三、股静脉穿刺法

（一）目的

用于静脉采集血标本。

（二）评估

1．评估患儿身体、检查项目、穿刺部位皮肤情况。

2．向家长做好解释工作，取得配合。

（三）准备

1．物品准备　治疗盘、注射器（5 ml或10 ml）或采血针、消毒液、棉签、采血管。

2．护士准备　操作前洗手，戴口罩。

（四）操作方法

1．携用物至床旁，核对患儿床号、姓名及腕带。更换尿布，洗净患儿臀部及会阴部。

2．患儿取仰卧位，脱去一侧裤腿，固定大腿外展呈蛙形，暴露腹股沟穿刺部位（图3-14）。用尿布覆盖会阴部。

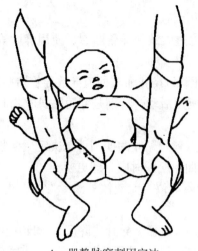

A．股静脉穿刺固定法

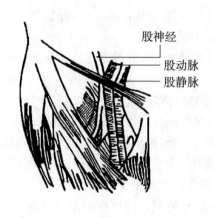

股神经

股动脉

股静脉

B．股静脉穿刺定位

图 3-14　股静脉穿刺固定法及定位

3．消毒穿刺部位及护士左手示指。

4．在患儿腹股沟中、内 1/3 交界处，用左手示指触摸股动脉搏动点，右手持注射器或采血针于股动脉搏动点内侧 0.3 ～ 0.5 cm 处垂直刺入（或与腹股沟垂直在该穿刺点下 1 ～ 3 cm 处与皮肤呈 45° 进针），见有回血时立即固定针头，抽取所需血量。

5．拔出针头，压迫穿刺点至少 5 min，至不出血为止。

6．再次核对，整理用物，洗手，记录。

（五）注意事项

1．若穿刺失败，不宜多次反复穿刺，以免形成血肿。

2．有出血倾向或凝血功能障碍者，严禁股静脉穿刺，以免引起出血。

3．若抽出血为鲜红色，系误入股动脉，应延长压迫时间，至不出血为止。

4．压迫穿刺点，避免揉搓，防止引起出血或形成血肿。

四、微量注射泵

（一）目的

准确控制输液速度，使药物匀速、用量准确地输入患儿体内。

（二）评估

1．评估患儿病情、过敏史、用药情况等。

2．评估注射泵的功能。

3．向家长做好解释工作，取得配合。

（三）准备

1．物品准备　微量注射泵、注射盘、20 ml 或 50 ml 注射器、微量注射泵连接管，根据医嘱备药。

2．护士准备　操作前洗手，戴口罩。

（四）操作方法

1．携用物至床旁，核对患儿床号、姓名及腕带。

2．妥善固定微量注射泵，插上电源，备用。

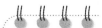

3. 评估输液处局部皮肤和血管情况，消毒输液装置上的肝素帽或正压接头处。

4. 将已抽取药液的注射器（20 ml 或 50 ml）与微量注射泵连接管连接，排气。

5. 打开注射泵开关，安装注射器，根据医嘱设置注射速度。

6. 再次消毒输液装置上的肝素帽或正压接头处。

7. 再次核对，与患者连接，按"START"键启动注射泵。

8. 观察注射泵运行情况。

9. 核对，整理用物，洗手，记录。

10. 停止输液时，按"STOP"停止键，再关闭电源开关，撤除注射器，将注射泵擦拭消毒后放到指定位置。

（五）注意事项

1. 必须使用 20 ml 或 50 ml 注射器。

2. 使用中更改注射速度时，按"STOP"停止键，再按上下调节键调节至新的注射速度，按"START"键开始。

3. 正确设定输液速度，并监测实际注射时间与预计时间是否一致。

4. 随时查看微量注射泵的工作状态，及时排除报警、故障。

5. 按使用说明进行保养维护。

五、婴幼儿灌肠法

（一）目的

1. 清洁肠道，为手术或检查做准备。

2. 促进肠蠕动，解除便秘。

3. 直肠给药、降温。

4. 清除肠道有害物质，减轻中毒。

（二）评估

1. 评估患儿身体，了解病情，观察肛周皮肤情况。

2. 向家长做好解释工作，取得配合。

（三）准备

1. 物品准备

（1）治疗盘、灌肠筒、合适型号的肛管、卫生纸、润滑剂、量杯、弯盘、手套、水温计、输液架、便盆、一次性垫单、尿布。

（2）灌肠液：遵医嘱备灌肠液，温度 39 ～ 41℃，用于降低体温时为 28 ～ 32℃。

2. 护士准备　操作前洗手，戴口罩。

（四）操作方法

1. 携用物至床旁，核对床号、姓名及腕带，嘱患儿排尿。

2. 关闭门窗，遮挡患儿，挂灌肠筒于输液架上，灌肠筒底端距患儿臀部所在平面 30 ～ 40 cm。

3. 选择肛管，新生儿 7 ～ 11 号，婴儿 9 ～ 12 号，幼儿 10 ～ 13 号。

4. 将枕头竖放，使其厚度与便盆高度相等，下端放便盆。

5. 将垫单一端放于枕头上，另一端放于便盆下面，防止污染枕头及床单位。

6. 协助患儿脱去裤子，仰卧于枕头上，将患儿臀部置于便盆的宽边上，解开尿布，可用尿布垫在臀部和便盆之间，双膝屈曲，适当约束固定患儿，给予遮盖保暖。

7. 再次核对，戴手套，连接肛管，排净空气，润滑肛管前段，分开臀部，将肛管缓缓插入肛门（婴儿 2.5 ～ 4 cm，幼儿 5 ～ 7.5 cm）后用手固定，可用一块尿布覆盖于会阴部，以保持床单清洁。

8．打开调节器，使液体缓缓流入，护士一手持肛管，同时观察灌肠液下降速度和患儿情况。

9．灌肠结束后关闭调节器，用卫生纸包裹肛管后轻轻拔出，放入弯盘内。嘱患儿保留数分钟后再排便，如果患儿不能配合，可用手夹紧患儿两侧臀部。

10．协助排便，擦净臀部，取下便盆，包好尿布及包被，整理床单位。

11．核对，整理用物，洗手，记录。

（五）注意事项

1．婴幼儿需使用等渗液灌肠，灌肠液量遵医嘱而定，一般6个月以下每次约为50 ml；6个月～1岁每次约为100 ml；1～2岁每次约为200 ml；2～3岁每次约为300 ml。

2．灌肠过程中注意保暖，避免受凉。

3．选择型号适宜的肛管，动作应轻柔，液体流入速度不宜过快，如溶液注入或排出受阻，可协助患儿更换体位或调整肛管插入的深度，排出不畅时可以按摩腹部，促进排出。

4．灌肠过程中及灌肠后，应注意观察患儿病情，发现面色苍白、异常哭闹、腹胀或排出血性液体等异常情况时，应立即停止灌肠，并与医生联系，给予及时处理。

5．准确测量灌入量和排出量，达到出入量基本相等或出量大于入量。

六、温箱使用法

（一）目的

为新生儿提供温、湿度适宜的环境，维持体温的恒定。

（二）评估

1．评估患儿，测量体温，了解胎龄、日龄、出生体重等。

2．向家属做好解释工作，取得配合。

（三）入温箱的指征

1．出生体重在2000 g以下者。

2．高危或异常新生儿，如新生儿硬肿症患儿、体温不升患儿等。

（四）准备

1．环境准备　室温维持在22～26℃，温箱不宜放置在阳光直射、有对流风及取暖设备附近，以免影响对箱内温度的控制。

2．物品准备　婴儿温箱（图3-15），检查其性能完好，使用前清洁消毒。

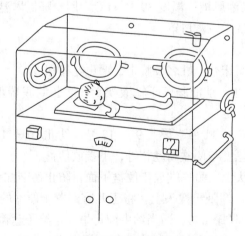

图 3-15　婴儿温箱

3．患儿准备 穿单衣，裹好尿布。

4．护士准备 操作前洗手。

（五）操作步骤

1．向温箱水槽内加入适量灭菌注射用水。

2．接通电源，检查暖箱各项指标显示是否正常，预热至所需要的温、湿度。一般温箱的温度应根据婴儿的体重及出生日龄而定（表3-9），维持在适中温度，保持暖箱内相对湿度为55%～65%。如果患儿体温不升，箱温应设置为比患儿体温高1℃。预热时间为30～60 min。

表3-9 不同出生体重早产儿温箱温度

出生体重（kg）	暖箱温度			
	35℃	34℃	33℃	32℃
1.0 ～	出生≤10天	＞10天	＞3周	＞5周
1.5 ～	–	出生≤10天	＞10天	＞4周
2.0 ～	–	出生≤2天	＞2天	＞3周
2.5 ～	–	–	出生≤2天	＞2周

3．箱温达到预定温度后，核对患儿，将患儿入箱，如果使用肤控模式调节箱温，应将温度探头置于患儿腹部肝区，用专用胶布固定温度探头，一般设置为控制肤温在36～36.5℃。

4．在最初2 h，应每30～60 min测量体温1次，体温稳定后，每2～4 h测体温1次，记录箱温和患儿体温。

5．患儿出箱后，应对温箱进行终末清洁消毒处理。

（六）出温箱的指征

1．婴儿体重达2000 g以上，室温22～24℃时，在不加热的温箱内能保持正常体温，且吃奶好，体重持续增长者，可出温箱。

2．已在暖箱内生活1个月以上，体重虽不到2000 g，但一般情况良好。

（七）注意事项

1．注意保持患儿体温，腋窝温度需维持在36.5～37.5℃，使用肤控模式时应密切观察探头是否脱落，造成新生儿体温不升的假象，导致箱温调节失控。根据新生儿体温变化调节暖箱温度及相对湿度。

2．温箱不宜放置在阳光直射、有对流风或取暖设备附近，以免影响对箱内温度的控制。

3．一切护理操作应尽量在箱内集中进行，如喂奶、换尿布及检查等，并尽量减少开箱门的次数和时间，以免箱内温度波动。

4．接触患儿前，必须认真洗手，防止交叉感染。

5．密切观察患儿情况和温箱状态，如温箱报警，应及时查找原因，妥善处理，严禁骤然提高温箱温度，以免患儿体温上升造成不良后果。

6．保持温箱的洁净，每天进行清洁，并更换灭菌注射用水，每周更换温箱1次，彻底清洁、消毒，定期进行细菌监测。

七、光照疗法

光照疗法（phototherapy）又称光疗，是一种通过荧光灯照射治疗新生儿高胆红素血症的辅助手段。光疗可将血液中脂溶性的未结合胆红素转变为水溶性异构体，使之易于从胆汁和尿液中排出体外，从而降低胆红素水平。其中以波长450 nm的蓝光最为有效，绿光、日光灯或太阳光也有此效果,其中双面光优于单面光。光疗按照射时间可分为连续光疗和间断光疗,对于黄疸较重的患儿,一般照射时间较长,但以不超过4天为宜。光疗不良反应有发热、腹泻、皮疹、核黄素(维生素B)缺乏、低血钙、贫血、青铜症等,应注意观察。

知识链接

青铜症

有些患儿在使用光照疗法治疗后数小时,皮肤、尿液及泪液会呈青铜色,医学上称为青铜症。其病因可能是胆汁淤积,胆红素化学反应产物经胆管排泄障碍。患儿的铜卟啉浓度升高,经过光照疗法后,铜卟啉形成棕褐色物质,从而使患儿的皮肤、血浆、肝、脾呈青铜色,但对于患儿的神经系统、肝功能等没有损害。当光照疗法停止后2～3周,青铜症会逐渐消退。因此对于高结合胆红素血症和胆汁淤积症的患儿不宜进行光照疗法。

(一)目的

治疗新生儿高胆红素血症,降低血清胆红素的浓度。

(二)评估

1. 评估患儿日龄、体重、黄疸范围及程度、黄疸消退情况、反应等。

2. 评估生命体征及胆红素检查结果。

3. 向家属做好解释工作,取得配合。

(三)光疗的指征

1. 任何原因(如溶血病、败血症等)引起的间接胆红素增高的黄疸患儿均可采用光照疗法。

2. 若已确诊为溶血病患儿,应及早进行光疗。

3. 需要换血的患儿在换血前也可进行光疗,以减少换血次数。

(四)准备

1. 物品准备 遮光眼罩、光照设备,将箱温调节至患儿适中温度,保持相对湿度为55%～65%。

2. 患儿准备 清洁皮肤,剪短指甲,戴好遮光眼罩,暴露全身皮肤,用尿布遮盖会阴部,用方形胶布贴于患儿双脚足跟。

3. 护士准备 操作前洗手。

(五)操作方法

1. 核对医嘱及患儿身份,并作好解释工作。

2. 将患儿全身裸露,以增加照射皮肤面积,用光疗专用尿布遮盖会阴部,应尽量缩小尿布面积,或用柔软的带子将折叠或裁剪的尿布穿过患儿会阴后系于腰间,对于男婴注意保护阴囊;佩戴遮光眼罩,避免光线损伤患儿的视网膜,光疗箱或光疗灯附近如有其他患儿,也应遮挡设备,避免对其他患儿造成影响(图3-16)。

3. 记录入箱时间及灯管开启时间。

4. 单面光疗每2h翻身1次。

5. 定时监测患儿体温,2～4h测体温1次,以此调节箱温,维持患儿体温稳定。

6. 密切观察患儿反应、呼吸、脉搏、皮肤颜色和完整性、二便,四肢张力有无变化及黄疸进展程度,并记录。

7. 光疗结束后彻底清洁消毒光疗设备,记录结束时间及灯管使用时间。

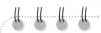

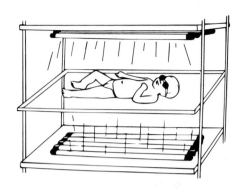

图 3-16　新生儿蓝光治疗仪

（六）常见副作用

1. 发热　应注意监测和保持正常体温。

2. 腹泻、呕吐　患儿粪便可为深绿色稀便，有时会出现呕吐，一般光疗结束即可停止，应注意补充水分，防止脱水。

3. 皮疹　若程度轻，一般不需处理；若程度较重可暂停光疗，皮疹可自行消退，再继续光疗。

4. 青铜症　若结合胆红素超过 68.4 μmol/L（4 mg/dl）并有肝功能损害时，光疗可使胆绿素蓄积，皮肤可呈青铜色，出现此情况时应停止光疗，可缓慢恢复。

（七）注意事项

1. 随时观察患儿的遮光眼罩、会阴遮盖物有无脱落，注意观察皮肤有无破损。

2. 观察患儿体温的变化，如体温高于 37.8℃或者低于 35℃，应暂时停止光疗，查找原因。

3. 患儿一旦出现烦躁、皮疹、拒奶、高热、呕吐、腹泻及脱水等异常情况，应及时与医生联系，给予相应的处理。

4. 光疗时间视病情而定，大多数患儿光疗 24～48 h 即可获得满意疗效，个别可超过 72 h。光疗超过 24 h 造成体内核黄素缺乏时，应及时给予补充。

5. 光疗结束后清洁消毒光疗设备，记录患儿出箱时间及灯管使用时间。

6. 注意保持灯管及反射板清洁，去除灯管灰尘，以免影响照射效果。

八、换血疗法

换血疗法（exchange transfusion）是通过来自供血者的血浆和红细胞，替换受血者大部分甚至全部的血浆和红细胞，换出致敏的红细胞和血清中的免疫抗体，防止继续溶血，降低未结合胆红素，防止核黄疸的发生；换血也可纠正溶血导致的贫血，防止缺氧及心功能不全；换血可用于治疗新生儿溶血、高胆红素血症、新生儿弥散性血管内凝血和败血症等。

（一）目的

1. 换出致敏的红细胞和血清中的免疫抗体，阻止继续溶血。

2. 去除血清中的未结合胆红素，防止核黄疸发生。

3. 降低体内各种毒素等。

（二）评估

1. 评估患儿身体，了解患儿病史及诊断、日龄、体重、生命体征、黄疸等情况。

2. 估计换血过程中常见的护理问题，包括：有感染的危险；潜在并发症：出血、休克；营养失调：低于机体需要量等。

3. 向家长做好解释工作，取得配合。

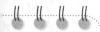

（三）准备

1．环境准备　在手术室或经消毒处理的环境中进行，预热辐射保温床，将室温保持在 26 ～ 28℃。

2．物品准备　脐静脉插管或静脉留置针、注射器、三通管、换药碗、弯盘、手套、量杯、心电监护仪、辐射保温床、采血管、绷带、夹板、静脉切开包、无菌换血包、输血器、消毒用物、换血记录单等；葡萄糖液、生理盐水、10% 葡萄糖酸钙、肝素、鱼精蛋白、苯巴比妥、地西泮等，并按需要准备急救药物。

3．血源准备　Rh 溶血病应采用 Rh 血型与母亲相同、ABO 血型与患儿相同的血液，或抗 A、抗 B 效价不高的 O 型供血者；ABO 血型不合者可用 O 型的红细胞加 AB 型血浆或用抗 A、抗 B 效价不高的 O 型血。根据换血目的决定换血量，新生儿溶血换血量为 150 ～ 180 ml/kg，约为患儿全身血量的 2 倍，应尽量选用新鲜血，库血不应超过 3 天。

4．患者准备　患儿换血前 4 h 禁食或抽空胃内容物，静脉补液。术前半小时肌内注射苯巴比妥 10 mg/kg，使患儿仰卧在辐射式保暖床上，贴好尿袋，固定四肢。

5．护士准备　操作前洗手、戴口罩，穿手术衣。

（四）操作方法

1．可选择脐静脉插管换血或其他较大静脉进行换血，也可选脐动静脉或外周动静脉同步换血。

（1）脐动、静脉插管换血：协助医生消毒皮肤置管，上至剑突，下至耻骨联合，两侧至腋中线，铺治疗巾，将硅胶管插入脐静脉。

（2）外周动、静脉换血：选择合适的动静脉穿刺，动脉首选桡动脉，常规消毒后穿刺。

2．接上三通管，抽血化验胆红素及生化项目后开始换血。

3．脐静脉换血速度可根据测定静脉压来决定，换血开始每次 10ml，逐渐增加到每次 20 ml，以 2 ～ 4 ml/(kg·min) 速度匀速进行。如果采用外周动静脉同步换血，可用输液泵控制速度。

4．每换血 100 ml，要测静脉压 1 次，高则多抽，低则少抽，以保持静脉压的稳定，静脉压力一般保持在 0.588 ～ 0.785 kPa（6 ～ 8 cmH$_2$O）。

5．换血时注射器内不能进空气，防止空气栓塞。换血过程中必须经常用含肝素的生理盐水冲洗注射器，防止凝血。

6．换血过程中应注意保暖，密切观察患儿反应，做好心电监护。监测生命体征、皮肤颜色、血氧饱和度及胆红素、血气、血糖变化，患儿如有激惹、心电图改变等低钙症状，应给予 10% 葡萄糖酸钙 1 ～ 2 ml/kg 缓慢静脉推注。

7．详细记录每次出入量、累积出入量及用药等。

8．术中严格遵循无菌操作。换血完毕后拔出静脉导管，结扎缝合后，用纱布轻轻压迫固定，局部伤口注意无菌处理，清点术中物品。

9．记录，监测生命体征和局部伤口情况，观察心功能情况和低血糖征象。

（五）注意事项

1．严格执行无菌操作，避免发生感染。

2．输入的血液要置于室温下先预温，保持在 27 ～ 37℃，温度过低的库存血可能会导致患儿心律失常，温度过高则会导致溶血。

3．密切监测心率、呼吸、血压、血氧饱和度及胆红素、血气、血糖变化，换血过程中患儿如有激惹、心电图改变等低钙症状，应给予 10% 葡萄糖酸钙 1 ～ 2 ml/kg 缓慢静脉推注。

4．注射器、三通管和管道需用含肝素的生理盐水冲洗，防止凝血。

5．单管换血过程中抽注速度要均匀，注射器内不能有空气。

6．换血后根据患儿病情，继续用蓝光照射治疗。

7．脐静脉换血伤口未拆线前不宜洗澡，防止切口感染。

8．术后如情况稳定，换血 6 h 后可试喂糖水，若无呕吐，可正常喂养。

九、婴儿抚触

（一）目的

通过对婴儿的肌肤实施抚触，增进婴儿与父母的情感交流，促进其神经系统的发育，提高免疫力，加快食物的消化和吸收，减少哭闹，改善睡眠。

（二）评估

1．评估婴儿的身体状况。

2．向家长做好解释工作，取得配合。

（三）准备

1．环境准备　关闭门窗，调节室温至 26 ～ 28℃，房间内温馨、舒适，可播放柔和的音乐。

2．物品准备　平整的操作台、润肤油、尿布、干净衣服、包被。

3．护士准备　操作前洗手，剪指甲。

（四）操作方法

1．核对婴儿，将用物放置于操作台一边，解开婴儿包被和衣服。

2．将润肤油倒在抚触者手中，揉搓双手温暖后进行抚触。

3．进行抚触操作，起初动作轻柔，慢慢增加力度，每个动作重复 4 ～ 6 次。

抚触的步骤：头面部→胸部→腹部→上肢→下肢→背部。

（1）头面部（舒缓脸部紧绷）：取适量润肤油，从前额中心处用双手拇指往外推压，划出一个微笑状。在眉头、眼窝、人中、下巴处，同样用双手拇指往外推压，划出一个微笑状。

（2）胸部（顺畅呼吸循环）：两手分别从胸部的外下方（两侧肋下缘）向对侧上方交叉推进，至两侧肩部，在胸部划一个大的交叉，注意避开新生儿的乳头。

（3）腹部（有助于肠胃活动）：按顺时针方向按摩腹部，用手指尖在婴儿腹部从操作者的左边向右按摩，操作者可能会感觉气泡在指下移动。可做"I LOVE YOU"亲情体验，用右手在婴儿的左腹由上往下画一个英文字母"I"，再依操作者的方向由左至右画一个倒写的"L"，最后由左至右画一个倒写的"U"。在做上述动作时要用关爱的语调说"我爱你"，借以传递爱和关怀。

（4）上肢（增加灵活反应）

1）两手交替，从上臂至腕部轻轻挤捏婴儿的手臂；

2）双手挟着手臂，上下轻轻搓滚肌肉群至手腕；

3）从近端至远端抚触手掌，逐指抚触、捏拿婴儿手指；

4）同样方法抚触另一上肢。

（5）下肢（增加运动协调功能）

1）双手交替握住婴儿一侧下肢，从近端到远端轻轻挤捏；

2）双手挟着下肢，上下轻轻搓滚肌肉群至脚踝；

3）从近端到远端抚触脚掌，逐指抚触、捏拿婴儿脚趾；

4）同样方法抚触另一下肢。

（6）背部（舒缓背部肌肉）

1）双手与脊柱平行，运动方向与脊柱垂直，从背部上端开始移向臀部；

2）用示指和中指从尾骨部位沿脊椎向上抚触到颈椎部位；

3）双手在两侧臀部做环形抚触。

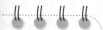

4．包好尿布，穿衣。

5．整理用物，洗手。

（五）注意事项

1．抚触应在婴儿沐浴后或两次进食中间，婴儿无饥饿、烦躁、疲倦时进行，每次 10～15 min。

2．抚触过程中要注意观察婴儿的反应，如果出现哭闹、肤色变化或呕吐等，应暂停抚触。

3．抚触过程中注意与婴儿进行情感交流，面带微笑，语言柔和，也可播放舒缓柔和的音乐。

4．抚触时用力适宜，防止过重或过轻。

十、婴儿沐浴

（一）目的

保持婴儿皮肤清洁、舒适，协助皮肤排泄和散热。

（二）评估

1．评估婴儿身体情况和皮肤状况。

2．向家长做好解释工作，取得配合。

（三）准备

1．环境准备　关闭门窗，调节室温至 26～28℃。

2．物品准备　浴盆、水温计、热水、婴儿浴液、婴儿洗发液、平整便于操作的处置台、大毛巾、小毛巾或棉球、婴儿尿布、衣服、包被、棉签、磅秤，必要时备聚维酮碘、婴儿爽身粉、护臀霜等。

3．护士准备　操作前洗手。

（四）操作方法

1．操作台上按使用顺序备好浴巾、衣服、尿布、包被等。

2．浴盆内备热水，水温 37～39℃，备水时水温稍高 2～3℃。

3．核对婴儿，抱婴儿放于操作台上，脱衣服、解尿布，用毛巾包裹婴儿测体重并记录。

4．以左前臂托住婴儿背部，左手掌托住婴儿头颈部，拇指与中指分别将婴儿双耳郭折向前按住，防止水流入造成内耳感染，左臂及腋下夹住婴儿臀部及下肢（图 3-17），将头移至盆边。

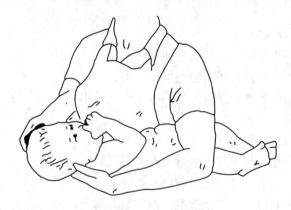

图 3-17　婴儿洗头法

5．用小毛巾或棉球擦洗婴儿双眼，方向由内眦向外眦；接着擦洗面部，注意擦洗耳后皮肤皱褶处；用棉签清洁鼻孔；用洗发液清洗头部，用清水洗净。

6．左手握住婴儿左肩及腋窝处，使其头颈部枕于操作者左前臂；用右手握住婴儿左腿靠近腹股沟处，轻放婴儿于水中（图 3-18）。

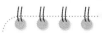

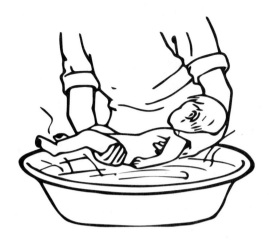

图 3-18　婴儿出入浴盆法

7．保持左手的握持，用右手抹沐浴液按顺序洗颈下、胸、腹、腋下、上肢、手、会阴、下肢，冲净浴液。

8．用右手从婴儿前方握住婴儿左肩及腋窝处，使其头颈部俯于操作者右前臂，左手抹沐浴液洗婴儿后颈、背部、臀部及下肢，冲净浴液。

9．将婴儿从水中抱出，迅速用大毛巾包裹全身并将水分吸干。

10．脐带未脱落者，用聚维酮碘消毒，范围包括脐带残端和脐周；必要时在颈下、腋下、腹股沟处撒婴儿爽身粉，在臀部涂护臀霜。

11．包好尿布、穿衣，核对腕带和床号，将婴儿放回婴儿床。

12．清理用物，洗手。

（五）注意事项

1．沐浴应在婴儿进食后 1 h 进行。

2．观察婴儿全身情况，注意皮肤、肢体活动等，有异常及时报告和处理。沐浴过程中，注意观察婴儿面色、呼吸，如有异常，停止操作。

3．注意保暖，避免受凉；注意水温，防止烫伤；不可将婴儿单独留在操作台上，防止坠落伤。

4．注意保护未脱落的脐带残端，避免脐部被水浸泡或污水污染，可使用脐带贴保护脐部。

5．婴儿头部如有皮脂结痂，不可用力去除，可涂油剂浸润，如涂液状石蜡、植物油等，待痂皮软化后清洗。眼、耳内不得有水或泡沫进入。

十一、臀红的预防和护理

臀红又称尿布疹或尿布皮炎，是婴儿常见的皮肤病。由于婴儿臀部皮肤长期受尿液、粪便以及漂洗不净的尿布刺激、摩擦或局部湿热，引起皮肤潮红、破溃，甚至糜烂及表皮剥脱。临床根据皮肤受损的程度，分为轻度（表皮潮红）和重度，重度又分为三度，即：重Ⅰ度（局部皮肤潮红并伴有皮疹）、重Ⅱ度（除以上表现外还有皮肤破溃、脱皮）、重Ⅲ度（局部大片糜烂或表皮剥脱，可继发细菌或真菌感染）。

（一）目的

1．预防婴儿臀红发生。

2．减轻患儿疼痛和不适，促进受损皮肤康复。

（二）评估

1．评估患儿皮肤受损情况，了解患儿家长日常护理方法。

2．向家长做好解释工作，取得合作。

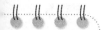

（三）准备

1. 环境准备 关闭门窗，调节室温至 24 ~ 26℃。

2. 物品准备 清洁尿布、温水、面盆、小毛巾、棉签、护臀膏（含鞣酸、凡士林，或芦荟和维生素）、吸氧设备、造口粉、皮肤保护膜。

3. 护士准备 操作前洗手，修剪指甲。

（四）预防婴儿臀红的方法

1. 尿布应选用柔软、细腻和吸水性强的棉布或纸质尿布，尿布每次用后一定要清洗干净，特别注意不要残留洗涤剂或消毒液，并且要在通风处经阳光曝晒晾干。或选用透气性好、吸水性强的一次性尿布。

2. 每次便后，用温开水清洗婴儿臀部皮肤，或使用柔软的布或不含酒精和洗涤剂的湿巾轻轻擦拭，保持婴儿臀部皮肤的清洁干燥。

（五）操作方法

1. 备齐用物，按使用顺序将用物放于治疗车上，推至床旁。

2. 核对患儿后，打开包被，解开污湿尿布，若有粪便，用温水将臀部清洗干净，并用小毛巾吸干水分。

3. 局部发红处使用护臀膏（含鞣酸、凡士林，或芦荟和维生素）厚涂。

4. 局部皮肤溃疡者，可采用暴露法，将清洁尿布垫于臀下，不加包扎，使臀部皮肤暴露于空气或阳光下（在适宜的气温和室温下进行），注意保暖。也可选用吹氧方法，打开未经湿化的氧气，调节流量至 4 ~ 5 L/min，距患处 3 ~ 5 cm，每日 3 ~ 6 次，每次 10 ~ 15 min。氧疗法能促进炎症消退，有组织修复等作用。吹氧结束后，使用造口粉均匀涂抹于局部皮肤，使造口粉与破损皮肤处粘合，扫除多余的粉，外喷皮肤保护膜进行物理隔离。

5. 给患儿更换尿布，盖好包被。

6. 整理用物，洗手，记录。

（六）注意事项

1. 对于皮肤破损处，用去除针头的注射器抽取生理盐水冲洗并清洁破损皮肤，臀部皮肤破溃时禁用肥皂水，再外用造口粉和皮肤保护膜。

2. 要及时行婴儿臀红的原因分析，包括原发病的综合处理（腹泻、短肠综合征等）。

3. 根据臀部皮肤受损程度选择护臀药品，继发真菌感染时，涂抹抗真菌软膏，再用造口粉，并提供皮肤隔离防护措施。

小 结

儿童所认知的医院场景以及其中的医护人员常常与"疼痛""受伤""哭闹声""陌生"以及"与父母分离"等关键词联系在一起。不同年龄阶段的患病儿童住院期间会产生不同的心理反应和行为，加之由于患儿的语言表达受限，患儿主诉不能准确反馈足够的信息，因此要求护理人员运用专业知识、技能和平等耐心的态度与患儿及其家属沟通，完善患儿资料，正确书写护理病历，进行详细的评估，并制订全面的护理计划，为患儿及家庭提供以家庭为中心、个性化、持续性的护理。护理人员在协助患儿进行儿科常用特殊检查时，应知晓相关检查的适应证和禁忌证，并为患儿提供有效的护理措施。

做好儿童疼痛管理，是医疗水平不断发展的要求，也是人道主义医疗原则的必然要求。做好儿童疼痛管理既可提高护理人员自身的业务素质，也可提高患儿及家长的满意度，减轻患儿的痛苦，密切医患关系。因此，做好儿童疼痛管理十分必要。

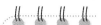

思考题

1. 简述护理人员如何为住院儿童家庭提供支持。

2. 患儿，男，4岁，进行右心导管检查术后，应该如何对患儿进行护理，减少并发症的发生？

3. 患儿，男，8岁，因出现持续性蛋白尿，为明确诊断，需对其进行肾穿刺活组织检查术，操作前应教会患儿如何进行屏气训练？

4. 简述骨髓穿刺的禁忌证。

5. 腰椎穿刺术最常见的合并症及处理方法有哪些？

6. 简述儿童疼痛的特点。

（黄　茹　汪孝玲　刘旭静）

儿童保健

导学目标

通过本章内容的学习，学生应能够：

◆ **基本目标**

1. 列举不同年龄阶段儿童保健特点及保健措施。

2. 说出儿童常用的体格锻炼方法及适用对象。

3. 描述儿童常见意外伤害的类型、预防与护理措施。

4. 说出计划免疫的概念和儿童计划免疫程序。

5. 复述预防接种的禁忌证。

◆ **发展目标**

综合运用所学知识为儿童提供健康保健指导，提升儿童健康水平和生命质量，体现护理专业价值和护士职业价值。

◆ **思政目标**

1. 通过学习儿童各年龄段的特点及健康促进，培养尊重患儿、和谐沟通的专业素质。

2. 培养关爱生命、奉献社会、为儿童健康保驾护航的职业精神。

3. 关注患儿心理状态，给予心理疏导，关爱生命。

　　儿童保健（child health care）是研究儿童各年龄阶段生长发育规律及影响因素，依据促进健康、预防为主、防治结合的原则，通过对儿童群体和个体采取有效的干预措施，促进儿童身心健康和社会能力发展。其研究内容包括儿童体格生长和社会心理发育、儿童营养、儿童疾病预防及健康促进等。主要服务对象为胎儿期到青春期的儿童，特别是 0 ～ 6 岁儿童。

　　儿童是祖国的未来，儿童健康是全民健康的基础，是经济社会可持续发展的重要保障，为提高儿童健康水平、最大限度地满足其身心发展需求，儿童保健作为儿科学与预防医学的交叉学科，在公共卫生工作中发挥着重要作用。

第一节　各年龄期儿童的保健

案例 4-1

　　婴儿，男，6个月，偏瘦，母乳喂养。母亲带其到儿童保健门诊体检，并要求给予保健指导。

请回答：

1. 该患儿处于哪一个生长发育阶段？其特点是什么？
2. 应从哪些方面进行保健指导？

一、胎儿特点及保健

　　从受精卵开始，胎儿在母体子宫内经过约 40 周的生长发育，其健康状况与孕母的身体健康状态、营养程度、生活环境及心理健康状况等密切相关。胎儿保健（fetal health care）是指保障胎儿在子宫内健康发育以及最终安全娩出的措施，是实现儿童健康成长的基础。《素问·奇病论》曾对"胎病"进行记载，说明我国古代已认识到如果不注意胎儿护养可造成儿童先天性疾病。自 2005 年起，我国将 9 月 12 日定为"中国预防出生缺陷日"，旨在引导动员全社会共同努力、积极行动，全面加强出生缺陷防治，切实维护和保障妇女儿童健康，不断提高出生人口素质，促进经济社会可持续发展。

　　1. 产前保健

　　（1）预防遗传性疾病和出生缺陷：对女性在婚前、孕前和孕早期进行健康教育、婚前保健、孕前优生检查和咨询指导。重点对象包括：确诊或怀疑有遗传性疾病者；家族连续发生不明疾病者；家族有与遗传相关的出生缺陷或智力低下者；孕期接触病毒感染、辐射、药物和毒物等不良环境因素者；孕期患有心肾疾病、糖尿病、甲状腺功能亢进、结核病等慢性疾病者；35 岁以上高龄孕妇或婚后多年不孕者等。开展产前筛查和产前诊断，一旦出现异常情况，应及时就诊。

　　（2）保证孕母营养充足：胎儿成长发育所需的营养物质完全依赖孕母供给，孕母在孕期不同阶段的营养不良可影响胎儿此期主要器官的发育。如孕早期缺乏叶酸会影响胎儿脑发育，孕晚期缺乏钙、铁、锌及维生素可影响儿童出生后的生长发育速度。孕期严重营养不良可引起胎儿流产、早产或宫内发育迟缓。因此，孕母应充分摄入营养丰富的物质，并注意各种营养素的搭配，但也应防止营养摄入过多而导致胎儿异常。

　　（3）保证孕母良好的生活环境：保持轻松愉快的情绪，鼓励孕母做好优生准备和适宜的胎教。

　　（4）健康教育：妊娠末期，儿童保健工作者应了解孕母为即将出生的新生儿所做的心理准备和物品准备，进行有关新生儿喂养、保暖和预防疾病等的健康指导，为新生儿的健康护理做好准备。

　　2. 产时保健　以安全分娩为重点，预防产伤及产时感染。帮助孕母合理选择分娩方式和分娩时机，鼓励开展专业陪伴分娩和药物分娩镇痛服务。注意当出现胎膜早破、羊水污染、宫内窒息、胎粪吸入、产程延长等情况时，胎儿感染机会将增加，可预防性使用抗生素，避免感染的发生。

二、新生儿特点及保健

新生儿从母体娩出后，其身体各组织和器官发育尚不成熟，对外界环境变化的适应性和调节性差、抵抗力弱，发病率高、病情进展快、死亡率高。据世界卫生组织（WHO）统计报道，2019 年新生儿死亡占 5 岁以下儿童死亡总数的 47%，其中，近 3/4 在出生后第 1 周内死亡，约 1/3 在生命最初 24 h 内发生死亡。因此，新生儿保健（neonatal health care）重点应在生后 1 周内。

1. 产后 24 h 保健 新生儿娩出后，应迅速为其清除口、鼻腔黏液，保持呼吸道通畅；严格消毒，结扎脐带；准确记录出生时 Apgar 评分、体温、呼吸、心率、体重、身长等情况。预防并及时处理新生儿缺氧、窒息、低体温、低血糖等情况，新生儿室内温度以 20 ~ 22℃、湿度以 55% ~ 60% 为宜。

2. 家庭访视（home visit） 儿童保健工作者应在新生儿出院后至 28 天内访视 2 ~ 4 次。根据访视时间分为初访、周访、半月访和月访。低出生体重、早产、双胎、多胎或有出生缺陷的新生儿，根据实际情况增加访视次数。访视内容有以下几方面。

（1）询问：新生儿出生情况、预防接种、喂养情况、二便及睡眠情况，了解新生儿疾病筛查情况等。

（2）观察：生后环境和新生儿面色、哭声、呼吸和反应情况，重点观察新生儿有无黄疸、出生缺陷、皮肤和脐部感染等。

（3）体格检查：包括头颅、前囟、心肺、腹部、四肢、外生殖器等，测量体重、身长、头围，评估生命体征等。

（4）异常处理：及时处理异常，问题严重者应立即就诊。

（5）健康教育：根据新生儿的具体情况，有针对性地对家长进行母乳喂养、保暖、沐浴、脐部护理和常见疾病预防指导。

3. 合理喂养 鼓励母乳喂养，指导母亲采用正确的哺乳方法和技巧。母乳不足或无法进行母乳喂养者，应指导母亲采用科学的人工喂养方法，在喂养中注意儿童粪便的性状及颜色变化。

4. 保暖 新生儿居室应阳光充足，通风良好，温度以 20 ~ 22℃、湿度以 55% ~ 60% 为宜。冬季温度过低时容易使新生儿（尤其是低出生体重儿）体温不升，影响代谢和循环，严重者导致寒冷损伤综合征。因此，应指导家长学会正确使用安全保暖方式，避免烫伤。夏季避免室内温度过高、衣物包被过厚，警惕发生新生儿捂热综合征。

5. 日常护理 指导家长观察新生儿的精神状态、肤色、呼吸、哭声、体温及二便等情况。为新生儿选择柔软、浅色、吸水性强的棉质衣服、被褥和尿布，衣物应宽松、宜穿脱，不妨碍肢体活动。注意脐部护理，保持脐带残端的清洁和干燥。保持皮肤清洁，避免损伤，尿布应及时更换，每次排便后用温水清洗臀部，以防臀红。鼓励母亲多与新生儿交流，轻柔的抚摸及颜色鲜艳的玩具均可促进新生儿感知觉和运动的发育。

6. 预防疾病和事故 新生儿食具应专用并及时消毒；尽量减少与过多外来人员接触；按计划接种卡介苗和乙型肝炎疫苗；出生后 2 周起应口服维生素 D，预防佝偻病；防止因包被蒙头过严、哺乳姿势不当堵塞新生儿口鼻等造成窒息。

知识链接

新生儿疾病筛查

新生儿疾病筛查是指在新生儿期对严重危害新生儿健康的先天性、遗传性疾病施行专项检查，提供早期诊断和治疗的母婴保健技术。

自 2009 年 6 月 1 日起，我国开始实施《新生儿疾病筛查管理办法》，规定全国新生儿疾病筛查病种包括先天性甲状腺功能减退症、苯丙酮尿症等新生儿遗传代谢病和听力障碍。卫生健康部门根据需要对全国新生儿疾病筛查病种进行调整。省、自治区、直辖市人民政府卫生健康行政部门可根据本行政区域的医疗资源、群众需求、疾病发生率等实际情况，增加本行政区域内新生儿疾病筛查病种。如在广西、广东地区增加葡糖 -6- 磷酸脱氢酶（G6PD）缺乏症筛查，在江苏和上海部分地区增加先天性肾上腺皮质增生症（CAH）筛查。

三、婴儿特点及保健

婴儿期是生长发育的第一个高峰期，此阶段婴儿对能量和营养素尤其是蛋白质的需要量相对较多，但消化和吸收功能发育尚不完善，故易出现消化功能紊乱和营养不良等疾病。此外，婴儿从母体获得的免疫力逐渐消失，而自身后天的免疫力尚未产生，故易患肺炎等感染性疾病和传染病。因此，婴儿保健（infant health care）以指导喂养和预防疾病为关键。

1．科学喂养　鼓励和提倡母乳喂养，特别是 4～6 个月的婴儿，部分母乳喂养儿或人工喂养儿首选配方奶粉。6 个月以上进行食物转换，为断奶做准备，同时补充婴儿生长发育所必需的营养素。在食物转换过程中，家长应注意掌握食物转换的原则、婴儿的消化功能，防止发生消化不良和腹泻。

2．日常护理

（1）个人清洁卫生：指导家长为孩子做好面部、眼睛、口鼻、臀部等处的清洁护理。每日早晚为儿童洗脸、洗脚和臀部，勤换衣裤。有条件者定时为婴儿进行沐浴和抚触，促进情感交流。

（2）排尿、便训练：婴儿会坐后可以练习坐盆排尿、排便，每次 3～5 min，训练定时排便。

（3）加强婴儿口腔保健：第一颗乳牙萌出后即开始用指套牙刷或干净的纱布为婴儿清洁牙齿；避免口含奶瓶睡觉，以预防奶瓶龋病；注意吸吮奶嘴的正确姿势和习惯，防止牙颌畸形。

3．户外活动　家长应坚持每日带婴儿进行户外活动，呼吸新鲜空气、晒太阳，以空气浴和日光浴为主，以增强体质，预防佝偻病的发生。家长还应为婴儿提供活动的空间和机会，如让婴儿洗澡时练习踢腿，俯卧时抬头，鼓励爬行和行走，做被动体操等。

4．促进感知觉发育　对 3 个月以下的小婴儿，指导家长选择颜色鲜艳、能够发声的玩具吸引婴儿注意力，播放悦耳柔和的音乐、与婴儿进行目光交流和触摸，促进亲子感情的建立；对 3～6 个月婴儿，适当用温柔的声音表示赞许和鼓励，用严厉的声音表示批评和禁止，培养婴儿分辨声调好坏的能力；对 6～12 个月的较大婴儿，引导其观察周围事物，提高其注意力。

5．预防疾病和事故

（1）定期体格检查并做好生长发育监测，6 个月以内的婴儿每 1～2 个月检查 1 次，7～12 个月的婴儿每 3 个月检查 1 次，高危儿、体弱儿应适当增加检查次数。应用生长发育监测图评价婴儿的生长和营养状况，及时发现婴儿营养不良、营养性缺铁性贫血、佝偻病、微量元素缺乏等疾病，并予以及时的干预和治疗。

（2）婴儿对传染病普遍易感，应指导按计划免疫程序完成基础免疫。

（3）婴儿处于口欲期，应注意预防异物吸入及常见的意外伤害（如窒息、烫伤、中毒等）。

四、幼儿特点及保健

幼儿体格生长发育速度较婴儿减慢，但神经心理发育迅速，运动和语言能力增强，与外界环境接触机会增多，好奇心增强，随着自主性和独立性不断发展，活动范围增加。但该年龄段儿童免疫功能仍不健全，且对危险事物的识别能力差，故感染性和传染性疾病发病率及意外事故发生率仍较高。因此，幼儿期保健重点是预防疾病和意外事故。

1．合理安排膳食　幼儿断奶后，应注意供给种类丰富的食物，满足幼儿每日所需的能量和营养素；同时应注意断奶不断乳，乳类供能不低于总能量的 1/3；每日 5～6 餐适宜。食物烹饪上应做到细软、易于消化吸收，做到多样化和色、香、味兼顾，增进幼儿食欲。

2．日常护理　主要为培养幼儿良好的生活习惯。

（1）饮食习惯：鼓励幼儿独立进食、不吃零食、按时进食，进食时不玩耍、不挑食、不剩食。适当培养幼儿进餐礼仪，如吃饭时不讲话，不将自己喜欢的饭菜拿到自己面前等，家长可给予及时的表扬和鼓励。

（2）排便习惯：训练幼儿自己控制排便，如选择合适的坐便器，衣裤应易穿脱等，家长及时予以鼓励和表扬。

（3）睡眠习惯：培养幼儿良好的睡眠习惯，一般每晚睡眠 10～12 h，白天小睡 1～2 次，睡前给予陪伴，增加其安全感。

（4）加强口腔卫生清洁：家长可用指套牙刷或小牙刷帮助幼儿刷牙，早晚各 1 次，指导幼儿养成饭后漱口的习惯，逐步学会自己刷牙；教导幼儿少吃含糖量高的食物，防止龋齿的发生；定期带幼儿做口腔检查。

（5）培养幼儿自我照顾的能力和热爱劳动的习惯，如自己穿脱衣服、收拾玩具、帮助大人拿递东西等，为适应幼儿园生活做准备。

3．促进动作发育和心理社会发育　幼儿 1 岁逐步学会走路，1 岁半后在走稳的基础上培养跑、跳、攀登等能力；通过玩积木、穿珠子、折纸、系纽扣等逐步促进精细动作的发展。指导家长重视与幼儿的语言交流，通过讲故事、唱歌等促进幼儿语言发育。

4．预防疾病和事故

（1）按照计划免疫程序完成有关疫苗的加强免疫，预防传染性疾病。

（2）每 6 个月为幼儿进行健康体检，监测其生长发育，预防营养不良、缺铁性贫血、单纯性肥胖、龋病和视力异常等疾病。

（3）幼儿喜动，好奇心强，但缺少生活经验，容易发生意外事故，故在幼儿接触的环境中应避免有导致异物吸入、烫伤、触电、溺水等的危险因素，不宜使幼儿独自留在家中或独自外出。

五、学龄前期儿童特点及保健

学龄前期是儿童智力发展、特长塑造的关键时期，此期儿童理解力逐渐增强，好奇多问，模仿能力强，但缺乏经验，容易出现意外事故。儿童从家庭过渡到幼儿园集体生活，面临饮食、休息、活动等的习惯养成，需注意对其心理素质和生活自理能力的培养。虽然此期儿童的抵抗力稍增强，但仍易患传染性疾病，且因在集体生活，一旦发生传染病，则极易蔓延。因此，学龄前期儿童保健的重点应注意培养良好的思想品德、行为习惯等。

1．合理营养　此期儿童的饮食种类接近成人，但食品制作要多样化，并做到粗、细、荤、素搭配，补充优质蛋白，保证营养摄入充足且均衡，每日 4～5 餐；培养儿童按时进食、不挑食及良好的就餐礼仪；注意食品卫生和安全就餐。

2．日常护理 培养学龄前期儿童的自理能力。指导家长帮助儿童学会简单的洗脸、刷牙、进食及穿衣等动作，此过程中儿童可能动作缓慢、笨拙，容易出现脾气暴躁，家长应耐心并予以鼓励。

3．促进心理社会发育

（1）培养兴趣和意志品质：适当安排儿童学习手工制作、绘画、弹奏乐器、唱歌和跳舞等，培养他们多方面的兴趣和想象、思维能力，陶冶情操。陪伴儿童参加幼儿园组织的运动会、参观动物园、植物园和博物馆等集体活动，培养儿童关心集体、遵守纪律、团结协作、热爱劳动等好品质。

（2）促进智力发展：学龄前期儿童好学好问，家长应因势利导，耐心回答孩子的问题，并尽可能参与孩子搭积木、绘画、剪贴等复杂性和技巧性游戏、"过家家"等模仿性游戏，培养孩子的动手能力和思维能力。

（3）塑造性格：学龄前期儿童开始产生道德感、美感和理智感，性格与情绪也进一步形成，家长应注意通过自己的言行举止对孩子进行潜移默化的影响，使之形成良好的心理素质和道德品质。同时及时观察孩子是否有吸吮指甲、遗尿、攻击性和破坏性行为，及时引导和纠正。

4．预防疾病和事故

（1）坚持体格锻炼：通过游戏和体育活动，增强儿童体质。

（2）定期体格检查：继续监测生长发育情况，完成加强性的预防接种，防止传染性疾病，特别是水痘、手足口病、细菌性痢疾等。重视视力检查和口腔保健，筛查与矫治先天性远视、近视、龋病等。及时发现儿童某些生理缺陷，如语言不清、口吃等，及时纠正，防止儿童出现自卑等心理。

（3）开展安全教育：儿童活动范围增加，自我防卫能力弱，意外事故发生率高。儿童保健工作者、托幼机构应对家长和儿童开展各种形式的安全教育宣传，并采取相应措施，防止发生溺水、中毒、交通等意外事故。

知识链接

0～6岁儿童眼保健及视力检查服务

国家卫生健康委2021年颁布的《0～6岁儿童眼保健及视力检查服务规范（试行）》规定，根据不同年龄段正常儿童眼及视觉发育特点，结合0～6岁儿童健康管理服务时间和频次，为0～6岁儿童提供13次眼保健和视力检查服务。主要由乡镇卫生院、社区卫生服务中心等基层医疗卫生机构承担。

其中，新生儿期2次，分别在新生儿家庭访视和满月健康管理时；婴儿期4次，分别在3月、6月、8月、12月龄时；1至3岁幼儿期4次，分别在18月、24月、30月、36月龄时；学龄前期3次，分别在4岁、5岁、6岁时。

家长应当定期带孩子到附近社区卫生服务中心或乡镇卫生院，接受儿童健康管理，同时接受眼保健及视力检查服务。

六、学龄期儿童特点及保健

学龄期儿童神经发育迅速，大脑皮质功能发育更加成熟，接近成人。此期是儿童接受科学文化教育的重要时期，对事物具有一定的认知、分析、理解和控制能力，综合能力有所提升。

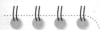

学龄期儿童的机体抵抗力增强，但同伴、学校和社会环境对其影响较大。社会、学校和家庭应密切配合，注意保护学龄期儿童的身心健康，培养新时代"有理想、有道德、有文化、有纪律"的"四有"少年。

1. 培养健康的生活方式

（1）正确的坐、立、行姿势：学龄期是骨骼生长发育的重要阶段，儿童时期骨骼的可塑性很大，不良姿势如写字读书时弯腰、趴在桌面，走路习惯性驼背等，会影响胸廓与脊柱的发育，造成骨骼畸形。因此，儿童站姿、坐姿应挺直，背书包时要双肩背，以避免驼背、脊柱侧弯等疾病。

（2）预防近视：①读写和握笔姿势做到三个"一"（眼离书本一尺、胸部离桌一拳、手指尖离笔尖一寸）；②减少近距离用眼时间，做到保护视力三个"20"法则：20 min 近距离用眼后远眺 20 英尺（约 6 m）外的景物 20 s；③尽量避免接触和使用视频类电子产品，每次 20 min，每天累计不超过 1 h；④增加户外活动时间，每天 2 h 以上在室外活动"目"浴阳光。户外活动接触阳光，能增加眼内多巴胺释放，从而抑制眼轴变长；⑤一旦发现儿童看远处物体时出现模糊、眯眼、频繁揉眼等异常，要到正规医疗机构进行医学验光，并遵医嘱正确矫正。

（3）预防龋齿：学龄期儿童的龋齿发生率较高，要注意口腔卫生，睡前、饭后养成刷牙的习惯，注意饮食卫生。

2. 合理营养　学龄期儿童由于体格生长、心理和智力发展、学习紧张等，需要营养充分而均衡。因此，应提供给儿童多样化食物，鼓励多吃蔬菜、水果和薯类，增加牛奶、鱼、瘦肉、蛋等含铁丰富食物的摄入，避免发生缺铁性贫血。养成良好的饮食习惯，定时、定量地进餐，不挑食、不偏食、不贪食、不吃过多的糖类。家长以身作则，减少吃零食、以饮料代替白开水、经常食用西式快餐、随便在街头购买无卫生保证的食品等行为，鼓励孩子健康饮食。重视学龄期儿童的早餐质量，可用上午课间加餐的方式弥补早餐的不足，以保证其生长发育，有利于保持学习注意力。

3. 加强户外活动　学龄期儿童应加强户外体格锻炼。参加学校体育课的系统体育锻炼（如跑步、球类等活动），寒暑假在家长带领下适当进行游泳、爬山等活动，但应注意安全。体格锻炼不仅能促进儿童体力、耐力的发展，也可清醒头脑、缓解身体疲劳。长期坚持，能够培养学龄儿童坚强的意志，提升儿童身体素质。少年强则国强，儿童青少年体质健康是保持国家旺盛生命力的基石。

4. 重视学龄期儿童心理卫生问题　学龄期儿童认知和心理发展迅速，父母和教师要注意提高孩子的学习兴趣，培养优秀的学习习惯。同时，学龄期儿童对事物开始有独立的看法和思考，家长和教师应尊重儿童的意见，为其提供正确的引导，既要发挥他们的主动性和独立性，又要及时克服其幼稚性和冲动性。另外，部分学龄儿童会对学校不适应，表现为焦虑、恐惧或拒绝上学，家长应及时查明原因，采取相应措施。教师应按照师德师风要求，关心、关爱学生成长。

5. 预防疾病和事故

（1）定期进行健康检查，一般每年体检 1 次，测量身高、体重等生长发育指标，检查牙齿、视力、听力及心理发育有无异常。

（2）学龄期儿童最常发生的意外伤害包括溺水、交通事故以及在活动时受外伤、骨折等，应告知其交通规则和意外事故的防范知识，并通过国家安全学习平台宣传教育，以减少意外的发生。

（3）根据当地防疫要求和传染病发病情况，进行预防接种。

七、青春期儿童特点及保健

青春期是由儿童过渡到成年的时期，是人一生中决定性格、体质、心理、智力发育和发展的关键时期。在身心发育方面具有以下明显特征：①此期是生长发育的第二个高峰期，体格生长迅速，且生殖系统逐渐发育成熟，性激素分泌增加，第二性征明显；②记忆力强，思维能力不断提高，是学习科学文化知识的最好时期，也是人生观、世界观形成的关键时期；③心理与社会适应能力发展相对缓慢，容易出现叛逆与依赖、自信与自卑、闭锁与开放等矛盾心理和行为；④由于性成熟，他们对同龄异性产生好奇与渴望，但受升学压力和传统观念的约束，使他们不能公开，因而产生压抑心理。因此，此期保健重点是保证充足的营养，加强青春期生理和心理卫生教育，促进其身心健康发展。

1. 合理营养 青少年脑力劳动和体力运动增多，对营养的需求增加，而且生长发育迅速，因此需要增加蛋白质、维生素及矿物质（如钙、铁、锌和维生素 A）等营养物质的摄入。鼓励食用新鲜水果、蔬菜、瘦肉和鱼油，保持营养素均衡。青春期应培养良好的饮食习惯，减少依赖零食和"垃圾食品"等高热量、高糖、高盐和高饱和脂肪的摄入，防止肥胖，降低日后患动脉粥样硬化性心脏病的风险。

2. 培养良好的习惯

（1）保证充足的睡眠：起居有时，睡眠充足，以满足此期迅速生长的需要，并保持精力充沛，提高学习效率。家长应起到榜样示范作用，避免在青少年面前出现晚上熬夜、早上不起等不良习惯。

（2）坚持体育锻炼：适量体育运动能促进生长发育、改善心肺功能，可以根据体育测试要求进行跑步、跳绳、跳远、仰卧起坐、游泳等体育活动，早晚各 1 次，每次 1 h 左右，锻炼身体耐力、提高运动速度，同时注意运动安全。

（3）注意青春期个人卫生：女孩子经期应注意饮食和作息规律，避免受凉和剧烈运动，加强会阴部清洁，避免盆浴等。

（4）远离烟酒、毒物：使用多种方法大力宣传吸烟、酗酒、吸毒和药物滥用的危害，通过榜样力量、师长言传身教，强调和教育青少年要开始对自己的生活方式和健康负责。

3. 心理素质教育

（1）言传身教、循循善诱：家长和教师以身作则，加强自身心理状态调适、情绪控制和人格魅力的提升，尊重青少年独立发展的意向和自尊心，主动与青少年沟通和交流，以了解他们的心理变化，给予针对性的指导。

（2）提升青少年自身修养：在青少年择友、社会交往和压力应对方面给予正确引导，既要尊重其选择，又要注意指导其明辨是非；鼓励其参加集体活动，明确自己的角色和责任，逐步培养他们独立自觉、坚强乐观、团结友爱的性格和品质，培养有温度的青少年。

（3）重视性教育：家长、学校和保健人员都有责任对青少年进行性知识教育和性道德教育。如生殖器官的结构与功能、第二性征、月经和遗精等知识，对于青春期的自慰行为如手淫等应给予正确引导，避免进一步发展造成对健康的危害。青少年自制力差，容易受外界不良因素影响，因此，青少年还应获得有关与异性正确交往、怀孕以及性传播疾病的知识，应知晓道德和法律要求，防止发生早恋早婚、荒废学业，甚至触犯法律、走上犯罪道路。

4. 预防疾病和事故 青少年时期应重点防治结核病、风湿病、近视、肥胖、神经性厌食等疾病。一般每年健康体检 1 次。由于青少年神经内分泌调节不稳定、学业压力较大，容易出现痤疮、高血压、自主神经功能紊乱等。应注意预防意外事故如运动创伤、交通事故、溺水、校园欺凌等。尤其是校园欺凌现象，儿童保健工作者、学校和家长应帮助青少年了解校园欺凌的特点及危害，学习相关的法律法规，学会管理情绪，做知法、懂法、守法的好少年。

随堂测 4-1

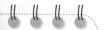

第二节 体格锻炼

　　体格锻炼是促进儿童生长发育、增强体质、增进健康的积极措施。《3～6岁儿童学习与发展指南》指出，"良好的身体、愉快的情绪、强健的体质、协调的动作、良好的生活习惯和基本生活能力是幼儿身心健康的重要标志，也是其他领域学习与发展的基础。"儿童体格锻炼可采取多种形式，应根据其生理解剖特点，结合儿童所处年龄阶段、体质状况和周围环境等选择最恰当的体格锻炼方式。

一、户外活动

　　一年四季均可进行户外活动，儿童在户外活动时，可增强体温调节功能，刺激感觉器官，有助于生长发育和认知交往能力的发展，提高儿童适应外界的能力；适当的日光照射可增强机体抵抗力，预防佝偻病，促进骨骼发育。婴儿出生后应尽早进行户外活动，接触新鲜空气，积极适应外界环境。活动时间应循序渐进，由开始的每日1～2次，每次10～15 min，逐渐延长到1～2 h。冬季户外活动需注意保暖，但不可穿着过多。年长儿除恶劣天气外，应多进行户外活动。

二、皮肤锻炼

（一）三浴锻炼

1. 空气浴　空气浴是一种简单易行的方法，不受地区、季节和物质条件的限制。新鲜空气含氧量高，能促进新陈代谢，利用空气与人体皮肤表面温度之间的差异形成刺激，寒冷的空气可以使交感神经活跃，锻炼呼吸器官和增强心脏活动，以及增强机体适应外界气温变化的能力。对于气温的感受不仅取决于温度，还与空气湿度、气流有关。所以进行空气浴时，同时要注意气温、空气湿度及气流的影响。

　　空气浴锻炼的作用比较缓和，一般儿童均可进行。时间应根据儿童的不同年龄和身体状况确定，可从5 min开始，逐渐增加，最长可达2 h。空气浴最好从夏季开始，逐渐过渡到冬季，这样儿童能适应气温从热到温、再到冷的逐渐过渡。一般先从室内锻炼开始，室内温度不低于20℃，开始时穿衣，逐渐减少至只穿短裤，适应后可转至室外进行。遇有大风、大雨或气温骤降等气候剧烈变化时则不宜进行锻炼。空气浴可与各种活动（如主被动操、游戏、体操、走路等）结合进行。

　　空气浴的注意事项：①根据季节、天气变化和儿童身体情况安排锻炼；②要循序渐进，密切观察儿童锻炼时的反应，如有皮肤发紫、面色苍白、发凉等不适情况，需立即停止；③对于身体特别虚弱，有急性呼吸道疾病、各种急性传染病、急慢性肾炎、化脓性皮肤病、代偿不全的心脏瓣膜病的患儿应禁止锻炼。

2. 日光浴 日光中有两种对人体有益的光线，一种是红外线，可扩张血管，加速血液循环，增强新陈代谢，促进儿童的生长发育；另一种是紫外线，除杀菌作用外，可提高皮肤的防御能力，可使皮肤中的 7- 脱氢胆固醇转变为维生素 D，促进机体对钙、磷的吸收，预防佝偻病的发生，还可以刺激骨髓造血，防止贫血。

在进行日光浴前，应先进行 5 ~ 7 天的空气浴。冬季在室内做日光浴要开窗，满月后可以到户外晒太阳，选择清洁、空气流通但避开强风的地方，尽量露出婴儿皮肤，但要避免阳光直射眼睛。宜饭后 1 ~ 1.5 h 内进行，不宜空腹。夏季适宜在上午 8 ~ 9 时，冬季可在上午 10 ~ 12 时。时间长短要依据儿童年龄和耐受情况来定。日光浴时气温最高为 30℃（阴凉处的气温），最低为 24℃。日光照射时间原则上由短到长。儿童先仰卧，后俯卧。第一次日光浴时间为仰卧 1 min，然后俯卧 1 min；以后每隔 2 天增加仰、俯卧照射时间各 1 min。最后，婴儿及小幼儿可延到 10 ~ 15 min，较大幼儿可延长到 20 ~ 30 min。日光浴后，最好做拭浴和淋浴。

日光浴的注意事项：①要防止阳光直射儿童眼睛。如果太阳光很强，要给儿童带上太阳帽、遮阳镜或选择在树荫下进行，以保护眼睛；②儿童生病时如有发热、严重贫血、心脏病以及消化系统功能紊乱，身体较虚弱时，不宜进行日光浴；③日光浴后要及时喂水；④不要隔着玻璃晒太阳，尽量使阳光直接接触皮肤；⑤过程中要观察儿童反应，如出现脉搏、呼吸加快，皮肤发红、出汗情况，要判断儿童可接受的日光照射强度和时间，若照射后出现虚弱感、大汗淋漓、神经兴奋、睡眠障碍、心搏加速等情况，应减少或停止日光照射。

3. 水浴 水浴是利用水的温差和机械作用来锻炼身体。通过水的刺激，使皮肤血管收缩或舒张，促进血液循环，增强机体体温调节能力。常见的水浴有温水浸浴、拭浴、淋浴和游泳等。可根据儿童的不同年龄和体质选择不同的水浴方法。

（1）温水浸浴：适合于新生儿及婴儿。脐带脱落后即可进行，室温 24 ~ 26℃ 时，水温 35 ~ 37℃，每次浸泡时间 5 ~ 10 min。对于较大的婴儿，最初水温可为 33 ~ 35℃，然后逐渐降低至 28 ~ 30℃。浸浴方式是用一较大的盆盛水，将婴儿半卧于盆中，使其颈部以下身体全部浸入水中，浸浴后，立即用大毛巾包裹好擦干，皮肤以轻度发红为宜，每天如此锻炼 1 次。

（2）拭浴：用于 6 个月以上的婴幼儿，体弱儿也可适用。室温在 20℃ 以上，开始水温 35℃，以后每隔 2 ~ 3 天降 1℃，婴儿可降至 26℃，幼儿可降至 24℃，学龄前儿童可降至 22 ~ 20℃，室温不低于 16 ~ 18℃。选择吸水性强、软硬适合的毛巾或连指手套浸到温度适宜的水中，拧至半干，按照上肢 - 胸背 - 下肢的顺序，做向心方向拭浴，拭毕随即用干毛巾摩擦，至皮肤微红为止。

（3）淋浴：适用于 2 岁以上的儿童。室温在 20℃ 以上，水温开始为 33 ~ 35℃，待儿童适应后，可逐渐将水温降至 26 ~ 28℃，年长儿可降至 24 ~ 26℃。淋浴可使全身绝大部分皮肤同时受到冷水的作用，除水温刺激外，还有水流机械压力的按摩作用，对机体的锻炼作用较强。淋浴时要先冲背部，后冲淋两肋、胸部和腹部，勿冲洗头部，每次冲淋时间为 20 ~ 40 s，浴后用干毛巾擦干，穿好衣服。

（4）游泳：婴幼儿游泳是通过皮肤与水的接触，可促进婴幼儿脑神经生长发育，促进骨骼发育，增进食欲，增加肺活量，提高婴幼儿抗病能力，增加睡眠，减少哭闹，促进亲子情感交流。

婴幼儿游泳适应证：①足月正常分娩的剖宫产、顺产儿；② 32 ~ 37 周分娩的早产儿、低出生体重儿（体重在 2000 ~ 2500 g，住院期间无须特殊处理者）。

婴幼儿游泳禁忌证：①患有婴幼儿疾病需接受治疗者；②小于32周的早产儿，体重低于2000 g的低体重儿。

游泳注意事项：①应在进食后1 h左右进行游泳，时间约10 min；②游泳池水深大于60 cm，必须以婴幼儿足不触及池底为标准；③婴幼儿游泳期间必须专人看护；④气温不低于24℃，水温不低于25℃，开始每次1～2 min，逐渐延长，同时注意观察婴幼儿的皮肤颜色及全身情况；⑤游泳前，先用冷水浸湿头部和胸部，然后将全身浸入水中；⑥游泳时如有寒冷或寒战等不良反应，立即出水，擦干身体，并采取保暖措施。

（二）婴儿抚触

抚触是通过皮肤接受不同力度的刺激，使肌肉得到按摩，让婴儿被动接受锻炼，可促进血液循环及中枢神经系统的发育，促进肌肉及动作协调，改善睡眠质量，促进亲子情感交流，有利于婴儿的健康生长发育。抚触一般在沐浴后进行，每日1～2次，每次10～15 min，在婴儿面部、胸部、腹部、背部及四肢有规律地轻揉，力度适中，以婴儿舒适、合作为宜。

三、体育运动

（一）体操

1. 婴儿被动操　适合于2～6个月的婴儿，在成人的帮助下进行四肢伸、屈运动，可促进婴儿大运动的发育，改善全身血液循环。婴儿饥饿和饱食时不宜做操，最好在哺乳后1 h、清醒状态下进行。动作要轻柔，如婴儿有对抗力量，可以稍等一会，待肢体放松后再做。

婴儿被动操分解步骤如下：

（1）预备姿势：婴儿仰卧，操作者双手握住婴儿的双手，将拇指放在婴儿手掌内使婴儿握拳（图4-1A）。

（2）两手胸前交叉：两臂左右张开，然后两臂胸前交叉，做两个八拍（图4-1B）。

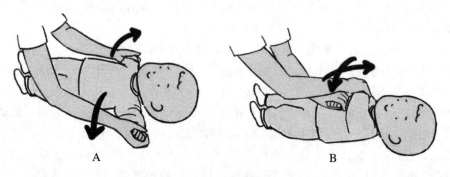

图4-1　两手胸前交叉

（3）伸屈肘关节：向上弯曲左臂肘关节，还原（图4-2）；向上弯曲右臂肘关节，还原；左右交替轮换，做两个八拍。

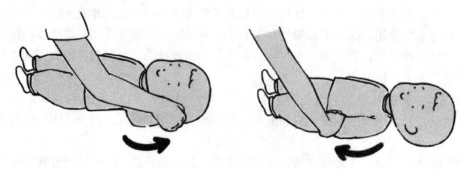

图4-2　伸屈肘关节

（4）肩关节运动：握住婴儿左手，由内向外做圆形的旋转肩关节动作（图4-3），然后握住婴儿右手做与左手相同的动作，做两个八拍。

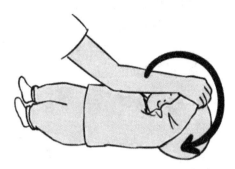

图 4-3 肩关节运动

（5）伸展上肢运动：握住婴儿双手向外展平，然后在胸前交叉，接着握住婴儿双手向上举过头顶，最后掌心向下还原，一共做两个八拍（图4-4）。

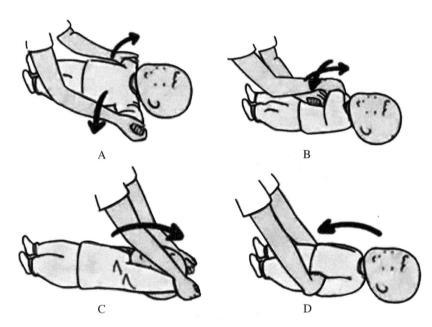

图 4-4 伸展上肢运动

（6）伸屈踝关节：婴儿仰卧，操作者左手握住右脚踝，右手握住右脚，将拇指放在婴儿脚掌脚趾头处。向上屈右侧踝关节，再向下伸还原（图4-5），相同的方法换手伸屈左侧踝关节。

（7）两腿轮流伸屈：婴儿仰卧，操作者两手握住婴儿两小腿，交替伸展膝关节做踏车样动作。左腿屈缩到腹部，然后伸直（图4-6），同法伸屈右腿。

（8）下肢伸直上举：婴儿仰卧，两腿伸直平放，操作者两手掌心向下，握住婴儿两膝关节，将两下肢伸直上举90°，再慢慢还原（图4-7）。

（9）转体、翻身：婴儿仰卧，操作者一手扶婴儿胸部，另一手垫于婴儿头颈肩部，帮助婴儿从仰卧转体为侧卧，或从仰卧到俯卧再转为仰卧（图4-8）。

2. 婴儿主动操 18个月～3岁的幼儿模仿性强，可配合儿歌或音乐进行有节奏的运动。3～6岁的儿童可进行广播体操和健美操的锻炼，以增进动作的协调，有益于肌肉、骨骼的发育。

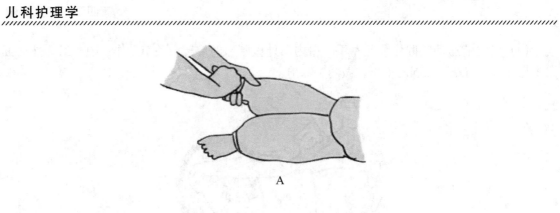

A

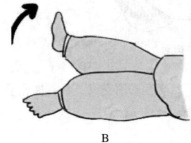

B

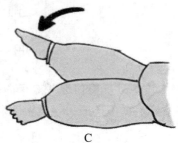

C

图 4-5　伸屈踝关节

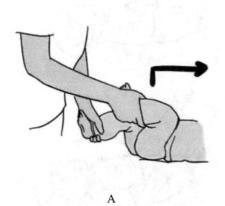

A

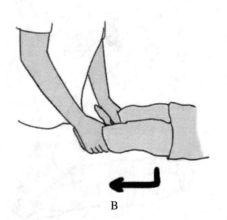

B

图 4-6　两腿轮流伸屈

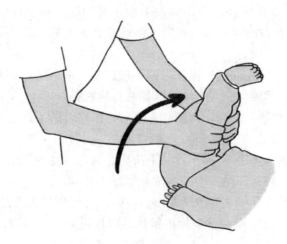

图 4-7　下肢伸直上举

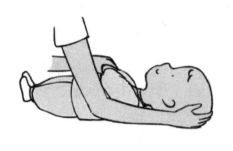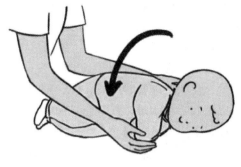

图 4-8 转体、翻身

（二）各种游戏、田径、球类活动

玩滑梯、骑木马、坐转椅、摇旱船等游戏，能锻炼儿童的攀登及平衡运动能力。各种球类活动（如乒乓球、篮球、足球）、滑冰、赛跑、投掷等，有助于锻炼儿童的动作灵活性和协调性。

四、儿童体格锻炼原则及注意事项

1. 循序渐进，持之以恒 根据幼儿的生理特点，逐步提高各种因素对人体的刺激强度，逐步延长锻炼时间，锻炼的方式由简单到复杂，使人体各器官逐渐产生良好适应。

2. 结合年龄，注意个体差异 不同健康状况的儿童选择锻炼的方法、时间、强度应有所区别。如体弱儿的体格锻炼应较健康儿缓慢，时间应短，并要仔细观察。

3. 保证营养供给 体格锻炼会增加热能的消耗，因此，体格锻炼期间应适当增加各种营养素的摄入。注意锻炼强度要符合儿童的年龄特点，时间要有所控制。

4. 要有准备和整理活动 开始做适当的准备活动，运动量逐渐增加，使心血管系统有足够的时间提高其活动水平，同时消除肌肉、关节的僵硬状态，以减少外伤的发生。锻炼后的整理活动可使神经系统由紧张恢复到安静，以防止"运动性休克"的发生。观察儿童对锻炼的反应，如出现不适，应及时采取措施，进行相应调整。

随堂测 4-2

第三节 意外伤害的预防

意外伤害（unintentional injury）是指各种意外事故导致的人体损伤，是一种突发事件，其原因主要包括各种物理、化学和生物因素。2018 年世界卫生组织和联合国儿童基金会报告显示，全球每天有 2000 多名儿童死于伤害，有数以千计的儿童因伤害而致残，意外伤害已成为 0～14 岁儿童伤残和死亡的首位原因。采取及时、正确的预防与护理措施，可减少儿童意外伤害的发生，降低致残率。

一、窒息与异物吸入

（一）原因

1. 窒息的原因 窒息易发生于 3 个月以内的婴儿。如婴儿包裹过严、物品或被褥遮盖住婴儿口鼻、母婴同床捂住婴儿头面部或夜间侧卧喂奶、婴儿溢奶后误吸或呛奶等情况，都易引起婴儿窒息。

2. 异物吸入的原因 儿童异物吸入是最常见的意外伤害之一，常发生于 5 岁以下的儿童。这一时期儿童好奇心强、且缺乏安全意识，易将小物品（如硬币、纽扣、玻璃球、豆类等）塞入口腔或鼻腔。在哭闹、嬉笑或惊吓时进食，易将果冻、软糖、花生、瓜子、果核等异物吸入呼吸道，引起梗阻。此外，不当的喂药方式也可引起异物吸入。

（二）症状表现

异物吸入梗阻时，患儿会立即出现剧烈呛咳、面红耳赤、呼吸不畅。若异物较小，会贴于气管壁，症状可能暂时缓解，但会随呼吸在气管内上下移动，有时也会发生呛咳。若异物较大，可以引起呼吸困难，甚至窒息而死亡。

（三）预防与护理措施

1. 采取必要的保护措施，消除可能的安全隐患。教育儿童照顾者"放手不放眼"，婴儿与母亲分床睡，做到婴儿床上无杂物，以防身体或物品捂住或遮挡婴儿面部及口鼻，引起窒息。

2. 为儿童选择适宜、安全的食物，不玩危险物品。在婴幼儿牙齿尚未完全萌出前，不宜喂易吸入气道中的食物，如瓜子、花生等坚果类及果冻、葡萄等。3～6岁的儿童，避免其单独玩易进入口鼻腔的硬币、纽扣、玻璃球等物品，妥善保管危险物品。6岁以上儿童，避免吞食学习用具，如笔头、笔帽等，防止造成危险。

3. 创造良好的进食环境，养成良好的饮食习惯。儿童进食时不可对其逗笑、责骂或恐吓，避免食物吸入气管。家长应帮助儿童建立良好的饮食习惯，不将食物含在口中，做到规律进食，细嚼慢咽，保持进餐安静，避免干扰，以良好的行为影响儿童。

4. 正确引导儿童服药。儿童抗拒口服药物时，不可采取强行硬灌的方式，以免引起药物误入气管。可通过鼓励或者物质奖励等方式引导儿童服药。

5. 一旦发现儿童有异物吸入或呼吸道异物梗阻，应及时采取措施或就医。家长应学会识别儿童发生气管异物的症状表现，及时到医院就诊，将异物取出，禁止用喝水、噎食、扒抠等方式，强行将异物取出，以免引起哭闹导致异物被吸入气管。如为呼吸道完全梗阻的儿童，家长应立即采取海姆立克急救法（Heimlich Maneuver），借助胸腔内压力将异物排出。具体操作：家长从背后环抱儿童，双手一手握拳，抵住其肋骨下缘与肚脐之间，另一手握紧握拳的手，从腰部突然向其上腹部施压。利用突然冲击腹部的压力，使膈肌抬高，使肺部残留空气形成一股向上的气流，快速冲入气管／喉部，从而将异物排出。若一次无效，可反复多次进行，直至将异物排出。3岁以下婴幼儿可采取改良版的海姆立克急救法。首先将婴幼儿身体置于救护者前臂，头部朝下，救护者用手支撑住婴幼儿头部及颈部；用另一手掌掌根在婴幼儿背部两肩胛骨之间连续拍击5次。如异物仍未排出，将婴幼儿置于仰卧位，救护者取坐位，并使婴幼儿平躺于救护者两腿上，将手的中指和示指置于婴幼儿剑突与脐之间，并快速向上按压，连续5次，直至异物排出。

二、中毒

（一）原因

中毒是儿童意外伤害的常见原因之一，大部分发生在家中，以年幼儿童多见。引起中毒的常见物质有食物、药物、农药、化学制品、有毒动植物及燃体等。急性中毒是儿科常见的急症之一。

（二）症状表现

毒物进入人体后，与体液、组织相互作用，可引起一系列中毒症状，出现组织代谢和器官功能障碍，常见有胃肠道症状、周围循环灌注不良、呼吸节律及气味异常、意识障碍等症状，严重者可致儿童残疾或死亡。

（三）预防与护理措施

1. 保证儿童食物新鲜与清洁。食物在运输、出售、储存、制作过程中保持新鲜；夏秋季节禁食腐败变质或过期食品；生食的水果与蔬菜要清洗干净。

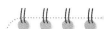

2．安全、妥善保管药物及有毒物品。将药物、日常使用的洗涤制品以及灭虫药、灭蚊药、灭鼠药等剧毒物品放置在儿童不能触及的地方，或将有毒物品单独存放并锁好。家长喂药前要仔细核对药品名称、保质期、用量及用法，切勿给儿童服用变质、标签不清的药物。

3．教育儿童户外安全知识。勿随便采摘不明植物及野果，不触碰有毒的动物，避免将采摘与捡拾的物品放入口中。

4．冬季室内使用燃气、煤炉等取暖设施时，注意保持室内通风。定期检查取暖设备是否有漏气及管道阻塞现象；避免将儿童单独留在有取暖设施的家中。

5．儿童一旦发生中毒，应立即将其送往医院急救。对于急性中毒儿童，家长应争分夺秒，第一时间将其送至医院开展抢救，降低儿童致残率和死亡率。

三、外伤

（一）原因

儿童因活动范围大、缺乏安全意识和自我防护措施、父母监督保护不到位等因素，易发生外伤。儿童常见的外伤类型有跌落伤、切割伤、烧烫伤、电击伤及宠物咬伤，其中跌落伤最为常见。

（二）症状表现

常见外伤有软组织损伤、骨折、头部损伤、胸部损伤、腹部损伤等，常出现肿胀、淤血、疼痛，严重者可出现脑震荡、脑挫伤、颅内出血等；从高空跌落也可造成闭合性胸部或腹部损伤，累及重要脏器，危及生命。

（三）预防与护理措施

1．居家设置安全的防护设施。在阳台、门窗、楼梯、睡床等处加装防护设施，防止发生坠床或跌落。家具边缘安置护角，减少撞伤。室内电源、电器应安放防止触电的保护装置，避免儿童触电。

2．户外活动时加强保护。儿童户外活动如玩滑梯、坐跷跷板、荡秋千、攀爬时，家长应在一旁看护，做到"放手不放眼"。

3．妥善保管危险物品。将尖刀利器、热水壶、热锅等放在儿童不能触及的地方，避免发生切割伤和烫伤。儿童最好远离厨房，避免被开水、热油、热汤等烫伤。指导家长正确使用热水袋。洗澡时，应先放置冷水，再加热水，检测水温。

4．教会儿童与宠物保持安全距离。家长应教育儿童不接近和招惹不熟悉的动物，加强对儿童的看护，避免宠物咬伤或抓伤儿童。

5．教会家长简单的家庭急救方法，如简单适用的止血方法、包扎方法、伤口消毒与简单处理等。

四、溺水与交通事故

（一）原因

溺水是夏秋季节常见的儿童意外伤害，包括儿童失足落井或不慎跌入水缸、游泳池淹溺等。交通事故伤是我国 2～17 岁儿童常见的死亡原因，常见原因有违规乘坐机动车、不遵守交通规则等。

（二）症状表现

溺水最主要的表现是窒息。程度轻者出现面色苍白、头痛、咳嗽、咳粉红色泡沫痰、呼吸急促、胸痛；严重者则有昏迷、面色青紫、颜面肿胀、眼球充血、口腔和鼻腔充满血性泡沫样液体或泥污、四肢冰冷、烦躁不安或抽搐。交通事故伤因损伤轻重程度不同，表现也存在差异，交通事故中的撞击受力易造成儿童头部等重要器官严重损伤，严重者可致死。

（三）预防与护理措施

1. 儿童应远离公路、河塘，以免发生交通事故和溺水。农村房屋周边的水缸、粪池应加盖，以免儿童不慎跌入。夏季儿童应在家长陪同下游泳，且应穿好救生衣，不可擅自到不安全水域游泳、玩耍。

2. 教育家长安全驾驶，保护儿童安全。12 岁以下儿童乘坐机动车时，应使用儿童安全座椅或系好安全带。教育儿童遵守交通规则，走人行道，勿在马路上玩耍。

3. 溺水或交通事故发生后及时采取抢救措施，争分夺秒抢救。溺水后应及时清除口鼻中的水和泥沙，保持呼吸道通畅，立即采取措施清除胃和肺内的积水。若伤者呼吸、心搏停止，应立即进行胸外心脏按压和口对口人工呼吸，并及时拨打"120"急救电话，送往医院进行急救。

知识链接

儿童意外伤害的风险评估

通过风险矩阵法，对儿童意外伤害风险的类型等级进行评估。风险矩阵法从风险发生的可能性和严重性两个维度来评价风险等级。具体包括五个步骤：第一，构建风险矩阵，确定风险栏、概率栏、影响栏。以 Haddon 模型为指导，通过文献检索，确定风险等级判断矩阵。第二，确定专家筛选标准，选择专家。第三，评估风险等级。通过专家函询，将意外伤害类型的重要性和严重性平均值纳入二维矩阵表，评估相应意外伤害类型的风险等级。第四，评估专家内部一致性。采用 Kendall 协调系数（KCC）判断不同专家对不同年龄段各个具体类型伤害风险发生的可能性。第五，计算风险等级及 Borda 序值，明确关键风险。为开展儿童意外伤害风险评估提供参考。

第四节　计划免疫

儿童计划免疫（planned immunization）是指根据对传染病疫情监测和儿童免疫特点的分析，按照规定的免疫程序，有计划、有目的地将生物制品接种到儿童体内，以提高儿童免疫水平，达到预防、控制乃至最终消灭相应传染病的目的。预防接种是计划免疫的核心，有效的预防接种是提高易感儿童特异性免疫力、控制传染病流行和降低传染病发病率的重要环节。

一、免疫类型与常用生物制剂

（一）免疫类型

免疫是机体的一种生理性保护反应，包括非特异性免疫和特异性免疫（图 4-9）。特异性免疫包括主动免疫和被动免疫。主动免疫是利用抗原刺激，使机体自身产生抗体的方法。主动免疫对随后的感染有高度抵抗的能力，可通过疾病病原体本身或通过免疫接种（使用已被杀死的或弱化的疫苗或类毒素）产生。免疫需经过几天、几个星期或更长时间才能出现，但能长久甚至终生保持，且通过注射所需抗原很容易再活化。被动免疫是机体通过被动接受抗体、致敏淋巴细胞或其产物所获得的特异性免疫能力。其特点是效应快，不需经过潜伏期，一经输入，可立即获得免疫力，但维持时间短，主要用于应急预防和治疗。

（二）常用生物制剂

1. 主动免疫制剂　统称为疫苗（vaccine），按其生物性质可分为以下几类。

（1）灭活疫苗：是细菌、病毒或立克次体的培养物，经化学或物理方法灭活制成，使之

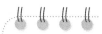

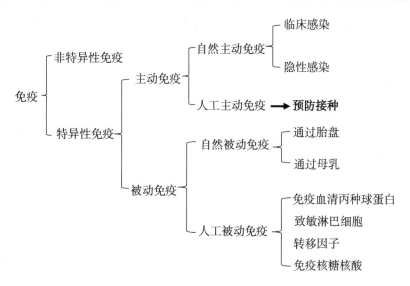

图 4-9 免疫类型

完全丧失对原来靶器官的致病力，而仍保存相应抗原的免疫原性，如甲肝疫苗。

（2）减毒活疫苗：将病原微生物在人工培育的条件下，使其丧失致病性，但仍保留一定的剩余毒力、免疫原性和繁衍能力，如麻腮风疫苗。

（3）类毒素疫苗：通过取出病原体的毒素，削弱其毒性或进行无毒化处理的疫苗，如破伤风类毒素疫苗。

（4）多糖疫苗：对细菌中引起特异性保护作用的多糖进行提取纯化，产生特异性的抗原疫苗。如脑膜炎双球菌、流感嗜血杆菌中的多糖成分经提取后可制成多糖疫苗。

（5）组分疫苗（亚单位疫苗）：从细菌或病毒培养物中，以生物化学和物理方法提取纯化有效特异性抗原制成的疫苗，如流感疫苗。

（6）基因工程疫苗：用基因工程方法或分子克隆技术制成疫苗，使其成为不带毒力相关基因的基因缺失疫苗，如乙肝疫苗。

2. 被动免疫制剂　包括免疫球蛋白、抗毒素及抗血清。此类制剂来源于动物血清，注射后易引起过敏反应或血清病，重复使用时需谨慎注意。

二、儿童免疫程序

儿童免疫程序是指儿童应遵照国家卫生健康委对疫苗接种的先后顺序及要求，完成相关疫苗的接种工作。国家对儿童实行疫苗规划内免费预防接种制度，医疗机构、疾病预防控制机构与儿童的监护人应当相互配合，保证儿童按时接种。

（一）一类疫苗

一类疫苗是国家卫生健康委规定的纳入免费规划接种的疫苗。2021 年我国卫生健康委疾病预防控制局发布了《国家免疫规划疫苗儿童免疫程序及说明（2021 年版）》，要求适龄儿童必须完成以下疫苗接种：乙肝疫苗、卡介苗、脊灰灭活疫苗 / 脊灰减毒活疫苗、百白破疫苗 /白破疫苗、麻腮风疫苗、乙脑减毒活疫苗 / 乙脑灭活疫苗、A 群流脑多糖疫苗 /A 群 C 群流脑多糖疫苗、甲肝减毒活疫苗 / 甲肝灭活疫苗等（表 4-1）。此外，在重点地区对重点人群进行出血热疫苗接种；发生炭疽、钩端螺旋体病疫情或发生洪涝灾害可能导致钩端螺旋体病暴发流行时，对重点人群进行炭疽疫苗和钩端螺旋体疫苗应急接种。

1. 乙肝疫苗　利用现代基因工程技术，由重组酵母表达的乙型肝炎病毒表面抗原（HBsAg），经纯化加佐剂吸附后制成。按"0-1-6 个月"程序共接种 3 剂次，肌内注射。注意：①HBsAg 阳性产妇所生新生儿，可按医嘱肌内注射 100 IU 乙肝免疫球蛋白，同时在肢体接种

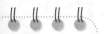

第 1 剂乙肝疫苗；②HBsAg 阳性或不详的产妇所生新生儿建议在出生后 12 h 内尽早接种第 1 剂乙肝疫苗；③危重症新生儿，如出生体重＜1500 g、严重出生缺陷、重度窒息、呼吸窘迫综合征患儿，应在生命体征平稳后尽早接种第 1 剂乙肝疫苗；④母亲为 HBsAg 阳性的儿童接种最后一剂乙肝疫苗后 1～2 个月进行 HBsAg 和乙肝病毒表面抗体（抗 -HBs）检测，若发现 HBsAg 阴性、抗 -HBs 阴性，可再按程序接种 3 剂次乙肝疫苗。

2. 卡介苗 用无毒牛型结核分枝杆菌悬液制成不加防腐剂的活菌苗，用于预防结核病。出生时接种，皮内注射。注意：①胎龄＞31 周的早产儿且医学评估稳定后，可以接种卡介苗；胎龄≤31 周的早产儿，医学评估稳定后可在出院前接种。②有明显结核病接触史者或 3 个月以上儿童和成年人，接种前应做结核菌素试验，阴性者接种。③接种 6～8 周后，结核菌素试验阳性。④未接种卡介苗的 3 月龄以下儿童可直接补种，4 岁以上儿童不予补种；3 月龄～3 岁儿童对结核菌素纯蛋白衍生物或卡介菌蛋白衍生物试验阴性者，应予补种。

3. 脊髓灰质炎（脊灰）灭活疫苗（IPV）、脊灰减毒活疫苗（bOPV） IPV 有效成分包括：脊髓灰质炎病毒Ⅰ型、Ⅱ型、Ⅲ型灭活疫苗。bOPV 有效成分包括：脊髓灰质炎病毒Ⅰ型、Ⅲ型减毒活病毒。共接种 4 剂，其中 2 月龄、3 月龄各接种 1 剂肌内注射 IPV，4 月龄、4 周岁各接种 1 剂口服 bOPV。注意：①糖丸用少量冷开水融化，服前、服后半小时至 1 h 不能喝热水或吃母乳；②免疫缺陷病或接受免疫抑制剂治疗期间，发热、腹泻（＞4 次 / 日）、急性传染病期暂不服用；③若未满 4 岁的儿童未达到 3 剂，应补种完成 3 剂；若 4 岁及以上儿童未达到 4 剂，应补种完成 4 剂。补种时遵循先 IPV、后 bOPV 的原则。两剂次间隔不短于 28 天。对于补种后满 4 剂次脊灰疫苗接种的儿童，可视为完成脊灰疫苗全程免疫。

4. 百白破疫苗（DTaP）、白破疫苗（DT）、百日咳菌苗及白喉、破伤风类毒素 主要预防百日咳、白喉及破伤风。共接种 5 剂次，肌内注射。其中 3、4、5、18 月龄各接种 1 剂 DTaP，6 周岁接种 1 剂 DT。注意：①3 月龄～5 周岁未完成 DTaP 规定剂次的儿童，需补种未完成的剂次，前 3 剂每剂间隔不短于 28 天，第 4 剂与第 3 剂间隔不短于 6 个月；②6 周岁及以上儿童补种：接种 DTaP 和 DT 累计小于 3 剂的，用 DT 补齐 3 剂，第 2 剂与第 1 剂间隔 1～2 个月，第 3 剂与第 2 剂间隔 6～12 个月；DTaP 和 DT 累计≥3 剂的，若已接种至少 1 剂 DT，则无需补种；若仅接种了 3 剂 DTaP，则接种 1 剂 DT，DT 与第 3 剂 DTaP 间隔不短于 6 个月；若接种了 4 剂 DTaP，但满 7 周岁时未接种 DT，则补种 1 剂 DT，DT 与第 4 剂 DTaP 间隔不小于 12 个月。

5. 麻腮风疫苗 麻腮风三联疫苗可用于预防麻疹、流行性腮腺炎、风疹。共接种 2 剂次，皮下注射。8 月龄、18 月龄各接种 1 剂。注意：①注射免疫球蛋白者应间隔不短于 3 个月接种麻腮风疫苗，接种麻腮风疫苗后 2 周内避免使用免疫球蛋白；②开展针对麻疹疫情应急接种时，可根据疫情流行病学特征考虑对疫情波及范围内的 6～7 月龄儿童接种 1 剂含麻疹成分疫苗，但不计入常规免疫剂次。

6. 乙脑减毒活疫苗 乙脑减毒活疫苗主要是利用乙脑病毒所制得的一种疫苗，是预防流行性乙型脑炎的有效手段。共接种 2 剂次，皮下注射。8 月龄、2 周岁各接种 1 剂。注射免疫球蛋白者应间隔不小于 3 个月接种乙脑减毒活疫苗。

7. 乙脑灭活疫苗 预防流行性乙型脑炎。共接种 4 剂次，肌内注射。8 月龄接种 2 剂，间隔 7～10 天；2 周岁和 6 周岁各接种 1 剂。注射免疫球蛋白者应间隔不短于 1 个月接种乙脑灭活疫苗。

8. A 群流脑多糖疫苗（MPSV-A）、A 群 C 群流脑多糖疫苗（MPSV-AC） 属于病毒活疫苗，用于预防 A 群脑膜炎、流行性脑脊髓膜炎。接种 2 剂次，皮下注射。MPSV-A 6 月龄、9 月龄各接种 1 剂；MPSV-AC 接种 2 剂次，3 周岁、6 周岁各接种 1 剂。注意：①两剂次 MPSV-A 间隔不短于 3 个月；②第 1 剂 MPSV-AC 与第 2 剂 MPSV-A 间隔不短于 12 个月；

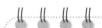

③两剂次 MPSV-AC 间隔不短于 3 年，3 年内避免重复接种；④24 月龄以下儿童，如已按流脑结合疫苗说明书接种了规定的剂次，可视为完成 MPSV-A 接种剂次；⑤儿童 3 周岁和 6 周岁时已接种含 A 群和 C 群流脑疫苗成分的疫苗，可视为完成相应剂次的 MPSV-AC 接种。

9. 甲肝灭活疫苗 甲肝灭活疫苗是用甲型肝炎（简称甲肝）病毒接种人二倍体细胞，经培养、收获、病毒纯化、灭活后，加入铝佐剂制成，属于甲肝疫苗的一种类型，主要用于预防甲肝。共接种 2 剂次，肌内注射，18 月龄和 24 月龄各接种 1 剂。注意：①如果接种 2 剂次及以上含甲肝灭活疫苗成分的联合疫苗，可视为完成甲肝灭活疫苗免疫程序；②出生且未接种甲肝疫苗的适龄儿童，如果使用甲肝灭活疫苗进行补种，应补齐 2 剂甲肝灭活疫苗，接种间隔不短于 6 个月。

表4-1 儿童计划免疫程序

疫苗名称	接种月（年）龄	接种剂次	接种部位	接种途径
乙肝疫苗	0 月、1 月、6 月	3	上臂三角肌	肌内注射
卡介苗	出生时	1	上臂三角肌中部略下处	皮内注射
脊灰灭活疫苗	2 月、3 月	2	上臂三角肌	肌内注射
脊灰减毒活疫苗	4 月、4 岁	2		口服
百白破疫苗	3 月、4 月、5 月、18 月	4	上臂外侧三角肌	肌内注射
白破疫苗	6 岁	1	上臂三角肌	肌内注射
麻腮风疫苗	8 月、18 月	2	上臂外侧三角肌下缘	皮下注射
乙脑减毒活疫苗	8 月、2 岁	2	上臂外侧三角肌下缘	皮下注射
乙脑灭活疫苗	8 月（2 剂次）、2 岁、6 岁	3	上臂外侧三角肌下缘	肌内注射
A 群流脑多糖疫苗	6 月、9 月	2	上臂外侧三角肌	皮下注射
A 群 C 群流脑多糖疫苗	3 岁、6 岁	2	上臂外侧三角肌	皮下注射
甲肝减毒活疫苗	18 月	1	上臂外侧三角肌	皮下注射
甲肝灭活疫苗	18 月、2 岁	2	上臂外侧三角肌	肌内注射

（二）二类疫苗

二类疫苗是指由公民自费并且自愿受种的其他疫苗，如水痘疫苗、轮状病毒疫苗、肺炎疫苗、流感疫苗、狂犬病疫苗等。

三、预防接种的准备与注意事项

（一）预防接种的准备

1. 环境准备 选择光线明亮、空气新鲜、色调柔和、温度适宜的场所进行预防接种，设置观察室，可配备电视动画片、儿童玩具等。

2. 物品准备 准备预防接种用物，包括疫苗、消毒注射用具、氧气、急救药品（如肾上腺素、尼可刹米等）。

3. 心理护理与人文关怀 了解不同年龄阶段儿童心理特点与需求，接种前与儿童沟通，采取适宜方式进行心理疏导，减轻儿童紧张、恐惧情绪。做好家长工作，取得协作与配合，并说明疫苗的副作用、注意事项，以便观察处理。

（二）注意事项

1. 严格执行计划免疫程序 严格查对预防接种证，核对儿童接种时间、间隔及次数。接种活疫苗后需间隔 4 周，接种灭活疫苗后需间隔 7 ~ 10 天，可接种其他疫苗。及时做好记录与预约下次接种时间。

2．严格执行查对制度与无菌操作 严格查对姓名、年龄、疫苗名称、剂量、有效期、疫苗储存方式、用药途径及疫苗瓶有无破损及裂痕、疫苗有无变质等。接种过程中，严格无菌操作，活疫苗仅用 75% 乙醇消毒，以免活疫苗被碘酊杀死。严格按规定剂量注射。疫苗瓶开启后，应在 2 h 内用完，剩余活疫苗应烧毁。

3．掌握预防接种的禁忌证 一般禁忌证包括急性疾病的发病期或恢复期，或处于某种慢性疾病的急性发作期，过敏体质，免疫功能不全，神经系统疾患如癫痫、癔症、脑炎后遗症等，应在医生的指导下，谨慎接种疫苗。某些疫苗还有特殊的禁忌证，如发热或 1 周内每日腹泻达到 4 次的儿童禁用脊髓灰质炎疫苗；有抽搐史者禁用百日咳菌苗；近 1 个月内注射过丙种球蛋白者，不能接种活疫苗。

4．预防接种后留观 接种后应在观察室留观满 30 min 后，无不良反应再离开。若发生不良反应，应及时处置与抢救。

5．其他 乙肝疫苗第 2 剂与第 1 剂间隔应不短于 28 天，第 3 剂与第 2 剂间隔应不短于 60 天，第 3 剂与第 1 剂间隔不短于 4 个月。脊髓灰质炎减毒活疫苗糖丸用冷开水送服，服用前、后 1 h 内不能饮热水或吃母乳。接种人免疫球蛋白者，应间隔 3 个月以上再接种甲肝减毒活疫苗，以免影响免疫效果。

随堂测 4-3

四、预防接种的反应与处理

疫苗在诱导人体免疫系统产生对特定疾病的保护力的同时，由于其生物学特性和人体的个体差异（如健康状况、过敏性体质、免疫功能不全、精神因素等），有少数接种者会发生不良反应。

（一）一般反应

1．局部反应 主要为一过性反应，部分儿童在接种疫苗后数小时至 24 h 内接种部位会发生局部红肿浸润，并伴有轻度肿胀和疼痛。一般红肿平均直径 0.5 ~ 2.5 cm 者，称为弱反应；直径 2.6 ~ 5.0 cm 者，称为中反应；直径 5.0 cm 以上者，称为强反应。个别儿童除红肿外，可能有局部淋巴结肿大或淋巴结炎，即使肿胀的红晕直径不超过 5.0 cm，但伴有淋巴结炎或淋巴管炎，也属强反应。此种反应一般 24 ~ 48 h 消退，很少持续 3 ~ 4 天。皮内接种卡介苗后 2 周左右局部出现红肿，4 ~ 5 周出现直径 0.5 cm 以下的浅表溃疡及同侧腋下淋巴结肿大，直径在 1.0 cm 以下，一般在 2 个月左右结痂。处理方法：一般不需要任何处理，适当休息即可恢复正常。较重的局部炎症可用毛巾湿热敷，每日数次，每次 10 ~ 15 min，可消肿，减少疼痛。卡介苗局部反应不可热敷。

2．全身反应 属于迟发性反应，部分儿童于接种灭活疫苗后数小时或 24 h 左右出现体温升高，一般持续 1 ~ 2 天。体温 37.1 ~ 37.5℃ 称为弱反应，体温 37.6 ~ 38.5℃ 称为中反应，体温 38.6℃ 以上称为强反应。注射减毒活疫苗后，发热反应时间出现稍晚，个别儿童接种麻腮风疫苗或口服脊髓灰质炎减毒活疫苗后 5 ~ 7 天会出现短暂的发热，但很快退热。除发热外，部分儿童可能出现头痛、眩晕、乏力或周身不适等毒性反应，一般持续 1 ~ 2 天。也有少数儿童接种当天出现胃肠道症状。处理方法：加强观察，一般不需任何处理，适当休息，多喝白开水，注意保暖。全身反应严重者可对症处理，高热、头痛时给予解热镇痛药；恶心、呕吐时给予维生素 B_6，慎用硫酸阿托品。高热不退或伴有其他并发症者，则应密切观察病情，必要时送医院观察治疗。

（二）异常反应

合格的疫苗在实施规范接种过程中或接种后造成受种者机体组织器官、功能损害，相关各方均无过错的药品不良反应称为预防接种异常反应。异常反应的发生率极低，病情相对较重，多需要临床处置。绝大多数的异常反应经过临床治疗后不留永久性损害。

1.过敏性休克 患儿在注射后数分钟至 30 min 内（个别可达 1~2 h）出现眩晕、全身发痒、全身红疹或水肿，随后出现胸闷、气急、面色苍白、呼吸困难，甚至喉头水肿、四肢发冷、脉搏细速、血压下降、昏迷等，如救治不当可致死亡。

抢救措施：应立即将患儿平卧，置于头低位，安静、注意保暖。立即皮下注射 1∶1000 肾上腺素，如 15~30 min 后血压仍不升高，可静脉注射地塞米松，或静脉注射阿托品，必要时每隔 15~30 min 重复应用，呼吸困难者给予氧气吸入，病情稍稳定后，应迅速转至医院抢救。

2.过敏性皮疹 以荨麻疹最为常见，一般接种后数小时至数天内发生，皮疹大小不等，色淡红或深红，皮疹周围呈苍白色，压之褪色，边缘不整齐。皮疹反复或成批出现，此起彼伏，速起速退，消退后不留痕迹。严重者融合成片，有剧烈痒感。过敏性皮疹大多预后良好，使用抗过敏药物可治愈。轻症者可口服抗组胺药物如扑尔敏、盐酸西替利嗪。重症者静脉给予 1∶1000 肾上腺素，吸氧。也可使用肾上腺皮质激素，同时使用维生素 C 和葡萄糖酸钙。

3.过敏性紫癜 预防接种后，机体对某些致敏物质（生物制剂）发生以小血管炎为主要病变的Ⅲ型变态反应，引起毛细血管通透性和脆性增加。一般于接种疫苗后 1~7 天在接种部位出现紫癜，多为对称性分布，以双下肢、双膝关节以下多见，也可见于双上肢、臀部。紫癜分批出现，多于 1~4 周自然消退。可给予大剂量维生素 C，改善血管脆性，也可应用糖皮质激素。严重者联合应用糖皮质激素和免疫抑制剂治疗。

4.扩散反应 免疫功能缺陷或功能低下者，接种减毒活菌（疫）苗后，可扩散为全身感染，如口服脊髓灰质炎减毒活疫苗引起脊髓灰质炎，接种卡介苗可发生粟粒性结核。

（三）偶合症

偶合症是指受种者正处于某种疾病的潜伏期，或存在尚未发现的基础疾病，接种后巧合发病（复发或加重）。偶合症的发生与疫苗本身无关。疫苗接种率越高、品种越多，发生偶合症的概率就越大。

小 结

儿童保健是实施"健康中国"战略的重要内容和抓手。儿童保健的服务对象是从胎儿期到青春期的儿童，按照全生命周期和三级预防的理念，关注不同年龄阶段儿童生长发育特点，提供连续的服务与管理。其中，科学的体格锻炼是促进儿童生长发育、增强体质、增进健康的积极措施。

儿童计划免疫是指根据对传染病疫情监测和儿童免疫特点的分析，按照规定的免疫程序，有计划、有目的地将生物制品接种到儿童体内，以提高儿童免疫水平，达到预防、控制乃至最终消灭相应传染病的目的。目前我国实施的计划免疫程序要求儿童必须接种的疫苗有：乙肝疫苗、卡介苗、脊髓灰质炎疫苗、百白破疫苗、麻腮风疫苗、乙脑减毒活疫苗、A 群流脑多糖疫苗、甲肝减毒活疫苗等。在接种前必须详细评估儿童是否有接种禁忌证，严格按照操作规程进行接种，接种后观察有无异常反应（过敏性休克、过敏性皮疹、过敏性紫癜、扩散反应）。

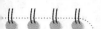

思考题

1．不同年龄阶段儿童保健的特点以及保健措施有哪些？

2．儿童体格锻炼的方法有哪些？每种体格锻炼的适用对象包括哪些？

3．简述儿童窒息的预防与护理措施。

4．婴儿，男，4个月。妈妈带其到社区卫生服务站接种疫苗。

请回答：

（1）应该为患儿接种什么疫苗？

（2）作为预防接种护士，应做哪些准备？如何接种？

（3）接种疫苗20 min后，患儿出现发热，随后烦躁不安、四肢湿冷、脉搏细速。作为责任护士，针对该患儿目前病情应采取的救护措施有哪些？

（朱丽丽　张　慧）

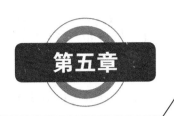

第五章　　　儿童营养与喂养

第五章数字资源

导学目标

通过本章内容的学习，学生应能够：

◆ **基本目标**

1. 概述儿童能量和营养素的需要。
2. 解释儿童营养素需求特点及对机体的意义。
3. 描述母乳喂养、部分母乳喂养、人工喂养的概念，并列举母乳喂养的优点。
4. 正确计算不同月龄、体重婴幼儿所需奶量。
5. 指导儿童家长正确添加婴幼儿的换乳期食品。
6. 评估不同年龄的儿童膳食特点及营养状况。

◆ **发展目标**

综合运用婴儿喂养的护理方法，指导家长对婴儿进行科学喂养。

◆ **思政目标**

1. 培养专研科学的意识和兴趣，以及崇尚科学的精神。
2. 弘扬孝顺父母的传统美德。

第一节　能量与营养素要求

儿童营养（child nutrition）是指儿童获得和利用食物，供给机体能量和营养素，以保证机体维持生命、进行正常生理活动和生长发育的需要。食物中经过消化吸收和代谢能够维持生命活动的物质称为营养素（nutrients）。营养素分为宏量营养素（蛋白质、脂类和糖类）、微量营养素（矿物质、维生素）及其他膳食成分（膳食纤维和水）。

儿童时期，特别是出生前 3 个月至生后 3 岁是脑发育的关键时期，也是智能发育的重要阶段，此期的营养更加重要。葡萄糖是脑细胞营养的主要能量来源（约占总热能的 1/2），脂类对髓鞘的形成具有重要作用，另外，各种维生素（尤其是 B 族维生素）和矿物质（如锌、铁、钙、磷等）均参与脑的代谢活动，对脑的发育和功能完善起着十分重要的作用。因此，根据儿童生理特点，提供合适的营养种类和摄入量是促进其健康成长的重要环节之一。

一、能量的需要

人体的一切生命活动都需要消耗能量，能量缺乏或过剩均对身体健康不利。儿童所需要的能量主要依靠蛋白质、脂类和糖类三大营养素供给，它们在人体细胞内经生物氧化的产能分别为：蛋白质 16.8 kJ/g（4 kcal/g）、脂类 37.8 kJ/g（9 kcal/g）、糖类 16.8 kJ/g（4 kcal/g）。儿童对能量的需要主要包括基础代谢、食物的热力作用、生长发育、活动消耗和排泄消耗五个方面。

（一）基础代谢

基础代谢是指在清醒、安静、空腹状态下，处于 18 ～ 25℃环境中人体维持基本生理活动所需要的最低能量。通常婴幼儿的基础代谢率（basal metabolism rate，BMR）高于成人，基础代谢的需要占总能量需要的 50% ～ 60%，约为每日 230 kJ（55 kcal）/kg，以后随着年龄增长，用于基础代谢所需能量逐渐减少，7 岁时每日需 184 kJ（44 kcal）/kg，12 岁时的需要量接近成人，每日需 126 kJ（30 kcal）/kg。此外，由于儿童年龄不同，各器官在基础代谢中所占比例也存在差异。如脑代谢在婴儿时期占基础代谢的 30%，而成人只占 25%。

（二）食物的热力作用

食物中的营养素除了为人体提供能量外，本身在消化、吸收过程中也会出现能量消耗额外增加，即食物代谢过程中所消耗的能量，称为食物的热力作用（thermic effect of food，TEF）。不同营养素产生的热力作用不同，蛋白质的热力作用最大，约占本身所产能量的 30%，而脂类为 4%，糖类为 6%。婴儿时期食物中蛋白质含量较高，占总能量的 7% ～ 8%，而混合膳食的年长儿所需仅占 5% 左右。根据能量需要计算儿童的食物摄入量时，这种特殊的能量消耗应计算到总的能量需求中。

（三）生长发育

生长发育消耗能量为儿童期所特有，与生长速度成正比。生长发育在婴儿期和青春期达到高峰，能量的需要也最多。如能量供给不足，则生长发育就会延迟甚至停滞。婴儿期用于生长发育的能量为每天 126 ～ 167 kJ（30 ～ 40 kcal）/kg，占总能量需要的 25% ～ 30%。以后逐渐减少，至青春期再次增加。

（四）活动消耗

活动消耗与儿童体格大小、活动强度及持续时间有关，个体差异较大。小婴儿除啼哭、哺食外，活动较少，故消耗能量相对较少；睡眠少、爱哭闹、活动多的儿童，比安静的儿童能量消耗高 3 ～ 4 倍。婴儿需 63 ～ 84 kJ（15 ～ 20 kcal）/（kg·d），12 ～ 13 岁儿童约需 126 kJ（30 kcal）/（kg·d）。当能量摄入不足时，儿童首先表现为活动减少。

（五）排泄消耗

排泄消耗指食物在体内不能被完全消化吸收，残余部分排出体外所损失的能量。混合喂养的婴幼儿此项损失不超过总能量的 10%，腹泻或胃肠道功能紊乱时能量丢失增加。

以上五方面能量的总和即构成能量的总需要量。可根据儿童年龄、体重及生长速度估计每日所需的能量，但总能量的需求存在较大的个体差异。方便起见，常用下列方法进行估算：1 岁以内婴儿平均每日所需总能量 420 kJ（100 kcal）/kg，以后每增加 3 岁减少 42 kJ（10 kcal）/kg，至 15 岁时为 250 kJ（60 kcal）/kg。

二、营养素的需要

（一）宏量营养素

1. 蛋白质 儿童处于生长发育阶段，蛋白质的主要功能不是供给能量，当摄入的热量不足时，也可作为能量来源，占总能量的 8% ～ 15%。

人体的蛋白质由 20 多种氨基酸组成，其中在人体内不能合成、必须由食物供给的称为必需氨基酸。儿童除需与成人相同的 8 种必需氨基酸外（赖氨酸、色氨酸、苯丙氨酸、甲硫氨酸、苏氨酸、异亮氨酸、亮氨酸、缬氨酸），还比成人多一种，即组氨酸。含必需氨基酸种类和数量多的，且配比合适，又易于消化的蛋白质为优质蛋白。一般动物蛋白质优于植物蛋白

随堂测 5-1

质，尤以乳类和蛋类为优，肉、鱼、禽、肝等蛋白质的生物利用率也较高；植物中豆类蛋白质生物利用率较高，且因富含赖氨酸而更优于其他谷物。两种或两种以上食物蛋白质混合食用后，其中所含的必需氨基酸互相补充，可以提高蛋白质的生物利用率，称蛋白质互补作用，如米、面食品与大豆混合食用后可以提高食物中赖氨酸和甲硫氨酸的含量。

婴幼儿时期生长发育旺盛，需要的蛋白质比年长儿和成人多，婴幼儿食物中应有50%以上的优质蛋白质。母乳蛋白质生物学价值高，吸收率高达90%，因此，母乳喂养的婴儿每日蛋白质需要量为2 g/kg；牛乳蛋白质生物学价值略低，故牛乳喂养者需3.5 g/kg；植物蛋白质的利用率更低，全靠植物蛋白质供给营养的婴儿每日需4 g/kg。1岁以后儿童蛋白质需要量逐渐减少，直到成人的每日蛋白质需要量1.1 g/kg。

儿童若长期缺乏蛋白质，处于负氮平衡，可出现营养不良、贫血、生长发育迟缓、智力发育障碍、感染及水肿等，严重者可导致死亡。但摄入过多蛋白质可出现便秘、食欲下降、肾负担增加、蛋白热等。

2. 脂类　脂类是脂肪、胆固醇和磷脂的总称，是机体的第二主要供能营养素，也是构成人体细胞的重要成分，如细胞膜和神经细胞都含有脂肪酸和磷脂等。脂肪还能减少机体散热，保护脏器功能，协助脂溶性维生素的吸收，提供人体不能合成、必须由食物供给的必需脂肪酸。脂类也是神经系统发育必不可少的物质，尤其对髓鞘的形成和脑功能的发育起着至关重要的作用。食物中必需脂肪酸缺乏会影响人体的正常功能，表现为皮肤角化、伤口愈合不良、生长停滞、生殖能力减退、心肌收缩力降低、免疫功能下降和血小板凝集障碍等。脂肪由膳食供应，脂肪所提供的能量占婴儿摄入总能量的35%～50%，随年龄的增长，脂肪占总能量的比例下降，年长儿为25%～30%。

3. 糖类　糖类也称碳水化合物，包括单糖、双糖和多糖，为供能的主要来源，还可促进其他营养素的代谢。6月龄内婴儿摄入的糖类主要是乳糖、蔗糖、淀粉类。儿童膳食中，糖类所供给的能量占婴儿总能量的50%～60%，糖类经消化分解，最终成为葡萄糖，作为机体能量来源，或作为糖原或体脂储存。多糖中的纤维素和果胶虽不能被人体吸收，但在肠道中可刺激消化液的产生，促进肠蠕动，因此也是一种营养物质。食品中的乳类、谷类、水果、蔬菜均富含糖类。糖类供给不足时，体内则动用蛋白质和脂肪作为供能的来源，亦可发生营养不良、酸中毒等，影响生长发育。1岁以内婴儿每日需糖类12 g/kg，2岁以上者每日需10 g/kg。

为满足儿童生长发育的需要，首先应保证能量供给，其次是蛋白质。宏量营养素应供给平衡，比例适当，否则易发生代谢紊乱。

（二）微量营养素

1. 维生素　维生素在体内虽不能供能，但可参与酶系活动或作为其辅酶，对调节体内各种代谢过程和生理活动、维持正常生长发育极为重要。人体所需主要维生素的作用和来源见表5-1所列。

维生素需要量虽很少，但大多不能在体内合成或合成量很少，必须从食物中获取。维生素可分为脂溶性维生素（维生素A、维生素D、维生素E、维生素K）及水溶性维生素（B族维生素和维生素C等）两大类。前者可储存在体内，不需每天供给，过量可引起中毒；后者易溶于水，不能储存在体内，需每天供给，供给不足会迅速发生缺乏症状。对儿童来说，维生素A、维生素B_1、维生素C、维生素D是容易缺乏的维生素。

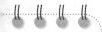

表5-1　人体所需主要维生素的作用和来源

维生素种类		作用	来源
脂溶性维生素	维生素A	促进生长发育和维持上皮组织的完整性，增加皮肤黏膜的抵抗力；为形成视紫红质所必需的成分，并有促进免疫力的功能	肝、牛奶、鱼肝油；有色蔬菜，如胡萝卜、番茄、黄瓜等含有前体胡萝卜素
	维生素D	促进肠道对钙、磷的吸收，维持血钙、血磷的浓度，维持骨骼和牙齿的正常发育	肝、蛋黄、鱼肝油；皮肤中7-脱氢胆固醇经日光照射形成
	维生素E	人体抗氧化系统的重要组成成分，同时是维持人体生殖功能的必需物质；可改善人体皮肤弹性，防止衰老；提高机体免疫力等	植物油、麦胚、坚果、豆类和谷类
	维生素K	合成凝血酶原	肝、蛋、豆类、青菜、肠内细菌合成
水溶性维生素	维生素B$_1$	构成脱羧辅酶的主要成分，是糖类代谢所必需，可维持神经、心肌的正常活动	米糠、麦麸、豆类、花生、酵母等，肠道细菌可合成部分
	维生素B$_2$	黄酶类的主要成分，维持皮肤、口腔和眼的健康	肝、牛奶、蛋、酵母、蔬菜
	维生素B$_6$	辅酶的组成成分，参与神经、氨基酸及脂类的代谢	各种食物
	维生素B$_{12}$	参与核酸的合成，促进细胞及细胞核的成熟，对造血和神经组织代谢有重要作用	肝、肾、肉类
	叶酸	参与核苷酸的合成，有造血作用，胚胎期缺乏可引起神经管畸形	绿叶蔬菜、肝、肾、酵母、鱼、肉等
	维生素C	参与人体的羟化过程和还原过程，对胶原蛋白及神经递质的合成、氨基酸的代谢和红细胞的生成均有重要作用，缺乏时可引起坏血病	水果、新鲜蔬菜
	维生素PP	辅酶Ⅰ及辅酶Ⅱ的组成成分，为体内氧化过程所必需；可维持皮肤、黏膜和神经健康，防止癞皮病，促进消化系统的功能	肝、肉、谷类、花生、酵母

2．矿物质　人体内除去碳、氢、氧、氮以外的元素称为矿物质，矿物质共同的特点包括：①不能在体内生成，必须由外界环境供给；②体内新陈代谢过程中不会消失，必须通过各种途径排出体外；③不提供能量，但可构成机体组织，是维持体内环境及正常生理功能所必需。矿物质具有维持体液渗透压、调节酸碱平衡的作用。各种矿物质的作用及来源见表5-2所列。

矿物质按其含量的多少分为宏量元素（或常量元素）和微量元素，其中含量大于体重0.01%者称为宏量元素，如钙、磷、钠、钾、氯、镁、硫；含量小于体重0.01%的称为微量元素，如铁、锌、铜、锰、铬、钼、钴、硒、镍、矾、锡、氟、碘、硅等。这些元素在体内含量很少，但与儿童营养关系密切，一旦缺乏可能影响儿童的新陈代谢、体格生长甚至智能发育。如婴儿期钙沉积高于生命中的任何时期，2岁以下每日骨骼中钙增加约200 mg，因此钙的摄入非常重要。但钙摄入过量可造成一定的危害，需特别注意将钙的补充控制在2 g/d以内。钙、铁、碘、锌、硒等矿物质缺乏易致佝偻病及手足搐搦、贫血、甲状腺功能减退、锌缺乏症、克山病及大骨节病等疾病。钾、钠、氯等矿物质代谢失衡可致水、电解质平衡紊乱。

表5-2　各种矿物质的作用及来源

矿物质种类		作用	来源
常量元素	钙	构成骨骼和牙齿的主要成分，并可降低神经、肌肉的兴奋性	乳类及其制品、蛋黄、一些绿色蔬菜（苜蓿、荠菜等）
	磷	骨骼、牙齿、各种酶的主要成分，可协助糖、脂类和蛋白质的代谢，维持酸碱平衡	肉类、乳类、豆类、谷类
	镁	构成骨骼和牙齿的成分，与神经肌肉兴奋性有关，对所有细胞代谢过程都重要	谷类、乳类、豆类、肉类、坚果
	钾	维持酸碱平衡，调节神经和肌肉活动，是构成细胞的要素	果汁、紫菜、乳类、肉类
	钠和氯	调节人体体液酸碱性，维持渗透压平衡	食盐、食物（一般饮食内不缺）
微量元素	铁	血红蛋白、肌红蛋白、细胞色素和其他酶系统的主要成分，帮助氧的运输	肝、蛋黄、血、瘦肉、绿色蔬菜
	铜	存在于人体红细胞、脑、肝组织内，对红细胞生成、合成血红蛋白和铁的吸收有很大作用	牡蛎、贝类、坚果、肝、肾、谷类胚芽、豆类
	锌	很多酶的组成成分，调节DNA复制和转录，促进蛋白质合成，参与免疫相关酶的作用	贝壳类海产品、红色肉类、动物内脏、蛋类、豆类、谷类胚芽、燕麦、花生
	碘	甲状腺素的主要成分，缺乏时可引起单纯性甲状腺肿和地方性克汀病	海产品，如海带、紫菜、海鱼等
	硒	保护心血管，维持心肌健康，促进生长，保护视觉	动物肝、肉类、海蛎

知识链接

微量元素——硒

硒（selenium，Se）是动物和人体必需的微量元素，这一认识是20世纪后半叶营养学上最重要的发现之一。1973年美国和德国科学家在两个实验室里分别发现硒是谷胱甘肽过氧化物酶（glutathione peroxidase，GSH-Px）的必需组分，而谷胱甘肽过氧化物酶是机体内广泛存在的一种重要的过氧化物分解酶，从而揭示了硒的第一个生物活性形式。

研究表明，威胁人体健康和寿命的四大疾病：癌症、肝病、心脑血管疾病、胃肠道疾病都与缺硒有关。硒有调节免疫、抗衰老、清除体内有害自由基的作用。1973年，世界卫生组织（WHO）宣布硒是动物生命中必需的微量元素。

海产品和动物内脏是硒的良好来源，如鱼子酱、海参、牡蛎、蛤蜊和猪肾等。人体中的硒是靠从食物和饮水中摄取的，但由于世界上许多国家和地区的土壤中普遍缺硒或硒含量不足，如何利用土壤、饮水和食物中各种硒化合物补充人体所需的硒元素，就成为营养学研究的重要内容。目前市场上已经开发出了硒酵母、硒蛋白、人工硒酵母、亚硒酸钠片、硒蜜康等产品。

（三）其他膳食成分

1. 膳食纤维 膳食纤维主要是指不易被消化的非淀粉类多糖，由植物细胞壁成分组成，包括纤维素、半纤维素、木质素和果胶等。纤维素可以吸收水分，使粪便的体积增加，促进排便；半纤维素可结合铁、锌、钙、镁等而使其吸收减少；果胶在吸水后可以形成凝胶，有降低食物中糖的密度、减少食饵性胰岛素分泌的作用。婴幼儿可从谷类、新鲜蔬菜、水果中获得，但过多摄入可干扰矿物质如铁、锌、钙、镁等的吸收。

2. 水 水是人体不可或缺的物质，参与体内所有的新陈代谢和体温调节活动。水主要经饮水和内生水获得。按体重计算，儿童年龄越小，体内含水量越多，新生儿体内水分占体重的78%～80%，婴儿占70%～75%，较成人（50%～60%）高。儿童年龄越小，新陈代谢越旺盛，对水的需求量越大，一般婴儿每日需水约150 ml/kg，1～3岁幼儿每日需水约为110 ml/kg，以后每增加3岁，需水量减少25 ml，至14岁时需50～60 ml/kg。

第二节 儿童喂养

案例 5-1

患儿，女，5个月，39周足月产。生后纯母乳喂养，未添加任何辅食和维生素D等。家长一直认为母乳是宝宝最好的食物，无需再额外添加其他营养素。现家长带该宝宝到儿童保健科咨询孩子生长发育情况，护士对家长进行健康指导。

请回答：

1．目前该婴儿的喂养方面存在的问题是什么？

2．根据辅食添加原则，为该婴儿制订一份未来半年的辅食添加计划。

合理喂养是儿童健康成长的基础。儿童喂养包括三个阶段，即以母乳或其他乳类为主要食物的哺乳阶段、在乳类之外引入其他食物的过渡阶段和成人饮食阶段。儿童神经、消化等系统的成熟程度决定了儿童饮食改进的速度。

一、婴儿喂养

对婴儿来说，喂养的重要意义在于不仅能从食物中获取营养物质，而且是获得满足感的最大来源，婴儿从这些感受中能获取对生命和人类本能的许多早期体验。因此，喂养对婴儿的体格、情感及心理发育都具有重要的影响。

知识链接

婴儿喂养方式

根据婴儿获取食物的方式，WHO将喂养方式分为三类：①纯母乳喂养（exclusive breast feeding），除母乳外不添加任何食物、水、滴剂、含药物和维生素的糖浆等；②以母乳喂养为主，只补充少量的水、口服溶液、果汁等；③混合喂养（mixed feeding）：母乳和其他食物混合喂养。联合国儿童基金会（United Nations International Children's Emergency Fund，UNICEF）将喂养方式分为六类：纯母乳喂养、几乎纯母乳喂养、高比例母乳喂养、中等比例母乳喂养、低比例母乳喂养和象征性母乳喂养。国内目前将喂养方式分为三类：母乳喂养、部分母乳喂养和人工喂养。

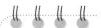

（一）母乳喂养

母乳是婴儿最理想的天然食物，母乳喂养是全球范围内提倡的婴儿健康饮食的重要方式。母乳不但可以提供优质、全面、充足和结构适宜的营养素，满足婴儿生长发育的需要，还可以完美地适应其尚未成熟的消化能力，同时促进婴儿体内的器官发育和功能成熟。母乳喂养可以满足 6 个月以内婴儿全部液体、能量和营养素的需要，母乳中的各种营养素和多种生物活性物质可为婴儿提供全方位呵护，使其适应新环境，健康成长。

1. 母乳的成分变化

（1）各期母乳成分：母乳的成分很复杂，在泌乳期的不同阶段，母乳成分也是动态变化的，可分为初乳（分娩后 7 日以内的乳汁）、过渡乳（7 ~ 14 日的乳汁）、成熟乳（14 日以后的乳汁）。初乳量少，质稍稠呈淡黄色，蛋白质含量高（主要为免疫球蛋白）而脂肪含量低，维生素 A、牛磺酸和矿物质的含量丰富，并含有初乳小球（充满脂肪颗粒的巨噬细胞及其他免疫活性细胞），对新生儿的生长发育和抗感染能力有重要的作用。随着哺乳时间的推移，乳汁中的成分也会发生变化。但乳糖含量较恒定，各期母乳成分见表 5-3 所列。

表5-3　各期母乳成分（g/L）

成分	初乳	过渡乳	成熟乳
蛋白质	22.5	15.6	11.5
脂肪	28.5	43.7	32.6
糖类	75.9	77.4	75.0
矿物质	3.08	2.41	2.06
钙	0.33	0.29	0.35
磷	0.18	0.18	0.15

（2）乳汁成分变化：每次哺乳过程中乳汁的成分随时间亦有变化。如将哺乳过程分为三部分，第一部分乳汁中脂肪含量低而蛋白质含量高，第二部分乳汁中脂肪含量逐渐增加而蛋白质含量逐渐降低，第三部分乳汁中脂肪含量最高（表 5-4）。

表5-4　各部分乳汁成分变化（g/L）

成分	第一部分	第二部分	第三部分
蛋白质	11.8	9.4	7.1
脂肪	17.1	27.7	55.1

（3）乳量：正常乳母在产后 6 个月内平均每天泌乳量随时间而增加，6 个月后平均每天泌乳量与乳汁的营养成分随时间而减少。初乳每日 15 ~ 45 ml，成熟乳总量达最高，泌乳总量每天可达 7005 ~ 1000 ml。

▌**知识链接** ┄┄┄┄┄┄┄┄┄┄┄┄┄┄┄┄┄┄┄┄┄┄┄┄┄┄┄┄➤

0 ~ 6 个月婴儿母乳喂养指南

0 ~ 6 月龄是人一生中生长发育的第一个高峰期，对能量和营养素的需要高于其他任何时期，但婴儿消化器官和排泄器官发育尚未成熟，功能不健全，对食物的消化吸收能

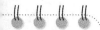

力及代谢废物的排泄能力仍较低。此外，6月龄内婴儿需要完成从宫内依赖母体营养到宫外依赖食物营养的过渡，来自母体的乳汁是完成这一过渡最好的食物，任何其他食物的喂养方式都不能与母乳喂养相媲美。

针对我国6月龄内婴儿的喂养需求和可能出现的问题，基于目前已有的充分证据，同时参考世界卫生组织（WHO）、联合国儿童基金会（UNICEF）和其他国际组织的相关建议，中国营养学会膳食指南修订专家委员会妇幼人群指南修订专家工作组提出6月龄内婴儿喂养指南：① 产后尽早开奶，坚持新生儿第一口食物是母乳；②坚持6月龄内纯母乳喂养；③顺应喂养，建立良好的生活规律；④生后数日开始补充维生素D，不需补钙；⑤婴儿配方奶是不能纯母乳喂养时的无奈选择；⑥监测体格指标，保持健康生长。

2．母乳喂养的优点

（1）营养丰富，易消化吸收：①母乳中蛋白质以乳清蛋白为主，酪蛋白较少，乳清蛋白在婴儿胃内形成的蛋白质凝块细小而柔软，适合婴儿消化吸收；而牛乳以酪蛋白为主，酪蛋白在胃内凝乳酶作用下形成较大凝块，不易消化吸收；②不饱和脂肪酸丰富，脂肪颗粒小，又含脂肪酶，有利于脂肪的消化吸收；③乳糖含量高，以乙型乳糖为主，可促进乳酸杆菌和双歧杆菌生长；④钙磷比例（2∶1）适宜，钙吸收好，铁吸收率高；⑤母乳中电解质浓度低，可减轻婴儿尚未成熟的肾负荷。

（2）增进婴儿抗病能力：母乳中含有较多的免疫球蛋白，初乳中含量最高，特别是SIgA，有抗感染和抗过敏作用；母乳中含有较多乳铁蛋白，大量的免疫活性细胞如巨噬细胞、T淋巴细胞、B淋巴细胞、补体、溶菌酶及双歧因子等可抑制大肠埃希菌和白念珠菌生长，降低婴儿对呼吸道感染和感染性腹泻的易感性。此外，母乳喂养儿粪便pH低，对肠道中的正常菌群有利。

（3）有利于婴儿脑的发育：母乳中的卵磷脂、鞘磷脂、长链不饱和脂肪酸、亚油酸、乳糖、牛磺酸等可促进婴儿神经系统的发育。

（4）清洁、经济、方便：母乳的量随婴儿的生长而增加，温度和泌乳速度也适宜，不需加热，不易污染，直接哺喂，经济方便。

（5）有利于培养感情：母乳喂养有利于促进母子感情，便于母亲密切观察婴儿变化，随时照顾护理；有助于产生母婴间的依恋情结，有利于婴儿心理发展。

（6）有利于母亲的健康：婴儿吸吮乳房可促进母亲子宫收缩，防止产后子宫出血，有利于母亲产后的恢复。哺乳还能减少母亲乳腺癌、卵巢肿瘤的发生。

3．母乳喂养的方法

（1）时间：正常分娩、母婴健康的条件下，主张越早开奶越好，正常足月新生儿，出生半小时内即可让母亲哺乳，最晚不超过生后两小时，这既可防止新生儿低血糖，又可促进母乳分泌。最初几天母乳分泌量较少，要坚持按需喂哺母乳；产后母婴同室，乳量会逐渐增多；不宜过早加喂牛乳和乳制品。起初一两个月不需要定时哺喂，可按需喂养。以后可每2～3 h喂1次，逐渐延长到3～4 h喂1次，夜间逐渐停至1次，每昼夜共6～7次。4～5个月后可减至每日5次。每次哺乳15～20 min，不宜过长，根据婴儿吸吮能力的不同适当缩短或延长哺乳时间，尽量至婴儿吃饱为止。

（2）方法：哺乳前先为婴儿换尿布，清洗双手，拭净乳头，将婴儿抱于怀中哺喂。一般宜采用坐位。哺乳时一侧脚略垫高（脚下可置一小凳），抱婴儿取斜坐位，另一手示、中指轻夹乳晕两旁，手托乳房，将乳头和大部分乳晕送入婴儿口中，保证婴儿口和乳房含接良好，吸吮有效，且可以防止乳头皲裂。每次哺乳应先吸空一侧乳房，再吸另一侧乳房，下次哺乳从未吸空的一侧开始，这样有利于刺激乳汁分泌。哺乳后将婴儿抱起，使其头靠在母亲肩上，轻拍其背，使吞下的气体从口中排出，避免溢奶、呕吐和窒息。

4．断奶　随着婴儿月龄的增长，母乳的质和量日渐不能满足婴儿的需要。而婴儿消化功能的发展和牙齿的萌出增强了对食物品种、质和量的适应能力。WHO 喂养指南和中国营养学会都建议纯母乳喂养至 6 个月后添加辅食，并继续母乳喂养至 2 岁，婴儿从 6 个月开始加转乳期食物，逐渐为断奶做准备，原则上断奶应逐渐进行，最好在春、秋季，天气凉爽，婴儿身体健康时开始进行，此期间逐渐减少哺乳次数，增加转乳期食物，切忌骤然断奶，引起婴儿不适。

5．母乳喂养的注意事项

（1）母乳喂养的禁忌：①乳母患慢性疾病，如活动性肺结核、严重心脏病或肾病、糖尿病、癌症或身体过于虚弱，以及母亲患慢性疾病须长期用药者；②母亲患有急性传染病或败血症，HIV 感染者；③母亲再次妊娠，则应停止哺乳；④母亲患乳腺炎或乳头皲裂，患侧乳房应暂停哺乳，给予热敷、抗菌治疗，用吸乳器将乳汁吸出，待治愈后可继续哺乳；⑤新生儿患有遗传代谢病半乳糖血症。乙型肝炎的母婴传播主要通过胎盘或血液，发生在临产或分娩时，因此，携带乙肝病毒的母亲可哺乳，但应注意在生后 24 h 内为新生儿及时接种特异性高效乙肝免疫球蛋白，继之接受乙肝疫苗免疫。

（2）妊娠期做好母乳喂养的准备，精神上确立母乳喂养的信心，并于妊娠晚期做好具体准备，每日用温水擦洗乳头并向外轻拉几次，以防乳头皲裂和乳头内陷而影响吸吮。

（3）乳母应注意精神愉快、营养丰富、睡眠充足，不饮酒、不吃辛辣食物，不随意服药，不偏食，适当增加食量和饮水量，以保证泌乳量。

（4）尽量不躺着哺乳，以免导致婴儿呛咳窒息；不要让婴儿含着母亲的乳头睡觉，以免引起窒息和呕吐。

科研小提示

母乳库是通过招募母乳捐献者，将捐献的母乳集中收集，并加工、筛查、储存，分配给各机构使用，以便为亲母乳汁不能成为喂养首选的早产儿提供充足的母乳支持，促进其正常生长发育。我国对母乳库的认知及技术的研究仍处于探索阶段。

（二）部分母乳喂养

母乳与配方奶或兽乳同时喂养婴儿的方式为部分母乳喂养，或称混合喂养。有两种方法。

（1）补授法：补充母乳量不足的方法，喂哺次数不变，每次先喂母乳，将两侧乳房吸空后，再根据婴儿需要补充其他乳品的方法。补授法可使婴儿多获得母乳，且可刺激乳汁分泌，使母乳有增多的机会。补授的乳量可根据母乳量多少及婴儿的食欲大小而定。

（2）代授法：用配方奶或其他乳品一次或数次替代母乳的方法。常在婴儿开始替换代乳品或断奶时采用。即在某一次母乳哺喂时，有意减少哺母乳量，以增加配方奶或动物乳量，逐渐替代此次母乳量。以此类推，直到完全替代母乳。

（三）人工喂养

由于各种原因不能进行母乳喂养时，以配方奶或其他代乳品完全替代母乳喂养的方法，称为人工喂养。

1．常用乳品及其配制方法

（1）配方乳：配方乳是参照母乳成分和模式，对牛乳的营养组成加以调整和改进，配制成适合婴儿生长发育所需的乳制品。与普通奶粉相比，配方乳在配方中去除了部分酪蛋白，添加

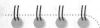

脱盐乳清蛋白，使两者比例接近母乳；去除了大部分饱和脂肪酸，加入了植物油、二十二碳六烯酸（DHA）、花生四烯酸（AA），α乳糖和β乳糖按4∶6的比例添加，并使其平衡，同时加入可溶性多糖，提高牛乳的乳糖含量；降低了矿物质含量，以减轻婴幼儿肾负担；另外还添加了微量元素、维生素、某些氨基酸或其他成分，使之更接近母乳。配方乳除去了牛奶中不适合婴儿吸收利用的成分，甚至可以改进母乳中铁的含量过低等不足，但不具备母乳的其他优点，尤其是缺乏母乳中的免疫活性物质和酶，故仍不能代替母乳，但较鲜乳或全脂奶粉更易消化吸收，营养更平衡、全面，即冲即食，应用方便，在不能进行母乳喂养时，配方乳应作为人工喂养的首选。

（2）牛乳：来源充足，但牛乳的成分不适合婴儿，乳糖含量低于母乳，且主要是甲型乳糖；蛋白质以酪蛋白为主，形成的乳凝块较大，不易消化；含不饱和脂肪酸少，又无解脂酶，脂肪球大，较难消化、吸收；含锌、铜亦少，含铁量虽与母乳相近，但吸收率仅为母乳的1/5，且钙、磷的比例不合适，对钙的吸收不利，而且运输过程中容易被污染。牛乳与母乳最大的区别是缺乏各种免疫因子，牛乳喂养儿易患感染性疾病。为避免以上缺点，必须对牛乳进行改造，即稀释、加糖、加热煮沸消毒后再食用。具体过程为：①稀释：降低牛奶矿物质、蛋白质浓度，减轻婴儿消化道和肾的负荷。生后不满2周者采用2∶1奶（2份奶加1份水），以后逐渐过渡到3∶1奶或4∶1奶，满月后即可用全奶；②加糖：牛乳含乳糖少，低于母乳，应加糖以改变三大产能物质的比例，使其利于吸收，以蔗糖最常用，每100 ml可加糖5～8 g；③加热：煮沸可达到灭菌的要求，且能使牛奶中的蛋白质变性，使之在胃中不容易凝成大块。但煮沸的时间不宜过长，否则其短链脂肪酸易挥发而失去香味，酶及维生素也易遭破坏。

（3）全脂奶粉：用鲜牛奶浓缩、喷雾、干燥制成。按重量1∶8（10 g奶粉中加水80 g）或按体积1∶4（1匙奶粉加4匙水）加水可冲调成全牛奶，其成分与鲜牛奶基本相同，且较鲜牛奶易消化，又经消毒，便于储存携带。

（4）羊乳：其成分与牛乳相仿，乳清蛋白较牛乳高，凝块较小，脂肪球也小，易于吸收，但缺乏叶酸与维生素 B_{12}，婴儿长期食用可引起营养性巨幼细胞贫血。

（5）奶量摄入的计算

1）牛乳：每日牛乳的需要量有一定的个体差异，应灵活掌握，以吃饱为度，一般以每日能量需要计算。婴儿每日所需能量按100 kcal/kg（420 kJ/kg），需水量每日150 ml/kg。100 ml牛乳能产生67 kcal热量，5%糖牛乳能产生能量67＋4×5＝87 kcal，8%糖牛乳能产生能量为67＋4×8＝99 kcal≈100 kcal。故婴儿每日需8%糖牛乳100 ml/kg。

举例：体重7 kg的婴儿，采用8%的糖牛乳喂养。其牛乳的配制方法如下：

每日所需液体量＝150 ml×7＝1050 ml

每日所需8%糖牛乳＝100 ml/kg×7＝700 ml

其中每日牛乳需加糖＝700 ml×8%＝56 g

每日除牛乳外的饮水量＝1050 ml－700 ml＝350 ml

全天牛乳量可分5次喂哺，两次喂哺之间可喂水（包括温开水、糖水、菜水、果汁等）。

2）配方乳：一般婴儿配方奶粉100 g供能500 kcal，故需配方奶粉20 g/(kg·d)或150 ml/(kg·d)。市售配方奶粉配备统一规格的小勺，每平勺4.4 g加入30 ml的温开水。按规定调配的配方乳，蛋白质与矿物质浓度接近母乳，只要乳量适当，总液量也可满足需要。

知识链接

婴儿配方食品常见种类

婴儿配方食品根据适用对象不同主要分为：①婴儿配方食品，适用于0～12月龄婴儿食用，作为母乳替代品，其营养成分能满足 0 ~ 6 月龄正常婴儿的营养需要；②较大婴儿和幼儿配方食品，适用于 6 月龄以后婴儿和幼儿食用，作为其混合食物中的组成部分；③特殊医学用途配方食品，适用于生理上有特殊需要或患有代谢性疾病的婴儿，例如为早产儿、遗传性代谢缺陷儿（如苯丙酮尿症）设计的配方食品，为乳糖不耐受儿设计的无乳糖配方食品，为预防和治疗牛乳过敏儿设计的水解蛋白质配方或其他不含牛奶蛋白的配方食品等。水解蛋白质配方又分为适度（部分）水解蛋白质配方奶粉、深度水解蛋白质配方奶粉和完全水解的氨基酸配方奶粉。

2．人工喂养的注意事项

（1）奶嘴适宜：奶嘴的软硬度、奶嘴孔的大小要适合婴儿，一般孔的大小是以奶瓶倒置时液体呈滴状连续滴出为标准。随着婴儿月龄和食量的增加，可适当调整奶嘴孔的大小。

（2）奶温应与体温相似：哺乳前先将乳汁滴在成人手腕掌侧测试温度，无过热感说明温度适宜。

（3）避免空气吸入：哺乳时奶瓶斜置，奶嘴内充满乳汁，避免婴儿吸吮时吸入空气。哺乳完毕将婴儿竖抱，轻拍后背，将吸入的空气排出。

（4）注意奶具卫生：奶具除应根据出厂要求进行初步清洗、消毒外，每次配乳前或哺乳后均应保持奶具卫生。

（5）及时调整奶量：婴儿的食量个体差异较大，良好的喂养可使婴儿发育较好，体重增加理想，二便正常，哺乳后无躁动不安。应根据婴儿食欲、体重、粪便的性状，随时调整奶量。

（四）婴儿食物转换

6 个月后，单纯乳类喂养已不能满足婴儿生长发育的需要（每日乳量已达 800 ~ 1000 ml 或每次哺乳超过 200 ml），需按时逐渐添加除乳类以外的食物，从单纯流质饮食过渡到半固体和固体食物；从吸吮、吞咽乳汁转变为用口唇、舌头和牙齿协同动作咬切食物；从以母乳或奶瓶哺喂转变为用小勺、杯、碗、筷进食；从授食过渡到自食。这种转变对于婴儿的生理和心理都需要一个适应和学习的过程，家长应积极引导婴儿养成良好的饮食习惯，培养其对各类食物的喜好和自己进食的能力。4 ~ 6 个月是婴儿添加食品的关键期，转乳期食物添加过晚，不仅会影响婴儿体格发育，还会影响婴儿味觉、吞咽功能的发育，转乳期食物添加不当则会造成营养不良甚至智力发育问题。

1．不同喂养方式婴儿的食物转换　不同喂养方式婴儿的食物转换略有不同：纯母乳喂养儿的食物转换是逐渐用配方乳完全替代母乳，同时引入其他食物；部分母乳喂养儿和人工喂养则是逐渐引入其他食物。

2．食物转换的原则

（1）由少到多：使婴儿有一个适应过程，如加蛋黄，从每天 1/4 个开始，如无不适，5 ~ 7 天后增至 1/3 ~ 1/2 个，逐渐加至每天 1 个。

（2）由稀到稠：如从加米汤开始到加稀粥，再到软饭。

（3）由细到粗：如加绿叶菜，从加菜水开始，到加菜泥，乳牙萌出后试食碎菜；然后开始添加可咀嚼食物，如饼干、馒头或烤面包等，以帮助婴儿锻炼牙龈及颌关节。

（4）由一种到多种：添加从未吃过的新食品时，必须先试一种，待儿童习惯后再试另一种。

（5）应在婴儿健康、消化功能正常时添加新的辅食。当婴儿消化不良或者生病时，应暂停添加辅食，待婴儿身体恢复健康后再添加。这是因为婴儿生病时，消化功能减弱，此时添加新的辅食易导致消化功能紊乱。

（6）注意婴儿对食物有无过敏反应，如腹胀、腹泻、皮疹、流涕或流泪、异常不安或哭闹等，出现过敏反应后应停止最近添加的食物，严密观察并寻找原因。

3. 食物转换的步骤

（1）3个月以下：母乳或牛乳中维生素D含量均少，故从生后2周起即可添加维生素D 400 IU，但不作为辅食对待。因配方乳中已含维生素D，故配方乳喂养儿可少加或不加维生素D。

（2）6个月：婴儿于4～6个月时唾液腺才发育完全，此时唾液量显著增加，并富有淀粉酶，自6个月起即可添加米汤、米粉糊、米糕等淀粉类食品，即使乳量充足，仍应补充淀粉食品以补充能量的不足，提高膳食中蛋白质的利用率，还可培养婴儿用匙和咀嚼的习惯，母乳中所含铁质较少，应添加富含铁质的食品。动物血含铁质较多，可蒸熟切末，或单独切成丝煮成羹。还可加食菜泥，如菠菜、青菜、土豆等，植物油可供给丰富的热量、含有不饱和脂肪酸，并可增加食品的香味，也应及时添加。可将上述多种辅助食品一起加入淀粉类食物中，要多次坚持用小勺喂，训练婴儿咀嚼和吞咽半固体食物的能力。

（3）7～9个月：此时婴儿乳牙已萌出，应及时添加饼干、面包片、馒头片等固体食物，以促进牙齿的生长，并训练咀嚼能力。每日乳类总量不应超过800 ml。由于消化功能进一步成熟，可添加烂粥、烂面、碎菜、全蛋、肝类、禽肉、豆腐等食品，使食谱丰富多彩、菜肴形式多样，增加婴儿食欲。该时期是婴儿咀嚼和喂食学习的灵敏时期。

（4）10～12个月：因婴儿消化功能进一步完善，故在上述食谱的基础上可添加瘦肉。肉类是蛋白质、铁和维生素的丰富来源，不宜煎、炒、爆，应剁成碎末加入粥或面条内同煮，以利消化吸收。羊肉中的脂肪熔点较高，难以消化，故应在年龄稍大后再行添加。各种转乳期食物添加顺序见表5-5所列。

表5-5　婴儿转乳期食物的引入

月龄	食物性状	种类	作用	餐数	进食技能
6个月	泥状食物	配方乳、含铁配方米粉、菜泥、水果泥、蛋黄	补充热量、增加动植物蛋白质、补铁、补充维生素和矿物质、膳食纤维	主餐6次奶（断夜间奶），辅餐逐渐加至1次	用勺喂
7～9个月	末状食物	粥、饼干、馒头片、鱼泥、肝泥、蛋、肉末、豆腐、水果、菜末	增加热量、训练咀嚼；补充动物蛋白质、铁、锌及维生素	主餐4次奶，辅餐1餐饭、1次水果	学用杯
10～12个月	碎状食物	软饭、面条、面包、碎菜、碎肉、豆制品、小馄饨	补充热能、各种维生素和矿物质、蛋白质、纤维素；训练咀嚼	主餐3次奶，辅餐2餐饭、1次水果	抓食、断奶瓶、自用勺

随堂测 5-2

> **知识链接**
>
> **婴幼儿喂养障碍**
>
> 婴幼儿喂养障碍是婴幼儿时期的主要问题之一，据估计，约25%的婴幼儿存在喂养问题。美国精神障碍诊断标准（DSM-Ⅴ）中关于婴儿或儿童早期喂养障碍的诊断标准是：持续不能摄入足够的食物，并伴有明显的体重不增或体重减轻至少1个月；不是由相关的躯体疾病所致；不是由缺少食物所致；在6岁以前出现相关症状。婴儿和儿童早

期喂养障碍可分为六类：①状态调节障碍所导致的喂养障碍；②由于忽视所导致的喂养障碍；③婴儿厌食症；④感觉性拒食；⑤创伤后喂养障碍；⑥由于躯体疾病所导致的喂养障碍。评价婴儿或儿童早期喂养障碍分类的标准要有可信的典型症状，将一种喂养障碍与其他喂养障碍区分开。另外，还要将喂养障碍同其他亚临床症状区分开。

婴幼儿喂养是一个复杂的过程，涉及儿童、喂养者及喂养环境三者之间交错复杂的相互作用，包括摄入食物的选择与制备，喂养人的喂养习惯，婴幼儿的进食行为以及喂养环境等，因此，婴幼儿喂养障碍是综合因素导致的。喂养障碍多发生在6个月至6岁，平均年龄2.5岁。因此，要针对不同地区、不同人群，广泛开展生动活泼的健康教育，有效降低婴幼儿喂养障碍的发生率。

二、幼儿膳食

幼儿期是饮食习惯形成的重要时期。1～3岁幼儿处于从乳食为主转变为普通饮食为主的时期，此期生长发育仍较快，由于牙齿的萌出，咀嚼消化功能逐渐增强，食量增加，但是脾胃功能仍较弱。幼儿期的饮食无论从内容还是形式上均发生了很大变化，从以乳类为主食过渡到以谷类为主食，从流质、半流质饮食逐渐过渡到软食，食物的品种也日趋多样化。幼儿膳食应以细、碎、软、烂为特点，如软饭、面条、带馅食品，肉、蛋、鱼、豆制品、蔬菜等；每日总能量需要90～100 kcal/kg（377～418 kJ/kg），蛋白质2～3 g/kg，每日5～6餐，3顿正餐，2次正餐之间可加点心，如糕点、水果、乳类等。饮食定时，每餐定量，不随便吃零食。此阶段幼儿的心理上也逐渐向个性化发展，并出现逆反心理，因此，家长应了解幼儿的生理、心理特征及饮食需要的变化，因势利导，在其原有饮食规律的基础上养成良好的饮食行为，切忌强迫进食而导致厌食及喂养困难。

三、学龄前儿童膳食

学龄前期儿童的膳食基本上接近成人，但应避免过于坚硬、油腻和辛辣刺激性食物，食物要多样化，荤素搭配，粗细粮交替，每日需能量约80 kcal/kg（334 kJ/kg），每日三次正餐，午睡后可加一次点心，培养良好的饮食习惯，避免挑食、偏食、喜吃零食的习惯。

四、学龄期儿童膳食

学龄期儿童食物种类与成人相同，每日需能量1600～2400 kcal；蛋白质要优质够量，每日总量在60～80 g，占总能量的12%～15%；饮食应多样化、荤素搭配、平衡饮食，避免偏食、挑食。学龄儿童上午脑力消耗最大，体力消耗也多，故早餐应吃好、吃饱，占一天总能量的25%～30%，以保证大脑皮质的兴奋与抑制过程正常，可促进理解力和记忆力，保证学习效率。每日除三餐外，有条件的可在上午课间加餐一次，进食牛奶或豆浆与点心。

五、青少年膳食

青春期少年身体发育进入高峰时期，满足其营养需要才能增强体质，促进身心健康发展。青春发育期能量的需要个体差异较大，一般每日女孩需能量2000～2500 kcal（8.36～10.45 MJ），男孩需能量2500～3000 kcal（10.45～12.54 MJ），蛋白质每日70～90 g，同时注意维生素和钙、铁、碘等微量元素的供给，以满足骨骼生长需要及预防青春期贫血和青春期单纯性甲状腺肿。

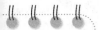

第三节　儿童营养状况的评价

儿童营养状况的评价是对儿童从饮食中摄取的营养物质与其生理需要之间是否合适的评价。通过营养评估及时发现儿童个体或群体存在的营养问题，以便及时处理和调整膳食，保证儿童身心健康。

一、临床检查

临床检查是通过询问病史和全身体格检查进行初步评价的方法，简单易行，不依赖任何仪器，有一定的参考价值。

1. 病史询问　详细询问儿童在家或在托幼机构进食的情况，每餐进食的食物及数量，每日进餐次数，食欲、饮食习惯、零食摄入情况；了解婴儿母乳喂养情况、次数。人工喂养儿童要了解喂养何种乳品或代乳品，每次的量、冲调浓度、每日次数，以及辅食添加情况等。从问诊中大致了解儿童每日能量、蛋白质和各种营养素摄入的情况。

2. 体格检查　注意身高、体重、身材的胖瘦、皮下脂肪的厚薄，有无水肿，面色、皮肤、毛发、口角、骨骼、膝反射等有无异常。要注意儿童常同时存在几种营养问题，必须全面评价。

二、体格生长指标测量

儿童营养的紊乱和缺乏最先表现为生长发育异常，根据儿童生长指标的监测，可及时、准确地反映儿童营养状态，而定期生长监测又能纵向观察儿童营养状况的动态变化。

三、实验室检查

实验室检查包括生化指标和生理指标的检查。主要测定血、尿、体液中的营养素及其代谢产物水平，可反映近期的营养代谢状况，常用指标有：血清总蛋白、白蛋白，血钙、磷、锌及维生素 A、维生素 B_1、维生素 B_2、维生素 C、维生素 D 等；血液中有关的酶或辅酶，如碱性磷酸酶、骨碱性磷酸酶、谷胱甘肽还原酶测定。

四、营养调查

完整的营养调查应包括膳食调查、体格检查和实验室检查。通过膳食调查可了解儿童通过摄入各种食物能获得多少能量和营养素；通过体格检查可了解当前儿童身体的营养状况；通过实验室检查测定儿童体液、排泄物中各种营养素或其代谢产物的水平，可了解各种营养素在体内被吸收利用的情况。

调查结果分析主要有以下几方面：①能量和各种营养素的摄入与同龄儿童供给量标准比较，能量低于推荐供给量的 90% 为不足，营养素低于 80% 为不足；②各种营养素之间配比是否适宜，一般谷物供能不应 > 70%，动物蛋白质和豆类蛋白质供能不应 < 20%；③进行蛋白质来源分析，动物蛋白质和豆类蛋白质不宜低于总蛋白质的 30%，最好能达到 50%。通过对所调查膳食的优缺点进行分析，以指导改进其营养的不足。

小　结

　　蛋白质、脂类、糖类是儿童的供能营养素，儿童总的能量消耗包括：基础代谢、食物的热力作用、活动消耗、生长发育、排泄消耗五个方面。婴儿平均每日所需总能量420 kJ（100 kcal）/kg，每日需水约 150 ml/kg。婴儿喂养的方式有母乳喂养、部分母乳喂养及人工喂养 3 种。母乳是婴儿，尤其是 6 个月以下小婴儿最适宜的天然食品。母乳喂养的优点：营养丰富，易消化吸收，可增进婴儿抗病能力，有利于婴儿脑的发育，清洁、经济、方便，利于促进母子感情，有利于母亲的健康。食物转换的原则是添加时注意应由少到多、由稀到稠、由细到粗、由一种到多种。

思考题

　　1. 简述儿童的能量主要用于哪几个方面。

　　2. 简述母乳喂养的优点。

　　3. 婴儿食物转换的原则是什么？采用人工喂养的 6 个月大的健康男婴，护士应指导家长添加的辅食是什么？

（李真真）

营养障碍疾病患儿的护理

第六章

导学目标

通过本章内容的学习,学生应能够:

◆ **基本目标**

1. 说出蛋白质-能量营养不良、儿童单纯性肥胖及维生素D缺乏性佝偻病、手足搐搦症的概念。
2. 列举蛋白质-能量营养不良、儿童单纯性肥胖症、维生素D缺乏性佝偻病、手足搐搦症的病因和治疗要点。
3. 总结蛋白质-能量营养不良、儿童单纯性肥胖症、维生素D缺乏性佝偻病、手足搐搦症的临床表现和护理措施。
4. 比较维生素D缺乏性佝偻病和手足搐搦症的发病机制。

◆ **发展目标**

1. 综合运用护理程序对蛋白质-能量营养不良患儿进行整体护理。
2. 综合运用护理程序对维生素D缺乏性佝偻病患儿进行整体护理。

◆ **思政目标**

1. 科学技术是有边界的,不能违背伦理,加强职业道德教育。
2. 关爱儿童,增强法制意识。
3. 培养家国情怀、科学精神。

儿童处于生长发育阶段,所需营养素应均衡适量,才有利于其健康成长,否则易发生营养障碍性疾病。如儿童蛋白质缺乏,会导致蛋白质-能量营养不良;维生素D缺乏会引起佝偻病及手足搐搦症;微量元素不足或过量也会引发相应疾病。

第一节　蛋白质－能量营养不良

案例 6-1

　　患儿,女,11个月。因"体重下降2周"就诊。患儿系早产儿,生后母乳喂养,8个月断奶,后主食以米糊及粥为主至今,因经常腹泻,故未添加其他辅食。近2周家长

案例 6-1（续）

发现儿童体重较前下降（9 月龄体检时体重是 9 kg），烦躁不安，面色苍白，门诊以"营养不良"收入院。患儿发病以来食欲减退，二便无异常。查体：T 36.5℃，P 110 次/分，R 30 次/分，体重 8.25 kg，身高 70.6 cm，头围 45.8 cm，精神尚可，皮肤稍干，弹性一般，腹部皮下脂肪 0.5 cm。

请回答：

1. 该患儿营养不良的原因有哪些？

2. 判断该患儿营养不良的程度。

3. 如何对该患儿进行护理？

蛋白质-能量营养不良（protein-energy malnutrition，PEM）是由多种原因引起的能量和（或）蛋白质长期摄入不足，不能维持正常新陈代谢而导致自身组织消耗的营养缺乏性疾病。多见于 3 岁以下的婴幼儿。临床表现为体重下降，皮下脂肪减少或水肿，伴有各器官系统功能紊乱。临床上常见有 3 种类型：①以能量供应不足为主的消瘦型；②以蛋白质供应不足为主的水肿型；③介于两者之间的消瘦-水肿型。

【病因】

（一）喂养不当

喂养不当是我国儿童营养不良的主要原因。包括：

1. 长期摄入不足 长期母乳供给不足或人工喂养调配不当，又未及时添加辅食；骤然断奶，引起胃肠道不适应，导致儿童消化功能紊乱。

2. 食物成分不合理 长期以淀粉食物为主，造成蛋白质和脂肪缺乏。较大儿童长期偏食、吃零食、进食不规律等均易导致营养不良。

（二）疾病因素

1. 消化吸收障碍 最常见的是消化系统疾病和先天畸形，如慢性腹泻、唇裂、腭裂、幽门狭窄及肠吸收不良综合征等造成营养素吸收不良。

2. 消耗量增加 如长期发热、肾病综合征、恶性肿瘤、烧伤等造成营养素消耗增加。

（三）需要量增加

早产、双胎或多胎；急、慢性传染病的恢复期；生长发育快速时期等需要量增多而造成蛋白质相对不足亦可引起营养不良。

【病理生理】

（一）新陈代谢异常

1. 蛋白质 由于蛋白质摄入不足，机体处于负氮平衡，血清总蛋白和白蛋白减少，当总蛋白低于 40 g/L、白蛋白低于 20 g/L 时，可发生低蛋白水肿。

2. 脂肪 由于能量供应不足，机体动员脂肪大量消耗，导致血清胆固醇浓度下降；肝是脂肪代谢的主要器官，当体内脂肪消耗过多、超过肝代谢能力时，可造成肝细胞脂肪浸润及变性。

3. 糖类 由于患儿摄入不足和消耗增多，引起糖原不足和血糖偏低，轻者症状不明显，重者可引起低血糖甚至猝死。

4. 水、电解质代谢 由于脂肪大量消耗，细胞外液容量相应增加，低蛋白血症可进一步加剧而导致水肿；PEM 时 ATP 合成减少可影响细胞膜上钠-钾-ATP 酶的转运，导致钠在细

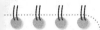

胞内潴留，故细胞外液一般为低渗状态，尤其是胃肠功能紊乱时易出现低渗性脱水；并可有低钾、低钙、低镁血症及代谢性酸中毒。

5. 体温调节 由于热量摄入不足、皮下脂肪较薄而散热快、血糖降低及周围循环血量减少等，均可造成患儿体温偏低。

（二）各系统功能低下

1. 消化系统 由于胃肠蠕动减弱、消化液和酶分泌减少、酶活性降低、菌群失调，导致消化功能下降，患儿易发生腹泻。

2. 循环系统 心肌细胞虽萎缩不明显，但心肌收缩力减弱，心排血量减少，血压偏低，脉细弱，心电图显示低电压。

3. 泌尿系统 肾小管混浊肿胀，脂肪变性，重吸收功能减低，尿量增加而尿比重下降。

4. 神经系统 脑体积变小，重量减轻。脑细胞不仅数量减少，而且类脂质、卵磷脂、胆固醇的量也下降，患儿可出现精神萎靡或烦躁不安、表情淡漠、反应迟钝、记忆力减退、条件反射不易建立。如营养不良发生在胎儿期、新生儿期及婴儿期等脑发育的关键时期，可以导致脑部不可逆的改变，影响日后的智力及行为。

5. 免疫功能 患儿的非特异性免疫功能（如皮肤黏膜屏障、白细胞吞噬功能、补体功能等）及特异性免疫功能均明显降低，极易并发各种感染性疾病和慢性传染性疾病（如结核、真菌病等），且病情严重，迁延不愈。

【临床表现】

1. 体重不增 体重不增是营养不良的早期表现，继之出现体重下降，皮下脂肪逐渐减少以至消失。

2. 皮下脂肪减少 皮下脂肪减少的顺序首先是腹部，其次为躯干、臀部、四肢，最后为面颊，严重者皮下脂肪消失。因此，腹部皮下脂肪层厚度是判断营养不良程度的重要指标之一。

3. 其他系统表现 随着营养不良程度的加重，会出现头发干枯，皮肤干燥、苍白，逐渐失去弹性，体温降低，心率减慢、血压下降、心音低钝，食欲缺乏、低血糖、腹泻等。严重者出现营养不良性水肿、水和电解质紊乱。

4. 不同程度营养不良的表现 根据营养不良的程度，儿童的临床症状也不同。初期营养不良对身高并无影响，但随着病情加重，身高亦低于正常。重度营养不良可有精神萎靡，反应差，抑制与烦躁交替，食欲低下，腹泻与便秘交替，体温偏低，脉细无力等表现。也可有重要脏器功能损害，如心脏功能低下，出现心音低钝、血压偏低、脉搏缓慢、呼吸浅表等（表6-1）。

表6-1 婴幼儿不同程度营养不良的临床表现

	营养不良程度		
	Ⅰ度（轻度）	Ⅱ度（中度）	Ⅲ度（重度）
体重低于正常均值	15% ~ 25%	25% ~ 40%	> 40%
腹部皮下脂肪厚度	0.4 ~ 0.8 cm	< 0.4 cm	消失
精神状态	无明显变化	烦躁不安	萎靡、抑制与烦躁交替
肌张力	正常	降低、肌肉松弛	肌肉萎缩
身高（身长）	正常	低于正常	明显低于正常
皮肤	干燥	干燥、苍白	苍白、干皱、无弹性

5. 营养不良的分型和分度 根据患儿的体重和身长（高）减少情况，5岁以下儿童营养不良的分型和分度如下。

（1）体重低下（underweight）：指体重低于同年龄、同性别参照人群值的均值减 2SD。如低于均值减 2 ~ 3SD 为中度；低于均值减 3SD 为重度。此指标不能区分急、慢性营养不良，只能反映儿童过去和（或）现在有营养不良。

（2）生长迟缓（growth retardation）：指身长低于同年龄、同性别参照人群值的均值减 2SD。如低于均值减 2 ~ 3SD 为中度；低于均值减 3SD 为重度。此项指标反映儿童过去或长期慢性营养不良。

（3）消瘦（wasting）：指体重低于同性别、同身高（身长）参照人群值的均值减 2SD。如低于均值减 2 ~ 3SD 为中度；低于均值减 3SD 为重度。此项指标主要反映儿童近期急性营养不良。

【并发症】

1. 营养性贫血　主要与铁、叶酸、维生素 B_{12}、蛋白质等造血原料缺乏有关。以缺铁性贫血最常见，巨幼细胞贫血也可出现或两者兼有。

2. 感染　由于儿童免疫功能低下，易并发病毒、细菌、真菌等感染，如上呼吸道感染、支气管肺炎、鹅口疮、结核病、中耳炎、尿路感染等，以呼吸道和消化道的感染最常见，特别是婴儿腹泻，可迁延不愈，使营养不良加重，形成恶性循环。

3. 维生素及微量元素的缺乏　以维生素 A 缺乏最常见，还可伴 B 族维生素、维生素 C、维生素 D 等缺乏，患儿可出现干眼症、口腔炎、末梢神经炎等。此外，还可见钙、镁、锌、铜和硒等缺乏。

4. 自发性低血糖　常出现在夜间或清晨，是重度营养不良患儿死亡的重要原因。患儿突然出现面色苍白、神志不清、呼吸暂停、脉搏缓慢、体温不升，若不及时诊治可致死亡。

【辅助检查】

1. 血清白蛋白浓度　血清白蛋白降低是最重要的改变，但由于半衰期较长（19 ~ 21天），故不够灵敏。前白蛋白和视黄醇结合蛋白较敏感。视黄醇结合蛋白（半衰期 10 h）、前白蛋白（半衰期 1.9 天）、甲状腺结合前白蛋白（半衰期 2 天）和转铁蛋白（半衰期 3 天）等代谢周期较短的血浆蛋白质具有早期诊断价值。胰岛素样生长因子 1（IGF-1）不仅反应灵敏，而且受其他因素影响较小，是诊断蛋白质营养不良的较好指标。

2. 酶活性测定　血清淀粉酶、脂肪酶、胆碱酯酶、转氨酶、碱性磷酸酶、胰酶和黄嘌呤氧化酶等活力下降，经治疗可迅速恢复正常。

3. 其他　血糖、胆固醇、各种电解质、维生素和微量元素浓度均可下降，而生长激素水平升高。

【治疗原则】

早期发现，早期治疗，采取综合性治疗措施，包括调整饮食以及补充营养物质；去除病因，改进喂养方法；积极治疗原发病；控制继发感染；促进消化功能的改善；纠正并发症。

【护理评估】

1. 健康史　了解患儿的喂养史、饮食习惯和生长发育情况。有无母乳不足、喂养不当以及不良的饮食习惯；有无消化系统解剖或功能异常情况；有无急、慢性疾病史；是否为双胎、多胎、早产。

2. 身体状况　测量患儿体重、身长与皮下脂肪厚度，与同年龄、同性别儿童的正常标准进行比较。了解患儿精神状态、面色有无改变，皮肤弹性及水肿情况，有无肌张力减低；是否伴有维生素和（或）微量元素缺乏的症状；评估营养不良情况及其程度。了解血清白蛋白、IGF-1、血清酶活性、血浆胆固醇、血糖等是否下降，以及维生素及微量元素是否改变。

3. 心理社会状况　了解患儿的心理个性发育情况、家庭亲子关系；了解患儿的家庭经济状况及父母角色是否称职；了解家长对营养不良疾病的发展、预后以及防治的认知程度。

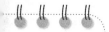

【常见护理诊断／问题】

1. 营养失调：低于机体需要量 与能量、蛋白质长期摄入不足和吸收障碍有关。

2. 有感染的危险 与营养素缺乏、免疫功能低下有关。

3. 生长发育迟缓 与营养素缺乏，不能满足儿童生长发育需要有关。

4. 潜在并发症：低血糖、营养性贫血、维生素 A 缺乏等。

5. 知识缺乏：患儿家长缺乏营养及正确喂养知识。

【护理措施】

1. 饮食管理 营养不良患儿由于长期摄食量少，消化道已适应低摄食量的状况，如果过快增加摄食量，易导致消化不良、腹泻，故饮食调整的量和内容应根据营养不良的程度、消化能力和对食物的耐受情况逐步完成，不可急于求成。其饮食调整的原则是：由少到多、由稀到稠、循序渐进、逐步补充，直至恢复正常。同时要根据儿童病情轻重和消化功能状况调整饮食的量及种类。

（1）能量的供给：①轻度营养不良患儿消化功能尚好，但仍不应过快地更换原有食物，应在原有基础上逐渐增加。开始每日供给能量 250 ～ 330 kJ/kg（60 ～ 80 kcal/kg），以后逐渐递增。当能量供给达每日 585 kJ/kg（140 kcal/kg）时，体重一般可获满意增长。待体重接近正常后再恢复至正常生理需要量。②中度及重度营养不良患儿消化功能及对食物的耐受性差，饮食调整要逐步进行。开始每日供给能量 165 ～ 230 kJ/kg（45 ～ 55 kcal/kg），以后逐渐增加至 500 ～ 727 kJ（120 ～ 170 kcal）/kg，并按实际体重计算所需能量，待体重恢复、体重与身高（长）比例接近正常后，再恢复至正常生理需要量。

（2）蛋白质的供给：应从少量开始供给，每日 1.5 ～ 2 g/kg，逐步增加到每日 3.0 ～ 4.5 g/kg。过早给予高蛋白质食物可引起腹胀、肝大。食品除乳制品外，可给予蛋类、肝泥、肉末、鱼粉等高蛋白食物，必要时也可添加酪蛋白水解物、氨基酸混合液或要素饮食。轻度营养不良患儿可从牛奶开始，逐渐过渡到肉末食物；中度及重度营养不良患儿可先给予稀释奶或脱脂奶，再给全奶，然后才能给带有肉末的食物。

（3）维生素及微量元素的供给：选择富含各类维生素和微量元素的新鲜食物，均衡饮食。一般采用每日给予新鲜蔬菜和水果的方式，从少量开始增加，以免引起腹泻。

（4）母乳喂养：鼓励母乳喂养，无母乳或母乳不足可给予稀释奶或脱脂奶、酸奶，少量多次，渐增至全奶，然后才能给肉末食物。所增加的补充食品最好是半流食和固体食物。

（5）选择合适的途径：如果胃肠道功能好，要尽量选择口服补充的方法；如果患儿食欲差、吞咽困难、吸吮力弱，可选择鼻胃管喂养；如果肠内营养明显不足或胃肠道功能严重障碍，则应选择静脉营养。

（6）建立良好的饮食习惯：帮助患儿建立良好的饮食习惯，早餐要吃饱，午餐应保证供给足够的能量和蛋白质。

2. 促进消化、改善食欲 遵医嘱给予助消化药，如胃蛋白酶、胰酶、B 族维生素等。为增加食欲、促进机体蛋白质合成，可用蛋白同化类固醇制剂，如苯丙酸诺龙，每次肌内注射 10 ～ 25 mg，每周 1 ～ 2 次，连续 2 ～ 3 周。为增加饥饿感，提高患儿食欲，可以每日一次皮下注射胰岛素 2 ～ 3 U，注射前先口服葡萄糖 20 ～ 30 g，1 ～ 2 周为一疗程；亦可给予锌制剂，每日口服元素锌 0.5 ～ 1 mg/kg，以提高患儿味觉敏感度，增加食欲。必要时少量多次输血或给予氨基酸、脂肪乳等静脉高营养液。因患儿体液量相对较多，而心、肾功能较差，输液速度宜慢。中药如参苓白术散以及针灸、推拿、捏脊等能调节脾胃功能、改善食欲。

3. 预防感染 保持室内环境舒适、卫生，执行保护性隔离，防止皮肤受损。保持皮肤清洁卫生，做好口腔护理，防止交叉感染。

4. 生长发育监测　治疗及护理开始后应每日记录进食情况，每周测体重 1 次，每月测身长 1 次，定期测量皮下脂肪厚度，以判断治疗效果。

5. 密切观察病情　观察患儿有无低血糖、维生素 A 缺乏、营养性贫血等临床表现，并及时报告医生，做好急症抢救准备。①特别在夜间或清晨时，注意观察患儿有无头晕、面色苍白、出冷汗、神志不清等低血糖的表现，一旦发现应立即静脉推注 25% ～ 50% 葡萄糖进行抢救；②每日检查患儿双眼，有无角膜干燥、夜盲等症状，一旦出现，可用生理盐水湿润角膜，并涂以抗生素眼膏，同时注意补充维生素 A 制剂。

6. 健康教育　根据患儿及家长的文化程度及理解力，讲解营养不良的常见病因和预防知识；同时向家长介绍科学育儿知识，纠正家长不良的喂养习惯及患儿不良的饮食习惯。教会家长观察病情，及时发现病情变化。加强儿童体格锻炼，坚持户外活动，增强体质，保证充足睡眠；预防儿童各种感染性疾病及贫血；按时进行预防接种；先天畸形患儿应及时手术治疗；做好发育监测。

随堂测 6-1

第二节　儿童单纯性肥胖症

肥胖症（obesity）是指人体长期摄入的能量超过消耗，使体内脂肪储存过多、体重超过一定范围的营养障碍性疾病。肥胖症分为单纯性肥胖和继发性肥胖两种，单纯性肥胖是指没有明显原因的肥胖，一般儿童大多数属于这种；继发性肥胖即继发于其他疾病，如内分泌代谢紊乱、脑部疾病或全身其他疾病的肥胖。儿童肥胖除体重增加外，也会给儿童造成许多社会心理负担。儿童肥胖症多属于单纯性肥胖，我国儿童肥胖症的发生率呈现逐年上升趋势，目前发病率为 5% ～ 8%。肥胖不仅影响儿童健康，儿童期肥胖还可延续至成年，增加患高血压、糖尿病、冠心病、胆石症、痛风等疾病的风险，故应引起社会和家长的重视。

【病因】

95% ～ 97% 的肥胖患儿为单纯性肥胖，不伴有明显的内分泌和代谢性疾病，其发病与以下因素有关。

1. 能量摄入过多　本病的主要原因，长期过多摄入淀粉类、高脂肪的食物，超过机体代谢需要，剩余的能量便转化为脂肪储存在体内引起肥胖。

2. 活动量过少　虽然摄入不多，但儿童活动和锻炼少，即消耗减少也可导致肥胖。大多数肥胖儿童不喜欢运动，易造成恶性循环。

3. 遗传因素　肥胖具有高度遗传性，且具有多基因遗传的特点。父母均肥胖者，子女中有 70% ～ 80% 出现肥胖，父母一方肥胖者，子女发生肥胖的概率为 40% ～ 50%，父母正常的子女发生肥胖者仅 14%。

4. 其他　疾病、进食过快、精神创伤和心理因素等均可引起儿童肥胖。如进食过快，或饱食中枢和饥饿中枢调节失衡以致多食；精神创伤以及心理异常等因素亦可致儿童过量进食。

【病理生理】

1. 脂肪细胞　肥胖的主要病理改变是脂肪细胞的数目增多和（或）体积增大。人体的脂肪细胞数量增多主要在儿童出生前 3 个月、出生后第一年和 11 ～ 13 岁三个阶段。此三个阶段引起的肥胖特点为脂肪数目增多并且体积增大，治疗困难且易复发。而不在此三个阶段引起的肥胖特点仅表现为脂肪细胞的体积增大，治疗较容易且不易复发。

2. 脂类代谢　常有血浆胆固醇、甘油三酯、极低密度脂蛋白及游离脂肪酸增加，但高密度脂蛋白减少。故以后易并发动脉硬化、冠心病、高血压、胆石症等疾病。

3. 蛋白质代谢　嘌呤代谢异常，使血尿酸水平增高导致痛风。

4. 体温调节 肥胖患儿对环境温度的变化反应不敏感，用于产热的能量消耗少，有低体温现象。

5. 内分泌改变 常见，其血清甲状旁腺素（PTH）、25-（OH）D_3、24,25-（OH）$_2D_3$ 水平升高；生长激素减少，睡眠时生长激素高峰消失，但 IGF-1 分泌正常，胰岛素分泌增加，故肥胖儿童无明显生长发育障碍。男性雌激素增高，可有轻度性功能低下；女性雌激素水平升高，可有月经不调和不孕。肥胖者有高胰岛素血症的同时又存在胰岛素抵抗，导致糖代谢异常，可出现糖耐量减低或糖尿病。

【临床表现】

肥胖症可发生于任何年龄阶段。但最常见于婴儿期、5～6岁及青春期。患儿食欲旺盛且喜食甜食和高脂肪食物，活动量少。除体重超过同龄儿童平均标准外，患儿体格发育往往较正常儿童迅速，身高及骨龄亦在上限或超过上限，性发育正常或较早。明显肥胖的患儿因体重过重，易疲劳，常出汗，走路时双下肢负荷增加可致膝外翻和扁平足，常感到气短和腿痛。极度肥胖儿童由于胸廓及膈肌活动受限，呼吸浅快，使肺通气不足，换气量减少，引起低氧血症，气短、发绀，甚至继发性红细胞增多，称为肥胖-换气不良综合征（obesity-hypoventilation, Pickwickian syndrome）。严重者可致心脏扩大出现充血性心力衰竭，甚至死亡。

体格检查可见皮下脂肪多而均匀分布，尤以面颊、肩部、腹壁为甚。严重肥胖者胸腹、臀部及大腿皮肤出现皮纹，双下肢负荷过重可致膝外翻和扁平足。女童胸部脂肪堆积，常有假性乳房增大，应与乳房发育鉴别。男童可见阴茎隐匿在阴阜脂肪垫中而被误诊为阴茎发育不良。肥胖儿童性发育较早，故最终身高略低于正常儿童。

肥胖儿童不喜活动，运动时动作笨拙，因怕被别人讥笑而不愿与其他儿童交往，常有孤僻、胆怯、自卑等心理问题。

儿童单纯性肥胖应与因疾病造成的肥胖症相区别，如库欣综合征患儿呈向心性肥胖，表现为满月脸、水牛背、蛙型腹、四肢细，并可有多毛、痤疮、高血压、低血钾及性早熟的特点。

知识链接

儿童肥胖的诊断

儿童肥胖的诊断标准尚不统一，目前常用方法有两种：

1. **体质指数（body mass index，BMI）** 目前国际上推荐的诊断肥胖的最有用指标，适用于2～18岁的儿童。它是指体重和身高平方的比值（单位为 kg/m^2）。当 BMI 超过同年龄、同性别儿童的第95百分位数时可诊断为肥胖；当 BMI 在同年龄、同性别儿童的第85～95百分位数时为超重，并具有肥胖的风险。

2. **身高标准体重法** 将同一身高人群体重的第80百分位数作为该身高人群的标准体重，体重超过同性别、同身高参照人群均值10%～19%者为超重，超过20%以上者为肥胖。其中超过20%～29%者为轻度肥胖；超过30%～49%者为中度肥胖；超过50%者为重度肥胖。本法简单，易于掌握，直观性强，使用方便，故在我国被广泛使用。

【辅助检查】

血清甘油三酯、胆固醇大多增高，严重肥胖患儿血清β脂蛋白增高；常有高胰岛素血症，生长激素水平降低，生长激素刺激试验的峰值也较正常儿童为低。肝超声检查常有脂肪肝。

【治疗原则】

采取控制饮食，加强运动，消除心理障碍的综合治疗措施。饮食疗法和运动疗法是两项最主要的措施，目的是减少产热性食物的摄入和增加机体对热能的消耗，从而使体重逐渐下降。

【常见护理诊断 / 问题】

1. 营养失调：高于机体需要量 与摄入高能量食物过多和（或）运动过少有关。

2. 自我形象紊乱 与肥胖引起的自身形体改变有关。

3. 社交障碍 与肥胖引起的心理障碍、不愿运动等有关。

4. 焦虑 与控制饮食困难有关。

5. 知识缺乏：患儿和家长缺乏科学的饮食知识。

【护理措施】

1. 控制饮食 在满足儿童基本营养及生长发育需要，避免影响其生长发育的前提下，为了达到减肥的目的，患儿每日摄入的能量必须低于机体消耗的总能量。

（1）可选择高蛋白质、低脂肪、低糖的食物。青春期生长发育迅速，蛋白质供能可提高至 50% ~ 60%。开始以体重不增为目标，以后逐渐控制在 1/2 左右的正常热能需要量。按患儿年龄、身高的平均体重计算总热量：5 岁以下每日 2500 ~ 3350 kJ（600 ~ 800 kcal），5 ~ 10 岁每日 3350 ~ 4190 kJ（800 ~ 1000 kcal），10 ~ 14 岁每日 4190 ~ 5020 kJ（1005 ~ 1200 kcal）。

（2）鼓励患儿进食体积大、饱腹感强而能量低的蔬菜类食物，其所含的纤维可减少糖类的吸收和胰岛素的分泌，并能阻止胆盐的肝肠循环，促进胆固醇排泄，且有一定的通便作用。如萝卜、胡萝卜、青菜、黄瓜、番茄、莴苣、苹果、柑橘、竹笋等。

（3）养成良好的饮食习惯，如少食多餐，避免过饱，不吃夜宵和零食，细嚼慢咽等。

2. 增加运动 减轻体重的重要手段。适量运动能促进脂肪分解，减少胰岛素分泌，使脂肪合成减少，蛋白质合成增加，促进肌肉发育。鼓励患儿选择喜欢和有效的且易于坚持的运动，如晨跑、游泳、爬楼梯、跳绳等，每日坚持 1 h 左右，运动要循序渐进，持之以恒。以运动后轻松愉快、不感到疲劳为宜。

3. 心理护理 对肥胖患儿的行为治疗，家庭的参与至关重要。应经常鼓励患儿坚持控制饮食及加强锻炼，增强减肥信心。鼓励患儿多参加集体活动，创造机会增加社会交往，改变其孤僻、自卑的心理，帮助患儿建立健康的生活方式，具备自我管理的能力。

4. 健康教育

（1）孕妇在妊娠后期，要减少大量脂肪类食物的摄入；儿童出生后应定期监测体重，及早干预。

（2）向家长介绍科学喂养知识，培养儿童良好的饮食习惯，不偏食高能量的食物；向家长讲述肥胖症疾病的相关知识，改变不正确的健康观念。

（3）使家长认识到肥胖儿童体重减轻是一个长期过程，要经常鼓励患儿树立信心，坚持饮食和运动同时治疗。

（4）对患儿实施生长发育监测，定期门诊观察。

随堂测 6-2

第三节 维生素营养障碍

一、营养性维生素 D 缺乏症

（一）维生素 D 缺乏性佝偻病

维生素 D 缺乏性佝偻病（rickets of vitamin D deficiency）是由于儿童体内维生素 D 不足导致钙磷代谢紊乱，产生的一种以骨骼病变为特征的全身慢性营养性疾病。典型表现是生长中的长骨干骺端和骨组织矿化不全。主要见于 2 岁以下婴幼儿，由于地理位置、气候等因素，北方人群佝偻病患病率高于南方。近年来，随社会经济文化水平的普遍提高，我国营养性维生素 D 缺乏性佝偻病发病率逐年降低，病情也趋于轻度。

案例 6-2

　　患儿，女，8 个月。因"夜间烦躁、哭闹 2 周"就诊。患儿系第 2 胎，冬季出生，生于北方，平时少出家门，生后部分母乳喂养，未添加辅食，未遵医嘱规律服用维生素 D 制剂。近 2 周出现夜间烦躁、睡眠不安、哭闹、多汗、易惊，门诊以"维生素 D 缺乏性佝偻病"收入院。查体：体温 36.4℃，呼吸 30 次 / 分，脉搏 112 次 / 分，体重 7.02 kg，全身皮肤黏膜无黄染、无出血点及皮疹，枕后头发脱落，方颅，囟门 2.0 cm×2.0 cm，未出牙，余无异常。

　　辅助检查：血清钙 2.17 mmol/L，碱性磷酸酶 236 IU/L。X 线检查：尺桡骨远端干骺端临时钙化带模糊。

　　请回答：

　　1. 该患儿属于维生素 D 缺乏性佝偻病的哪一期？

　　2. 患儿存在哪些护理诊断 / 问题？

　　3. 对该患儿应采取哪些护理措施？

【维生素 D 的来源与代谢】

1. 维生素 D 的来源

（1）内源性：是人体维生素 D 的主要来源。人类皮肤中的 7- 脱氢胆固醇经日光中紫外线照射后转化为胆骨化醇，即内源性维生素 D_3。

（2）外源性：外源性维生素 D 从食物中获得。动物性食物如肝、蛋、乳等含维生素 D_3；植物性食物如植物油、蘑菇、酵母中含麦角固醇，须经紫外线照射变为麦角骨化醇（维生素 D_2），才能被人体吸收。

（3）其他：胎儿可通过胎盘从母体获得维生素 D，胎儿体内 25-（OH）D_3 的贮存可满足生后一段时间的生长需要。早期新生儿体内维生素 D 水平与母体内维生素 D 的营养状况及胎龄有关。

2. 维生素 D 的作用　维生素 D_3 和维生素 D_2 均无生物活性，它们进入血液循环后即与血浆中的维生素 D 结合蛋白（DBP）相结合后被转运，贮存于肝、脂肪、肌肉等组织中。维生素 D 在体内必须经两次羟化作用后才能发挥生物效应。首先在体内经过肝 25- 羟化酶的作用发生第一次羟化，生成 25-（OH）D_3，循环中的 25-（OH）D_3 与 α- 球蛋白结合被运到肾，在肾 1α- 羟化酶的作用下进行第二次羟化，生成具有很强生物活性的 1,25-（OH）$_2D_3$，作用于靶器官（肠、肾、骨）而发挥其抗佝偻病的生理功能：①促进小肠黏膜细胞合成钙结合蛋白，增加钙、磷的吸收，促使骨钙沉积；②增加肾近曲小管对钙、磷的重吸收，特别是磷的重吸收，提高血清钙、磷浓度，利于骨的矿化作用；③促进成骨细胞增殖和破骨细胞分化，直接影响钙、磷在骨的沉积和重吸收。

3. 维生素 D 的代谢　机体主要通过控制肾 - 羟化酶活性来调控维生素 D 的代谢。

1,25-(OH)₂D₃、甲状旁腺素（PTH）、降钙素和血清钙、磷浓度是主要调节因子。

（1）当血中 1,25-(OH)₂D₃ 浓度过高时，可通过负反馈机制抑制 25-(OH)D₃ 在肝内的羟化和 1,25-(OH)₂D₃ 在肾内的羟化过程。

（2）PTH 可促进 1-α 羟化过程，增加 1,25-(OH)₂D₃ 的合成。

（3）低钙或高钙血症可刺激 PTH 分泌增加或减少，从而间接促进或抑制合成 1,25-(OH)₂D₃。

（4）低血磷可直接增加血浆 1,25-(OH)₂D₃ 的浓度。

（5）生长激素、胰岛素和雌激素等也可促进 1,25-(OH)₂D₃ 的合成作用。

【病因】

1. 日光照射不足　儿童户外活动少；城市高层建筑阻挡了日光照射；大气污染如烟雾、尘埃污染可吸收部分紫外线；北方冬季时间长、日照时间短，南方阴雨有雾时间多，且紫外线不能透过玻璃窗，均可导致内源性维生素 D 生成不足。

2. 维生素 D 摄入不足　母乳、牛奶等天然食物中维生素 D 的含量均较少，不能满足儿童生长发育的需要，若不及时补充，易引发疾病。

3. 围生期维生素 D 不足　母亲妊娠后期体内维生素 D 不足，如母亲有严重营养不良、肝肾疾病、慢性腹泻以及早产、双胎、多胎，均可导致婴儿体内维生素 D 储存不足。

4. 生长发育迅速　骨骼的生长速度与维生素 D 和钙的需要量成正比。婴儿期骨骼生长迅速，因此对维生素 D 的需要量相对较大。早产、双胎婴儿出生时体内维生素 D 储备量少，出生后生长速度快，若维生素 D 供给不足，极易发生佝偻病。

5. 疾病与药物的影响　胃肠道疾病或肝胆疾病会影响维生素 D 的吸收，如慢性腹泻、婴儿肝炎综合征等，肝、肾严重损害可影响维生素 D 的羟化作用，致钙、磷代谢障碍。

【发病机制】

维生素 D 缺乏性佝偻病可以看成机体为维持正常的血清钙水平而对骨骼造成的损害。当维生素 D 缺乏时，肠道对钙、磷的吸收减少，使血中钙、磷含量下降，刺激 PTH 代偿性分泌增加，动员骨钙释出，使血钙浓度维持在正常或接近正常水平，同时 PTH 抑制肾小管对磷的重吸收，故磷大量经肾排出，血磷降低，使钙磷乘积下降（正常值＞40），骨骼钙化受阻，成骨细胞代偿性增生，碱性磷酸酶分泌增加，骨骺端临时钙化带被新形成、未钙化的骨样组织沉积，骨骺端增厚向两侧膨出，形成临床所见的肋骨"串珠"和"手、足镯"等体征，出现骨的生长停滞。扁骨和长骨骨膜下的骨质也矿化不全，骨皮质渐为不坚硬的骨样组织所代替，骨膜增厚，骨质疏松，容易受肌肉牵拉和重力影响而发生弯曲变形，甚至病理性骨折；颅骨骨化障碍表现为颅骨变薄和软化、颅骨骨样组织堆积出现"方颅"等一系列佝偻病的症状体征、血液生化和骨骼 X 线改变（图 6-1）。

【临床表现】

本病最常见于 3 个月～2 岁的婴幼儿，主要表现为生长最快部位的骨骼改变、肌肉松弛及神经兴奋性改变。因此，不同年龄的患儿临床表现也不同。佝偻病的骨骼改变常在维生素 D 缺乏数月后出现，围生期维生素 D 缺乏的婴儿佝偻病出现较早。重症佝偻病患儿还可有消化和心肺功能障碍，可影响其免疫功能。临床上分为活动初期、活动激期、恢复期和后遗症期四期。

1. 活动初期（早期）　多见于婴儿（特别是 6 个月内），主要表现为神经、精神症状，儿童易激惹、烦躁、睡眠不安、夜惊，常伴有与室温和季节无关的多汗，尤其头部多汗而刺激头皮，致婴儿摇头擦枕，出现枕秃（图 6-2）。

2. 活动激期（活动期）　常见于 3 个月至 2 岁的婴幼儿，此期主要表现为骨骼改变和运动功能发育迟缓。

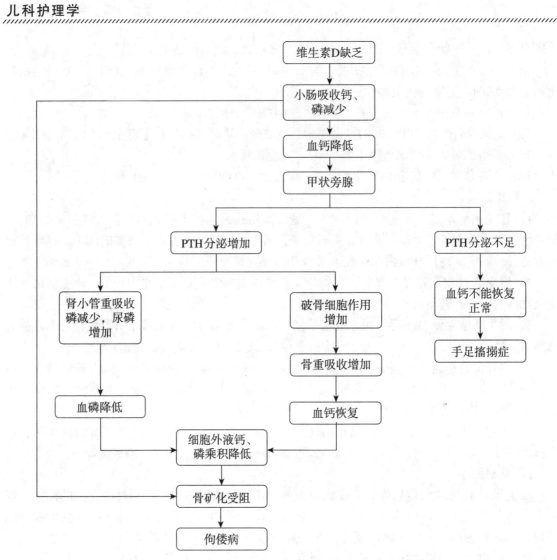

图 6-1　维生素 D 缺乏性佝偻病和佝偻病性手足搐搦症的发病机制

（1）骨骼改变

1）头部：6 个月以内婴儿易出现颅骨软化，以手指轻压颞部或枕部有乒乓球感；8～9 个月婴儿额骨、顶骨双侧骨样组织增生呈对称性隆起，出现方颅（图 6-3），严重时出现鞍状颅（图 6-4）；前囟过大或闭合延迟；乳牙萌出推迟，至 10 个月以后才出牙，且牙釉质发育差。

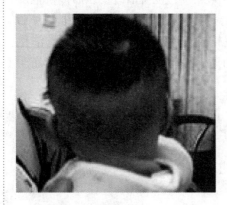
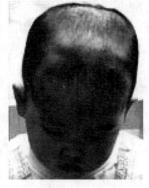
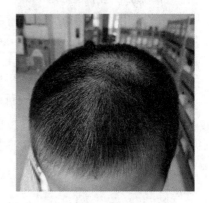

图 6-2　枕秃　　　　　　　　　图 6-3　佝偻病方颅　　　　　　　图 6-4　佝偻病鞍状颅

2）胸部：肋骨与肋软骨交界处骨样组织增生呈钝圆形隆起，形成肋骨串珠（rachitic rosary），以第 7～10 肋最明显；肋骨软化，膈肌附着部位的肋骨长期受膈肌牵拉向内凹陷，形成肋膈沟或称赫氏沟（Harrison groove）（图 6-5）和肋外翻；第 7、8、9 肋骨与胸骨相连处软化内陷，致胸骨柄前突，形成鸡胸（pigeon chest）（图 6-6）；如果胸骨剑突部向内凹陷，则形成漏斗胸（funnel chest），鸡胸和漏斗胸均可影响呼吸功能。

3）四肢：6 个月以上儿童腕部和踝部骨骺处膨大，形成手、足镯征（图 6-7）；能站立或会行走的 1 岁左右患儿，由于骨质软化与肌肉关节松弛，双下肢因负重可出现下肢弯曲，形成严重的膝内翻（"O"形腿）、膝外翻（"X"形腿）畸形（图 6-8），严重时轻微外伤即可引起长骨骨折。

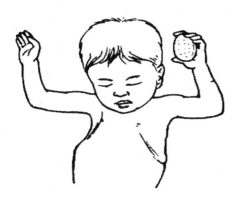

图 6-5　赫氏沟

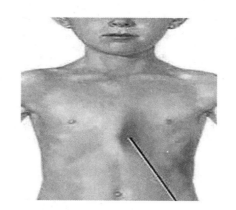

图 6-6　鸡胸

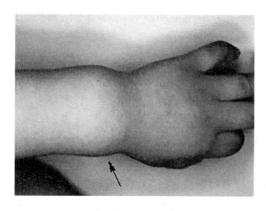

图 6-7　手镯征

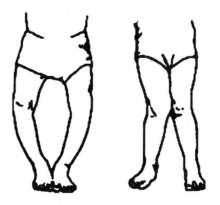

图 6-8　"O"形腿与"X"形腿

4）脊柱：婴幼儿会坐或站立后，因韧带松弛可致脊柱后凸或侧凸畸形。

5）骨盆：严重者可致骨盆畸形，形成扁平骨盆，成年后女性可致难产。

（2）运动功能发育落后：由于低血磷致肌肉糖代谢障碍，使全身肌肉松弛，肌张力降低和肌力减弱，坐、立、行等运动功能发育落后；腹肌张力低下、腹部膨隆如蛙腹。

（3）神经精神发育迟缓：重症患儿神经系统发育迟缓，表情淡漠，语言发育落后，条件反射形成缓慢；免疫力低下，易合并感染及贫血。

3．恢复期　经适当治疗后，临床症状及实验室、X 线检查逐渐好转或接近正常。

4．后遗症期　多见于 2 岁以上儿童。此期临床症状消失，但因婴幼儿期严重佝偻病，残留不同程度的骨骼畸形，或运动功能障碍。

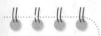

【辅助检查】

1．生化检查 初期血清 25-(OH) D_3 下降，PTH 升高，血钙可正常或稍低，血磷降低，钙磷乘积稍低；碱性磷酸酶正常或增高。激期血钙可稍低，血磷和钙磷乘积明显降低，碱性磷酸酶增高。恢复期血钙、磷逐渐恢复正常，碱性磷酸酶需 1～2 个月降至正常。后遗症期血生化正常。

2．X 线检查 初期常无骨骼表现，X 线检查可正常或钙化带稍模糊。激期骨骺端明显增宽，临时钙化带模糊或消失，呈毛刷样、杯口样改变，骨密度减低，骨皮质变薄，可有骨干弯曲或青枝骨折。恢复期钙化带出现，骨密度逐渐恢复正常。后遗症期 X 线检查骨骼干骺端病变消失。

【治疗原则】

主要控制活动期，供给富含维生素 D 的食物，多晒太阳；给予维生素 D 制剂及根据病情补充钙剂；加强体格锻炼，防止／矫正骨骼畸形。

1．维生素 D 制剂 主要采用口服法。激期口服维生素 D 2000～4000 IU/d，视临床症状和骨骼 X 线检查改善情况，2～4 周后改为 400～800 IU/d；如有条件，应监测血清钙、磷、碱性磷酸酶及 25-(OH) D_3 水平。如患儿口服困难或存在腹泻等影响吸收时，可采用大剂量突击疗法，维生素 D 每次 15 万～30 万 IU 肌注，1 个月后再以维生素 D 400～800 IU/d 维持。长期大剂量服用维生素 D 制剂时，不宜用鱼肝油制剂，以防维生素 A 中毒。用药后应密切随访，1 个月后如症状、体征、实验室等相关检查均无改善，应考虑其他疾病。

2．钙剂 在补充维生素 D 的同时，也可给予适量的钙剂，对改善症状、促进骨骼发育是有益的。同时调整膳食结构，增加膳食钙的摄入。

3．微量元素 本病多伴有锌、铁等微量元素的降低，及时、适量补充微量元素，有利于儿童骨骼健康成长，也是防治佝偻病的重要措施之一。

4．外科矫正 已有骨骼畸形者应加强体格锻炼，可采用主动或被动运动方法矫正。严重骨骼畸形可考虑外科手术矫治。

【护理评估】

1．健康史 了解患儿母亲孕期健康状况及患儿出生史、喂养史、生活习惯、患病史及用药史等。母亲妊娠期，特别是妊娠后期有无营养不良、肝肾疾病、慢性腹泻，以及患儿是否为早产、双胎、多胎；患儿是否有胃肠疾病、肾脏疾病；阳光照射是否充足等。

2．身体状况 评估患儿是否有易激惹、烦躁、夜惊等神经精神症状，测量患儿身高（长）、体重，并与同年龄、同性别健康儿童正常参照值相比较，判断有无运动功能落后、神经精神发育迟缓，是否有骨骼畸形、免疫力低下等。了解患儿血生化和 X 线检查是否改变。

3．心理社会状况 3 岁以下儿童心理问题不明显，重症儿常留有骨骼畸形，随年龄的增长对自身形象和运动能力的认识以及与同龄儿产生的差异，容易产生自卑等不良心理问题，从而影响其心理健康及社会交往。家长因担心骨骼畸形而焦虑等。

【常见护理诊断／问题】

1．营养失调：低于机体需要量 与日光照射少、维生素 D 摄入不足有关。

2．生长发育迟缓 与钙磷代谢异常致骨骼、神经发育迟缓有关。

3．有感染的危险 与免疫功能低下有关。

4．潜在并发症：维生素 D 中毒、骨骼畸形。

5．知识缺乏：患儿家长缺乏本病的预防和护理知识。

【护理措施】

1．定期户外活动 儿童出生 2～3 周即可带到户外活动，活动时间可从每次 10 min 开始，逐渐延长至 1 h 以上，即使冬季也要保证每日 1～2 h 户外活动时间。夏季气温过高，可在阴

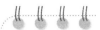

凉处活动，尽量暴露皮肤，但要防止儿童皮肤灼伤或中暑；冬季室内活动宜开窗，使紫外线能够直接透入室内。

2. 补充维生素 D

（1）增加富含维生素 D 的食物：提倡母乳喂养，按时引入转乳期食物，给予富含维生素 D、钙、磷和蛋白质的食物，如母乳、肝、蛋、菇或强化维生素 D 的代乳品等。

（2）注意维生素 D 中毒：严格遵守维生素 D 的用量，密切观察有无中毒症状，如患儿出现厌食、倦怠、烦躁不安，或继之呕吐、腹泻、顽固性便秘和体重下降等表现，应立即停用维生素 D，并及时通知医生。

3. 预防感染 保持室内空气清新，温、湿度适宜，阳光充足。加强生活护理，防止受凉。尽量少带患儿到公共场所，避免交叉感染。

4. 预防骨骼畸形和骨折 衣着柔软、宽松、床铺整洁、松软，避免早坐、久坐、早站、久站和早走，以防骨骼畸形。严重佝偻病患儿易发生肋骨、长骨骨折，护理操作时动作要轻柔，不可用力过大或过猛，以防发生骨折。

5. 健康教育

（1）向家长介绍佝偻病的预防及护理知识，鼓励孕妇多进行户外活动，选择富含维生素 D、钙、磷和蛋白质的食物。新生儿生后第 2 周始给予维生素 D 400 ~ 800 IU/d 至青春期；早产儿、低出生体重儿、双胎儿生后即应给予维生素 D 800 ~ 1000 IU/d，连用 3 个月后改为 400 ~ 800 IU/d。不同地区、不同季节可适当调整剂量，做到"因时、因地、因人而异"。对处于生长发育高峰期的婴幼儿更应加强户外活动，给予预防量维生素 D 和钙剂，并及时引入转乳期食物。在预防用药的同时，告知家长避免过量服用，注意观察有无维生素 D 中毒的表现。

（2）加强康复护理：若患儿已有骨骼畸形，可向患儿家长示范矫正方法，如胸廓畸形，可让儿童做俯卧位抬头展胸运动；下肢畸形可施行肌肉按摩，"O"形腿可以按摩外侧肌，"X"形腿可按摩内侧肌，以增强肌张力，促进畸形的矫正。畸形严重者可进行外科矫正手术，指导家长正确使用矫形器具。

知识链接

维生素 D 中毒

长期服用大剂量维生素 D，或在短期内误服大量维生素 D，或对维生素 D 敏感者都有可能发生维生素 D 中毒。过量维生素 D 可引起持续高钙血症，使钙盐沉积于各器官组织，出现相应器官组织受损的表现。早期症状为厌食、烦躁不安、哭闹、低热、恶心、呕吐、腹泻或便秘，以后出现烦渴、尿频、夜尿多等肾小管功能受损的症状，还可出现血压升高、头痛、心律不齐。长期慢性中毒则表现为组织器官的钙化，影响体格和智力发育，甚至导致肾衰竭而致死亡。辅助检查：血钙 > 3 mmol/L（12 mg/dl）以上，尿钙试验阳性。处理应立即停用维生素 D 制剂和钙剂，避免阳光照射，给予低钙饮食。家长应严格掌握维生素 D 的预防量和治疗量，遵医嘱用药，以防儿童发生维生素 D 中毒。

【护理评价】

（1）患儿经治疗、护理后，佝偻病症状是否减轻或消失，实验室检查是否恢复正常。

（2）患儿生长发育指标是否接近或达到正常标准。

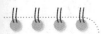

（3）患儿是否发生感染或发生感染后能否得到及时处理。

（4）患儿是否发生维生素 D 中毒及骨骼畸形，或发生后能否得到及时处理。

（5）患儿家长能否说出佝偻病的预防和护理要点。

（二）维生素 D 缺乏性手足搐搦症

维生素 D 缺乏性手足搐搦症（tetany of vitamin D deficiency）是由于维生素 D 缺乏，引起血清钙离子浓度降低，导致神经肌肉兴奋性增强，出现惊厥、手足搐搦或喉痉挛等症状，多见于 6 个月以下小婴儿。目前由于维生素 D 缺乏相关预防工作的普及，该病发病率已逐年降低。

【病因及发病机制】

发病原因与佝偻病基本相同，主要因维生素 D 缺乏使血钙降低，而甲状旁腺反应迟钝，不能代偿性分泌增加，致骨钙不能及时游离入血，使血钙继续降低。正常血钙浓度为 2.25 ~ 2.75 mmol/L（9 ~ 11 mg/dl），当血钙浓度低于 1.75 ~ 1.88 mmol/L（7.0 ~ 7.5 mg/dl）或血清钙离子浓度低于 1 mmol/L（4 mg/dl）时，可引起神经肌肉兴奋性增高，出现惊厥、手足搐搦或喉痉挛。

诱发血钙降低的原因有：

（1）维生素 D 缺乏的早期，甲状旁腺代偿功能还未建立，血钙降低。

（2）春季开始，儿童户外活动增多，阳光直接照射增加，或大剂量维生素 D 肌内注射，使血中维生素 D 的水平急剧上升，大量钙沉积于骨骼，使血钙降低。

（3）感染、饥饿、发热时组织分解而释放磷，使血磷升高，与钙结合，以磷酸钙形式沉积于骨骼，使血钙降低。

【临床表现】

本病可有不同程度的佝偻病表现，有典型发作和隐匿型两种。

1. 典型发作　主要有惊厥、喉痉挛和手足搐搦，其中以无热惊厥最常见。一般该型血钙 < 1.75 mmol/L（7 mg/dl）。

（1）惊厥：多见于婴儿期，突然发作，表现为突然发生两眼上翻、面部肌肉颤动、四肢抽动、神志不清。发作后入睡，醒后活泼如常。每次发作时间数秒至数分钟不等，发作时间长者可伴口周发绀；发作频率可数日 1 次或 1 日数次；一般不发热。轻者仅有双眼上翻，面肌颤动，神志清。不发作时无神经系统体征。

（2）手足搐搦：为此病特殊症状。多见于较大婴幼儿，发作时手足痉挛呈弓状，即双手腕部屈曲，手指伸直，拇指内收贴近掌心；足部踝关节伸直，足趾向下弯曲，呈"芭蕾舞足"。

（3）喉痉挛：婴儿多见，发病率低。突发声门和喉部肌肉痉挛，出现呼吸困难，吸气时喉鸣，哭闹时加剧，严重者可发生窒息死亡。

2. 隐匿型　该型血钙浓度多为 1.75 ~ 1.88 mmol/L（7 ~ 7.5 mg/dl），没有典型发作症状，但是通过刺激可以引出神经、肌肉兴奋性增高的体征。

（1）面神经征（Chvostek sign）：用指尖或叩诊锤叩击耳前面神经传出处（颧弓与口角间的面颊部），引起眼睑和口角抽动为面神经征阳性。新生儿可出现假阳性。

（2）腓反射（peroneal reflex）：用叩诊锤叩击膝下外侧腓骨小头处的腓神经，引起足部向外侧收缩为阳性。

（3）陶瑟征（Trousseau sign）：用血压计的袖带包裹上臂，使血压维持在收缩压和舒张压之间，5 min 之内出现手痉挛症状者为阳性。

【辅助检查】

1. 血液检查　血钙降低，血磷正常或升高。

2. 尿液检查　尿钙阴性。

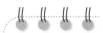

【治疗原则】

迅速控制惊厥，解除喉痉挛，补充维生素 D 和钙剂。

1. 急救处理　保持呼吸道通畅，立即给氧，喉痉挛者立即将舌头拉出口外，并进行口对口呼吸或加压给氧，必要时行气管切开以保证呼吸道通畅。迅速控制惊厥或喉痉挛，首选地西泮 0.1 ～ 0.3 mg/kg 肌内注射或缓慢静脉注射，或 10% 水合氯醛保留灌肠，每次 40 ～ 50 mg/kg。

2. 钙剂治疗　给 10% 葡萄糖酸钙 5 ～ 10 ml 加入 10% 葡萄糖液 5 ～ 20 ml 稀释后缓慢静脉注射或静脉滴注，时间不得少于 10 min，并监测心率；若注射过快，可引起血钙骤升，发生心搏骤停；惊厥反复发作者，可每日注射 2 ～ 3 次，不可皮下或肌内注射钙剂，以免造成局部坏死。轻症患儿可用 10% 氯化钙加入 3 ～ 5 倍糖水稀释后口服，每日 3 次，3 ～ 5 天后改用 10% 葡萄糖酸钙，以防引起高氯性酸中毒。

3. 维生素 D 治疗　急性发作控制后，按维生素 D 缺乏性佝偻病治疗方法给维生素 D 治疗。

【常见护理诊断 / 问题】

1. 有窒息的危险　与惊厥、喉痉挛发作有关。

2. 有受伤的危险　与惊厥、手足搐搦有关。

3. 营养失调：低于机体需要量　与维生素 D 缺乏有关。

4. 知识缺乏：家长缺乏有关惊厥及喉痉挛的护理知识。

【护理措施】

1. 预防窒息

（1）惊厥发作：首先就地抢救，松开衣领，将患儿的头转向侧位，以免误吸分泌物或呕吐物造成窒息，保持呼吸道通畅，及时清除口鼻分泌物。喉痉挛发作时，应立即将患儿舌体拉出口外，在上下牙间放置牙垫，以防舌头咬伤。立即通知医生，备好气管插管用具。必要时行人工呼吸或加压给氧。保持室内安静，减少刺激，密切观察患儿的呼吸及神志。详细记录发作次数和治疗效果。

（2）遵医嘱立即给予镇静剂：如地西泮肌内注射或静脉推注，或 10% 水合氯醛保留灌肠。静脉使用镇静药时需缓慢推注，密切观察呼吸，注射量过大或速度过快时可抑制呼吸，引起呼吸骤停。

2. 防止外伤　保护患儿安全，宜选用软质材料制作的玩具，营造安全的环境。惊厥发作时有专人守护，防止坠床，两齿之间放牙垫，剪短指甲，两掌心放置球形软布，床挡周围可用棉制护围保护，以防惊厥发作时造成损伤。

3. 定期户外活动，补充维生素 D　症状控制后可按维生素 D 缺乏性佝偻病方法进行补充。

4. 健康教育

（1）向家长讲解预防儿童维生素 D 缺乏的相关知识，解释本病的原因和预后，患儿发作时尽量陪伴并安慰家长和患儿。

（2）讲解患儿抽搐时的正确处理方法，如就地抢救，使患儿平卧，松解衣扣，颈部伸直，头后仰，保持呼吸道通畅，同时通知医务人员。

（3）指导家长出院后按医嘱给儿童补充维生素 D 和钙剂，强调口服钙剂时应与乳类分开，最好在两餐之间服用，以免影响钙的吸收。

随堂测 6-3

二、维生素 A 缺乏症

维生素 A 缺乏症（vitamin A deficiency）是指体内维生素 A 缺乏所致的以眼睛和皮肤黏膜病变为主的全身性疾病，多见于 1 ～ 4 岁儿童。轻度维生素 A 缺乏时，仅表现为免疫功能下降而无典型的临床表现，又称"亚临床状态维生素 A 缺乏"。近年来，我国严重维生素 A 缺乏已不多见，但在边远农村地区仍有群体流行，亚临床状态缺乏现象仍相当普遍。

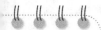
【维生素 A 的来源、代谢及生理功能】

维生素 A 的化学名为视黄醇，在动物类食物如乳类、蛋类和动物内脏中含量丰富。植物来源的胡萝卜素也是维生素 A 的重要供应来源，其在深色蔬菜中含量高，其中 β- 胡萝卜素最具有维生素 A 生物活性。但胡萝卜素在肠道吸收率很低。

无论维生素 A 还是胡萝卜素，都可在小肠细胞中转化成棕榈酸酯后与乳糜颗粒结合，通过淋巴系统入血转运至肝，在肝中再酯化储存。当周围靶器官组织需要维生素 A 时，肝中的维生素 A 棕榈酸酯经酯酶水解为醇式后，以 1∶1 比例与视黄醇结合蛋白结合，再与前白蛋白结合，形成复合体后释放入血，经血行转运至靶组织。维生素 A 在体内氧化后转变为视黄酸，视黄酸是维生素 A 在体内发挥多种生物作用的重要活性形式。

维生素 A 的生理功能：①维持皮肤黏膜层的完整性；②构成视觉细胞内的感光物质；③促进生长发育和维护生殖功能；④维持和促进免疫功能；⑤参与铁代谢，影响造血功能。

【病因】

1. 先天储备不足 维生素 A 不易通过胎盘，故胎儿的血清维生素 A 储备不足。如婴儿生后不给予充足的维生素 A，极易出现维生素 A 缺乏。

2. 利用与排泄增加 腹泻、发热等疾病时维生素 A 需要量及排泄量增加，而吸收量减少，严重营养不良时视黄醇蛋白合成减少，不能与肝内维生素 A 结合释放入血；锌和铁缺乏可影响视黄醇的利用与转运等。

3. 摄入不足或吸收障碍 维生素 A 为脂溶性维生素，膳食中脂肪含量过低易引发维生素 A 缺乏；一些消化道疾病均可影响维生素 A 的消化吸收。甲状腺功能低下及糖尿病时，胡萝卜素转变为视黄醇障碍，导致维生素 A 缺乏。

【临床表现】

1. 典型维生素 A 缺乏 多见于婴幼儿，常与营养不良及其他维生素缺乏同时发生。

（1）眼部病变：是维生素 A 缺乏的早期表现。初为暗适应时间延长，随后在暗光下视力减退，黄昏时视物不清，继之发生夜盲症（night blindness）；上述症状持续数周后，由于杯状细胞分泌黏液减少以及脱落的上皮细胞堵塞泪腺管，出现眼干不适，故本病又称眼干燥症（xerophthalmia）。眼结膜和角膜失去光泽和弹性，眼球向两侧转动时可见球结膜皱褶，形成与角膜同心的皱纹圈，在近角膜旁有泡沫状银灰色斑块，即毕脱斑（Bitot spot）；角膜因干燥、浑浊而软化，即角膜软化症（keratomalacia），甚至形成溃疡，而继发感染，愈后可留下白斑，影响视力；重者可发生角膜穿孔、虹膜脱出以致失明。

（2）皮肤、黏膜表现：黏膜上皮可发生变性，易反复发生呼吸道及泌尿道感染。皮肤干燥、毛囊角化，触之如粗砂样，以四肢伸面、肩部多见。毛发无光泽、易脱落。指（趾）甲薄脆多纹，易折断。

（3）生长发育障碍：严重、长期维生素 A 缺乏可致体格、智能发育落后。

2. 亚临床维生素 A 缺乏 无维生素 A 缺乏的典型临床症状，以免疫功能低下为主要表现。

【治疗原则】

1. 加强眼部护理

2. 积极治疗原发病

3. 调节膳食 供给富含维生素 A 的动物性食物或含胡萝卜素较多的深色蔬菜，有条件的可采用维生素 A 强化食品。

4. 药物治疗 轻症给予维生素 A 制剂口服，每日 7500 ~ 15 000 μg（2.5 万 ~ 5 万 IU），分 2 ~ 3 次服用，2 天后减至每日 1500 μg。病情严重者如有角膜病变或慢性腹泻或肠道吸收障碍，可深部肌内注射维生素 AD 注射剂（每支含维生素 A 7500 μg 和维生素 D 62.5 μg）0.5 ~ 1 ml，每日一次，连用 3 ~ 5 日。待病情好转后改为口服。

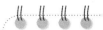

【常见护理诊断 / 问题 】

1. 营养失调：低于机体需要量　与维生素 A 摄入不足和（或）吸收障碍有关。

2. 有感染的危险　与维生素 A 缺乏所致免疫力低下以及角膜溃疡有关。

【护理措施】

1. 调节膳食　供给富含维生素 A 的食品。鼓励母乳喂养，及时添加含维生素 A 的辅食，如蛋、肝及水果等，以保证机体需要。

2. 补充维生素 A　遵医嘱给予维生素 A 口服或肌内注射，注意观察治疗效果，防止维生素 A 中毒。

3. 保护眼睛，防止视觉障碍　用消毒鱼肝油滴双眼，促进上皮细胞修复；有角膜软化、溃疡者用 0.25% 氯霉素滴眼液，或 0.5% 红霉素，或金霉素眼药膏，防止继发感染；用 1% 阿托品散瞳，防止虹膜粘连。实施眼部护理时力争使患儿合作，动作轻柔，切勿压迫眼球，以免角膜穿孔。

4. 预防感染　注意保护性隔离，预防交叉感染。

5. 健康教育　指导患儿家长合理喂养，注意补充维生素 A，及时治疗感染、腹泻及其他消耗性疾病；在预防的同时要防止长期、大量补充维生素 A 所致的维生素 A 过量或中毒。

知识链接

维生素 A 中毒症

维生素 A 中毒症（vitamin A toxicity）是指人体摄入过量的维生素 A 而引起的中毒综合征。据研究，婴幼儿服用维生素 A，如一次剂量超过 30 万 IU（每克普通鱼肝油含维生素 A 850 IU；每克浓鱼肝油含维生素 A 5 万～6.5 万 IU），会引起急性中毒。每天服用 5 万～10 万 IU，连续服用 6 个月左右，即可发生慢性中毒。此外，儿童对维生素 A 的敏感性和耐受程度可有较大的个体差异，有些儿童在服用鱼肝油未超出上述范围时，亦可出现轻度的中毒症状。

急性中毒以颅内压增高为主要特征，婴幼儿表现为嗜睡或过度兴奋、烦躁，囟门未闭者前囟隆起；年长儿诉头痛、呕吐等；慢性中毒临床表现多样，起病缓慢，一般为食欲减退，易激惹，可有低热、脱发等；以后有典型的骨痛症状，呈转移性疼痛，可伴有软组织肿胀，有压痛而无红、热，以长骨及四肢骨多见。体检可见贫血、肝脾大。脑脊液检查可有压力增高。肝功能可出现异常。

第四节　微量元素缺乏

一、锌缺乏症

锌缺乏（zinc deficiency）是指体内因长期缺乏微量元素锌所引起的以食欲缺乏、生长发育迟缓、异食癖以及皮炎为主的临床表现。

【病因】

1. 摄入不足　动物性食物、坚果类食物（核桃、板栗、花生等）含锌丰富而且易于吸收，其他食物尤其是植物性食物含锌少，因此，长期素食者易导致体内缺锌。

2. 吸收障碍　各种因素所致的腹泻均会影响锌的吸收；谷类食物中粗纤维和植酸可妨碍

锌的吸收。牛奶与母乳中的锌含量相近，但是，牛奶中锌的吸收率低，因此，长时间单纯牛奶喂养易引起缺锌。

3. 丢失过多 大面积烧伤、反复出血、溶血、长期透析、蛋白尿或应用金属螯合剂（如青霉胺）等均可导致锌丢失，引起锌缺乏。

4. 需要量增加 机体在一些特殊阶段对锌的需要量增加，如儿童生长发育期、营养不良恢复期、创伤修复期等，若不及时补充，可引起锌缺乏。

【临床表现】

1. 食欲缺乏 味觉细胞分泌味觉素，每分子味觉素含 2 个锌离子，锌缺乏使人的味蕾受损，味觉敏感度下降，食欲低下，出现偏食或异食。

2. 生长发育迟缓 缺锌可妨碍生长激素轴的功能以及性腺轴的成熟，表现为生长发育迟缓、身材矮小、性发育延迟和性腺功能减退。

3. 蛋白质代谢障碍 锌参与儿童体内碳酸酐酶、DNA 聚合酶、RNA 聚合酶等多种酶的合成及活性发挥，也与许多核酸及蛋白质的合成密不可分。锌缺乏可使核酸、蛋白质合成障碍，出现毛发干枯易脱落、皮炎、伤口愈合不良。

4. 免疫功能低下 锌可直接促进儿童胸腺、淋巴结等免疫器官的发育，从而减少儿童患病的机会，是影响免疫力最明显的微量元素。锌缺乏使儿童容易感染。

5. 神经系统受损 锌为一种神经递质，可参与脑发育。锌缺乏可影响儿童智力发育，出现注意力不集中、记忆力差等智力发育迟滞现象，补锌后可逐渐恢复。

6. 视力受损 锌参与儿童体内维生素 A 的代谢和生理功能，对维持正常的暗适应能力及改善视力低下有良好的作用。锌缺乏可导致夜视力下降。

7. 其他 因视黄醇结合蛋白减少而出现夜盲、贫血、反复口腔溃疡、地图舌等。

随堂测 6-4

【辅助检查】

1. 血液检查 空腹血清锌浓度 < 10.7 μmol/L（70 μg/dl），非空腹血清锌浓度 < 9.95 μmol/L（65 μg/dl）。餐后血清锌浓度反应试验（PICR）较一次血清锌测定准确，若 PICR > 15% 提示缺锌。

2. 头发检查 发锌浓度易受各种因素的影响，不能准确反映近期体内的锌营养状况。

【治疗原则】

1. 针对病因治疗原发病。

2. 给予含锌较多的食物，如动物性食物和坚果类食物等。

3. 口服锌制剂，如葡萄糖酸锌，每日 3.5 ~ 7 mg/kg（含锌元素 0.5 ~ 1 mg/kg），疗程 2 ~ 3 个月。

【常见护理诊断 / 问题】

1. 营养失调：低于机体需要量 与锌摄入不足、吸收障碍、需要量增加、丢失过多有关。

2. 生长发育迟缓 与缺锌影响蛋白质代谢、生长激素分泌减少有关。

3. 有感染的危险 与缺锌导致免疫力低下有关。

4. 知识缺乏： 患儿家长缺乏营养与喂养知识。

【护理措施】

1. 改善营养、促进生长发育 鼓励母乳喂养；无母乳的人工喂养儿最好给予一些强化了适量锌的婴儿配方奶粉；随年龄增长按时引入转乳期食物，鼓励摄入富含锌的食物，如动物肝、鱼、瘦肉、虾皮等，培养儿童良好的饮食习惯，不挑食、不偏食。

2. 避免感染 保持空气清新，注意口腔和皮肤护理，防止交叉感染。

3. 健康教育 向患儿家长讲解锌缺乏的原因、预防及护理知识，取得家长的配合。向家长介绍遵医嘱口服锌制剂的重要性，不可随意调整服药剂量，防止锌中毒。

知识链接 --->

锌缺乏症的预防

　　儿童是锌缺乏的高发人群，儿童缺锌在全球范围内普遍存在，如10% ～ 15% 的美国婴儿由于不能接受母乳喂养，食用大豆配方奶粉而导致锌缺乏；在发展中国家，锌缺乏症是导致疾病负担加重和高死亡率的十大因素之一。国内的调查结果也表明，我国儿童缺锌的现象十分普遍。人体中的锌元素主要通过膳食获得。预防锌缺乏，首先需要坚持平衡膳食，动物性食物和植物性食物合理搭配，避免偏食，进食含锌丰富的红肉（牛肉、瘦猪肉、肝等）、部分海产品（如牡蛎，但不宜大量食用）、鱼类、禽类等。对易缺锌的高危人群（如早产儿 / 低出生体重儿、慢性腹泻和吸收不良综合征的患儿等），应适当补锌，我国营养学会推荐的锌每日供给量为0 ～ 6 个月婴儿 3 mg，7 ～ 12 个月小儿 5 mg，1 ～ 10 岁儿童 10 mg，10 岁以上儿童 15 mg。由于居住环境、饮食习惯和经济发展水平的差异，锌元素在不同地区、不同人群中的含量不同，补锌时还需参考本地区正常儿童锌元素含量参考值。

二、碘缺乏症

　　碘缺乏症（iodine deficiency disorders，IDD）是由于自然环境中碘缺乏造成机体碘营养不良所表现的一组有关联的疾病总称，包括地方性甲状腺肿、甲状腺功能减退、亚临床甲状腺功能减退等。该病可导致儿童便秘、生长发育迟缓、智力障碍等，孕妇病情严重者可发生流产。

【病因和发病机制】

　　环境缺碘是儿童发生碘缺乏的根本原因。

　　碘的主要功能是合成甲状腺素，缺碘使甲状腺素合成障碍，从而影响生长发育。当环境缺碘、机体碘摄入不足时，甲状腺素合成下降，可反馈性地促使垂体前叶分泌促甲状腺素（TSH）增加，使甲状腺组织出现代偿性增生、腺体肿大。初期为弥漫性甲状腺肿，属于代偿性的生理肿大，不伴有甲状腺功能异常，如及时补碘，肿大的甲状腺可完全恢复正常。如进一步发展，酪氨酸碘化不足或碘化错位，便会产生异常的甲状腺球蛋白，后者失去正常的甲状腺素作用，并且不易水解分泌而堆积在腺体滤泡中，使滤泡肿大、胶质充盈，呈胶质性甲状腺肿。当胶质不断蓄积、压迫滤泡上皮细胞时，导致局部纤维化，供血不足，细胞坏死，出现退行性变，进入退缩阶段。以上过程循环变化，最终形成大小不等、软硬不一的结节，即为结节性甲状腺肿，成为不可逆的器质性病变。

【临床表现】

　　缺碘主要的危害是影响脑发育，导致儿童智力损伤和体格发育障碍。其严重程度取决于碘缺乏的程度、持续时间以及患病的年龄。

　　胎儿期缺碘可引起早产、死产及先天畸形；新生儿期缺碘则表现为甲状腺功能低下；胎儿期和婴儿期严重缺碘可造成克汀病；儿童和青春期缺碘则可引起甲状腺肿、甲状腺功能低下、智能低下。儿童期轻度缺碘可出现亚临床型甲状腺功能减退症（亚临床克汀病），常伴有体格生长落后。

【辅助检查】

　　血清总 T_3、T_4 或游离 T_3、T_4 降低，而 TSH 增高；尿碘降低。

【治疗原则】

　　给予富含碘的食物；给予碘剂、甲状腺素治疗。

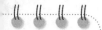

【常见护理诊断/问题】

1. 营养失调：低于机体需要量　与碘摄入不足有关。

2. 生长发育迟缓　与碘缺乏影响甲状腺素合成有关。

3. 知识缺乏： 患儿家长缺乏营养知识及儿童喂养知识。

【护理措施】

1. 调节膳食　食用海带、紫菜等海产品以补充碘。在缺碘地区可采用碘化食盐、碘化水等方法补充碘。

2. 促进生长发育　遵医嘱给予复方碘溶液、碘化钾及甲状腺素制剂，以促进儿童的生长发育。

3. 健康教育　向家长介绍患儿缺碘的原因、预防及护理知识，取得家长的配合。正确选择含碘丰富的食物。

小　结

本章介绍了蛋白质-能量营养不良、维生素营养障碍、微量元素缺乏等患儿的护理。营养不良的主要原因是喂养不当，最早出现的症状是体重不增，护理重点是调整饮食、补充营养物质、促进消化和改善食欲。儿童单纯性肥胖症的主要原因是能量摄入过多，护理要点是饮食疗法及运动疗法相结合。维生素D缺乏性佝偻病的主要病因是日光照射不足，临床上分为初期、激期、恢复期和后遗症期，治疗护理要点是补充维生素D。当血钙浓度 < 1.75 mmol/L 时，出现惊厥、手足搐搦、喉痉挛等症状，当血钙浓度在 1.75 ～ 1.88 mmo/L 时，可引出面神经征、腓反射、陶瑟征等隐匿征。维生素A缺乏的典型表现为皮肤角化过度和眼干燥症。儿童缺锌的主要表现为生长发育迟缓、食欲减退、免疫功能低下。环境缺碘是儿童发生碘缺乏的根本原因，碘缺乏症包括地方性甲状腺肿、甲状腺功能减退、亚临床甲状腺功能减退等，该病可导致儿童便秘、生长发育迟缓、智力障碍等，孕妇病情严重者可发生流产。

思考题

1. 如何对营养不良患儿进行饮食管理？

2. 简述佝偻病各期的临床表现。

3. 患儿，女，9个月。因"惊厥2次"就诊。患儿一直牛乳喂养，体质较差。昨日起突然发生惊厥，表现为四肢抽动、两眼上翻、面肌抽动、神志不清，每次发作时间大约持续 1 min，缓解后活动自如。查体：体温 36.4℃，呼吸 30 次/分，脉搏 112 次/分，体重 7.98 kg，全身皮肤黏膜无黄染，见枕秃和方颅，囟门 2.0 cm×2.0 cm，未萌牙，其他无异常。门诊急查血清钙 1.65 mmol/L。

请回答：

(1) 根据病史，首先应考虑什么诊断？

(2) 根据患儿目前的身心状况，提出护理诊断。

(3) 简述该患儿惊厥时的急救护理措施。

（林晓云）

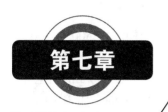

第七章 新生儿与新生儿疾病护理

第七章数字资源

导学目标

通过本章内容的学习，学生应能够：

◆ **基本目标**

1. 描述正常足月儿和早产儿各系统的特点。

2. 列举本章所列新生儿疾病的病因及辅助检查方法。

3. 描述本章所列新生儿疾病的临床表现和治疗原则。

4. 复述本章所列新生儿疾病的身体评估、常见护理诊断。

◆ **发展目标**

综合运用护理程序对新生儿疾病实施整体护理。

◆ **思政目标**

1. 注意科研资源结合教学内容，跟进学科进展，培养勇于探索的精神。

2. 培养呵护生命、敬佑生命的素养和德能兼修的能力。

第一节 新生儿基本概念及分类

新生儿（neonates，newborns）是指从脐带结扎到生后 28 天内的婴儿，这是婴儿生理功能出现很大调整并逐渐适应宫外生活的时期。围生期（perinatal period）是围绕分娩前后的一段特定时期。在我国围生期一般是指从妊娠 28 周至生后 7 天的一段时期。新生儿期疾病有其特殊性，其发病率和死亡率在人的一生中最高，因此对新生儿的护理、监护和治疗都特别重要。国际上通常用新生儿死亡率和围生儿死亡率作为衡量某个国家和地区经济水平和卫生保健状况的标准之一。

一、新生儿分类

（一）根据胎龄分类

1. 足月儿（full-term infant） 指出生时胎龄满 37 周至未满 42 周（260～293 天）的新生儿。

2. 早产儿（preterm infant） 指出生时胎龄小于 37 周（＜259 天）的新生儿，其中胎龄小于 28 周者称为极早早产儿或超未成熟儿。

3. 过期产儿（post-term infant） 指出生时胎龄大于或等于 42 周（≥294 天）的新生儿。

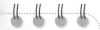

（二）根据出生体重分类

1. 正常出生体重儿（normal birth weight infant，NBW）　指出生体重在 2500 ~ 4000 g 之间的新生儿。

2. 低出生体重儿（low birth weight infant，LBW）　指出生体重小于 2500 g 的新生儿。其中出生体重小于 1500 g 者又称极低出生体重儿（very low birth weight infant，VLBW）；出生体重小于 1000 g 者又称超低出生体重儿（extremely low birth weight infant，ELBW）。

3. 巨大儿（macrosomia）　指出生体重达到或超过 4000 g 的新生儿。

（三）根据出生体重与胎龄的关系分类

1. 适于胎龄儿（appropriate for gestational age infant，AGA）　指出生体重在同胎龄儿平均体重的第 10 ~ 90 百分位数之间的新生儿（图 7-1）。

2. 小于胎龄儿（small for gestational age infant，SGA）　指出生体重在同胎龄儿平均体重第 10 百分位数以下的新生儿（图 7-1）。胎龄在 37 ~ 42 周之间而体重小于 2500 g 的新生儿称足月小样儿。

3. 大于胎龄儿（large for gestational age infant，LGA）　指出生体重在同胎龄儿平均体重第 90 百分位数以上的新生儿（图 7-1）。

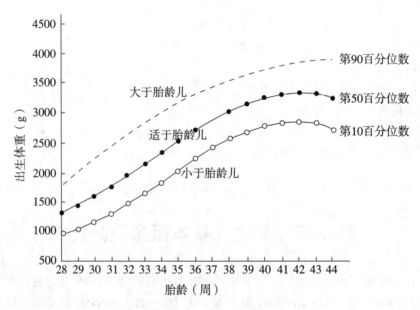

图 7-1　新生儿出生体重（g）与胎龄关系曲线图

（四）高危儿

高危儿（high risk infant）指已发生或可能发生危重情况而需要密切观察的新生儿。常见于以下情况：①母亲疾病史：母亲有糖尿病、妊娠期高血压综合征、感染、慢性心肺疾病、吸烟、吸毒、酗酒史，母亲为 Rh 阴性血型，过去有死胎、死产史或性传播疾病史。②母孕史：母亲年龄＞ 40 岁或＜ 16 岁；孕期有阴道流血、妊娠高血压疾病、先兆子痫、羊膜早破、胎盘早剥、前置胎盘。③异常分娩：如各种难产和手术产儿，分娩过程中母亲有使用镇静和（或）止痛药物史。④出生时异常：如出生时 Apgar 评分低于 7 分、早产儿、过期产儿、小于胎龄儿、大于胎龄儿、多产儿、巨大儿、有各种严重先天畸形等。

知识链接

超早产儿的救治

超早产儿（extremely preterm infant，EPT）是指胎龄＜28周的早产儿。有研究表明，尽管EPT仅占全部活产儿的2%以下，但死亡率和疾病的发生率最高，在全部新生儿死亡中占50%。据世界卫生组织报道，中国早产儿绝对数量在全球排第2位，国内报道在所有早产儿中，胎龄＜28周的超早产儿占0.6%，但中国的实际发生率可能更高，因为大多数农村的统计资料不全。随着新生儿重症救治技术的发展，EPT的存活率逐年提高，但由于这类患儿胎龄小，器官发育极不成熟。20世纪90年代以来，随着围生医学的发展，新生儿重症监护病房（NICU）救治技术使EPT存活率显著提高，尤其最近10年对EPT的救治成功率明显提高。但是EPT的死亡率及严重并发症发生率仍然较高，更重要的是存活患儿中的后遗症比例也十分高，许多家长考虑到预后问题及经济问题而放弃了对此类患儿的救治。因此，在致力于提高存活率的基础上，如何减少并发症的发生、改善预后情况，是亟待解决的主要目标。

第二节　正常足月儿和早产儿的解剖生理特点与护理

一、正常足月儿的解剖生理特点和护理

（一）正常足月儿的解剖生理特点

1. 外观特点　足月新生儿哭声洪亮，四肢屈曲，皮肤红润，胎毛少，全身有胎脂覆盖，耳郭发育良好，乳晕清楚，乳头突起，可扪及结节，指（趾）甲长到或超过指（趾）端，整个足底有较深的跖纹，男婴睾丸已降入阴囊，女婴大阴唇完全覆盖小阴唇。

2. 呼吸系统　宫内的胎儿其肺泡内充满液体，仅有微弱的呼吸运动。出生时由于本体感受器及皮肤温度感受器受刺激，反射性引起呼吸中枢兴奋。胎儿在出生后呼吸的器官从胎盘转为肺，呼吸系统需要经历适应性变化。分娩后的新生儿在第一次呼吸后出现啼哭，胎儿肺内含有少量液体，分娩时经产道挤压，约1/3的肺液由口、鼻排出，其余由肺间质毛细血管和淋巴管吸收，如吸收延迟，则出现湿肺症状。出生后新生儿在第一次吸气后啼哭，肺泡张开，开始出现呼吸运动。新生儿鼻腔小，黏膜血管丰富，在炎症时易堵塞。胸腔小，肋间肌薄弱，呼吸时主要靠膈肌的运动，故以腹式呼吸为主。呼吸频率为35～45次/分，呼吸运动较表浅，节律不规则。

3. 循环系统　胎儿在出生后血液循环发生了如下的重要动力学变化，与解剖学的变化互为因果。①脐血管的结扎，胎盘-脐血循环终止，系人为所致。②随着呼吸的建立，肺膨胀与通气使肺循环阻力下降，肺血流增加。③回流至左心房的血流明显增多，体循环压力上升，使得肺动脉压力低于体循环，导致卵圆孔功能性关闭。④由于PaO_2增高，动脉导管收缩，出现功能性关闭，完成胎儿循环向成人循环的转变。如果由于严重的缺氧、酸中毒使肺血管压力升高，甚至超过体循环时，可致卵圆孔、动脉导管重新开放，出现右向左的分流，称持续胎儿循环（persistent fetal circulation，PFC）。新生儿心率快，波动范围大，平均120～160次/分。新生儿收缩压为6.66～10.66 kPa（50～80 mmHg），舒张压为收缩压的2/3。

4. 消化系统　新生儿胃呈横位，贲门括约肌不发达，幽门括约肌较发达，所以新生儿易呕吐、溢奶。新生儿消化道面积相对较大，通透性高，有利于营养物质的吸收，但也使得毒性

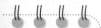

物质被吸收的机会大大增加。新生儿具有大多数的消化酶，唯胰淀粉酶要到生后 4 个月才达到成人水平。新生儿第一次排便多在生后 10～12 h 内，为墨绿色黏稠的胎粪，3～4 天内转为过渡性粪便。若 24 h 仍不见排胎粪，就应检查是否存在肛门闭锁或巨结肠等消化道畸形。

5. 血液系统　足月儿血容量平均为 85 ml/kg。出生时新生儿血液中红细胞数、网织红细胞和血红蛋白含量高，血红蛋白含量约为 170 g/L（140～200 g/L），不久逐渐下降。血红蛋白中胎儿血红蛋白（HbF）占 70%～80%，以后逐渐被成人血红蛋白（HbA）替代。胎儿血红蛋白对氧的亲和力较强，氧离曲线左移，因此，缺氧时发绀不明显。新生儿刚出生时体内白细胞含量较高，为（15～20）×10⁹/L，第 3 天开始明显下降，5 天后接近婴儿值（10～12）×10⁹/L。血小板在出生时已达成人水平，即（150～300）×10⁹/L。

6. 泌尿系统　足月儿出生时肾已具有与成人数量相同的肾单位，但组织学上还不成熟，因此肾的功能仅能适应一般正常代谢负担，潜力有限。肾小球滤过率低，排出过剩钠的能力低，不能迅速有效地处理过多的水和溶质，易出现水肿。肾的浓缩功能相对不足，易出现脱水。肾处理酸碱负荷的能力不足，易发生代谢性酸中毒。大多数新生儿在生后 24 h 内排尿，如生后 48 h 仍无尿，需查明原因。

7. 神经系统　新生儿的脑相对较大，占体重的 10%～20%（成人仅占 2%），但脑沟、脑回仍未完全形成。脊髓相对较长，其末端约在第 3、4 腰椎下缘，故腰椎穿刺时应在第 4、5 腰椎间隙进针。足月儿大脑皮质兴奋低，睡眠时间长。新生儿味觉发育良好，甜味可引起吸吮动作。嗅觉较弱。新生儿对光有反应，但是因缺乏双眼共轭运动而视物不清。出生后 3～7 天听觉增强，响声常引起眨眼和拥抱反射，触觉及温度觉灵敏，痛觉较钝。足月儿出生时已具有原始的神经反射，如觅食反射、吸吮反射、握持反射、拥抱反射和交叉伸腿反射。巴宾斯基征、面神经征呈阳性。腹壁反射、提睾反射不易引出。

8. 体温调节　新生儿出生后，因环境温度较宫内低，如不及时保温，体温可明显下降，如环境温度适宜，体温可逐渐回升，并波动在 36～37℃之间。出生时体温不稳定是由于体温调节中枢功能不成熟及皮下脂肪薄，体表面积相对大，容易散热所致。新生儿产热主要依靠棕色脂肪的代谢，而棕色脂肪少，且新生儿寒冷时无寒战产热反应。如环境温度过高，足月儿通过增加皮肤水分的蒸发来散热，可致脱水、血液浓缩而发热（脱水热）。适宜的环境温度（中性温度）对新生儿尤为重要。"中性温度"又称"适中温度"，指能维持正常体温及皮肤温度的最适宜的环境温度，在此温度下，身体耗氧量最少，蒸发散热量最少，新陈代谢最低。不同胎龄、不同出生体重、不同日龄的新生儿，其所需的中性温度是不同的。

9. 能量和体液代谢　在中性环境温度下，出生后第 1 周新生儿的基础热能需要量为每天 50～75 kcal/kg（209.2～313.8 kJ/kg），加之活动、食物的热力作用、粪便丢失和生长需要等，逐渐递增至每日共需热能为 419～502 kJ/kg（100～120 kcal/kg）。新生儿体液总量占体重的 70%～80%，每日液体需要量为：第 1 天 60～80 ml/kg，第 2 天 80～100 ml/kg，第 3 天以上 100～140 ml/kg。足月儿每日钠需要量为 1～2 mmol/kg，10 天后钾的日需要量为 1～2 mmol/kg。新生儿血钾较高，但不出现症状。新生儿患病时易发生酸碱失衡，特别是易发生代谢性酸中毒，需及时纠正。

10. 免疫系统　新生儿特异性和非特异性免疫功能均较低，易受病原体感染。胎儿可从母体通过胎盘得到大量免疫球蛋白 IgG，因此新生儿对一些传染病如麻疹有免疫力而不易感染。免疫球蛋白 IgA 和 IgM 则不能通过胎盘传给新生儿，因此新生儿易患呼吸道、消化道感染以及大肠埃希菌、金黄色葡萄球菌败血症。如出生时 IgM 值高，需怀疑宫内感染。新生儿网状内皮系统和白细胞的吞噬作用较弱，血清补体又比成人低，白细胞对真菌的杀灭能力也较低，这是新生儿易患感染的另一种原因。

11. 皮肤　新生儿初生时皮肤上覆有一层灰白色胎脂，胎脂有保护皮肤和保暖的作用，胎脂的多少有个体差异，生后数小时渐被吸收。新生儿皮肤薄嫩，而且血管丰富，易擦伤而致细菌感染，严重者还可导致败血症，因此，皮肤的清洁和保护极为重要。脐带经无菌结扎后逐渐干燥，残端多在 3 ~ 7 天内脱落。应注意保持脐带残端的清洁和干燥，防止脐炎发生。

12．新生儿常见的几种特殊生理状态

（1）生理性黄疸：见本章第七节内容。

（2）新生儿生理性体重下降：新生儿出生后数日内，因丢失水分较多及胎粪排出，出现体重下降，但一般不超过 10%，出生后 10 天左右恢复到出生时体重。

（3）假性月经及乳腺肿大：由于胎儿在宫内可从母体获得一定量的雌激素，某些女婴出生后 5 ~ 7 天会出现阴道少量出血，类似月经来潮，持续 1 ~ 3 天自行停止。同样原因，男、女婴皆可在生后 3 ~ 5 天发生乳腺肿胀，2 ~ 3 周后消退，一般不必处理，切忌挤压，以免继发感染。

（4）上皮珠和"马牙"：新生儿上腭中线部位和齿龈边缘有散在黄白色、米粒大小颗粒隆起，系上皮细胞堆积或黏液分泌物积留所致，均属正常，于生后数周或数月自行消失，不宜挑刮，以免发生感染。

（5）新生儿红斑及粟粒疹：生后 1 ~ 2 天，在头部、躯干及四肢常出现大小不等的多形红斑，称为"新生儿红斑"；也可因皮脂腺堆积形成小米粒大小黄白色皮疹，称为"新生儿粟粒疹"，几天后便自然消失。

（二）常见护理诊断 / 问题

1．有窒息的危险 与呛奶、呕吐有关。

2．有体温失调的危险 与体温调节中枢发育不完善有关。

3．有感染的危险 与新生儿免疫功能不足、皮肤黏膜屏障功能较差有关。

（三）护理措施

1．维持体温稳定 因产房环境的温度比母体内的温度低，致使新生儿很难应付骤然降低的冷的环境。体温过低可影响代谢及血液循环，故保暖极为重要，尤其是生后 24 h 内。在新生儿出生后应立即用预热的干毛巾擦干全身，并用毯子包裹，以防止体热的散失，使新生儿处于"适中温度"。新生儿室应阳光充足、空气流通。室内备有空调和空气净化设备，保持室温为 22 ~ 24℃，相对湿度在 55% ~ 65%。

2．保持呼吸道通畅 新生儿娩出后开始呼吸之前，以吸引球或吸引管迅速清除口咽和鼻腔的黏液，以协助其建立自行呼吸。如果口腔内有大量分泌物，可将头转向一侧，这样可以将分泌物聚集在颊部，便于吸出。抽吸时必须轻柔，时间不超过 10 s。使用吸引器时，吸引压力 < 13.3 kPa（100 mmHg），不可吸力过大或过深，否则可能发生咽喉部痉挛，导致呼吸暂停和心搏减慢。保持新生儿于适宜的体位，一般以右侧卧位为好。仰卧时应避免颈部前屈或过度后仰。

3．预防感染

（1）严格执行消毒隔离制度：在护理新生儿前后、喂奶前、换尿布后一定彻底洗手；定期消毒医疗器械；工作人员着清洁的工作帽、口罩、鞋。患感染性疾患及带菌者必须隔离。切忌工作时经常将身体倚靠在婴儿检查台上，或将检查用具、病例牌随手放置，这是极其不良而有害的习惯。

（2）皮肤黏膜的护理：出生后可用消毒软纱布蘸温开水将头皮、耳后、面、颈、腋下及其他皮肤皱褶处轻轻擦洗干净，臀部可涂无菌植物油。24 h 后去除脐带夹，待体温稳定后即可沐浴，每日一次。每天特别注意观察颈周、腹股沟等皮肤皱褶处有无破损、脓点、红疹等。每次换尿布时，应以温水冲洗臀部，防止红臀。

（3）口腔护理：认真观察口腔黏膜有无破溃及真菌感染，可常规用生理盐水擦拭口腔。

（4）脐部护理：新生儿分娩后脐带结扎时注意消毒处理好残端；观察脐部有无发红、恶臭味、渗血、分泌物，脐带脱落前每天用75%乙醇消毒，并保持干燥。脐带脱落后注意脐窝有无分泌物及肉芽。

（5）眼部护理：出生后可用消毒纱布或脱脂棉花清洁新生儿眼部，常以0.25%氯霉素滴眼。每日注意观察眼部是否有分泌物以及分泌物的颜色、量等。

（6）观察新生儿感染的征象：如脐部、眼睛有无分泌物，皮肤有病灶、呼吸道疾病或其他感染症状的新生儿，应隔离治疗。

4. 合理喂养　正常新生儿生后20～30 min处于兴奋期，吸吮力强，容易吸吮成功，早吸吮有利于母乳喂养成功。也可用人乳库的母乳（人乳库即采集母亲的乳汁以供自己的新生儿所需或用供乳者的乳汁，供乳者应身体健康，无慢性疾病及传染病，采集的乳汁须经巴氏消毒，在4℃的冰箱冷藏室内可保存24 h，在冷冻室可保存3个月）。无法母乳喂养者先试喂5%～10%糖水，如无消化道畸形，吸吮、吞咽功能良好者可给予配方乳。人工喂养者，奶具专用并严格消毒，奶汁流速以连续滴入为宜。奶量以喂奶后安静、不吐、无腹胀和体重增长理想（15～30 g/d，生理性体重下降期除外）为标准。

5. 健康教育

（1）促进母婴感情的建立：提倡母婴同室和母乳喂养。应尽早（生后30 min内）将新生儿安放在母亲身旁。在新生儿安静清醒时，鼓励家长给新生儿以良性的皮肤刺激，如抚摸头部、面颊、额头和四肢等，以及轻轻抱起和摇动，眼神和语言的交流有利于新生儿身心发育。

（2）健康宣教：向家属宣传新生儿正确的喂养、护理方法和预防接种等有关知识。

随堂测 7-1

（3）新生儿筛查：新生儿期应开展先天性、遗传性疾病的筛查，如苯丙酮尿症、先天性甲状腺功能减退症和半乳糖血症等，以便早期治疗。

二、早产儿的解剖生理特点和护理

早产儿指胎龄小于37周（＜259天）的新生儿。其发生率因地区不同而异，为5%～8%。

早产儿的死亡率随出生体重的减小而急剧上升，达12.7%～20.8%，远高于足月儿。

（一）早产儿的解剖生理特点

1. 外观特点　早产儿在外观上和足月儿各具特点（表7-1），体重大多在2500 g以下，身长不到47 cm，有哭声弱等表现。

表7-1　足月儿和早产儿的外观特点比较

	足月儿	早产儿
皮肤	红润，皮下脂肪丰满，毳毛少	鲜红发亮，水肿，毳毛多
头发	分条清楚	细而乱
耳壳	软骨发育好，耳舟成形，直挺	软，缺乏软骨，耳舟不清楚
指、趾甲	达到或超过指、趾端	未达指、趾端
跖纹	足纹遍及整个足底	足底纹理少
乳腺	结节＞4 mm	无结节或结节＜4 mm
外生殖器		
男婴	睾丸已降至阴囊，阴囊皱纹多	睾丸未降或未全降
女婴	大阴唇遮盖小阴唇	大阴唇不能遮盖小阴唇

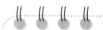

2. 呼吸系统　早产儿呼吸中枢及呼吸器官未发育成熟，呼吸浅快而不规则。如出现呼吸停止时间达 15 ~ 20 s，或虽不到 15 s，但伴有心率减慢（< 100 次 / 分）并出现发绀及四肢肌张力的下降，称为呼吸暂停。胎龄越小，呼吸暂停发生率越高。吞咽动作不协调、咳嗽反射比较微弱，容易发生乳汁吸入性肺炎。早产儿由于缺乏肺泡表面活性物质，肺表面张力增加，肺泡塌陷，容易导致肺透明膜病，这是早产儿死亡最常见的原因。

3. 循环系统　早产儿心率偏快，血压较足月儿低。肺部小动脉的肌肉层发育未完全，动脉导管关闭常常延迟，有相当体积的血液从体循环进入肺循环，导致肺血流过多，可能会减低肺顺应性，导致肺水肿或肺出血。体循环血量减少导致相关缺血性并发症，如坏死性小肠结肠炎和脑室内出血。越早产的新生儿，动脉导管未闭的发生率越高。

4. 消化系统　早产儿胎龄越小，其吸吮力越差，甚至无吞咽反射。胃容量小、贲门括约肌松弛，容易发生溢乳、呛咳。肝功能不成熟，容易发生黄疸及低血糖。早产儿尤其是极低出生体重儿经胃肠道喂养的建立有许多困难，通常需要管道鼻饲，甚至肠道外全静脉营养。出生时的缺氧、缺血可使肠道血流减少，易出现喂养不耐受或坏死性小肠结肠炎。用奶头进行非营养性吸吮或微量肠内喂养，有助于早产儿胃肠道激素分泌增加，而使早产儿的消化能力逐渐增强。

5. 血液系统　与足月儿相比，早产儿在出生后，由于促红细胞生成素水平低下、先天性铁储备少、血容量迅速增加等原因，"生理性贫血"出现早，而且胎龄越小，贫血持续时间越长，程度越严重。维生素 K、维生素 D 贮存较足月儿少，易发生出血和佝偻病。

6. 泌尿系统　胎龄越小的早产儿，肾小球滤过率越低。若有严重窒息合并低血压，会出现少尿或无尿。肾小管功能差，对电解质、葡萄糖的重吸收能力有障碍，易发生电解质不平衡。肾功能的不成熟影响药物的排泄，导致排泄时间长，故早产儿用药的时间间隔须加长。肾的缓冲能力很弱，使早产儿易发生代谢性酸中毒。

7. 神经系统　神经系统的功能与胎龄有密切关系，胎龄越小，反射越差，对刺激的反应越慢，原始反射不易引出或不完全。早产儿脑室管膜下存在发达的胚胎生发层组织，该组织是一个未成熟的毛细血管网，易引发颅内出血。

8. 免疫系统　早产儿体液免疫和细胞免疫均不成熟，由母体获得的 IgG 免疫球蛋白抗体少（大部分 IgG 免疫球蛋白是在妊娠末期经胎盘获得的），使早产儿易受感染。早产儿皮肤娇嫩，屏障功能弱，皮肤易受感染。

9. 体温调节　体温调节中枢不成熟，稳定性不好；体表面积大，散热多，缺乏寒战产热反应；皮下脂肪少，储热能力低，供应热能的棕色脂肪组织发育未成熟。因此，早产儿体温易随环境温度变化而变化，且常因寒冷而导致硬肿症的发生。

10. 能量及体液代谢　早产儿机体含液量较足月儿多，但早产儿的不显性失水增加，使体重降低明显。应增加环境的相对湿度，以减少早产儿的不显性失水。因不显性失水量大及入量不足，常可引起高渗性脱水而导致高钠血症。但输液量过多，可能会增加动脉导管未闭、坏死性小肠结肠炎及支气管肺发育不良的发生率。因而补液量应根据不同情况给予调节。早产儿对体内酸碱的调节功能差，易出现酸碱平衡紊乱。早产儿所需热能基本同足月儿，但由于其吸吮力弱，消化功能差，在生后数周内常不能达到需要量，因此需肠道外营养。足月儿钠需要量为 1 ~ 2 mmol/（kg·d），胎龄 < 32 周的早产儿为 3 ~ 4 mmol/（kg·d）。由于出生后红细胞的破坏，血钾偏高，出生第一天可以不给钾，以后根据血钾测定结果决定需要量，为 1 ~ 3 mmol/（kg·d）。

11. 早产儿视网膜病（ROP）和慢性肺损伤（CLD）　随着医疗护理技术的进步及新生儿重症监护室（NICU）的普遍建立，多数早产儿生后在 NICU 接受治疗和护理，由于早产儿视网膜发育未成熟，在氧疗时间过长或浓度过高等外因作用下，视网膜会发生血管增生，导致ROP。长时间吸入高浓度的氧可发生慢性肺损伤，早产儿慢性肺损伤主要表现为慢性肺部疾

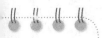

病，即早产儿出生不久即需机械通气和高浓度的氧治疗，但在生后28天仍依赖吸氧，并有肺功能异常。

（二）常见护理诊断/问题

1. 体温过低　与体温调节功能差有关。

2. 自主呼吸受损　与呼吸中枢和肺发育不成熟有关。

3. 营养失调：低于机体需要量　与吸吮、吞咽、消化吸收功能差有关。

4. 有感染的危险　与免疫功能低下有关。

5. 潜在并发症：出血、低血糖。

（三）护理措施

1. 维持正常体温　早产儿体内的棕色脂肪储存量少，加上不成熟的中枢神经系统，易于出现低体温。需要根据早产儿的出生体重、成熟度和病情，给予不同的保暖措施，提供中性环境温度以使其体温维持正常且耗氧量最少（表7-2）。早产儿分娩时应提高产房室温，准备好开放式远红外床和暖包及预温早产儿暖箱。暖箱的箱温应保持在适中温度（一般在32～35℃），或将箱温调节至使早产儿腹部皮肤的温度保持在36.5℃。维持一定的湿度，将有助于稳定早产儿的体温，一般箱内相对湿度在55%～65%。在无暖箱的条件下，保暖方法可因地制宜、谨慎执行。维持室温在24～26℃，相对湿度在55%～65%。护理早产儿应在暖箱中或暖床上进行，集中各项护理操作，并尽量缩短操作时间，以免造成体温降低。

表7-2　新生儿的中性温度与出生体重、日龄的关系

出生体重（kg）	暖箱温度			
	35℃	34℃	33℃	32℃
1.0 ～	出生10天内	10天以后	3周以后	5周以后
1.5 ～	－	出生10天内	10天以后	4周以后
2.0 ～	－	出生2天内	2天以后	3周以后
2.5 ～	－	－	出生2天内	2天以后

2. 维持有效呼吸功能　保持呼吸道通畅，早产儿仰卧时呈轻度仰伸位，仰卧时可在肩下放置小的软枕，避免颈部弯曲、呼吸道梗阻，观察呼吸困难的症状，如发生发绀及呼吸困难才予吸氧，且不宜长期持续使用。应监测吸入氧浓度，防止血氧浓度过高导致早产儿视网膜病。出现呼吸暂停者，需观察其呼吸状态，可弹足底、擦背来刺激呼吸，条件允许者可放置水囊床垫，必要时可遵医嘱应用药物（如氨茶碱、咖啡因）或人工呼吸机以维持呼吸。

3. 合理喂养　母乳喂养是最佳选择，对能进食的早产儿应尽量给予母乳喂养，不能喂哺者可由母亲挤出乳汁经鼻饲或口饲喂哺。同时给予母乳强化剂。无母乳或人乳库的供乳时，可选用早产儿配方乳，早产儿配方乳中蛋白质含量至少为2 g/100 ml，并以乳清蛋白为主。根据早产儿的吸吮能力可采用以下方法。①直接母乳喂养：出生体重较大且吸吮能力强的可直接喂哺母乳，但应避免疲劳；②奶瓶喂养：用于体重较大且有吸吮力的早产儿，奶嘴应较软，奶孔大小适宜，奶孔过大可引起呛咳、窒息，过小易使婴儿疲劳；③滴管喂养：用于吸吮能力差，但有吞咽能力的早产儿；④管饲法喂养：适用于吸吮和吞咽能力均差的早产儿，注意插管的深度和确认是否插入胃内，每次灌注奶液前应检查胃潴留情况，也可采用重力喂养或微量泵喂养。此法有助于保存早产儿的体力。喂哺时和喂哺后应注意观察有无发绀、呛咳、溢乳、呕吐等异常反应。必要时可于喂奶前后吸氧。每天应详细记录出入量，准确测量体重，以便分析调整营养量（表7-3）。

表7-3　早产儿喂奶量和间隔时间

出生体重（kg）	开始量（ml）	每天各次增加量（ml）	喂乳间隔时间（h）
＜1	1～2	1	1
1.0～	3～4	2	2
1.5～	5～10	5～10	3
2.0～	10～15	10～15	3

4．预防感染　早产儿护理中极为重要的一环。早产儿对消毒隔离要求更高，需要做好日常的清洁消毒工作。要严格执行隔离制度，护理要按无菌技术操作。加强早产儿皮肤、口腔、脐部护理，一旦发现微小病灶，立即隔离治疗。

5．密切观察记录　早产儿异常情况多、变化无常，护理人员应密切关注病情变化，及时报告、详细记录。除监护体温、脉搏、呼吸等生命体征外，还应注意进食、反应、哭声、反射、面色、皮肤颜色及尿便等情况。

6．健康教育　指导并示范护理早产儿的方法，鼓励母乳喂养，传授育儿知识，特别指导保暖喂养、体温的监测和皮肤、口腔、脐部护理。指导早产儿出院后定期到医院复查，指导生后10天开始用维生素D制剂、生后6周补充铁剂，以预防佝偻病和贫血，按时预防接种；定期进行生长发育监测。

知识链接

袋鼠式护理

袋鼠式护理（kangaroo mother care，KMC）又名皮肤接触护理（skin-to-skin care），是20世纪80年代初发展起来的主要针对早产儿的一种护理方式，是指住院或较早出院的低出生体重儿在出生早期即开始同母亲进行一段时间的皮肤接触，并将此种方式坚持到校正胎龄为40周时。因产妇将新生儿放在胸前喂养的姿势十分像袋鼠，故这一护理喂养方式被命名为"袋鼠式护理"。在实施KMC时，要求母亲和新生儿24 h在一起，新生儿在母亲的胸前呈平行或半倾斜位。KMC包括母婴之间早期、持续地皮肤接触，纯母乳喂养（理想情况）从住院时开始，可持续至家中，作为一种温柔、有效的方法，可以避免早产儿在繁忙病房中受到的日常不良刺激。KMC是一种科学、有效、人性化的新生儿护理模式。它可以用相对低廉的费用得到高质量的新生儿护理服务，能够降低院内感染发生率；促进母乳喂养；有利于早产儿的生长发育及神经系统的发育；可减轻母亲产后焦虑；有利于母亲和新生儿产后的相互交流；提高母亲的满意度；有助于母亲情绪的稳定。

第三节　新生儿窒息

新生儿窒息（asphyxia of the newborn）是指新生儿生后1 min内无自主呼吸或者未能建立规律的呼吸，而导致的低氧血症、混合型酸中毒及全身多脏器损伤，是新生儿死亡和伤残的重要原因之一，也是围生期婴儿死亡和致残的重要原因之一。

【病因】

凡能造成胎儿和新生儿缺氧的因素均可引起窒息。新生儿窒息多为胎儿窒息（宫内窘迫）的延续。

1. 孕母因素 孕母患全身性疾病,如严重贫血、心脏病、糖尿病、妊娠高血压综合征;酗酒、吸烟、吸毒;年龄 > 35 岁或 < 16 岁。

2. 胎盘和(或)脐带的因素 前置胎盘、胎盘早剥、胎盘老化等;脐带受压、打结、脱垂、绕颈等。

3. 分娩因素 难产、急产、高位产钳助产、产程中药物(镇静剂、麻醉剂、催产药)使用不当。

4. 胎儿因素 各种高危新生儿、早产儿、小于胎龄儿、巨大儿;先天性畸形;羊水或胎粪吸入气道等。

【病理生理】

正常新生儿应于生后 2 s 开始呼吸,5 s 后啼哭,10 s ~ 1 min 出现比较规律的呼吸。新生儿窒息的本质是缺氧。

1. 胎儿向新生儿呼吸、循环的转变受阻 在宫内,胎儿肺内充满液体,不能用于气体交换,而是通过胎盘得到氧气。产程发动后,肺液开始被吸收,出生后随着新生儿呼吸的建立,空气进入肺泡,最初几次呼吸可以使大部分肺液被吸收、清除。随后肺内充满气体,肺表面活性物质分泌,肺血管阻力下降,动脉氧合水平上升,患儿肤色转红。由于某些原因导致这一转变过程受阻,使新生儿的呼吸停止或抑制,肺泡不能扩张,肺液不能清除导致缺氧、酸中毒,后者可引起肺血管阻力增加,胎儿循环重新开放、持续肺动脉高压,导致不可逆的器官功能损伤。

2. 各器官缺血改变 窒息开始时,缺氧、酸中毒引起机体血液重新分布,即经典的"潜水"反射。肠、肺、肾、皮肤等非生命器官血管收缩,血流减少,以保证心、脑、肾上腺等生命器官的血供。如缺氧持续存在,无氧代谢进一步加重代谢性酸中毒,血液代偿机制丧失,心率和动脉血压下降,最终不仅导致脑、心、肾上腺的血流量减少,非生命器官血流量也进一步减少,导致各脏器受损。

3. 呼吸改变

(1)原发性呼吸暂停(primary apnea):胎儿或新生儿缺氧初期,呼吸代偿性加深、加快,如缺氧继续,则出现呼吸停止、心率减慢,即原发性呼吸暂停。此时患儿血压可保持不变,循环尚好,肌张力存在,给予及时吸氧或必要的刺激,能使患儿重新恢复呼吸。

(2)继发性呼吸暂停(secondary apnea):如缺氧持续存在,新生儿出现深度喘息样呼吸,心率继续下降,同时血压开始下降,呼吸越来越弱,最后在一次深呼吸后进入继发性呼吸暂停。此时肌张力消失,面色苍白,心率和血压持续下降,新生儿对外界刺激无反应,此时必须给予正压人工呼吸,否则将导致死亡。

4. 血液生化和代谢改变 缺氧导致血 $PaCO_2$ 升高,pH 和 PaO_2 降低。窒息时机体处于高代谢的应激状态,儿茶酚胺和胰高血糖素释放增加,血糖升高,随着糖原的消耗增加,可发生低血糖。血游离脂肪酸增加,促进钙离子与蛋白质结合而导致低钙血症。缺氧可引起抗利尿激素分泌异常,发生稀释性低钠血症。

【临床表现】

1. 胎儿宫内窒息 首先出现胎动增加,胎心率 ≥ 160 次/分,然后表现为胎动减少,胎心减慢,胎心率 < 100 次/分。肛门括约肌松弛,排出胎便,羊水被污染,呈黄绿色或墨绿色。

2. 新生儿窒息 新生儿娩出时的窒息程度可用 Apgar 评分进行评估。Apgar 评分是一种简易的评估新生儿窒息程度的方法。该评分采用 10 分制,共 5 项,内容包括心率、呼吸、对刺激的反应、肌张力和皮肤颜色。每项最大分值 2 分,8 ~ 10 分为正常,4 ~ 7 分为轻度窒息,0 ~ 3 分为重度窒息。生后 1 min Apgar 评分可区别窒息程度,5 min 及 10 min Apgar 评分有助于判断复苏效果和预后(表 7-4)。

表7-4　新生儿Apgar评分法

体征	评分标准			生后评分	
	0	1	2	1 min	5 min
皮肤颜色	青紫或苍白	躯干红、四肢青紫	全身红		
心率（次/分）	无	< 100	> 100		
弹足底或插管反应	无反应	有些动作，如皱眉	哭，打喷嚏		
肌张力	松弛	四肢略屈曲	四肢能活动		
呼吸	无	慢、不规则	正常、哭声响		

3. 窒息后并发症　窒息时缺氧、缺血可导致多个系统器官损害。①中枢神经系统：主要是缺血缺氧性脑病和颅内出血；②呼吸系统：易发生羊水或胎粪吸入综合征，肺出血，持续肺动脉高压；③心血管系统：轻症时有传导系统和心肌受损，严重者出现心源性休克和心力衰竭；④泌尿系统：血液灌注过低会导致急性肾小管坏死及肾衰竭；⑤消化系统：血液灌注过低会造成肠道缺血坏死，出现坏死性小肠结肠炎；⑥代谢的影响：常见低血糖、电解质紊乱（如低钠血症和低钙血症）等。

【辅助检查】

动脉血气分析是国际公认的可反映胎儿氧合、酸碱状况最客观的方法。当 pH ≤ 7.25 时，提示胎儿有严重缺氧，出生后监测血气分析，可显示呼吸性酸中毒和代谢性酸中毒，pH 降低，$PaCO_2$ 升高，PaO_2 下降，BE 值下降。根据病情可选择性监测血糖、血电解质、血尿素氮及肌酐等生化指标。头颅 B 超或 CT 检查可帮助诊断缺血缺氧性脑病和颅内出血。

【治疗原则】

1. 预防及积极治疗孕母疾病　加强围生期保健，及时处理高危妊娠，加强胎儿监护。

2. 复苏前的准备　早期预测，估计胎儿娩出后有窒息危险时，复苏小组做好准备工作，包括技术、设备、用品和人员安排等。

3. 复苏　按 ABCDE 步骤进行复苏。A（airway）：尽量吸尽呼吸道黏液、建立通畅的呼吸道；B（breathing）：建立呼吸，增加通气；C（circulation）：恢复循环；D（drug）：药物治疗；E（evaluation）：评价。A、B、C 最为重要，A 是根本，B 是关键，E 贯穿于整个复苏过程。

4. 复苏后护理　评估和监测呼吸、心率、血压、尿量、经皮氧饱和度及窒息所致的神经系统症状等，注意维持内环境稳定，控制惊厥，治疗脑水肿。

【护理评估】

1. 健康史　了解孕母年龄，妊娠期是否有糖尿病、高血压、严重贫血、心血管、肾脏疾病、感染和胎盘异常等；了解患儿出生时是否有脐带打结、受压、绕颈、脱垂；有无羊水吸入，羊水是否混浊及 Apgar 评分结果；母亲产时是否用药，是否有吸毒、吸烟史。

2. 身体状况　观察患儿皮肤颜色、意识状态，注意有无嗜睡、昏迷或兴奋；注意呼吸、心率及肌张力的改变，原始反射是否正常存在，有无惊厥、呼吸暂停，瞳孔大小及对光反射情况；了解血气分析、血生化及颅脑影像检查结果。

3. 心理社会状况　了解患儿父母对本病的病因、性质、治疗及预后的认识程度；评估家长对本病的治疗态度和心理承受能力。

【常见护理诊断/问题】

1. 自主呼吸障碍　与羊水、气道分泌物吸入导致低氧血症和高碳酸血症有关。

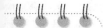

2. 体温过低 与缺氧、环境温度低下有关。

3. 有感染的风险 与免疫功能低下有关。

4. 焦虑（家长） 与病情危重及预后不良有关。

【护理措施】

1. 复苏 积极配合医生按 ABCDE 步骤进行复苏，顺序不能颠倒（图 7-2）。

A. 通畅气道 （要求在生后 20 s 内完成）①保温：新生儿娩出后即置于提前预热的辐射保暖台中；②体位：患儿采取仰卧位，颈部轻度仰伸到鼻吸气位，使咽后壁、喉和气管呈直线；③吸引：必要时吸引口、鼻黏液，避免过度刺激，吸引时间应 < 10 s，吸引器负压不超过 100 mmHg（13.3 kPa），先吸口腔，再吸鼻腔；如果羊水有胎粪污染，新生儿无活力（无呼吸或喘息样呼吸、心率 < 100 次 / 分、肌张力弱，具备其中 1 项即为无活力），给予气管插管吸引胎粪；④擦干：温热干毛巾彻底擦干全身，取走湿毛巾。

B. 建立呼吸 ①触觉刺激：彻底擦干全身以诱发呼吸；如仍无呼吸，用手轻拍患儿足底或手指轻弹患儿的足底或摩擦数次患儿背部诱发自主呼吸。经触觉刺激后呼吸正常、心率 > 100 次 / 分、肤色红润，则进一步观察。②正压通气：如触觉刺激后无自主呼吸或心率 < 100 次 / 分，立即给予复苏囊或者 T- 组合复苏器加压通气；面罩应密闭，遮盖下颌尖、口鼻，但不盖住眼睛；通气频率为 40 ~ 60 次 / 分，吸气压力在 20 ~ 25 cmH$_2$O，最大气道压为 30 ~ 40 cmH$_2$O。开始正压通气后，首先观察胸廓是否起伏，如有起伏，继续正压通气 30 s 后评估心率；如无起伏，做矫正通气步骤。经过 30 s 有效正压通气（有效通气由听诊双侧肺有呼吸音和观察有胸廓运动确定）后新生儿心率 > 100 次 / 分，出现自主呼吸，肤色转红，逐渐减少压力和频率，则继续观察；如新生儿情况持续恶化或无改善，心率 < 60 次 / 分，须进行气管插管正压通气，并考虑胸外心脏按压。

C. 恢复循环 有效的正压通气（可见明显的胸廓起伏）30 s 后心率仍 < 60 次 / 分，应在继续正压通气的同时进行胸外心脏按压，并给予 100% 氧。推荐采用双指法。按压部位在胸骨下 1/3 处，双乳头连线中点下方，避开剑突。胸骨下陷的幅度为胸廓前后径的 1/3。需由 2 位医护人员配合，一人按压胸廓，另一人持续正压通气。按压频率为 90 次 / 分（每按压 3 次，正压通气 1 次，每个动作周期包括 3 次按压和 1 次人工呼吸，每个周期 2 s）。胸外心脏按压 60 s 后评估心率恢复情况，并根据血氧饱和度调整氧浓度。

D. 药物治疗 ①建立有效的静脉通路，脐静脉插管；②保证药物应用：胸外心脏按压 60 s 后不能恢复正常循环时，给予 1 : 10000 肾上腺素 0.1 ~ 0.3 ml/kg 静脉注入或 0.5 ~ 1.0 ml/kg 气管内注入。根据病情遵医嘱扩容，纠正酸中毒、低血糖、低血压等。

E. 评价 复苏过程中，在每一项操作后进行评估，主要评价患儿呼吸、心率、肤色的情况（使用脉搏氧饱和度仪监测血氧饱和度和心率），然后再决定下一步的操作。

2. 保温 整个复苏过程中应注意患儿保温，尤其是对于超低出生体重儿尤为重要。胎龄 < 32 周或出生体重 < 1500 g 的早产儿，可将其头部以下躯体和四肢放在清洁的塑料袋内，或盖以塑料薄膜置于辐射保暖台上，维持患儿中性温度，减少耗氧。

3. 预防感染 严格执行无菌操作，加强环境管理。

4. 复苏后监护 窒息后常引起心、肺、脑功能受损，故新生儿窒息复苏后要通过各种监护措施观察各脏器受损情况。①记录首次排尿时间和尿量，是否有肾受损；②观察意识状况、神经反射、惊厥、瞳孔对光反射、肌张力等的变化，是否有脑部受损；③观察有无青紫、呼吸困难、呼吸的频率及节律的变化；④观察心率、心音、血压、毛细血管充盈情况等，是否有心肌受损的表现；⑤监测血糖，注意酸碱失衡、电解质紊乱等。

5. 健康教育 向家长讲解有关的医学知识、细心解答病情及抢救情况，帮助家长树立信心。对恢复出院的患儿，应指导定期复查，指导家长学会康复护理的方法。

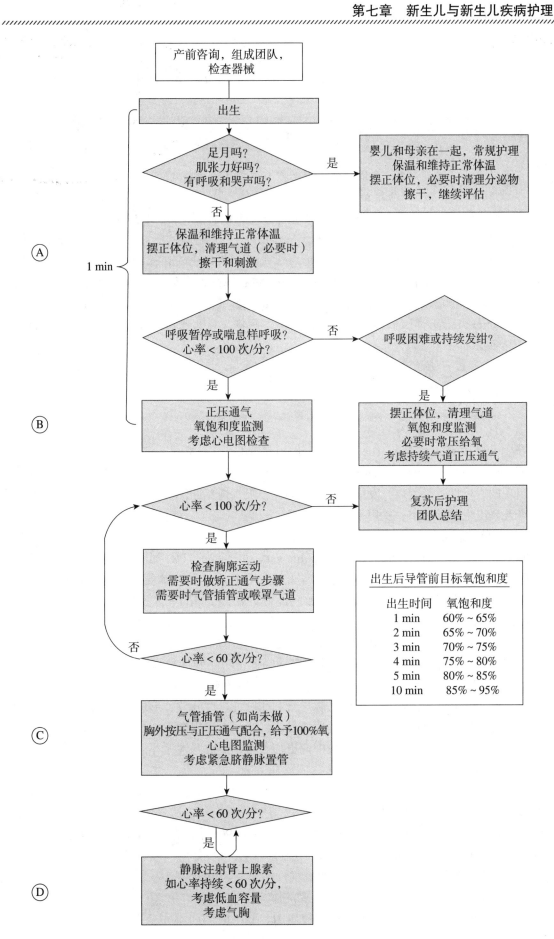

图 7-2　国际新生儿复苏流程图

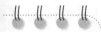

第四节 新生儿呼吸窘迫综合征

案例 7-1A

患儿，女，生后 4 h。主因气促、呻吟 2 h 入院。患儿系 G1P1，出生胎龄 34 周，胎膜早破 10 h，Apgar 评分 1 min 8 分，5 min 8 分。羊水清，胎盘脐带未见异常。生后 2 h 出现面色发绀、气促、呻吟，进行性加重，哭声低弱。查体：T 36.3℃，P 156 次 / 分，R 62 次 / 分，体重 1880 g，身长 43 cm，早产儿貌，一般情况差，反应差，哭声低弱，呼气性呻吟，面色发绀，前囟平软，吸气性三凹征，双肺呼吸音低，未闻及干、湿啰音，心率 156 次 / 分，律齐，腹软，肝肋下 2 cm，四肢肌张力减弱，肢端凉，毛细血管再充盈时间 4 s。动脉血气分析：pH 7.23，PaO_2 38 mmHg，$PaCO_2$ 56 mmHg，BE −10.3 mmol/L，Lac 6.7 mmol/L。胸部 X 线片：两肺纹理增多、模糊，可见细颗粒影。

请回答：
1. 患儿最可能的临床诊断是什么？
2. 患儿目前的护理问题是什么？

新生儿呼吸窘迫综合征（neonatal respiratory distress syndrome，NRDS）又称新生儿肺透明膜病（hyaline membrane disease，HMD），由缺乏肺表面活性物质所致，临床上以出生后不久即出现的进行性呼吸困难、发绀、呼气性呻吟、吸气性三凹征和呼吸衰竭为特征。主要发生在早产儿，出生胎龄越小，发病率越高。

【病因及发病机制】

本病主要由缺乏肺表面活性物质（pulmonary surfactant，PS）引起。PS 由肺泡 II 型上皮细胞合成和分泌，具有降低肺泡表面张力、稳定肺泡内压、防止肺萎陷和减少肺水肿等作用。PS 在胎龄 18 ~ 20 周开始产生，缓慢增加，直到胎龄 35 周时 PS 才迅速增加。一般胎龄小于 32 周的早产儿易于发生 PS 不足。此外，糖尿病母亲婴儿、选择性剖宫产、围生期窒息、感染、低体温等各种原因均可使 PS 的合成减少或者消耗增加，可诱发 NRDS。

PS 的缺乏使肺泡表面张力增高，肺顺应性降低，功能残气量降低，肺泡易于萎陷，吸气时肺泡难以充分扩张，潮气量和肺泡通气量减少，导致缺氧和 CO_2 潴留。缺氧、酸中毒使肺小动脉痉挛，肺动脉压力增高，导致动脉导管和卵圆孔再度开放，形成右向左分流，使缺氧加重。肺的灌注量不足可增加毛细血管的通透性，纤维蛋白渗出沉积，与损伤的肺组织及渗出的细胞一起形成肺透明膜，导致缺氧和酸中毒更加严重，造成恶性循环。

【临床表现】

NRDS 多见于早产儿，也可见于足月儿。出生时可正常，也无窒息表现。生后 6 h 内主要出现以下临床表现，并逐渐加重。

1. 发绀 指需要通过吸氧才能使血氧饱和度达到 90% 以上。通常是因为肺内缺少进行充分氧气交换的肺泡表面，或者是部分血液未经过肺内充气良好的区域进行气体交换。

2. 吸气性凹陷 胸骨和胸壁下方的吸气性凹陷，是由于横膈为了增加吸入胸腔的气体而增强横膈的收缩所造成的，是 NRDS 最重要的体征之一。

3. 呼气性呻吟 新生儿试图增加胸腔压力，呼气时声门不完全开放，产生呼气末正压，防止肺泡萎陷，保留功能残气量。这是一种保护性反射，生后 6 h 内出现，并呈进行性加重。

4．呼吸急促　呼吸频率＞60 次 / 分。呼吸急促常与胸壁凹陷一起出现。

【辅助检查】

1．X 线检查　有特征性表现。两侧肺野普遍性透亮度减低，布满不透光的小颗粒，呈"毛玻璃样改变"，严重时甚至无法看清肺、心脏和肝的边缘。在这种背景上可以看到气道，称为"支气管充气征"。进一步加重时整个肺野不充气，呈"白肺"。

2．血气分析　PaO_2 降低（＜ 50 mmHg），$PaCO_2$ 增加（＞ 45 mmHg），pH 降低。动脉血气分析是检查和评估呼吸窘迫综合征患儿所必需的，在出生数小时或数天内需要几次准确的血气分析结果来评估病情。

3．肺成熟度测定　出生前抽取羊水或生后取患儿气管吸引物测定卵磷脂与鞘磷脂的比值，比值＞ 2 提示"肺成熟"，比值 1.5 ～ 2 为可疑，比值＜ 1.5 提示"肺未成熟"；其他磷脂成分的测定也有助于诊断。羊水中卵磷脂（PL）与鞘磷脂（S）的比值＜ 2，提示肺发育不成熟。

4．胃液振荡实验　胃液 1 ml 加 95% 乙醇 1 ml，振荡 15 s 后静置 15 min，如果沿管壁有多层泡沫，则为阳性。阳性者可排除本病。

【治疗原则】

1．供氧和机械通气　根据患儿情况选择供氧方式，轻者可用鼻塞、面罩吸氧或经鼻持续气道正压通气（CPAP）辅助呼吸。如不能改善缺氧，需行气管插管，机械通气。

2．肺表面活性物质替代治疗　PS 替代治疗已成为 NRDS 的常规治疗方法，将 PS 制剂从气管插管直接滴入肺中，用药后 1 ～ 2 h，呼吸窘迫的症状即可减轻。

3．维持酸碱平衡　呼吸性酸中毒以改善通气为主；代谢性酸中毒常用 5% 碳酸氢钠治疗。

4．支持治疗　保证液体入量和营养供给，但总的原则是液体不宜过多，血容量的增加使动脉导管开放，可能发生肺水肿和肺出血。纠正缺氧，纠正酸中毒和水、电解质紊乱，使用肺表面活性物质替代治疗。

案例 7-1B

入院后给予吸氧、清理呼吸道、持续气道正压通气（CPAP）辅助呼吸，患儿呼吸困难及发绀无缓解，给予气管内滴入猪肺磷脂注射液（固尔苏）。

请回答：

1．如何对患儿实施给氧护理？

2．使用 PS 时应该如何进行护理？

【护理评估】

1．健康史　了解患儿生后出现呼吸窘迫的时间，分娩史，是否为早产儿、窒息儿、剖宫产儿，孕母是否患糖尿病。

2．身体状况　了解患儿是否有呼吸困难，是否有进行性加重伴呼气性呻吟、吸气性三凹征，是否有鼻翼扇动、发绀、肌张力低下。听诊双肺呼吸音有无改变；分析肺成熟度测定结果及胸部 X 线检查结果。

3．心理社会状况　了解患儿家长对本病病因、临床表现、护理知识的认识程度，评估有无焦虑及其程度。

【常见护理诊断 / 问题】

1．自主呼吸障碍　与 PS 缺乏导致的肺不张、呼吸困难有关。

2．气体交换受损　与肺泡缺乏 PS、肺泡萎陷及肺透明膜形成有关。

3．营养失调：低于机体需要量　与摄入不足有关。

4．有感染的危险　与抵抗力降低有关。

【护理措施】

1．维持呼吸道通畅　观察呼吸道分泌物的色、量。维持正确体位，保持充足换气，促进肺液引流。必要时吸引鼻咽部、气道、气管插管内的分泌物。通常抽吸时压力不可超过80 mmHg。气管内吸引时只可持续 5～10 s。

2．供氧　使 PaO_2 维持在 6.7～9.3 kPa（50～80 mmHg），SaO_2 维持在 85%～95%。根据呼吸窘迫的程度，用三种不同的方式供给氧气。

（1）选用鼻导管或面罩供氧，应用空氧混合仪，给予加温、加湿的氧气。

（2）持续气道正压通气（CPAP），使有自主呼吸的患儿增加肺功能残气量，防止呼气时肺泡萎陷，减少肺内血液分流。CPAP 是无创正压通气，是一种有效治疗 RDS 的方法，现已普遍认识到生后尽早应用 CPAP 可以减少机械通气的使用，缩短使用高浓度氧气的时间，减少气管插管、机械通气的并发症。

（3）机械通气：对出现频繁的呼吸暂停、使用 CPAP 后病情仍无好转者，应改用机械通气。

3．PS 给药护理　PS 制剂有三种：天然制剂、人工制剂、混合制剂。天然 PS 制剂（包括猪肺、牛肺 PS）的效果较好。用药前需彻底清除口、鼻腔及气道内的分泌物，摆好体位，再做气管插管，在 4 个不同体位（患儿分别取平卧位、左侧卧位、右侧卧位，再平卧位）从气管各滴入总量的 1/4，每一体位滴完后用复苏囊加压呼吸 1～2 min，有利于药液更好地弥散。用药后 4～6 h 禁止气道内吸引。

4．保暖　保持环境温度在 24～26℃，相对湿度在 55%～65%，使机体耗氧量维持在最低水平。

5．喂养　保证营养供给，不能吸乳、吞咽者可用管饲喂养或静脉补充高营养。

6．控制感染　所有呼吸窘迫综合征患儿都应怀疑感染的存在，应给予有效的静脉抗生素治疗。怀疑感染者应进行病原学检查，并做好各项消毒、隔离措施，防止发生院内感染。

7．健康教育　使家属了解治疗过程及进展，取得其最佳配合，教会父母居家照顾的相关知识，并做好长期追踪的准备。

8．预防

（1）预防早产：加强高危妊娠和分娩的监护和治疗。

（2）产前预防：促进胎肺成熟，对孕 24～34 周需提前分娩或有早产征象的孕妇，给予肾上腺皮质激素可明显降低 RDS 的发病率和病死率，应在分娩前 7 天至 24 h 给予孕妇肌内注射地塞米松或倍他米松。

随堂测 7-2

▍知识链接▶

微创肺表面活性物质给药法

　　新生儿呼吸窘迫综合征需要选择性的 PS 替代治疗，气管插管及气管内滴入 PS 是一种应用比较广泛和成熟的 PS 替代技术，但是该方法可引起呼吸道损伤和加重早产儿未成熟肺组织的损伤，为避免此类损伤，近年来开始探索以无创的方式进行 PS 替代治疗以减少气管插管的危害，主要包括经喉罩给药、雾化吸入、LISA（less invasive surfactant administration）技术和 MIST（minimally invasive surfactant therapy）技术，前两种方法的研究均为小样本研究或个案报道，其安全性和有效性尚不肯定。LISA 技术最早由德国学

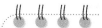

者提出，是在患儿有自主呼吸持续无创辅助通气下，在喉部可视状态下，借助 Magill 钳将细导管插入呼吸道内，注入 PS 以减少插管的损伤和降低机械通气的需要。MIST 技术是使用质地较硬的血管导管代替胃管，在直接喉镜下插入声门进行 PS 替代治疗的方法。这两种方法多用于超低、极低出生体重儿，可在确保患儿进行自主呼吸的同时，避免高气道压力和高潮气量，减少肺及相关组织损伤。

第五节　新生儿缺氧缺血性脑病

案例 7-2

患儿，男，生后 2 天，因嗜睡 2 天、惊厥 3 次入院。患儿系第 1 胎第 1 产，胎龄 39 周，因胎儿宫内窘迫，行人工破膜，产钳助产娩出，脐带绕颈 2 周，羊水Ⅲ度污染，出生体重 3750 g，生后 1 min Apgar 评分 2 分，5 min 评分 5 分，20 min 评分 7 分。母乳喂养，吃奶差，反应差，嗜睡，哭声低，惊厥 3 次，表现为双目凝视，双上肢抖动，持续 1 ~ 3 min。体格检查：T 36.5℃，P 90 次 / 分，R 48 次 / 分，体重 3600 g，足月新生儿貌，嗜睡，反应差，哭声无力，呼吸不规则，皮肤苍白，前囟 1.5 cm×1.5 cm，饱满，双瞳孔等大，直径约 2 mm，颈部无抵抗，双肺呼吸音清，心音有力，心率 90 次 / 分，节律规整，腹部略膨隆，脐带未脱落，肠鸣音无异常。四肢肌张力减低，拥抱反射、吸吮反射减弱。

请回答：

1. 该患儿存在哪些护理诊断 / 问题？
2. 对患儿应采取哪些护理措施？

新生儿缺氧缺血性脑病（hypoxic-ischemic encephalopathy，HIE）是指围生期的窒息缺氧导致的缺氧缺血性脑损伤，出现一系列脑病的表现，是新生儿窒息后的严重并发症，病情重，病死率高。部分病例可留有不同程度的神经系统后遗症，如智力障碍、脑性瘫痪、癫痫等。

【病因】
缺氧是发病的核心，缺氧缺血性损伤可发生在各个阶段。

1. 出生前缺氧　主要是宫内窘迫，与孕母全身性疾病、胎盘和脐带异常有关。

2. 出生时窒息　缺氧常见的原因。

3. 生后缺氧　如反复呼吸暂停，严重的呼吸、循环系统疾病，重度溶血，休克等。

【发病机制】
缺氧后多种发病机制交互作用，导致不可逆的脑损伤。

1. 脑血流动力学改变　新生儿严重缺氧后出现全身代偿性血液重新分布，以保证脑的血流灌注。随着缺氧的时间延长，这种代偿机制丧失，脑血流灌注锐减。而脑血流灌注有明显的区域性差异，即供应大脑半球的血流减少，以保证丘脑、脑干和小脑的血流灌注。缺氧、高碳酸血症可致脑血管的自主调节功能障碍，形成"压力被动性脑血流"，即脑血管的舒缩功能丧失，脑的血流灌注完全随着系统血压的变化而波动，脑血流出现低灌注压或过度灌注，使脑的功能状态严重受损。

2. 脑组织生化代谢改变 脑所需的能量来源于葡萄糖的氧化过程，缺氧时有氧代谢减弱，无氧代谢取而代之，乳酸堆积，导致低血糖和代谢性酸中毒；ATP 产生急剧减少，因能量衰竭使脑细胞不能维持正常的生理功能，细胞膜钠泵、钙泵功能不足，使钠离子、钙离子进入细胞内，激活某些受其调节的酶，从而进一步加重脑细胞的损伤。

3. 神经病理学改变 病变的范围和分布主要取决于缺氧的持续时间、严重程度以及损伤发生时脑的成熟度。常见的病理改变有下述类型：①脑水肿：为早期主要的病理改变；②选择性神经元死亡及梗死：足月儿常见的神经病理学改变是皮质梗死及深部灰质核坏死；③早产儿则易出现脑室周围及脑室内出血，其次是脑室周围白质软化，可发展为囊性改变。

【临床表现】

主要表现为意识改变、肌张力及原始反射的异常。严重者伴有脑干功能障碍。依缺氧程度不同，临床表现可分为轻、中、重三度（表7-5）。

表7-5 新生儿缺氧缺血性脑病的分度

	轻度	中度	重度
意识	过度兴奋	嗜睡、迟钝	昏迷
肌张力	正常	减低	松软
拥抱反射	稍活跃	减弱	消失
吸吮反射	正常	减弱	消失
惊厥	无	常有	频繁发作
中枢性呼吸衰竭	无	无或轻	常有
瞳孔改变	无	无或缩小	不对称或扩大
前囟张力	正常	正常或稍高	饱满紧张

1. 轻度 主要表现为过度兴奋：易激惹，肢体颤动，睁眼时间长等。肌张力正常，拥抱反射稍活跃，吸吮反射正常。呼吸平稳，前囟张力正常，一般无惊厥。兴奋症状在生后 24 h 最明显，3 天内逐渐消失，预后好。

2. 中度 主要表现为过度抑制：嗜睡，反应迟钝，失去正常的睡眠觉醒周期，肢体自发动作减少，可出现惊厥。肌张力减低，拥抱、吸吮反射减弱，前囟张力正常或稍高，瞳孔可缩小，对光反射迟钝。症状在生后 72 h 最明显，大多在 1 周末症状消失。病情恶化，反复抽搐，或症状在 10 天后仍不消失者，可能留有后遗症。

3. 重度 常处于昏迷状态，神志不清，四肢松软或间歇性肌张力增高，频繁惊厥，反复呼吸暂停，前囟饱满紧张，原始反射消失，瞳孔不对称或扩大，对光反射消失，心率减慢。病死率高，多在 1 周内死亡，存活者多数留有后遗症。

【辅助检查】

1. 超声检查 具有无创、廉价、可在床边操作和进行动态随访等优点。可显示缺血性脑水肿所引起的改变，其对基底神经节、脑室及其周围出血具有较高的特异性，但对皮质损伤不敏感。

2. CT 扫描 可帮助了解颅内出血的范围和类型，诊断 HIE 仅作为参考，最适检查时间为生后 2～5 天。

3．磁共振成像（MRI）检查　对脑灰质和白质的分辨率异常清晰，对于足月儿和早产儿脑损伤的判断均有较强的敏感性。弥散加权成像（DWI）对显示脑梗死则具有较高的敏感性和特异性。

4．脑电图　可客观地反映脑损害程度、判断预后，且有助于惊厥的诊断。在生后 1 周内检查，可表现为脑电活动延迟、异常放电、背景活动异常（以低电压和爆发抑制为主）等。

5．血生化检查　血清肌酸磷酸激酶脑型同工酶（CPK-BB）正常值 < 10 U/L，脑组织受损时升高；神经元特异性烯醇化酶（NSE）正常值 < 6 μg/L，神经元受损时血浆中该酶活性升高。

【治疗原则】

1．支持疗法　维持良好的通气、换气功能，血气和 pH 保持在正常范围；维持各脏器血流灌注，使心率、血压维持在正常范围；纠正低血糖，维持血糖在正常高值［5.0 mmol/L（90 mg/dl）］，以保证神经细胞代谢所需能量。

2．控制惊厥　首选苯巴比妥钠，根据临床和脑电图可加用地西泮或水合氯醛，应注意抑制呼吸的可能性。

3．减轻脑水肿　控制液体量，可首先选用呋塞米，严重者可给 20% 甘露醇。

4．亚低温治疗　亚低温治疗最适宜时间是在生后 6 h 内，持续的时间为 72 h。

5．康复训练　待病情稳定后，尽早进行智能与体能的康复训练，促进脑功能恢复。

【护理评估】

1．健康史　了解母亲妊娠期是否患糖尿病、高血压、严重贫血、心肾疾病、感染和胎盘异常，产时是否用药等；了解患儿出生时是否有脐带打结、受压、绕颈，有无羊水吸入及羊水是否混浊，Apgar 评分结果，患儿有无肺部疾患、严重心脏病变及严重失血等。

2．身体状况　观察患儿有无青紫，观察意识状态，注意有无嗜睡、昏迷或兴奋；注意呼吸、心率及肌张力的改变，原始反射是否正常存在，有无惊厥、呼吸暂停，瞳孔大小及对光反射情况；了解血气分析、血生化及颅脑影像学检查结果。

3．心理社会状况　了解患儿家长对本病的病因、性质、治疗及预后的认识程度；评估家长对本病的治疗态度和心理承受能力。

【常见护理诊断 / 合作性问题】

1．低效性呼吸型态　与缺氧缺血致呼吸中枢损害有关。

2．潜在并发症：颅内压升高、呼吸衰竭。

3．有失用性综合征的危险　与缺氧缺血导致的后遗症有关。

【护理措施】

1．给氧　及时清除呼吸道分泌物，保持呼吸道通畅。根据患儿缺氧情况，选择合适的给氧方式。

2．加强监护　严密监护患儿的呼吸、心率、血氧饱和度、血压等；注意观察患儿的意识、瞳孔、前囟张力、肌张力的变化以及有无抽搐等症状；注意观察有无药物反应。

3．亚低温治疗的护理　采用亚低温治疗温度为 33 ～ 34℃，降温帽或降温垫的温度设为 5 ～ 10℃，在 30 ～ 60 min 内使鼻咽部温度达 34℃、肛温达 34.5 ～ 35℃，维持 72 h。治疗期间持续监测肛温，维持稳定的亚低温度和生命体征，体温一旦有波动，应随时调整降温帽或降温垫温度来加以纠正。如出现心率过缓或心律失常，应及时与医师联系，询问是否停止亚低温的治疗。疗程结束后主张自然复温，时间 > 5 h，保证体温上升的速度高于每小时 0.5℃，避免快速复温引起的低血压。

4．早期康复干预　疑有功能障碍者，固定肢体于功能位。早期给予患儿动作训练和感知刺激，促进脑功能的恢复。向患儿家长耐心、细致地解释病情，以取得其理解；恢复期指导家长掌握康复干预的措施，以得到家长最佳的配合并坚持定期随访。

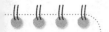

第六节　新生儿颅内出血

新生儿颅内出血（intracranial hemorrhage of the newborn，ICH）是新生儿期的常见病，主要为缺氧和产伤所致，尤其是早产儿，严重者可有神经系统后遗症。

【病因和发病机制】

1. 外伤性颅内出血　以足月儿多见，主要为产伤所致。异常分娩时，局部压力不均或头颅在短时间内变形过速者可导致大脑镰、小脑幕撕裂，引起硬膜下出血；脑表面静脉压撕裂常伴蛛网膜下腔出血。

2. 缺血缺氧性颅内出血　①早产儿的生发基质血管结构、分布、走行的特殊性以及毛细血管壁由单层细胞构成，这是颅内出血发生的组织解剖基础；②缺氧、酸中毒可直接损伤毛细血管内皮细胞，使其通透性增加或破裂出血；③缺氧和酸中毒损伤脑血管自主调节功能，当颅内压增高或降低时，呈现"涨落"型脑血流，对颅内充血有更大的威胁。

3. 其他　呼吸机治疗，不当的输液速度、液体张力和输液量等可使脑血流急剧增加而引起颅内出血。另外，各种出凝血机制异常等也是新生儿颅内出血的原因。

【临床表现】

1. 常见症状　临床表现与出血部位和出血量有关，早产儿症状多不典型。轻者无症状，大量出血者可在短期内死亡。常见的表现如下：

（1）意识改变：如易激惹、过度兴奋、惊厥，随后会出现表情淡漠、嗜睡、昏迷等。

（2）眼部症状：凝视、斜视、眼球上转困难、眼震颤等。

（3）颅内压增高：脑性尖叫、惊厥、前囟隆起，甚至双侧瞳孔不等大等脑疝表现。

（4）呼吸系统：呼吸增快或减慢，呼吸不规则或暂停等。

（5）肌张力改变：早期增高，以后减低。

（6）瞳孔改变：大小不对称，对光反射差。

（7）其他：出现黄疸和贫血表现。

2. 各类型颅内出血的特点

（1）脑室周围-脑室内出血（periventricular-intraventricular hemorrhage，PVH-IVH）：本型多见于胎龄小于32周、体重低于1500 g的早产儿。常于24 h内出现症状，大量出血时，神经系统迅速由兴奋转向抑制，病情迅速恶化。根据头颅B超或CT检查可分为4级：Ⅰ级，室管膜下出血；Ⅱ级，脑室内出血，但无脑室扩大；Ⅲ级，脑室内出血伴脑室扩大；Ⅳ级，脑室内出血伴脑实质出血。

（2）原发性蛛网膜下腔出血（primary subarachnoid hemorrhage，SAH）：出血原因常为缺氧引起蛛网膜下毛细血管内的血液外渗，大多数出血量少，无临床症状，预后良好。出血量多时可出现抽搐，但发作间歇期正常，早产儿可同时发生呼吸暂停；大量出血时病情发展迅速，常于短期内死亡。

（3）硬脑膜下出血（subdural hemorrhage，SDH）：是产伤性颅内出血最常见的类型，多见于巨大儿。轻微出血者可无症状，明显出血者常于生后24 h即可出现惊厥、偏瘫和斜视等神经系统症状，大量出血时颅内压可突然升高压迫脑干，患儿短时间内呼吸暂停而死亡。

（4）小脑内出血（intracerebellar hemorrhage，ICEH）：多见于早产儿，除一般神经系统症状外，主要是脑干受压表现，出现严重的呼吸障碍、心动过缓，可在短时间内死亡。

【辅助检查】

脑脊液检查、头颅B超和CT等检查有助于诊断和判断预后。胎龄小于32周的早产儿应在出生后 3 ～ 7 天常规进行头颅 B 超检查，及时发现颅内出血。

【治疗原则】

1. 控制止血　有凝血障碍时，可选择维生素 K_1、酚磺乙胺（止血敏）、巴曲亭（立止血）等。必要时输新鲜血或血浆。

2. 镇静、止痉　选用地西泮、苯巴比妥控制惊厥。

3. 降低颅内压　有颅高压症状时可选用呋塞米，必要时慎用甘露醇。

4. 对症支持治疗　保持呼吸道通畅，采用不同形式的氧疗，纠正缺氧、酸中毒，维持体内代谢平衡，并发脑积水时，密切监测，必要时考虑进行外科分流术。

【常见护理诊断 / 问题】

1. 低效性呼吸型态　与呼吸中枢有关。

2. 有窒息的危险　与惊厥、昏迷有关。

3. 体温调节无效　与体温调节中枢受损有关。

4. 潜在并发症：颅内压升高。

【护理措施】

1. 休息与体位　一切必要的治疗和操作要轻、稳、准，各项操作集中进行。尽可能减少对患儿的搬动与刺激，减少反复穿刺，防止加重颅内出血。保持患儿安静，绝对静卧，抬高头部，需头偏向一侧时，整个身躯也应取同向侧位，以保持头呈正中位。

2. 密切观察病情，降低颅内压　密切观察患儿生命体征、意识状态、活动、肌张力，以及瞳孔对光反射和各种神经反射等变化，注意前囟是否隆起、有无惊厥等，定期测量头围，及时记录阳性体征并与医生取得联系。遵医嘱应用降颅内压药物。

3. 保持呼吸道通畅，维持正常呼吸型态

（1）密切观察呼吸型态，及时清除呼吸道分泌物，保持呼吸道通畅。

（2）合理用氧，根据缺氧程度给氧，注意给氧的方式和浓度，维持血氧饱和度在 85% ～ 95%。呼吸衰竭或严重的呼吸暂停者，需气管插管、机械通气并做好相应护理。

4. 保持体温稳定　体温过高时应予物理降温，体温过低时予以保暖。

5. 健康教育　向家长解释患儿病后及早进行功能锻炼和智能开发以减轻后遗症状的重要性，并给予支持和安慰，减轻其紧张和恐惧心理，有助于提高家庭应对能力。

第七节　新生儿黄疸

新生儿黄疸（neonatal jaundice）由胆红素在体内积聚而引起，是新生儿时期常见的症状之一，可以是正常发育中出现的症状，也可以是某些疾病的表现，严重者可致中枢神经系统受损，产生胆红素脑病，引起死亡或严重后遗症，故应正确识别新生儿黄疸，早期诊断，及时治疗。

【新生儿胆红素代谢特点】

1. 胆红素生成过多　新生儿每日生成的胆红素（8.5 mg/kg）明显多于成人（3.8 mg/kg），其原因是：①胎儿在宫内处于低氧环境，红细胞代偿性增多，出生后建立呼吸，血氧浓度提高，使过多的红细胞被破坏；②新生儿红细胞寿命短（新生儿为 70 ～ 90 天，成人为 120 天），形成胆红素的周期亦缩短；③旁路及其他组织来源的胆红素增多。

2. 转运胆红素能力不足　刚娩出的新生儿常有不同程度的酸中毒，可减少胆红素与白蛋白的结合；早产儿胎龄越小，蛋白质含量越低，其结合胆红素的量也越少。

3. 肝细胞摄取、结合、排泄胆红素能力低下　①新生儿出生时 Y 蛋白含量极微，不能充分摄取胆红素，生后 5 ～ 10 天 Y 蛋白达到正常水平；②新生儿肝细胞内尿苷二磷酸葡萄糖醛酸转移酶（UDPGT）含量不足（仅为成人的 1% ～ 2%），使胆红素结合过程受限，形成结合胆红素量较少；③新生儿肝细胞排泄胆红素的能力不足，易致暂时性肝内胆汁淤积。

4. 肠肝循环的特殊性 随胆汁排泄进入肠道的结合胆红素，在肠腔内较高浓度的 β- 葡糖醛酸苷酶的作用下，部分水解为非结合胆红素，迅速被肠黏膜重吸收回到肝并进入血液循环，增加了肠肝循环。加之初生新生儿肠道内无细菌，不能将结合胆红素还原成尿胆素原，随肾或粪便排出，也增加了胆红素的重吸收。

总之，由于新生儿胆红素生成增多，肝功能不成熟，肠肝循环的特殊性，都易导致血清胆红素浓度增高，易出现黄疸。

【新生儿黄疸的分类】

1. 生理性黄疸 特点：足月儿生后 2 ～ 3 天出现，4 ～ 5 天达到高峰；足月儿在 2 周内消退，早产儿可延迟到 3 ～ 4 周消退。血清总胆红素（total serum bilirubin, TSB）：足月儿不超过 220.6 µmol/L（12.9 mg/dl），早产儿不超过 256.5 µmol/L（15 mg/dl）；一般情况良好，不伴有其他伴随症状。需要注意的是：早期新生儿出现黄疸时，不能只依据血清胆红素值，必须结合临床其他因素做出正确的诊断。尤其是早产儿，有病理性因素存在时，血清胆红素虽低于生理性黄疸的标准，也可发生胆红素脑病。相反，对正常足月新生儿，虽然血清胆红素值超出生理正常值，但找不到任何病理因素，可能仍属于生理性黄疸。

2. 病理性黄疸 新生儿黄疸出现下列情况之一时要考虑为病理性黄疸：①生后 24 h 内出现黄疸，TSB ＞ 102 µmol/L（6 mg/dl）；②黄疸程度重，足月儿 TSB ＞ 220.6 µmol/L（12.9 mg/dl），早产儿＞ 256.5 µmol/L（15 mg/dl）；③血清结合胆红素＞ 26 µmol/L（1.5 mg/dl）；④TSB 每天增加＞ 85 µmol/L（5 mg/dl）；⑤黄疸持续时间较长，超过 2 ～ 4 周，或进行性加重。

【病因及发病机制】

病理性黄疸根据其发病原因分为以下三类。

1. 胆红素生成过多 因红细胞的破坏增多及肠肝循环增加，使血清未结合胆红素升高。

（1）红细胞增多症：即静脉血红细胞＞ 6×10^{12}/L、血红蛋白＞ 220 g/L、血细胞比容大于 65%。常见于脐带结扎延迟、紫绀型先天性心脏病、母胎或胎胎间输血、糖尿病母亲婴儿等。

（2）血管外溶血：如头颅血肿、皮下血肿、颅内出血和其他部位的出血引起血管外溶血，使胆红素产生过多。

（3）同族免疫性溶血：如 Rh 血型不合、ABO 血型不合、其他血型不合。

（4）感染：细菌和病毒感染均可引起溶血，多见于细菌感染，如金黄色葡萄球菌、大肠埃希菌等引起的败血症等重症感染。

（5）肠肝循环增加：先天性肠道闭锁、幽门肥厚、巨结肠、胎粪性肠梗阻、饥饿、喂养延迟等均可使胎粪排出延迟，增加胆红素的重吸收。母乳性黄疸，可能是由于母乳中的 β- 葡糖醛酸苷酶进入患儿肠内，使肠道未结合胆红素生成增加，肠肝循环增加。

（6）红细胞酶缺陷：葡糖 -6- 磷酸脱氢酶（G-6-PD）、丙酮酸激酶和己糖激酶缺陷均可影响红细胞代谢，使红细胞易在网状内皮系统滞留而被破坏。

（7）红细胞形态异常：遗传性球形红细胞增多症、遗传性椭圆形红细胞增多症等，由于红细胞膜结构异常，过早被脾破坏。

（8）血红蛋白病：地中海贫血等，由于血红蛋白肽链数量和质量缺陷而引起溶血。

（9）其他：维生素 E 缺乏和低锌血症等使细胞膜结构改变，导致溶血。

2. 肝胆红素代谢障碍 由于肝细胞摄取和结合胆红素的功能低下，使血清非结合胆红素升高，如：①缺氧和感染；② Crigler-Najjar 综合征，即先天性 UDPGT 缺乏；③ Gilbert 综合征，即先天性非溶血性非结合胆红素增高症；④ Lucey-Driscoll 综合征，即家族性暂时性新生儿黄疸；⑤磺胺、水杨酸盐、维生素 K_3、吲哚美辛、毛花苷 C 等药物可与胆红素竞争 Y、Z 蛋白的结合位点；⑥其他：先天性甲状腺功能低下、脑垂体功能低下和 21- 三体综合征等常伴有血胆红素升高或生理性黄疸消退延迟。

3．胆汁排泄障碍　肝细胞排泄结合胆红素障碍或胆管受阻，可致高结合胆红素血症，但如伴有肝细胞功能受损，也可有非结合胆红素增高。如：①新生儿肝炎；②先天性代谢缺陷病；③ Dubin-Johnson 综合征，即先天性非溶血性结合胆红素增高症；④胆管阻塞，如先天性胆道闭锁、胆汁黏稠综合征及肝和胆道肿瘤等。

【治疗原则】

（1）找出引起病理性黄疸的原因，采取相应措施，治疗基础疾病。

（2）采取光照疗法降低血清非结合胆红素；提倡早喂养，诱导正常的菌群建立；保持排便通畅，减少肠肝循环。

（3）保护肝，不用对肝有损害及有可能引起溶血、黄疸的药物。

（4）控制感染，注意保暖，供给营养，及时纠正酸中毒和缺氧。

（5）适当应用酶诱导剂、输注血浆和白蛋白，降低游离胆红素。

随堂测 7-3

知识链接

碳氧血红蛋白的临床意义

溶血性高胆红素血症的患儿，血清总胆红素峰值较其他病理性黄疸者高，易发生胆红素脑病，可能导致患儿死亡或者严重的后遗症。因此，需要早期准确地识别新生儿高胆红素血症的病理类型，及时进行相应治疗。血红素分解产生胆红素、胆绿素、铁及等量的一氧化碳（CO），因而 CO 与血红蛋白结合后形成的 COHb 不仅能作为患儿溶血早期的特异性指标，也可在一定程度上反映患儿体内的溶血程度。COHb 相对稳定，利于临床检测，且该项指标的测定具有采血量少、能够快速出结果的优势。有条件的医院，可以考虑将 COHb 定量监测仪应用于新生儿溶血性高胆红素血症中，此种监测方法因其无创性，更加便捷，且能提供对 COHb 的实时监测数据。

第八节　新生儿溶血病

案例 7-3

患儿，男，生后 3 天，因皮肤黄染 10 h 入院。系第 1 胎第 1 产，胎龄 38 周阴道自然分娩，出生时否认窒息，胎盘娩出完整，无脐带打结、绕颈，羊水清亮，已排胎粪及排尿。10 h 前发现面色黄染，逐渐延及全身，吃奶好，无发热、惊厥。母孕期无特殊，无药物史，无不规则阴道流血、流液史。体格检查：T 36℃，P 136 次 / 分，R 44 次 / 分，体重 3200 g。反应差，巩膜、躯干、四肢等处皮肤中度黄染，结膜、甲床苍白，全身皮肤无出血点及瘀斑。前囟平软，双肺呼吸音清。心率 136 次 / 分，律齐，心音稍钝，心前区未闻及收缩期杂音。

腹软，肝肋下 1.5 cm，质软，四肢肌张力正常。

案例 7-3（续）

请回答：
1. 如何鉴别新生儿黄疸？
2. 该患儿存在哪些护理诊断/问题？
3. 对患儿应采取哪些护理措施？

新生儿溶血病（hemolytic disease of newborn，HDN）是指母婴血型不合，母亲体内产生与胎儿血型抗原不合的血型抗体，这种抗体通过胎盘进入胎儿体内，引起同族免疫反应，导致胎儿、新生儿红细胞破坏，引起溶血。常见 Rh 血型系统和 ABO 血型系统的血型不合。

【病因及发病机制】

人类红细胞表面已确定有多种受遗传控制的不同抗原系统，其中多个系统可发生新生儿溶血病。而以 Rh、ABO 血型系统血型不合引起者最常见。主要是由于胎儿红细胞所具有的抗原恰恰为母体所缺少的，若胎儿红细胞通过胎盘进入母体循环，使母体产生相应的血型抗体，此抗体（IgG）又经胎盘抵达胎儿循环，作用于胎儿红细胞即导致溶血。这是新生儿溶血病的发病基本原理。

1. Rh 血型不合 Rh 血型抗原共有 6 种抗原，即 C 与 c、D 与 d、E 与 e。其中 D 抗原最早被发现，抗原性最强，故凡具有 D 抗原者称为 Rh 阳性，反之为阴性。Rh 血型不合时，胎儿红细胞通过胎盘进入母体循环后或者母体通过其他途径（输血等）接触这些抗原后，母体被该抗原致敏产生相应的 Rh 抗体，但这种原发免疫反应发展缓慢，常历时 2 个月以上甚至长达 6 个月，且所产生的抗体常较弱并系 IgM，不通过胎盘，待以后产生 IgG 时患儿已经娩出，故 Rh 溶血病一般不会在第一胎发生。第一胎处于原发免疫反应的潜伏阶段，当母亲再次怀孕后，即使经胎盘失血量很少（0.01 ~ 0.1 ml），也能很快发生继发免疫反应，IgG 抗体迅速上升，通过胎盘进入胎儿循环，与胎儿的红细胞相应抗原结合导致溶血。

有极少数（约 1%）的 Rh 溶血病发生在第一胎，这是由于部分孕妇接受过 Rh 血型不合的输血，或者与 Rh 阴性产妇的母亲为 Rh 阳性有关。

2. ABO 血型不合 新生儿母婴血型不合溶血病中以 ABO 血型不合溶血病最多见，主要发生在 O 型血产妇，胎儿血型为 A 型或 B 型。本症在第一胎即可发病，占 40% ~ 50%，因为 O 型血妇女在孕前常已经接受自然界中广泛存在的 A、B 血型物质的抗原刺激，产生相应的抗A、抗 B 的 IgG，妊娠时该抗体经胎盘进入胎儿血液循环引起溶血。

【临床表现】

本病的临床症状是由溶血引起的，所以症状的轻重与母体抗体的量、抗体和红细胞结合的程度及胎儿代偿能力等因素有关。Rh 溶血病症状通常比 ABO 溶血病严重。

1. 黄疸 Rh 溶血病患儿大多在生后 24 h（常在 4 ~ 5 h）内出现黄疸并迅速加重。而 ABO 溶血病患儿大多在生后 2 ~ 3 天出现黄疸。

2. 贫血 程度不一。Rh 溶血病一般贫血出现早且贫血程度重，重症贫血时全身水肿，皮肤苍白，常有胸腔积液、腹水，肝、脾大及贫血性心力衰竭。ABO 溶血病贫血少，一般到新生儿后期才出现。

3. 肝、脾大 重症的 Rh 溶血病患儿水肿及肝、脾大明显，与髓外造血有关。而 ABO 溶血病患儿则不明显。

4. 胆红素脑病（bilirubin encephalopathy） 多发生在生后 4 ~ 10 天，未成熟儿更易发生。典型的临床表现包括警告期、痉挛期、恢复期及后遗症期表现（表 7-6）。

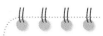

随堂测 7-4

表7-6 胆红素脑病的典型临床表现

	分期	表现	持续时间
新生儿期	警告期	肌张力减退，嗜睡，吸吮反射弱	12～24 h
	痉挛期	肌张力增高，痉挛，发热，呼吸衰竭	12～24 h
	恢复期	上述症状消退	约2周
1个月后	后遗症期	听力下降，眼球运动障碍，手足徐动，牙釉质发育不良，智力落后	终生

【辅助检查】

1. 血型检测 可见母子血型不合，血红蛋白下降，网织红细胞及有核红细胞升高。

2. 胆红素测定 血清总胆红素增高，以间接胆红素增高为主。

3. 溶血三项试验 改良抗人球蛋白试验（改良 Coombs 试验）、患儿红细胞抗体释放试验，患儿血清中游离抗体试验。其中改良 Coombs 试验和抗体释放试验均是诊断新生儿溶血病的确诊试验，尤以红细胞抗体释放试验诊断价值最高。

【治疗原则】

1. 产前治疗 监测孕妇血清抗体滴度，置换血浆，宫内输血。

2. 产后治疗 早期喂养，供给营养；给予碱性液体纠正酸中毒；纠正缺氧；输血浆或白蛋白，减少游离胆红素；给予肝酶诱导剂，使非结合胆红素转变为结合胆红素；光照疗法；换血疗法。

【常见护理诊断/问题】

1. 潜在并发症：胆红素脑病。

2. 知识缺乏：家长缺乏黄疸护理的有关知识。

【护理措施】

1. 观察病情，做好相关护理

（1）密切观察病情：注意皮肤、巩膜、尿、便颜色变化和神经系统的表现。根据患儿皮肤黄染的部位和范围，估计血清胆红素的近似值，评价进展情况。如患儿出现拒食、嗜睡、肌张力减退等胆红素脑病的早期表现，应立即报告医生，做好抢救准备。

（2）喂养：按需调整喂养方式，保证奶量摄入。提倡早期喂养，诱导建立正常菌群，减少肠肝循环；保持排便通畅，减少肠壁对胆红素的重吸收。

2. 针对病因护理，预防核黄疸的发生

（1）实施光照疗法和换血疗法。

（2）根据病情，遵医嘱给予白蛋白和肝酶诱导剂。控制感染，注意保暖，供给营养，及时纠正酸中毒和缺氧，以利于胆红素与白蛋白结合，降低非结合胆红素，减少胆红素脑病的发生。

（3）保护肝，禁用对肝有损害及可能引起溶血、黄疸的药物。

3. 减轻心脑负担，防止心力衰竭

（1）保持室内安静，减少不必要的刺激，缺氧时给予吸氧；合理安排补液计划，控制输液量及速度，切忌快速输入高渗性药物，以免血脑屏障暂时开放，使已与白蛋白结合的胆红素进入脑组织而引起胆红素脑病。

（2）若有心力衰竭表现，遵医嘱给予利尿剂和洋地黄类药物，注意观察用药反应，以防中毒。

（3）密切观察患儿面色及精神状态，监测体温、脉搏、呼吸、心率、尿量的变化，以及肝、脾大等情况。

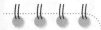

4. 健康教育 向患儿家长解释病情、治疗效果及预后，取得其配合。对于新生儿溶血病，做好产前咨询及孕妇预防性用药；发生胆红素脑病可能留有后遗症者，指导家长进行康复治疗和护理。

第九节　新生儿肺炎

新生儿肺炎（neonatal pneumonia）是新生儿时期常见的呼吸道疾病之一，病情极易转为危重，发展为呼吸衰竭或败血症，甚至使新生儿生命受到威胁。新生儿肺炎根据病因分为吸入性肺炎和感染性肺炎两大类，两者可单独出现，也可先后或同时并存。

一、吸入性肺炎

吸入性肺炎主要包括以下两种：①胎儿在子宫内或分娩过程中吸入羊水、胎粪或产道分泌物；②出生后吸入乳汁等引起的肺部继发性炎症。其中以胎粪吸入性肺炎最为严重。

【病因及发病机制】

1. 吸入乳汁 由于喂养不当、吞咽障碍、食管闭锁、气管食管瘘和严重唇裂、腭裂或吮乳后呕吐等原因，将乳汁吸入导致新生儿吸入性肺炎。乳汁吸入量较少时，临床多表现为气管炎，吸入量多可致窒息或发生肺炎，长期多次吸入者可发生间质性肺炎。

2. 吸入羊水、胎粪 其严重程度与吸入量、吸入物的性质及有无污染等有关。相对而言，若羊水吸入量不多，一般症状较轻，吸入未被污染的羊水后，羊水中的大部分水分在肺内被吸收，而皮脂和脱落的角化细胞等留在肺泡和支气管腔内，堵塞气道，引起呼吸困难并继发肺部炎症以及感染等。胎儿在宫内或在分娩过程中如发生窒息造成低氧血症，血流将重新分布，肠壁将缺血，肠系膜血管痉挛，肠蠕动增加且肛门括约肌松弛而排出胎粪。同时，缺氧时胎儿出现喘息性呼吸，将混有胎粪的羊水吸入气管或肺内，胎儿娩出建立有效呼吸后，胎粪颗粒随呼吸吸入肺内，堵塞细小支气管，常导致肺不张及肺气肿，并且胎粪内所含的胆酸、胆盐等物质的刺激可导致肺气肿及化学性炎症。部分病例由于黏稠的胎粪颗粒附着在小气管壁上呈"活瓣"，呼气时因小气道阻塞，气体滞留在肺泡内导致肺气肿。由于严重缺氧和混合性酸中毒导致肺血管痉挛，出现肺动脉高压，右心压力增高，卵圆孔和（或）动脉导管重新开放，心脏出现右向左分流，进一步加重低氧血症和酸中毒，称为新生儿持续性肺动脉高压（persistent pulmonary hypertension of the newborn，PPHN）。

知识链接

新生儿湿肺

新生儿湿肺又称新生儿暂时性呼吸困难（transient tachypnea of the newborn，TTN）或第Ⅱ呼吸窘迫综合征，多见于足月儿或足月剖宫产儿，预后良好。TTN是由于新生儿出生后肺泡内液体过多及（或）未被及时吸收，导致呼吸和气体交换受影响，出现气促和呼吸困难为主要临床表现的一种自限性疾病。宫内窘迫、窒息、剖宫产儿的发生率较高，尤其是宫缩发动前剖宫产的婴儿发病率甚高。患儿生后6 h内出现呼吸急促、发绀、鼻翼扇动、吐沫，较重者有吸气性三四征、呼气性呻吟；肺部无明显体征，但可有呼吸音减低或湿啰音；症状持续5～6 h即减轻，少数持续1天或更久。本病病情较轻，对吸氧有良好的反应，氧浓度一般控制在40%，很少用辅助呼吸疗法。

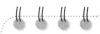

【临床表现】

吸入性肺炎多见于足月儿和过期产儿，有宫内窘迫史和（或）出生窒息史。症状的轻重与吸入物的性质和量有密切关系。吸入少量羊水者，无症状或症状轻微；吸入胎粪者病情较重，可见皮肤、指甲、口腔黏膜等均被胎粪染成黄绿色，在复苏后可出现呼吸急促（呼吸频率＞60 次 / 分）、呼吸性呻吟、吸气性三凹征、口吐泡沫等。少数患儿可出现呼吸衰竭、肺不张、肺气肿，甚至出现缺氧缺血性脑病或肺出血。持续性肺动脉高压因存在右向左分流，患儿除在哭闹、哺乳时可导致发绀进一步加重外，甚至还可出现心力衰竭。一旦并发气胸和纵隔气肿，呼吸困难突然加重，甚至导致死亡。听诊两肺可闻及满布干湿啰音或管状呼吸音。乳汁吸入者常出现喂乳时呛咳，乳汁从口、鼻流出，伴气急、发绀，吸入量过多可导致窒息。

【辅助检查】

1. 血气分析　可见血 pH 下降，PaO_2 降低，$PaCO_2$ 增高。

2. 胸部 X 线检查　胎粪吸入者两肺出现不规则斑片或粗大结节状阴影，可伴有重度阻塞性肺气肿。乳汁吸入者 X 线表现与吸入次数、严重程度及有无继发感染等因素有关，病变在肺上、下叶的背侧，右侧多于左侧，可呈节段性或大叶性分布。

【治疗原则】

1. 吸入物处理　尽快清除吸入物，保持呼吸道通畅。新生儿头部娩出后应立即吸净其口鼻分泌物。对胎粪吸入的患儿可经气管插管进行吸引。

2. 给氧　根据患儿情况选择不同的给氧方式，如鼻导管、头罩、面罩等给氧，必要时行机械通气。可缓慢静脉滴注妥拉唑林以扩张肺血管；吸入低浓度一氧化氮（NO）可选择性扩张肺血管，降低肺动脉压，改善氧合功能。

3. 保暖及支持治疗　注意保暖，合理喂养，适当限制摄入的液体量，纠正酸中毒，必要时滴注多巴胺以维持血压。

4. 抗生素治疗　继发细菌感染者，根据血、气管内吸引物细菌培养及药敏结果选择合适的抗生素。

5. 给予肺表面活性物质　胎粪可继发性抑制肺表面活性物质（PS），补充外源性 PS 可改善氧合功能。

二、感染性肺炎

新生儿感染性肺炎由细菌、病毒、衣原体、真菌等病原体引起，可发生在宫内、分娩过程中或出生后。根据病原体入侵时间分为产前、产时或产后感染性肺炎，其中，产后感染性肺炎的发生率最高。

【病因及发病机制】

新生儿的呼吸、免疫功能不完善是感染性肺炎易发生的内在因素。

1. 产前感染　感染途径有：①宫内感染：胎儿在宫内吸入被污染的羊水。②上行感染：胎膜早破、大肠埃希菌、肺炎克雷伯菌、李斯特菌、B 组 β 溶血性链球菌（GBS）或原虫（弓形虫）、支原体等从阴道上行感染。③血行感染：病原体由母体通过胎盘至胎儿循环，继而到达肺组织，以病毒为主，如巨细胞病毒、风疹、水痘、单纯疱疹、柯萨奇病毒等引起的感染。

2. 产时感染　常见感染途径包括：①产程延长时胎膜通透性增高，产道内细菌可通过未破的胎膜上行污染羊水后再感染胎儿；②胎儿吸入了污染的产道分泌物而发生，常见的病原体包括细菌、沙眼衣原体、巨细胞病毒、单纯疱疹病毒等；③断脐消毒不严格发生血行感染。

3. 产后感染　常见感染途径有：①呼吸道感染：新生儿与呼吸道感染患者，如父母、家人或医护人员密切接触后发生感染。病原体经飞沫传播，由上呼吸道下行至肺引起感染。②血行感染：新生儿患败血症，经血行传播至肺部而致肺炎。③医源性感染：在复苏抢救过程中，

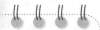

由于医用器械（如吸痰器、雾化器、气管插管、供氧面罩等）消毒不严格，或呼吸机使用时间过长，或医务人员不遵守无菌操作原则等引起感染。出生后感染以金黄色葡萄球菌、大肠埃希菌为主。近年来机会致病菌如肺炎克雷伯菌、表皮葡萄球菌、假单胞菌、枸橼酸杆菌等感染有增多的趋势。病毒则以呼吸道合胞病毒、腺病毒多见，医源性感染以铜绿假单胞菌感染多见，广谱抗生素使用过久易发生念珠菌性肺炎。

【临床表现】

1. 产前（宫内）感染性肺炎　发病早，大部分患儿在生后 24 h 内出现症状，出生时常有窒息史，复苏后可有气促、呻吟、口吐白沫、呼吸困难，体温不稳定，反应差。肺部听诊可闻及呼吸音粗糙及湿啰音；严重者可出现呼吸衰竭、心力衰竭、DIC、休克或持续性肺动脉高压，血行感染者多为间质性肺炎，缺乏肺部体征，而表现为黄疸、肝脾大和脑膜炎等多系统受累。

2. 产时感染性肺炎　通常经过数日至数周的潜伏期之后发病，如细菌感染在生后 3～5 天发病；Ⅱ型疱疹病毒感染多在生后 5～10 天发病；衣原体感染潜伏期较长，可在生后 3～12 周发病。表现为体温不稳定、呛奶、发绀、口吐白沫、呼吸暂停、吸气性三凹征等。

3. 产后感染性肺炎　临床症状多不典型，体温不稳定，表现为发热或体温不升、哭声弱、精神萎靡、拒乳、呛奶、气促、鼻翼扇动、发绀、吐沫、吸气性三凹征等。肺部体征早期不明显，胸式呼吸增强是新生儿肺炎的体征之一，双肺可出现细湿啰音。呼吸道合胞病毒性肺炎可表现为喘息，肺部听诊可闻及哮鸣音。病情严重者可出现点头呼吸、呼吸暂停以及心力衰竭。金黄色葡萄球菌感染可合并气胸、脓胸、脓气胸等。

【辅助检查】

1. 血常规　细菌感染者白细胞总数多升高，以中性粒细胞增高为主；病毒感染者、体弱儿及早产儿白细胞总数升高多不明显。

2. 胸部 X 线检查　胸部 X 线片可显示肺纹理增粗，可见点片状阴影，可有肺气肿及肺不张。金黄色葡萄球菌肺炎 X 线检查可见肺大疱。

3. 病原学检查　可取气管内的吸引物、血液及鼻咽部分泌物做细菌培养，病毒分离进行血清特异性抗体检查有助于早期诊断。

【治疗原则】

1. 呼吸道管理　及时吸净口、鼻分泌物，保持呼吸道通畅，定期翻身、拍背，必要时雾化吸入。

2. 对症和支持治疗　注意保暖，维持中性温度，合理喂养和氧疗，必要时采用机械通气（常选用 CPAP 或 PEEP）。密切监测心率、呼吸、血压，准确记录液体出入量。定时进行血气分析，及时纠正酸中毒。有心力衰竭者使用洋地黄药物。

3. 控制感染　细菌性肺炎早期合理应用抗生素。宫内感染者一般选择对 G⁻ 杆菌有效的抗生素，如阿米卡星、第 3 代头孢菌素等；金黄色葡萄球菌感染者可选用耐酶青霉素、万古霉素等；衣原体感染首选大环内酯类；铜绿假单胞菌感染者可应用替卡西林（羧噻吩青霉素）联合阿米卡星。呼吸道合胞病毒肺炎者可选用利巴韦林（病毒唑），单纯疱疹病毒肺炎者可选用阿昔洛韦，巨细胞病毒肺炎者可选用更昔洛韦。

【护理评估】

1. 健康史　了解母亲孕期有无感染，有无胎膜早破，羊水是否混浊；询问有无宫内窘迫或产时窒息史，有无吸入羊水、胎粪或乳汁史，生后新生儿有无感染史等。

2. 身体状况　观察患儿反应情况，注意有无体温不升、发绀、呛奶、口吐白沫、呼吸暂停等情况发生。听诊双肺呼吸音有无改变，分析血常规及胸部 X 线片检查结果。

3. 心理社会状况　了解患儿家长对本病的认识程度，是否因对本病的治疗和预后知识缺乏而出现焦虑，以及其对治疗的态度和心理承受能力。

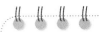

【常见护理诊断/问题】

1．气体交换受损　与肺部感染有关。

2．清理呼吸道无效　与分泌物多、咳嗽反射功能不良及无力排痰有关。

3．体温调节无效　与感染后机体免疫反应有关。

4．营养失调：低于机体需要量　与摄入困难、消耗增加有关。

5．潜在并发症：心力衰竭、呼吸衰竭、气胸等。

【护理措施】

1．保持呼吸道通畅　定时为患儿翻身拍背，以利于肺内分泌物排出。保持环境相对湿度在 55% ~ 65%，分泌物黏稠者应采用雾化吸入，湿化气道，促进分泌物的排出。

2．合理用氧，改善呼吸功能　氧气应预先湿化，根据病情采用鼻导管、面罩、头罩等方法给氧，维持 PaO_2 50 ~ 80 mmHg（6.7 ~ 10.6 kPa）为宜。重症并发呼吸衰竭者，应给予正压通气。

3．维持体温正常　体温过低时需注意保暖，将环境温度调节至中性温度，以减少氧耗。体温过高时给予打开包被散热、温水浴等物理降温。

4．保证营养供给　根据患儿病情采取适当喂养方式，重症者可鼻饲喂养或静脉营养。喂养应遵循少量多次的原则，每次喂养量不能过多，以防呕吐后误吸。喂哺患儿时需耐心，并注意观察患儿反应。

5．密切观察病情　新生儿病情变化快，应认真观察和做好记录。当患儿心率突然加快、呼吸急促、烦躁不安、发绀加重，肝短时间内迅速增大时，提示合并心力衰竭，应及时与医生取得联系，并积极配合医生抢救。若患儿突然出现呼吸困难、发绀明显加重，提示可能合并气胸或纵隔气肿，应做好胸腔闭式引流的准备，配合医生穿刺及术后护理。

6．健康教育　向家长讲述本病的有关知识和护理要点，使家长及时了解患儿的病情。出生后注意保护性隔离，避免交叉感染。指导正确喂养，避免呛奶及乳汁吸入。

第十节　新生儿败血症

新生儿败血症（neonatal septicemia）是指病原体侵入新生儿血液循环并生长、繁殖、产生毒素而造成的全身性炎症反应。新生儿败血症在新生儿期发病率甚高，尤其是极低出生体重儿的发病率高达 20%。新生儿败血症的早期症状和体征不典型。

案例 7-4

患儿，女，生后 7 天，近 3 天嗜睡、不吃、不哭、不动，精神萎靡，黄疸加重。查体：脐周红肿，有脓性分泌物，肝肋下 2 cm，体温正常，心、肺未见异常。临床诊断为新生儿败血症。

请回答：

1．患儿目前的主要护理诊断有哪些？

2．如何预防该疾病？

【病因及发病机制】

1．病原菌　导致新生儿败血症的主要病原菌随不同地区、不同胎龄而异，我国大部分地区以金黄色葡萄球菌及大肠埃希菌为主。近年来，随着 NICU 的发展，由于极低出生体重儿、超低出生体重儿存活率的提高和各种侵入性治疗技术在临床的广泛应用，凝固酶阴性葡萄球菌成为最常见的院内感染病原菌。此外，B 组链球菌、大肠埃希菌、金黄色葡萄球菌、铜绿假单胞菌、肺炎克雷伯菌等所致的感染也有增多趋势。

2．感染途径

（1）产前感染：与孕母感染有关，尤其是羊膜腔感染更易发病，细菌可通过胎盘血行感染胎儿。

（2）产时感染：与胎儿通过产道时被细菌感染有关，如胎膜早破、产程延长、急产或助产消毒不严格、产伤等均可造成细菌侵入血液。

（3）产后感染：为最主要的感染途径，尤其是金黄色葡萄球菌感染。细菌通过脐部、皮肤、黏膜、呼吸道或消化道侵入血液，亦包括侵入性操作等医源性感染。

3．免疫功能低下

（1）非特异性免疫：①屏障功能差：皮肤角质层薄，黏膜柔嫩，易破损，引起感染；脐带残端未愈合，使细菌易于侵入；胃液酸度低、杀菌力弱，肠黏膜通透性高，有利于细菌及毒素侵入血液循环。同时，血 - 脑屏障发育不完善，感染后易患化脓性脑膜炎。②淋巴结缺乏吞噬细菌的过滤作用，不易将感染局限。③补体成分（C3、C5、调理素等）含量低，激活能力差，对某些细菌抗原的调理作用差。④中性粒细胞产生及储备均不足，黏附性及趋化性低下。

（2）特异性免疫：①新生儿的 IgG 通过胎盘进入体内，但胎龄越小，胎儿体内 IgG 水平越低，因此早产儿易感；②IgM 和 IgA（特别是 SIgA）不能通过胎盘，新生儿体内含量很低，对 G⁻ 杆菌易感；③新生儿血中 T 细胞为初始 T 细胞，未接触特异性抗原，免疫应答力弱，不能有效辅助 B 细胞、自然杀伤细胞和巨噬细胞，因此，直接吞噬及杀伤病原体的功能明显低下。

【临床表现】

新生儿败血症根据发病时间分早发型败血症和晚发型败血症。出生 7 天内出现症状者称为早发型败血症，感染通常发生在出生前或出生时，由母亲垂直传播等引起，呈暴发性起病、多器官受累，死亡率较高。出生 7 天后出现症状者称为晚发型败血症，由水平传播等引起，常见于脐炎等局灶性感染，死亡率较早发型低。新生儿败血症临床表现常不典型，无特征性表现，早期表现为反应差、食欲不佳、哭声低弱、体温不稳定等，继而迅速发展为精神萎靡、嗜睡、不吃、不哭、不动、面色发灰、体温不升及体重不增。

如出现以下表现应高度怀疑败血症：①黄疸：有时是新生儿败血症的唯一表现，生理性黄疸消退延迟或退而复现，黄疸日渐加重，无法用其他原因解释者；②出血倾向：皮肤黏膜瘀点、瘀斑，消化道出血、肺出血，甚至发生 DIC 等；③休克：面色发灰，皮肤出现花纹，血压下降，尿少或无尿；④中毒性肠麻痹：出现呕吐、腹胀、腹泻、中毒性肠麻痹等；⑤脑膜炎：出现双目凝视、尖叫、呕吐、前囟饱满、抽搐等；⑥肝脾大：出现较晚，一般为轻至中度大；⑦其他：气促、发绀、呼吸暂停等。

本病早期诊断有一定困难，对有可疑病史、感染中毒表现或能找到局部感染灶的患儿需提高警惕。

【辅助检查】

1．血常规 白细胞计数升高或降低，中性粒细胞增多，并有中毒颗粒和核左移，血小板减少。

2．C- 反应蛋白（CRP） 在急性感染早期可升高，感染控制后可迅速下降。

3．细菌培养 在使用抗生素之前进行取样培养，操作必须严格消毒。血培养、脑脊液培养等均有助于诊断。

随堂测 7-5

【治疗原则】

1．抗生素的应用 早期、联合、足量、足疗程、静脉应用抗生素。病原菌已明确者可按药敏试验用药；葡萄球菌感染时，应选用耐酶青霉素或万古霉素；G⁻杆菌感染者宜选用第3代头孢菌素；若病原菌不明，应结合当地菌种流行病学特点和耐药菌株情况联合应用两种抗生素。血培养阴性者，经抗生素治疗、病情好转后应继续治疗5～7天；血培养阳性者，疗程至少持续10～14天；有并发症者应治疗3周以上。

2．清除局部病灶 及时处理脐炎、脓疱疮、口腔炎等感染病灶。

3．对症和支持治疗 注意保暖、供氧、纠正酸中毒及电解质紊乱；保证供给足够的热量及水分。必要时输新鲜血、血浆、血小板及免疫球蛋白。

【护理评估】

1．健康史 了解孕母有无感染、胎膜早破、产程延长、羊水混浊、分娩时消毒不严格等病史；新生儿生后有无羊水吸入史，羊水有无被胎粪污染，新生儿有无感染接触史，是否出现少吃、少哭、少动等异常表现。

2．身体状况评估 患儿精神状态、哭声、体温、吃奶情况，脐部和皮肤有无破损或化脓灶；检查有无黄疸和肝脾大、腹胀、出血倾向、休克等。早产儿须注意有无皮肤硬肿。评估血常规及细菌培养结果。

3．心理社会状况 了解家长对新生儿败血症的认识程度，护理新生儿知识和技能的掌握情况；评估患儿居住环境、家庭卫生习惯及经济状况；了解家长的心理状况，评估其焦虑或恐惧的程度。

【常见护理诊断／问题】

1．体温调节无效 与感染有关。

2．皮肤完整性受损 与脐炎、脓疱疮等局部感染有关。

3．营养失调：低于机体需要量 与吸吮无力、摄入不足有关。

4．潜在并发症：肺炎、休克、化脓性脑膜炎等。

【护理措施】

1．维持体温正常 患儿体温波动较大，每1～2h监测1次体温。体温过高时，物理降温，如调节环境温度，松开包被，温水浴，新生儿不予药物降温。体温不升或降低时，应用热水袋或暖箱，及时给予保温措施。

2．抗生素的应用 保证药物有效进入体内，注意药物毒副作用。

3．清除局部感染灶 脐炎时应每日清创换药2～3次，可用2%聚维酮碘及75%乙醇清洗。对于皮肤小脓疱，操作前用75%乙醇消毒，然后用无菌针头刺破脓疱并吸出脓液。慢性脐肉芽肿用硝酸银棒或10%硝酸银溶液涂擦。口腔破溃、鹅口疮均应及时处理，防止感染蔓延扩散。

4．保证营养供给 提倡母乳喂养，少量多次；结合病情选择滴管、鼻饲或静脉营养。

5．预防交叉感染 对感染患儿应采取隔离管理。护理患儿前后应加强手的清洁与消毒。患儿所用器械、用具、衣物、床褥均应高压消毒处理，避免医源性感染的发生。

6．密切观察病情 加强巡视，及时发现和处理并发症。注意观察患儿生命体征、神志、面色、皮肤、前囟、哭声、呕吐情况，有无惊厥等，如发现脑膜炎、出血倾向、感染中毒性休克、胆红素脑病等表现，及时通知医生并积极配合抢救处理。

7．健康教育 向家长解释新生儿败血症的预防和护理知识，接触患儿前应洗手。指导脐部的护理方法，注意保持皮肤清洁卫生和口腔黏膜的完整性。

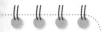

第十一节　新生儿寒冷损伤综合征

案例 7-5

患儿，女，生后5天，拒奶，全身发凉，哭声减弱1天。患儿系第1胎第1产，妊娠32^{+3}周，因胎膜早破，经阴道分娩，生后1 min Apgar评分8分，5 min Apgar评分10分。生后哭声尚可，一直吃奶较少，无呕吐。排便每日2～3次，量少，呈黄绿色。患儿1天前开始出现反应差，拒奶，且哭声低弱，四肢发凉。病后尿量少，无抽搐，即来就诊。

查体：T 30℃，R 34次/分，体重1.9 kg。早产儿貌，反应差，呼吸表浅且不规整，面部及躯干部皮肤黄染，双小腿及大腿外侧、肩臂部、胸部皮肤明显硬肿，呈灰紫色，面颊轻度硬肿，四肢末端青紫、发凉，有花纹。头颅无畸形，前囟1.5 cm×1.5 cm，平软，颈软，双肺呼吸音粗，未闻及干湿啰音。心率102次/分，律齐，心音较弱。腹软，脐带未脱落，有少许脓液，肝肋下2 cm，质软，脾肋下未及肿大。吸吮反射、拥抱反射均未引出。化验检查结果：Hb 180 g/L，RBC 4.6×10^{12}/L；WBC 15.0×10^9/L；PLT 87×10^9/L；N 58%，L 42%。血培养：大肠埃希菌（+）。

请回答：

1. 写出该病的临床诊断及依据。
2. 病史中应询问家长什么内容？

新生儿寒冷损伤综合征（neonatal cold injury syndrome），亦称新生儿硬肿症（sclerema neonatorum，SN），简称新生儿冷伤，是新生儿出生后受到寒冷损伤所致，其临床特征是皮肤和皮下脂肪硬化和水肿，常伴有低体温及多器官功能损害，多见于早产儿。

【病因及病理生理】

寒冷、早产、感染和窒息为本病的主要病因。

1. 新生儿体温调节特点　新生儿（尤其是早产儿）体温调节和皮下脂肪组成的特点是发生低体温和皮肤硬肿的重要原因。①体温调节中枢不成熟：环境温度降低时，其增加产热和减少散热的调节功能差，出现体温下降；②体表面积相对较大，皮下脂肪层薄，血管丰富，易于失热；③能量储备（糖原和棕色脂肪组织）少，产热不足，尤其是早产儿，寒冷时新生儿缺乏寒战产热反应，主要靠棕色脂肪代偿产热，并且代偿能力有限；④新生儿缺少能将饱和脂肪酸转变为不饱和脂肪酸的酶，皮下脂肪中饱和脂肪酸含量高，其熔点高，低体温或低环境温度时易发生凝固导致硬肿症。

2. 寒冷损伤　寒冷的环境及低体温使局部血液循环淤滞，血流速度减慢，引起缺氧和代谢性酸中毒，皮肤毛细血管壁通透性增加导致水肿。若低体温持续存在和（或）硬肿面积扩大，微循环障碍加重，可进一步引起弥散性血管内凝血（DIC）和多器官功能衰竭。

3. 其他　当发生严重感染（如肺炎、败血症、化脓性脑膜炎等）、缺氧、早产、心力衰竭和休克时，使能源物质消耗增加、热量摄入不足，加之缺氧使体温调节和能量代谢发生紊乱。

知识拓展

棕色脂肪组织

棕色脂肪组织（brown adipose tissue，BAT），也称褐色脂肪，成人体内含量极少，新生儿体内较多，主要分布在肩胛间区、颈背部、腋窝、纵隔及肾周围等处。棕色脂肪组织的外观呈棕褐色，组织内含有丰富的毛细血管和大量的交感神经纤维末梢，脂肪细胞内含有大量的脂肪小滴及高浓度的线粒体，负责分解白色脂肪，将其转化成 CO_2、水和热量，组成了一个完整的产热系统。最新研究发现，棕色脂肪组织对防治"三高"和延缓衰老大有裨益。

【临床表现】

本病在寒冷季节多发，常见于生后1周内的新生儿，尤其是早产儿，多发生在生后1周内，早产儿、低出生体重儿发病率相对较高。严重感染、重度窒息等因素引起者亦可在夏季发生。低体温和硬肿是本病的主要表现。

1．一般表现　早期表现为肢体发凉、反应差、哭声低弱、吸吮无力等。严重者出现"三不"，即不吃、不哭、不动。

2．低体温　肛温常低于35℃，重者低于30℃，低体温时常伴有心率减慢。新生儿腋窝处有丰富的棕色脂肪组织，寒冷时产热使腋温升高，临床上可根据腋 - 肛温差（T_{A-R}）作为评价棕色脂肪组织产热状态的指标。

3．皮肤硬肿　皮肤颜色暗红或发绀，受累部位的皮肤紧贴于皮下组织，不能移动，按之如硬橡皮样，如有水肿，按压则轻度凹陷。硬肿常呈对称性，硬肿发生的顺序依次为小腿→大腿外侧→整个下肢→臀部→面颊→上肢→全身。严重硬肿可妨碍关节活动。

4．多器官功能损害　随着体温降低，硬肿加重，逐渐出现呼吸和心率缓慢、心音低钝、少尿等症状。严重时可发生休克、DIC、急性肾衰竭和肺出血等器官功能衰竭的表现。

5．病情分度　根据临床表现，可将病情分为轻度、中度、重度3度（表7-7）。

表7-7　新生儿寒冷损伤综合征的病情分度

分度	肛温（℃）	腋 - 肛温差（℃）	硬肿范围	全身情况及器官功能改变
轻度	≥35	>0	<20%	一般情况尚好
中度	<35	≥0	20%～50%	精神、反应差，器官功能低下
重度	<30	<0	>50%	休克、DIC、肺出血、急性肾衰竭

注：硬肿范围估算可按头颈部20%，双上肢18%，前胸及腹部14%，背部及腰骶部14%，臀部8%，双下肢26%计算。

【辅助检查】

根据需要检查血常规、血电解质、血尿素氮、肌肝，进行DIC筛查试验，必要时做胸部X线检查和心电图。

【治疗原则】

1．复温　为治疗硬肿症患儿的关键。复温的原则是逐步复温，循序渐进。轻、中度患儿于6～12 h恢复正常体温；重症患儿一般要求12～24 h恢复正常体温。

2．对症和支持治疗　供给充足的热量有助于复温和维持正常体温。喂养困难者可给予静脉营养，应严格控制输液量及输液速度。

3. 合理用药 有感染者应用抗生素；及时纠正酸中毒和代谢紊乱，休克时给予扩容及血管活性药物（多巴胺、酚妥拉明或山莨菪碱）；血液高凝状态时考虑应用肝素；肾衰竭时给予呋塞米，并且严格控制输入液量。

4. 肺出血的处理 肺出血者应及早进行气管插管并采用 CPAP 和 IPPV 通气方式。

【护理评估】

1. 健康史 了解患儿胎龄、Apgar 评分、出生体重、喂养情况；评估有无感染史、产伤史、环境温度过低、保温不当、严重畸形、摄入不足或能量供给低下等。

2. 身体状况 监测患儿肛温、T_{A-R}、血压、脉搏、呼吸、心率、尿量等的变化，观察皮肤颜色，评估硬肿的范围及程度，分析血气、血生化、胸部 X 线检查等结果，评估患儿有无器官功能受损。

3. 心理社会状况 评估家长对本病的病因、预后、护理、预防知识的了解程度，以及评估家长的心理状况、家庭经济状况及家庭居住环境等。

【常见护理诊断／问题】

1. 体温过低 与新生儿体温调节能力低、保温不当、早产、感染、窒息等因素有关。

2. 营养失调：低于机体需要量 与吸吮困难、摄入不足等有关。

3. 皮肤完整性受损 与皮下脂肪凝固、微循环障碍及水肿有关。

4. 有感染的危险 与机体抵抗力低下有关。

5. 潜在并发症：肺出血、休克、急性肾衰竭、DIC 等。

6. 知识缺乏：家长缺乏新生儿保暖等育儿知识。

【护理措施】

1. 积极复温 复温在新生儿硬肿症的护理措施中尤其重要，其目的是在体内产热不足的情况下，通过提高环境温度（减少失热或外加热），以恢复和保持正常体温。复温的原则是循序渐进，逐步复温。

（1）轻度、中度患儿复温：肛温＞30℃，T_{A-R} ≥ 0℃，提示棕色脂肪组织产热良好，应将患儿置于已预热至中性温度的暖箱内，一般患儿体温在 6～12 h 内恢复正常。

（2）重度患儿复温：肛温＜30℃，T_{A-R}＜0℃，提示棕色脂肪组织已耗尽，产热衰竭，应将患儿置于比体温高 1～2℃的预热暖箱中开始复温，随体温升高，每小时提高箱温 0.5～1℃，箱温不超过 34℃，待患儿肛温恢复至 35℃时，将箱温调至中性温度。一般要求于 12～24 h 内恢复至正常体温。

条件有限的可采用温水浴、热水袋、热炕、电热毯或母亲怀抱等取暖方法，但要防止烫伤。复温过程中，要求每小时测量并记录肛温。

2. 合理喂养 根据患儿病情选择合适的喂养方式，能吸吮的患儿可经口喂养，吸吮无力者选用滴管、鼻饲或静脉营养。

3. 保证液体供给 严格控制补液速度，防止输液过快引起心力衰竭和肺出血，最好使用输液泵，并建立输液记录卡，每小时记录输入液量及速度，根据病情及时调节。

4. 预防及控制感染 严格执行消毒隔离制度，做好患儿及医护人员卫生管理，注意暖箱、气管插管和呼吸机等的清洁消毒。加强皮肤护理，经常更换体位，预防体位性水肿和坠积性肺炎发生，尽量减少肌内注射。若已发生感染，遵医嘱使用抗生素。未合并感染的患儿应与感染者分置于不同病房，防止交叉感染。

5. 严密观察病情变化 对患儿进行持续评估，监测并记录生命体征、尿量、血气分析、暖箱温度、摄入的热量、液体量、硬肿范围及有无出血征象等。重症患儿若出现面色突然发青、发灰，鼻腔流出或喷出粉红色泡沫样液体，提示已发生肺出血，应立即将患儿头偏向一

侧，及时吸出气管分泌物，保持呼吸道通畅，通知医生备好抢救药物和设备，抢救过程中避免挤压患儿胸部，以免加重出血。

6. 健康教育　向家长介绍新生儿硬肿症的相关知识，指导家长有关保暖、喂养、预防感染等育儿知识。鼓励母亲坚持排乳，保持母乳通畅，避免因患儿住院和抢救而断奶。

第十二节　新生儿坏死性小肠结肠炎

新生儿坏死性小肠结肠炎（neonatal necrotizing enterocolitis，NEC）是围生期多种致病因素导致的肠道疾病。临床上以腹胀、呕吐、便血为主要表现，腹部 X 线平片以肠道充气、肠壁囊样积气为特点。存活的患儿遗留消化系统和神经系统后遗症。本病多发生于生后 2 周内的新生儿，其中 90%～95% 发生于胎龄小于 36 周的早产儿。近年来，随着低出生体重儿存活率的明显提高，NEC 的发病率逐年上升。

案例 7-6A

患儿，男，生后 10 天，胎龄 35 周，出生时窒息，出生后胎粪正常，人工喂养，出生 7 天时出现腹胀，听诊肠鸣音减弱，随后呕吐，并出现腹泻，开始为水样便，每天 5～7 次，2 天后转为赤豆汤样便，拒食。查体：患儿反应差，精神萎靡，面色苍白，T 39.5℃，P 142 次/分，R 68 次/分，体重 2.4 kg。实验室检查：WBC 11.0×10^9/L，N 80%，L 20%；Hb 120 g/L；CRP 40 mg/L；尿常规正常；便常规：脓血便，以脓为主，WBC（+++），RBC（+）；血 Na^+ 140 mmol/L，Cl^- 102 mmol/L，K^+ 4.6 mmol/L，Ca^{2+} 2.1 mmol/L；动脉血气分析：pH 7.30，HCO_3^- 18 mmol/L，$PaCO_2$ 30 mmol/L，BE-5 mmol/L。粪便细菌培养有大肠埃希菌、肺炎克雷伯菌和铜绿假单胞菌。腹部 X 线平片示：小肠结肠部分肠管囊样积气，肠腔内有小液平，肠壁黏膜及肠间隙增厚，肠管排列紊乱，外形僵硬，管腔不规则。

请回答：
1. 该患儿可能的临床诊断是什么？
2. 该患儿的护理评估内容有哪些？

【病因及发病机制】
该病的病因及发病机制至今尚未明了，可能与下列因素有关。

1. 肠黏膜缺氧缺血　机体缺氧时血液重新分配，以保证心、脑等重要器官的供血，肠系膜供血减少，肠道血管收缩，如缺血持续存在或缺血后再灌注，则可引起肠黏膜损伤。因此，新生儿窒息、严重心肺疾病、严重呼吸暂停、低体温、红细胞增多症、换血、血液浓缩等可引起低氧血症或低血容量性休克，造成肠道缺血，致肠道保护性黏液分泌减少及肠黏膜损伤，导致肠道内细菌易侵入。

2. 感染　坏死性肠炎与感染有关，病原体多为细菌，以产气杆菌、大肠埃希菌、沙门菌、链球菌、金黄色葡萄球菌等为主。病毒和真菌也可引起本病。败血症或肠道感染时，细菌及其毒素可直接损伤肠黏膜或间接通过增加炎症介质的释放，引起肠黏膜的损伤。另外，肠道内细菌的过度繁殖造成的肠胀气也可加重肠黏膜损伤。

3. 早产　早产儿胃肠道功能发育不成熟，胃酸分泌少，胃肠蠕动差，消化道黏膜通透性高，因此，在感染、肠壁缺氧缺血等情况下，病原体易侵入肠壁并繁殖。

4．喂养因素 人工喂养的早产儿易患本病。由于 SIgA 主要来自母乳，因此，人工喂养儿肠道黏膜缺乏 SIgA 的保护，利于病原体的生长与繁殖。另外，当人工喂养儿配方奶渗透压高于 460 mOsm/L 时，大量的液体通过血液循环转入肠腔，影响血容量和肠系膜的灌注，导致肠道缺血，引起肠黏膜的损伤。

【临床表现】

患儿大多于生后 2 ～ 12 天发病。多见于早产儿和小于胎龄儿，常有窒息史。本病的典型表现为腹胀、呕吐、便血。初起时常有体温不稳、呼吸暂停、心动过缓、嗜睡等全身表现，同时或相继出现拒食、呕吐、腹胀、腹泻和便血等表现。轻症者仅有中度腹胀，可无呕吐，排便 2 ～ 3 次 / 天，稀薄，颜色深或带血，粪便隐血试验阳性。重症者可见腹胀明显，粪便呈果酱样或柏油样，并带鲜血，有腥臭味。若不积极治疗，病情急剧恶化，患儿出现面色苍白、四肢发凉，体温不升，代谢性酸中毒，黄疸加深，呼吸不规则及心率减慢。严重者常并发败血症、肠穿孔和腹膜炎等，最后发展为呼吸衰竭、休克、DIC 等导致死亡。

【辅助检查】

1．腹部 X 线平片 对本病诊断有重要意义。X 线显示肠道充气，肠腔内可见多个液平，呈阶梯状，肠壁间隙增宽。具有特征性的肠壁囊样积气，门静脉充气阴影。肠穿孔时可见膈下游离气体形成气腹。

2．血气分析、血常规、C 反应蛋白、血培养及 DIC 的监测 对该病有辅助诊断价值。

3．粪便隐血试验及粪便细菌培养 对感染所致者有诊断意义。

【治疗原则】

1．禁食 确诊患儿应立即禁食，同时进行胃肠减压，定期抽出胃液。待临床情况好转，腹胀消失，粪便隐血试验转阴后可逐渐恢复进食。喂养要从水开始，按糖水、稀释奶等顺序进行。同时，根据病情逐步增加稀释奶浓度。

2．抗感染 根据细菌培养和药敏试验选择敏感的抗生素。用药病程，疑似患儿用药 3 天，确诊病例 7 ～ 10 天，重症患儿 14 天或更长时间。

3．支持疗法 禁食或进食不足时，应补充液体和其他营养液。有条件者可输全血、血浆或白蛋白。根据日龄和失水量补充。热量从每日 209 kJ/kg（50 kcal/kg）开始，逐渐增加至每日 418 ～ 503 kJ/kg（100 ～ 120 kcal/kg）。在长期补液过程中，根据需要补充钾、钠、氯、钙等电解质。

4．对症治疗 合并休克、DIC 时，给予相应治疗。

5．外科治疗 经内科治疗无效或有肠穿孔、腹膜炎、明显肠梗阻者，应选择手术治疗。

案例 7-6B

该患儿入院后一般状态差，频繁呕吐，呕吐物呈咖啡样，偶带胆汁，腹胀，伴腹泻，稀便，每天 4 ～ 5 次，粪便呈果酱样，带有鲜血。

请回答：

1．列出主要护理问题及制订护理措施。

2．一旦患儿恢复饮食，如何维持营养供给？

【护理评估】

1．健康史 了解患儿是否为早产儿，有无新生儿窒息、缺氧、呼吸窘迫、先天性心脏病、低体温等引起的低氧血症或低血容量性休克；了解患儿的喂养情况，是否人工喂养；患儿有无感染，是否并发败血症或肠道感染。

2. 身体状况 观察患儿的反应情况，有无拒食、腹胀、腹泻、呕吐、便血，密切观察患儿的腹胀程度，粪便的颜色、性状、气味、量及排便次数；观察患儿有无休克先兆，是否并发败血症、肠穿孔、腹膜炎等。

3. 心理社会状况 了解患儿家长对本病的发病原因、临床表现、治疗、护理及预后的认识程度，评估家长对本病治疗的态度和心理承受能力。

【常见护理诊断/问题】

1. 体温过高 与感染有关。

2. 腹胀 与肠道缺血缺氧、感染有关。

3. 体液不足 与液体丢失过多及补充不足有关。

4. 营养失调：低于机体需要量 与腹泻、呕吐丢失过多和摄入不足有关。

5. 潜在并发症： 肠穿孔、腹膜炎、休克、DIC 等。

【护理措施】

1. 发热护理 密切监测体温变化，患儿发热时根据情况采取相应的物理降温。

2. 减轻腹胀、腹痛，控制腹泻

（1）立即禁食，同时行胃肠减压。

（2）遵医嘱给予抗生素控制感染。

3. 密切观察病情

（1）观察患儿腹胀消退情况，观察引流物、呕吐物的色、性质、量，及时做好记录。呕吐时应将头偏向一侧，及时清除呕吐物，保持皮肤及床单清洁。做好口腔护理。

（2）仔细观察、记录排便的次数、性质、颜色、气味及量，了解排便变化过程。及时、正确地留取粪便标本送检。每次便后用温水洗净臀部并涂油膏等，减少粪便对皮肤的刺激，保持臀部皮肤的完整性。

（3）当患儿表现为脉搏细数、血压下降、末梢循环衰竭等中毒性休克时，立即通知医生并做好抢救准备。迅速补充液体，保证有效循环血量，改善微循环，纠正脱水、电解质紊乱及酸中毒，补充能量及营养。

4. 补充液体，维持营养

（1）恢复喂养：禁食期间以静脉途径维持能量及水、电解质平衡。腹胀消失、粪便隐血试验转阴后逐渐恢复进食。恢复喂养从水开始，进而补充 5% 葡萄糖。喂 2～3 次后，如无呕吐或腹胀，再喂乳汁，以母乳为佳，若采用配方奶喂养，从 1∶1 浓度开始，初始为 3～5 ml，以后每次递增 2 ml，逐渐增加浓度及奶量。在调整饮食期间密切观察腹胀及排便情况，发现异常应立即与医师取得联系。

（2）补液护理：建立良好的静脉通路，采取合理滴速；准确记录 24 h 出入量。

5. 健康教育 帮助家长掌握有关饮食的控制、皮肤和口腔卫生等方面的护理知识，并使家长了解病情，取得家长的理解和配合。

第十三节 新生儿破伤风

新生儿破伤风（neonatal tetanus）是指破伤风梭菌侵入脐部生长繁殖，并产生痉挛性毒素而引起的急性感染性疾病，常于生后 7 天左右发病，俗称"七日风""脐风"或"锁口风"。主要临床表现为牙关紧闭和全身强直性痉挛。随着新法接生技术的推广和医疗水平的提高，其发病率和死亡率已明显降低。

【病因及发病机制】

破伤风梭菌为革兰氏阳性厌氧菌，广泛分布于土壤、尘埃和人畜的粪便中。其芽孢抵抗力极强，普通消毒剂对其无效。需煮沸 1 h、高压蒸汽消毒 5 ~ 10 min、5% 苯酚浸泡 10 ~ 15 h、碘酊或环氧乙烷才能将其杀灭。

接生断脐时所用的器械与用品被破伤风梭菌污染，结扎以及包裹脐带断端的线绳、敷料等若消毒不严格，可使破伤风梭菌侵入脐部。因包扎端常处于缺氧状态，更有利于破伤风梭菌的繁殖并释放破伤风痉挛毒素。此痉挛毒素沿神经束传至脊髓前角细胞和脑干运动神经核；也可经淋巴、血液循环至中枢神经系统，与神经节苷脂结合，使后者不能释放抑制性神经递质（甘氨酸、氨基丁酸），引起全身肌肉强烈持续收缩。活动频繁的肌群先受累，咀嚼肌痉挛出现牙关紧闭，面肌痉挛呈"苦笑"面容，腹背肌痉挛呈角弓反张。另外，此毒素也可兴奋交感神经，导致心动过速、高血压、多汗等表现。

【临床表现】

潜伏期大多为 4 ~ 7 天（3 ~ 14 天），发病越早，尤其是抽搐出现越早，预后越差。早期症状为患儿哭闹不安、张口和吸吮困难，随后发展为牙关紧闭、面肌痉挛、口角外牵，呈"苦笑"面容，伴有阵发性双拳紧握、上肢过度屈曲、下肢伸直，呈角弓反张。痉挛间歇期肌强直继续存在，轻微刺激如声、光、轻触等即可引起痉挛发作。重者可因呼吸肌与喉肌痉挛而引起呼吸困难、窒息、发绀。膀胱、直肠括约肌痉挛可导致尿潴留和便秘。痉挛发作时患儿神志清楚，早期多不发热，频繁痉挛发作可致体温升高。若及时处理，度过痉挛期，可在 1 ~ 4 周后症状减轻，发作间隔时间延长，完全恢复需 2 ~ 3 个月。病程中常并发肺炎和败血症。

【治疗原则】

1. 抗毒素 破伤风抗毒素（TAT）1 万 ~ 2 万 U 立即肌内注射或静脉滴注，3000 U 脐周注射，用前须做皮肤过敏试验，TAT 只能中和游离破伤风毒素，对已与神经节苷脂结合的毒素无效，因此越早用越好；破伤风免疫球蛋白（TIG）500 U 肌内注射，TIG 半衰期长达 30 天，且不会发生过敏反应。

2. 止痉药 控制痉挛是治疗成功的关键，常需较大剂量才能生效。首选地西泮，其次为苯巴比妥钠、10% 水合氯醛。可交替、联合用药。

3. 抗感染药物 选用青霉素或甲硝唑，疗程 7 ~ 10 天，可杀灭破伤风梭菌。

【护理评估】

1. 健康史 了解患儿的出生过程和脐带的处理情况，是否有不洁生产史。

2. 身体状况 评估脐带的感染情况，患儿有无牙关紧闭、"苦笑"面容和痉挛反复发作等表现，有无窒息、呼吸困难、发绀、尿潴留、便秘等现象发生。

3. 心理社会状况 了解患儿家长对本病病因、性质、预防、预后的认识程度，对护理新生儿知识和技能的掌握程度。

【常见护理诊断 / 问题】

1. 有窒息的危险 与呼吸肌和喉肌痉挛有关。

2. 体温过高 与骨骼肌强直性痉挛产热增加、脐部感染有关。

3. 皮肤完整性受损 与脐带残端受破伤风梭菌感染有关。

4. 有受伤的危险 与反复抽搐有关。

5. 营养失调：低于机体需要量 与患儿张口、吸吮困难有关。

6. 知识缺乏：家长及有关人员缺乏新法接生知识。

随堂测 7-8

【护理措施】

1．镇静、控制惊厥

（1）药物应用：遵医嘱使用破伤风抗毒素、镇静剂等。

（2）减少刺激：最好将患儿置于单独病室，由专人看护。保持病室安静，避光，隔音。建立静脉通路时，最好使用留置套管针，避免反复穿刺给患儿造成不良刺激，并保证止痉药物顺利进入体内。各种治疗和护理操作均应集中在镇静剂发挥作用后进行，且操作动作要轻、细、快，避免对患儿造成不必要的碰、触动作，以免诱发痉挛发作。

2．保持呼吸道通畅 及时清理呼吸道分泌物，保持呼吸道通畅。准备好抢救物品，如氧气、复苏囊、吸引器、气管插管或气管切开用物。吸氧时应选用头罩给氧方式，氧流量大于5 ml/min，过低的氧流量可引起头罩内 CO_2 潴留。避免使用鼻导管给氧，因鼻导管的插入和氧气可直接刺激鼻黏膜，使患儿不断受到不良刺激，易加剧骨骼肌痉挛。病情好转后应及时停止用氧，以防氧中毒。若患儿出现喉痉挛、窒息、咳嗽及吞咽反射消失而气管内分泌物过多，可在有效控制惊厥后行气管切开术。

3．保证营养 患儿发病初期喂养困难时，应给予静脉营养以保证热能供给，必要时可给少量全血、血浆或白蛋白。还可使用软硅胶胃管给予鼻饲，每次喂奶量不宜过多，速度应缓慢，鼻饲后，置患儿于侧卧位，以防呕吐引起窒息。病情好转的，可试喂母乳或用滴管、奶瓶喂养，训练患儿吸吮力和吞咽功能。本病病程长，需耐心、细致地进行喂养。

4．防止继发感染

（1）脐部护理：用消毒剪刀剪去残留脐带的远端并重新结扎，近端用 3% 过氧化氢及 75% 乙醇或 1：4000 高锰酸钾溶液清洗后涂以聚维酮碘，每日 2 ～ 3 次，保持脐部清洁、干燥。同时，遵医嘱用破伤风抗毒素 3000 ～ 5000 U 做脐周封闭。若发生严重脐部感染或有脓肿时，须去除坏死组织并进行引流。

（2）口腔护理：患儿处于禁食或鼻饲管喂养期间，唾液未能及时吞咽而外溢，肌肉痉挛、产热增加，导致体温升高，口唇易干裂。为防止口腔炎发生，应及时清除患儿口周分泌物，涂液状石蜡，做好口腔清洁。

（3）皮肤护理：患儿骨骼肌痉挛，发热、出汗，应适当松包降温，及时擦干汗渍，保持皮肤干燥。可在患儿手心放一纱布卷，既可保护掌心皮肤不受损伤，又可保持掌心干燥。定期帮助患儿翻身，以防发生坠积性肺炎。

5．密切观察病情变化 应专人守护，并使用监护仪监测生命体征。特别注意观察和记录惊厥发作的频率、持续时间、强度等，以及惊厥发生时患儿的面色、心率、呼吸及血氧饱和度等情况的改变，镇静剂使用的时间、种类和剂量。如有异常，应及时联系医生并做好抢救准备。

6．健康教育 向患儿家长说明病情及治疗情况，指导家长做好脐部护理。

第十四节　新生儿低血糖和高血糖

一、新生儿低血糖

新生儿低血糖（neonatal hypoglycemia）尚无国际公认的诊断标准，凡全血血糖 < 2.2 mmol/L（40 mg/dl）均应诊断为新生儿低血糖，不考虑出生体重、胎龄和生后日期。新生儿的正常血糖值个体差异较大，影响新生儿血糖的因素有出生体重、胎龄、日龄、机体糖原储备情况、喂养方式以及疾病等。

案例 7-7

患儿，女，胎龄 38 周，出生时体重 4.5 kg，出生后 1 天出现反应低下，哭声弱，嗜睡，震颤。其母有糖尿病病史。测得全血血糖 1.8 mmol/L。

请回答：

1．该患儿的临床诊断是什么？

2．该患儿护理评估的内容有哪些？

【病因及发病机制】

新生儿低血糖有暂时性和持续性之分。

1．暂时性低血糖 暂时性低血糖是指低血糖持续时间较短，一般不超过新生儿期。

（1）糖原储存不足：①早产儿、小于胎龄儿：肝糖原储存主要发生在妊娠的最后 3 个月。因此，胎龄越小，糖原储存量越少，糖异生途径中的酶活性越低。②围生期窒息：低氧、酸中毒时儿茶酚胺分泌增多，刺激肝糖原分解增加，加之无氧酵解，使葡萄糖利用增多。

（2）葡萄糖消耗增加：应激状态下，如窒息、严重感染等，儿茶酚胺分泌增加，血中高血糖素、皮质醇类物质水平增高，血糖增高，继之糖原大量消耗，血糖水平下降。无氧酵解使葡萄糖利用增多，亦可引起低血糖。低体温、败血症、先天性心脏病等，摄入热量不足，均可增加葡萄糖利用，致低血糖。

（3）高胰岛素血症：与暂时性胰岛素增高有关。①糖尿病母亲的婴儿（IDM）：胎儿在宫内时，母亲高血糖导致胎儿胰岛β细胞代偿性增生，而出生后母亲血糖供给突然中断导致婴儿出现高胰岛素血症；②Rh 溶血病：红细胞破坏导致谷胱甘肽释放，刺激胰岛素分泌增加。

2．持续性低血糖 持续性低血糖指低血糖持续至婴儿或儿童期。常见于肝糖原、脂肪酸、氨基酸代谢异常等遗传代谢性疾病，先天性垂体功能不全、皮质醇缺乏、生长激素缺乏等内分泌疾病，以及胰岛细胞增生症、胰岛细胞腺瘤等高胰岛素血症。

【临床表现】

大多数低血糖者无临床症状，少数可表现为反应差或烦躁、喂养困难、哭声异常、肌张力低、激惹、震颤、惊厥，甚至出现呼吸暂停等非特异性症状。经补充葡萄糖症状消失、血糖恢复正常，称为"症状性低血糖"。如反复发作需考虑糖原贮积症、先天性垂体功能不全或胰高血糖素缺乏症等。

【辅助检查】

常用微量纸片法测定血糖，其结果异常者采集静脉血测血糖以确诊。对可能发生低血糖者可在生后进行持续血糖监测。对持续顽固性低血糖者，进一步做血胰岛素、胰高血糖素、T_4、TSH、生长激素及皮质醇等检查，以明确是否患有先天性内分泌疾病或代谢性缺陷病。

【治疗原则】

无症状低血糖者可进食葡萄糖，如无效改为静脉输注葡萄糖。对有症状患儿都应静脉输注葡萄糖，按 6～8 mg/（kg·min）速率输注，每小时监测血糖一次。对持续或反复低血糖者，除静脉输注葡萄糖外，还应结合病情给予氢化可的松静脉滴注，胰高血糖素肌内注射或泼尼松口服。

【护理评估】

1．健康史 了解母亲是否患糖尿病、Rh 溶血病；患儿是否为早产儿、小于胎龄儿；有无败血症、寒冷损伤综合征、先天性心脏病、先天性内分泌疾病和代谢性缺陷病；患儿是否并发 Beckwith 综合征、窒息、缺氧及婴儿胰岛细胞增生症等。

2．身体状况　检查患儿是否存在喂养困难、嗜睡、哭声异常、激惹、颤抖，甚至惊厥等表现。

3．心理社会状况　了解家长对本病病因、临床表现、治疗及护理知识的认识程度，评估有无焦虑及其程度。

【常见护理诊断 / 问题】

1．营养失调：低于机体需要量　与摄入不足、消耗增加有关。

2．潜在并发症：惊厥、呼吸暂停。

【护理措施】

1．尽早喂养　生后能吸吮者应尽早喂养，根据病情给予 10% 葡萄糖或吸吮母乳。早产儿或有窒息史的患儿应尽快建立静脉通路，保证葡萄糖输入。

2．定期监测　定期监测血糖，静脉输注葡萄糖时用输液泵控制输注量及速度，每小时观察并记录 1 次。

3．密切观察病情　若出现喂养困难、烦躁不安、多汗、惊厥、呼吸暂停等低血糖症状，应立即通知医生，遵医嘱给药，静脉滴注时应根据血糖控制滴速。

二、新生儿高血糖

新生儿高血糖（neonatal hyperglycemia）指新生儿全血血糖 > 7.0 mmol/L（125 mg/dl）或血浆葡萄糖 > 8.40 mmol/L（150 mg/dl）。

【病因及发病机制】

1．应激性　在窒息、感染、寒冷等应激状态下，肾上腺素受体兴奋，儿茶酚胺释放增加及胰岛反应差，均可导致高血糖症。

2．医源性　早产儿和极低出生体重儿较常见，输注高浓度的葡萄糖或脂肪乳时速率过快等原因引起高血糖。胎龄越小，体重越轻，对糖的耐受性越差。

3．药物性　治疗呼吸暂停时使用的氨茶碱可抑制磷酸二酯酶，使 cAMP 升高，促进糖原分解，抑制糖原合成，使血糖升高。另外，咖啡因、皮质类固醇及苯妥英钠等均可引起新生儿血糖升高。

4．真性糖尿病　新生儿比较少见。

【临床表现】

轻者可无症状，血糖显著增高者表现为脱水、口渴、烦躁、多尿、体重下降；严重者可因新生儿尤其是早产儿颅内血管壁发育差，加之高血糖发生严重高渗血症，可导致颅内出血。新生儿糖尿病可出现尿糖阳性、尿酮体阴性或阳性。

【治疗原则】

根据病情暂时停用或减少葡萄糖用量，严格控制葡萄糖输注速度；治疗原发病，纠正脱水及电解质紊乱；高血糖不易控制者可考虑输注胰岛素并做血糖监测。

【护理评估】

1．健康史　患儿是否为早产儿、极低出生体重儿，有无并发窒息、严重感染、寒冷损伤综合征等危重疾病，了解患儿的用药和喂养情况。

2．身体状况　观察患儿有无脱水、口渴、烦躁、多尿、体重下降等临床症状，了解患儿尿糖、尿酮体的检查结果。

3．心理社会状况　了解患儿家长对本病病因、临床表现、护理知识的认识程度，评估有无焦虑及其程度。

【常见护理诊断 / 问题】

1．有体液不足的危险　与多尿有关。

随堂测 7-9

2．有皮肤完整性受损的危险　与多尿、尿糖增多有关。

【护理措施】

1．维持血糖稳定　严格控制输注葡萄糖的量及速度，监测血糖变化。

2．观察病情　注意体重和尿量的变化，遵医嘱及时补充电解质溶液，以纠正电解质紊乱。

3．做好臀部护理　勤换尿布，保持会阴部清洁、干燥。

第十五节　新生儿低钙血症

新生儿低钙血症（neonatal hypocalcemia）是新生儿惊厥的常见原因之一，主要与暂时的生理性甲状旁腺功能低下有关。血清总钙低于 1.75 mmol/L（7.0 mg/dl）或血清游离钙低于 0.9 mmol/L（3.5 mg/dl）即为低钙血症。早产儿，尤其是极低或超低出生体重儿，如不及时纠正，会导致代谢性骨病，甚至发生骨折。

【病因及发病机制】

妊娠期钙通过胎盘可从母体向胎儿转运，故胎儿血钙通常不低。妊娠晚期时，母体血 PTH 水平高，分娩时脐血总钙含量和游离钙含量均高于母体水平（早产儿血钙水平低），故新生儿甲状旁腺功能暂时受到抑制。出生后因来源于母体钙的供应中断，而外源性钙的摄入尚不足，加之新生儿 PTH 水平较低，骨质中钙不能入血，导致低钙血症。

1．早发型低血钙　指发生于出生后 3 天内的低血钙，多见于早产儿、小于胎龄儿、糖尿病母亲及妊娠高血压疾病母亲所生的婴儿。有难产、窒息、感染及产伤史者，均易发生低血钙。

2．迟发型低血钙　指发生于出生 3 天后的低血钙，高峰在第 1 周末，多见于牛乳喂养的足月儿。主要是由于牛乳中磷含量高（牛乳中 900 ~ 1000 mg/L，母乳中 150 mg/L），钙磷比例不适宜（牛乳 1.35∶1，母乳 2∶1），故不利于钙的吸收。同时新生儿肾小球对磷的滤过率低，而肾小管对其重吸收能力较强，导致血磷过高、血钙沉积于骨，发生低钙血症。

3．其他　补充碱性药物、换血或使用库存血时，血中游离钙变为结合钙，使血中游离钙降低；母亲甲状旁腺功能亢进时，生后出现顽固而持久的低钙血症，多见于母亲甲状旁腺瘤；先天性永久性甲状旁腺功能不全，系由新生儿甲状旁腺先天缺如或发育不全所致，为 X 连锁隐性遗传。

【临床表现】

症状多出现于生后 5 ~ 10 天，可轻重不一，与血钙浓度不一定密切相关。主要表现为烦躁不安、肌肉抽动及震颤，手腕内屈，踝部伸直，可有惊跳等；严重者可出现惊厥，惊厥发作时常伴有呼吸暂停和发绀，惊厥发作间期一般情况良好，但肌张力稍高，腱反射亢进，踝阵挛可呈阳性，手足搐搦和喉痉挛很少发生于新生儿。早产儿通常无明显体征，生后 3 天内易出现血钙降低，其降低程度一般与胎龄呈反比，可能与其发育不完善、血浆蛋白低和酸中毒时血清游离钙相对较高等有关。

【辅助检查】

血清总钙 < 1.75 mmol/L（7 mg/dl），血清游离钙 < 0.9 mmol/L（3.5 mg/dl），血清磷 > 2.6 mmol/L（8 mg/dl），碱性磷酸酶多正常。必要时需检测母亲血钙、磷和 PTH 水平。心电图出现心律不齐、QT 间期延长（早产儿 > 0.2 s，足月儿 > 0.19 s）提示低钙血症。

【治疗原则】

静脉或口服补钙；使用钙剂后，惊厥仍不能控制时，应检查血镁后补充镁剂；服用 10% 氢氧化铝可减少磷在肠道的吸收；尽量母乳喂养或选用钙磷比例适当的配方乳；甲状旁腺功能不全者除长期补钙外，应加服维生素 D。

【护理评估】

1. 健康史　了解母亲是否患糖尿病、妊娠高血压疾病，有无甲状腺疾病；患儿是否为早产儿、小于胎龄儿，有无难产、窒息、感染及产伤史；了解患儿的喂养情况，是否牛乳喂养等。

2. 身体状况　观察患儿有无烦躁不安、肌肉抽动及震颤、惊跳及惊厥发生；密切观察患儿惊厥发作时是否伴有呼吸暂停和发绀；了解血清总钙、血清游离钙、血清磷的检查结果。

3. 心理社会状况　了解患儿家长对本病病因、临床表现、症状及护理知识的认识程度，评估有无焦虑及其程度。

【常见护理诊断／问题】

1. 有窒息的危险　与低血钙造成喉痉挛有关。

2. 潜在并发症：呼吸暂停。

3. 知识缺乏：家长缺乏育儿的相关知识。

【护理措施】

1. 遵医嘱补钙

（1）静脉补充钙剂：使用 10% 葡萄糖酸钙静脉注射或静脉滴注时，以 5% ~ 10% 葡萄糖液稀释至少 1 倍，推注要缓慢。

（2）口服补钙：应在两次喂奶间期给药，禁忌与牛奶搅拌在一起，以免影响钙吸收。

2. 密切观察给药情况

（1）静脉给药时需掌握好速度，推注速度应 < 1 ml/min，并予心电监护，以免注入过快，血钙浓度升高而引起呕吐、心动过缓，甚至心脏停搏及死亡等毒性反应。密切观察心率及心律，如心率小于 80 次／分，应停止给药。

（2）在静脉给药整个过程中应确保输液通畅，以免药液外渗而造成局部组织坏死。一旦发现药液外渗，应立即拔针，停止注射，局部用 25% ~ 50% 硫酸镁湿敷。

3. 健康教育　介绍育儿知识，鼓励母乳喂养，多晒太阳。在不允许母乳喂养的情况下，应给予钙磷比例适当的配方奶，保证钙的摄入。牛乳喂养期间，加服钙剂和维生素 D。

随堂测 7-10

临床小提示

注射葡萄糖酸钙出现外渗时，应在 1 h 内及时进行透明质酸酶局部封闭，有利于外渗药物的吸收，避免组织坏死。

第十六节　新生儿脐炎

脐炎（omphalitis）指因断脐或生后脐带处理不当，断脐残端有细菌入侵、繁殖所引起的急性炎症。近年来，由于对脐部消毒、护理的普遍重视，脐炎的发生率明显下降，但农村和边远山区仍多见。

【病因及发病机制】

因断脐时消毒不严格或出生后脐部护理不当，造成细菌入侵、繁殖所致，或经脐血管插管时被细菌污染所致。病原菌以金黄色葡萄球菌最常见，其次是大肠埃希菌、溶血性链球菌及铜绿假单胞菌等。

【临床表现】

1. 轻症表现　局部有少量脓性分泌物，脐部与周围皮肤轻度发红和肿胀，体温及食欲正常。

2. 重症表现 脐部及脐周明显红肿、发硬，脓性分泌物较多并有臭味，可伴发热、食欲差、精神差、烦躁不安等。炎症可向周围组织扩散形成蜂窝织炎、脓肿及皮肤坏死等。若细菌经脐动脉侵入血液，可引起败血症或腹膜炎等。

【辅助检查】

脐部分泌物细菌培养常为阳性。重症者血白细胞计数可增高。

【治疗原则】

（1）轻症者局部用聚维酮碘或 75% 乙醇清洗，每日 2～3 次。

（2）局部感染严重或伴有全身感染中毒症状者，根据涂片或细菌培养结果及时应用有效的抗感染药的。

（3）局部脓肿切开引流。

（4）脐部肉芽肿可用 10% 硝酸银溶液灼烧。

【常见护理诊断／问题】

1. 皮肤完整性受损 与脐部感染有关。

2. 潜在并发症：败血症、腹膜炎等。

3. 知识缺乏：家长缺乏脐部护理相关知识。

【护理措施】

（1）密切观察脐带有无潮湿、渗液或脓性分泌物；注意患儿有无败血症的早期表现。

（2）勤换尿布，避免尿便污染脐部，保持脐部清洁、干燥。

（3）脐带未脱落前，洗澡时应用脐贴，切勿浸湿脐部。洗毕用消毒干棉签吸干水分，并用 75% 乙醇消毒。

（4）脐带残端脱落后，注意观察脐窝内有无樱红色肉芽肿增生，如有，应及早处理。

知识链接

延迟断脐

近 200 年来，断脐的最佳时机一直是有争议的话题。传统医学认为胎儿娩出后立即结扎脐带，其带来的预防性宫缩，可减少产后大出血的发生。近十多年来，诸多专业机构如世界卫生组织、美国儿科学会及英国皇家妇产科学院等推荐对足月儿和早产儿进行延迟脐带结扎。足月儿出生后 1 min 内，约有 80 ml 的血液从胎盘输入新生儿，这些额外增加的血液可提供 40～50 mg/kg 的生理性铁。另外，延迟断脐提供的新生儿免疫球蛋白和肝细胞有利于新生儿组织和器官的修复。诸多研究提示，延迟脐带结扎不增加产后出血量，不增加产妇失血的风险，产妇产后血红蛋白水平也不受影响。延迟断脐对足月儿和早产儿均有益，但是异常胎盘、胎盘循环不完整等情况下不推荐延迟脐带结扎。

小 结

新生儿是胎儿的延续，胎儿断脐之后脱离母体，逐渐适应宫外环境，是独立生存的最初阶段。此期因各系统功能发育不完善、自我调节功能尚未成熟，病情发展快，易发生内环境紊乱而危及生命。我国对围生期的定义是指妊娠 28 周至生后 7 天。围生期涉及产科、新生儿科和相关的遗传、生化、免疫、生物医学工程等内容。因此，国际上通常用新生儿死亡率和围生期死亡率作为衡量一个国家卫生保健水平的标准。为新生儿提供安全的生存环境、严密监测及周密护理慎为重要。儿科护士应充分认识新生儿生理、疾病的特点，及时给予恰当的治疗和护理，为新生儿健康和生长发育奠定基础。

 思考题

1. 简述新生儿预防感染的护理措施。

2. 护理颅内出血的新生儿时，在护理操作上应特别注意什么？

3. 比较 ABO 溶血病和 Rh 溶血病的不同特点。

4. 为什么新生儿容易发生新生儿寒冷损伤综合征？

5. 对于新生儿坏死性小肠结肠炎，如何合理补充液体，维持营养？

6. 新生儿破伤风控制惊厥时应采取怎样的护理措施？如何对脐部进行护理？

7. 新生儿低钙血症的主要护理措施有哪些？

8. 患儿，女，胎龄 33^{+3} 周，日龄 6 天，母乳喂养。生后 4 天开始吸奶时间及次数明显减少，不哭，不动，嗜睡，全身皮肤、黏膜明显黄染而就诊。查体：T 38.7℃，HR 160 次 / 分，R 58 次 / 分，精神萎靡，前囟无明显变化，心肺无异常。肝肋下 2.5 cm，脐部有大量脓性分泌物，有臭味。血常规：WBC 22.0×10^9/L，N > 80%。考虑为新生儿败血症。

请回答：

（1）该病的常见护理诊断是什么？

（2）如何对该患儿进行脐部护理？

（3）护士如何对其家长进行健康教育？

（张　瑛　李　花）

消化系统疾病患儿的护理

第八章

导学目标

通过本章内容的学习，学生应能够：

◆ **基本目标**

1. 描述儿童消化系统解剖生理特点。
2. 列举鹅口疮、疱疹性口炎、胃食管反流、肠套叠的病因。
3. 识别几种常见口炎、感染性肠炎的临床异同点。
4. 解释腹泻病的病因和发病机制。
5. 区分轻型腹泻与重型腹泻的临床特点。
6. 描述胃食管反流、肠套叠的临床特点。

◆ **发展目标**

1. 综合运用护理程序对口炎患儿进行整体护理。
2. 综合运用护理程序对腹泻病患儿进行整体护理。
3. 评估口炎、胃食管反流、腹泻病及肠套叠患儿，并为其制订护理计划。

◆ **思政目标**

1. 通过了解整体消化系统的各种疾病，引导关爱患儿，建立和谐护患关系。
2. 增强护理责任感与使命感，加强对于儿童的关注度，切实做好护理工作。

消化系统疾病是儿童最常见的疾病之一，此类疾病往往会对营养物质的摄取、消化和吸收造成影响。由于儿童的消化功能尚不完善，易发生消化功能紊乱、水电解质及酸碱平衡紊乱，从而造成慢性营养障碍甚至影响儿童的生长发育，也可造成机体抵抗力下降而导致感染。因此，应全面评估消化系统疾病对儿童消化系统功能以及身心方面的影响。

第一节　儿童消化系统解剖生理特点

一、口腔

足月新生儿在出生时已有舌乳头、唇肌、咀嚼肌，两颊脂肪垫发育良好，故生后即具有较好的吸吮和吞咽功能；早产儿则较差。新生儿及婴幼儿口腔黏膜薄嫩，血管丰富，唾液腺发育不够完善，口腔黏膜易受损和发生局部感染；3个月以下婴儿因唾液中淀粉酶含量低，故不宜喂淀粉类食物；3～4个月婴儿唾液分泌开始增加，5～6个月时明显增多，但由于口底浅，不能及时吞咽所分泌的全部唾液，常出现生理性流涎。

二、食管

食管长度在新生儿时为8～10 cm，1岁时为12 cm，5岁时为16 cm，学龄期儿童食管长20～25 cm，成人食管长25～30 cm。食管横径在婴儿时为0.6～0.8 cm，在幼儿时为1 cm，在学龄儿童时为1.2～1.5 cm。新生儿和婴儿的食管呈漏斗状，黏膜薄嫩，腺体缺乏，弹力组织及肌层尚不发达，食管下段贲门括约肌发育不成熟，控制能力差，常发生胃食管反流，一般在8～10个月时症状消失。婴儿吸奶时常因吞咽过多空气，而易发生溢奶。

三、胃

新生儿胃容量为30～60 ml，1～3个月时为90～150 ml，1岁时为250～300 ml，5岁时为700～850 ml，成人约为2000 ml。哺乳后不久幽门即开放，胃内容物逐渐流入十二指肠，故实际哺乳量常超出上述胃容量。胃排空时间因食物种类不同而异：一般水的排空时间为1.5～2 h；母乳为2～3 h；牛乳为3～4 h；早产儿胃排空更慢，易发生胃潴留。婴儿胃呈水平位，当开始行走后逐渐变为垂直位；胃平滑肌发育尚未完善，在充满液体食物后易扩张；幽门括约肌发育较好，且自主神经调节差，故易引起幽门痉挛出现呕吐。胃黏膜有丰富的血管，但腺体和杯状细胞较少，盐酸和各种酶的分泌均较成人少且酶活力低，故消化功能差。

四、肠

儿童肠管相对比成人长，一般为身长的5～7倍（成人仅为4倍），或为坐高的10倍，黏膜血管丰富，小肠绒毛发育良好，有利于消化吸收。但肠黏膜肌层发育差，肠系膜柔软而长，黏膜下组织松弛，尤其结肠无明显结肠带与脂肪垂，升结肠与后壁固定差，易发生肠扭转和肠套叠。肠壁薄，通透性高，屏障功能差，故肠内毒素、消化不全产物和过敏原等可经肠黏膜进入体内，引起全身性感染和变态反应性疾病。婴儿因大脑皮质功能发育不完善，进食时常引起胃-结肠反射，产生便意，故排便次数较成人多。

五、肝

年龄越小，肝相对越大，新生儿肝重约为体重的4%，成人肝重则约为体重的2%。肝的上、下界随年龄而异，正常肝上界在右锁骨中线第5肋间（婴儿在第4肋间）、腋中线第7肋间、背后第9肋间。婴幼儿肝在右肋下可触及，6～7岁后则不易触及。婴儿肝结缔组织发育较差，肝细胞再生能力强，不易发生肝硬变，但易受各种不利因素的影响，如缺氧、感染、药物等均可使肝细胞发生肿胀、脂肪浸润、变性、坏死、纤维增生而肿大，影响其正常生理功能。婴儿时期胆汁分泌较少，故对脂肪的消化、吸收功能较差。

六、脾

新生儿脾重3 g，成人脾重20 g。脾位置较表浅，正常新生儿的脾可于左肋缘下1～2 cm处触及，3个月以内婴儿的脾在肋缘下扪及为正常，5～6个月以后婴儿的脾不易扪及。当疑有脾大时，应叩脾浊音界。

七、胰腺

胰腺分为内分泌和外分泌两部分，前者分泌胰岛素控制糖代谢；后者分泌胰腺液，内含各种消化酶，与胆汁及小肠的分泌物相互作用，共同参与对蛋白质、脂肪及糖类的消化。出生时

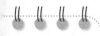

胰液分泌量少，3～4个月时随胰腺发育而增多；出生后1年，胰腺外分泌部生长迅速，为出生时的3倍。新生儿胰液中所含脂肪酶活性不高，直到2～3岁时才接近成人水平。婴幼儿时期胰液及其消化酶的分泌易受炎热天气和各种疾病影响而被抑制，发生消化不良。儿童时期若反复发生胰腺炎，应注意有先天性胰胆管发育异常的可能。

八、肠道细菌

在母体内，胎儿肠道是无菌的，生后数小时细菌即从口、鼻、肛门进入肠道，主要分布在结肠和直肠。肠道菌群受分娩方式、添加辅食时间和食物成分的影响，单纯母乳喂养儿以双歧杆菌占绝对优势，故粪便染色涂片中几乎全为革兰氏阳性细菌（双歧杆菌）；人工喂养儿和混合喂养儿肠内的大肠埃希菌、嗜酸杆菌、双歧杆菌及肠球菌所占比例几乎相等，粪便染色涂片中以革兰氏阴性细菌占优势。正常肠道菌群除了对侵入肠道的致病菌有一定的拮抗作用外，肠道菌群及其代谢产物对一些儿童生理功能（如免疫、代谢、营养、消化、吸收等）的发育成熟过程也起着重要作用。婴幼儿肠道正常菌群脆弱，易受内外界因素影响而致菌群失调，导致消化功能紊乱。

九、健康儿童粪便

食物进入消化道至粪便排出时间因年龄而异：母乳喂养的婴儿平均为13 h，人工喂养者平均为15 h，成人平均为18～24 h。

（一）胎粪

新生儿出生24 h内即会排出胎粪，胎粪呈橄榄绿色，黏稠，无臭，由脱落的肠上皮细胞、浓缩消化液及胎儿时期吞入的羊水所组成。若喂乳充分，2～3日后即转为正常婴儿粪便。

（二）母乳喂养儿粪便

母乳喂养儿粪便为黄色或金黄色，多为均匀糊状或带少许粪便颗粒，或较稀薄，绿色、不臭，呈酸性（pH 4.7～5.1）。每日排便2～4次，一般在添加辅食后次数减少，1周岁后减至每日1～2次。

（三）人工喂养儿粪便

人工喂养儿粪便为淡黄色或灰黄色，较干稠，呈中性或碱性反应（pH 6～8）。因牛乳及配方乳含酪蛋白较多，粪便有明显的蛋白质分解产物的臭味，有时可见白色酪蛋白凝块。每日排便1～2次，易发生便秘。

（四）部分母乳喂养儿粪便

部分母乳喂养儿粪便与人工喂养儿粪便相似，但较软、黄。添加淀粉类食物可使排便增多，稠度稍减，稍呈暗褐色，臭味加重。添加各类蔬菜、水果等辅食后粪便外观与成人相似。每昼夜排便次数因人而异，多少不等，随年龄增加而逐渐变为1～2次。儿童排便是反射性的，只要按时如厕，在2岁前后即可养成定时排便的习惯。

随堂测 8-1

第二节　口　炎

口炎（stomatitis）是口腔黏膜的炎症，若病变仅限于舌、齿龈、口角，亦可称为舌炎、齿龈炎或口角炎。本病多见于婴幼儿。可单独发生，也可继发于腹泻、营养不良、急性感染、久病体弱等全身性疾病。感染可由细菌、病毒及真菌引起。食具消毒不严、口腔卫生不良或各种疾病导致机体免疫功能紊乱等因素均可导致口炎的发生。目前细菌感染性口炎较少见，病毒及真菌感染引起的口炎仍较常见。

一、鹅口疮

鹅口疮（thrush，oral candidiasis）又称雪口病，为白念珠菌感染所致。多见于新生儿、营养不良、腹泻、长期使用广谱抗生素或激素的患儿。新生儿多由产道感染或因哺乳时乳头不洁及使用污染的奶具而感染。

【临床表现】

轻症可见口腔黏膜表面覆盖白色乳凝块样小点或小片状物，可逐渐融合成大片，不易擦去，周围无炎症反应，强行剥离后局部黏膜潮红、粗糙，可伴有溢血。患处不痛，不流涎，一般不影响吃奶，无全身症状。重症则全部口腔均被白色斑膜所覆盖，甚至可蔓延到咽、喉头、食管、气管、肺等处，可伴低热、拒食、吞咽困难、呼吸困难。取白膜化验检查，在显微镜下可见真菌的菌丝和孢子。使用抗生素可加重病情，促其蔓延。

【治疗原则】

1. **保持口腔清洁**　可用 2% 碳酸氢钠溶液于哺乳前后清洁口腔。
2. **局部用药**　局部涂抹 10 万～ 20 万 U/ml 制霉菌素鱼肝油混悬溶液，每日 2 ～ 3 次。
3. **口服用药**　一般不需口服抗真菌药。可口服肠道微生态制剂，抑制真菌生长。
4. **其他**　加强营养，适当增加维生素 B_2 和维生素 C 的摄取。

二、疱疹性口炎

疱疹性口炎（herpetic stomatitis）为单纯疱疹病毒Ⅰ型感染所致。多见于 1 ～ 3 岁婴幼儿，无明显季节性，传染性强，在卫生条件差的家庭和集体托幼机构中容易出现感染传播。

【临床表现】

起病时发热，体温可达 38 ～ 40℃，1 ～ 2 天后，颊黏膜、齿龈、唇内、舌等各部位口腔黏膜出现单个或成簇的小疱疹，直径约 2 mm，周围有红晕，迅速破溃后形成浅表溃疡，其上覆盖黄白色纤维素性分泌物，多个溃疡可融合成不规则的较大溃疡，有时累及软腭、舌及咽部。口角及唇周皮肤亦常发生疱疹。因疼痛剧烈，患儿可出现拒食、流涎、烦躁、颌下淋巴结肿大，常因拒食啼哭才被发现。体温在 3 ～ 5 天后恢复正常，病程 1 ～ 2 周。局部淋巴结肿大可持续 2 ～ 3 周。

本病应与疱疹性咽峡炎相鉴别，后者的疱疹主要发生在咽部和软腭，有时可见于舌，但不累及齿龈和颊黏膜，颌下淋巴结常无肿大。

【治疗原则】

1. **保持口腔清洁**　多饮水，可用 3% 过氧化氢溶液清洗口腔，避免进食刺激性食物。
2. **局部用药**　局部可涂西瓜霜、锡类散等。疼痛严重者可在进食前用 2% 利多卡因涂抹局部。
3. **对症处理**　发热时可用退热剂；抗生素仅用于有继发感染者。

三、溃疡性口炎

溃疡性口炎（ulcerative stomatitis）是由链球菌、金黄色葡萄球菌、肺炎链球菌、铜绿假单胞菌或大肠埃希菌等感染引起的口腔炎症。多见于婴幼儿，常发生于急性感染、长期腹泻等机体抵抗力降低时，口腔不洁更利于细菌繁殖而致病。

【临床表现】

口腔各部位均可发生，常见于唇内、舌及颊黏膜等处，可蔓延到唇及咽喉部。初起黏膜充血、水肿，可有疱疹，随后形成大小不等的糜烂或溃疡，创面覆盖较厚的由纤维素性渗出物形成的灰白色或黄色假膜，边界清楚，易于擦去，擦后遗留溢血的糜烂面，不久又重新被假膜覆盖。患儿出现患处疼痛、流涎、拒食、烦躁、发热 39 ～ 40℃，局部淋巴结肿大，全身症状轻者 1 周左右体温可恢复正常,溃疡逐渐愈合;重者可出现脱水和酸中毒。

外周血象白细胞总数和中性粒细胞增多;创面渗出液涂片染色可见大量细菌。

【治疗原则】

1．控制感染,选用有效抗生素。

2．保持口腔清洁,可用 3% 过氧化氢溶液或 0.1% 依沙丫啶(利凡诺)溶液清洁口腔。

3．局部处理,溃疡面涂 5% 金霉素鱼肝油、锡类散等。

4．补充水分和营养。

四、口炎的护理

【常见护理诊断 / 问题】

1．**口腔黏膜受损** 与口腔感染有关。

2．**急性疼痛** 与口腔黏膜糜烂、溃疡有关。

3．**营养失调:低于机体需要量** 与疼痛引起拒食有关。

4．**体温过高** 与口腔炎症有关。

5．**知识缺乏:** 患儿及家长缺乏本病的预防及护理知识。

【护理措施】

1．**口腔护理** 针对病因使用恰当的溶液清洁口腔后涂药,年长儿可用含漱剂。鼓励患儿多饮水,进食后漱口。对于流涎者,及时清除流出物,保持皮肤清洁、干燥,避免引起皮肤湿疹及糜烂。

2．**正确涂药** 为了确保疗效,涂药前应先将纱布或干棉球放在颊黏膜腮腺管口处或舌系带两侧,以隔断唾液;再用干棉球吸干病变表面的水分方能涂药。涂药后嘱患儿闭口 10 min,然后取出隔离唾液的纱布或棉球,并嘱患儿不可立即漱口、饮水或进食。

3．**饮食护理** 供给充足的营养和水分,饮食以高热量、高蛋白质、富含维生素的温凉流质或半流质为宜,避免摄入刺激性食物。对疼痛影响进食者,在进食前局部涂 2% 利多卡因;对不能进食者,可管饲喂养或肠外营养,以保证能量和水分的供给。

4．**发热护理** 密切监测体温变化,根据患儿的具体情况选择合适的降温措施。

5．**健康教育** 向患儿家长讲解口炎的预防及护理方法。①培养良好的饮食习惯,注意科学喂养,增强体质,提高抗病能力;②培养良好的卫生习惯,纠正吮指等不良习惯,进食后漱口,避免损伤口腔黏膜;③食具专用,鹅口疮患儿使用过的食具可用 5% 碳酸氢钠溶液浸泡后煮沸消毒;④避免滥用抗生素。

随堂测 8-2

第三节 胃食管反流

胃食管反流(gastroesophageal reflux,GER)是指胃内容物,包括从十二指肠流入胃的胆盐和胰酶等反流入食管甚至口咽部,分生理性和病理性两种。儿童 GER 大多数为生理性,超过 2/3 健康婴儿都曾有过 GER 症状。由小婴儿食管下端括约肌(lower esophageal sphincter,LES)发育不成熟或神经肌肉协调功能差导致,多出现于日间餐时或餐后,又称"溢乳"。病理性反流即胃食管反流病(gastroesophageal reflux disease,GERD),是由于 LES 功能障碍和(或)与其功能有关的组织结构异常,导致 LES 压力低下而出现反流,与吞咽无关。GERD 常发生在睡眠、仰卧位及空腹时,引起一系列临床症状和并发症,进而影响生长发育。随着直立体位时间和固体饮食的增加,约 60% 的患儿到 2 岁时症状可自行缓解,部分患儿症状可持续至 4 岁后。脑性瘫痪、21- 三体综合征以及其他原因所致的发育迟缓患儿,其 GER 发生率较高。

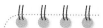

【病因及发病机制】

GER 及其并发症的发生是多因素的，其中包括食管本身抗反流机制的缺陷，如 LES 功能障碍和食管体部运动异常等，也有食管外诸多机械因素引起的功能紊乱。

1．抗反流屏障功能低　LES 是食管下段环形平滑肌形成的功能高压区，是最主要的抗反流屏障。正常吞咽时反射性松弛，静息状态下保持一定张力，使食管下端关闭，当腹腔压增高时，LES 压力相应增高以抗反流。研究发现，GERD 患儿 LES 长度缩短、压力降低，故认为 LES 压力降低是引起 GERD 的主要原因。孕 27 周早产儿 LES 压力仅为 5 mmHg，足月儿可达 23 mmHg，故 GERD 更多见于早产儿。其他降低 LES 压力的因素有巧克力、酒类、促胰液素、胆囊收缩素、茶碱和抗组胺药。此外，LES 周围组织作用减弱、小婴儿食管角较大、膈肌食管裂孔钳夹作用减弱，以及胃内压、腹内压增高等，均可破坏正常的抗反流功能。

2．食管廓清能力降低　当食管蠕动减弱、消失或出现病理性蠕动时，食管清除反流物的能力下降，这样就延长了有害的反流物质在食管内停留的时间，增加了对黏膜的损伤。

3．食管黏膜的屏障功能破坏　反流物中的某些物质，如胃酸、胃蛋白酶以及从十二指肠反流入胃的胆盐和胰酶，使食管黏膜的屏障功能受损，引起食管黏膜炎症。

4．胃、十二指肠功能失常　胃排空能力低下，使胃内容物及其压力增加，当胃内压增高超过 LES 压力时可使 LES 开放。胃容量增加又可导致胃扩张，致使贲门食管段缩短，使其抗反流屏障功能降低。

【临床表现】

轻重不一，与反流的强度、持续时间、有无并发症以及患儿年龄有关。

1．呕吐　新生儿和婴幼儿以呕吐为主要表现。多数患儿于生后第 1 周即出现呕吐，部分患儿于生后 6 周内出现呕吐。多数发生在进食后，有时在夜间或空腹时，严重者呈喷射状，也可表现为溢乳、反刍或吐泡沫。呕吐物为胃内容物，有时含少量胆汁。年长儿以反胃、反酸、嗳气等症状多见。

2．反流性食管炎　常见以下症状：

（1）胸骨后灼烧感：能表达的患儿会陈述有此症状，灼烧感位于胸骨下端，饮用酸性饮料可使症状加重。

（2）吞咽疼痛：婴幼儿表现为喂奶困难、烦躁、拒食，年长儿诉吞咽时疼痛，如并发食管狭窄，则出现严重呕吐和持续性吞咽困难。

（3）呕血和便血：食管炎严重者可发生糜烂或溃疡，出现呕血或黑便症状。严重的反流性食管炎可发生缺铁性贫血。

3．Barrette 食管　Barrette 食管患儿溃疡较深，则可发生食管气管瘘。

知识链接

Barrette 食管

Barrette 食管（Barrett's esophagus）是由于慢性 GER，食管下端鳞状上皮被增生的柱状上皮所替代，抗酸能力增强，但易发生食管溃疡、狭窄和腺癌。症状为咽下困难、胸痛、营养不良和贫血。儿童期 Barrette 食管发生率远低于成人，上消化道出血的内镜检出率为 0.02% ～ 0.6%。资料显示腺癌发生率比普通人高 30 ～ 50 倍。但儿童期腺癌极为罕见。

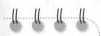

4. 食管外症状

（1）营养不良：由呕吐及食管炎引起喂养困难而营养摄取不足所致，是婴幼儿 GERD 的重要合并症。主要表现为体重不增、生长发育迟缓、贫血。

（2）与 GERD 相关的呼吸系统疾病：①呼吸道感染：反流物直接或间接引起反复呼吸道感染、吸入性肺炎；②哮喘：反流物刺激食管黏膜感受器，反射性地引起支气管痉挛而出现哮喘。国内外研究表明，有 25% ～ 80% 的哮喘患者存在 GERD，部分发病早、抗哮喘治疗无效、无过敏性疾病家族史的哮喘患儿更可能由 GERD 引起；③窒息和呼吸暂停：是 GERD 引起的最严重的呼吸道合并症，多见于小婴儿和早产儿，表现为面色青紫或苍白、心动过缓，甚至发生婴儿猝死综合征。

（3）其他：部分患儿表现为声音嘶哑、中耳炎、鼻窦炎、反复口腔溃疡、龋齿等。部分患儿可出现精神、神经症状：① Sandifer 综合征：是指病理性 GER 患儿出现类似斜颈样的一种特殊的"公鸡头样"姿势，此为一种保护性机制，以期保持气道通畅或减轻胃酸反流所致的疼痛，同时伴有杵状指、蛋白质丢失性肠病及贫血；②婴儿哭吵综合征：表现为易激惹、夜惊、进食时哭闹等。

【辅助检查】

1. 食管钡剂造影　可对食管的形态、运动状况、钡剂的反流和食管与胃连接部的组织结构做出判断，并能观察到是否存在食管裂孔疝等先天性疾患，以及严重病例的食管黏膜炎症改变。

2. 24 h 食管 pH 动态监测　24 h 连续监测食管下段 pH，如有酸性 GER 发生则 pH 下降。通过计算机软件分析可反映 GER 的发生频率、时间、反流物在试管内停留的状况，以及反流与起居活动、临床症状之间的关系，借助一些评分标准，可区分生理性和病理性反流，因此该方法是目前 GER 最可靠的诊断方法。

3. 其他检查　包括食管动力功能检查、食管内镜检查及黏膜活检、食管胆汁反流动态监测，均有助于诊断。

【治疗原则】

治疗方法包括体位治疗、饮食治疗、药物治疗和手术治疗，其中体位治疗和饮食治疗参见"护理措施"部分。

1. 药物治疗　主要作用是降低胃内容物酸度和促进上消化道动力。

（1）促胃肠动力药：疗程 4 周。如多巴胺受体拮抗剂多潘立酮（吗丁啉），能增加胃排空，常用剂量为 0.2 ～ 0.3 mg/kg，每日 3 次，饭前半小时及睡前口服。

（2）抑酸和抗酸药：疗程 8 ～ 12 周。①抑酸药：有 H_2 受体拮抗剂，如西咪替丁；质子泵抑制剂，如奥美拉唑等；②中和胃酸药：如氢氧化铝凝胶，多用于年长儿。

（3）黏膜保护剂：疗程 4 ～ 8 周。有硫糖铝、硅酸铝盐、磷酸铝等。

2. 手术治疗　手术指征：①经内科治疗 6 ～ 8 周无效，有消化道出血、营养不良、生长发育迟缓等严重并发症者；②严重食管炎伴溃疡、狭窄或发现有食管裂孔疝者；③有严重的呼吸道并发症，如呼吸道梗阻、反复发作吸入性肺炎或窒息、伴支气管肺发育不良者；④合并严重神经系统疾病者。

【护理评估】

1. 健康史　详细询问发病情况，有无反复呕吐、咽下困难、反复发作的慢性呼吸道感染、难治性哮喘等病史。

2. 身体状况　评估有无生长发育迟缓、营养不良、贫血、反复出现窒息、呼吸暂停等症状。了解辅助检查结果，如食管钡餐造影、24 h 食管 pH 动态监测结果等。

3. 心理社会状况　评估患儿对疾病的认识及心理反应；评估家长对疾病的认识及心理反

应、喂养及护理知识等；评估患儿家庭的居住环境、经济状况、卫生习惯等。

【常见护理诊断/问题】

1．有窒息的危险　与溢奶和呕吐有关。

2．营养失调：低于机体需要量　与反复呕吐致能量和各种营养素摄入不足有关。

3．疼痛　与胃内容物反流致反流性食管炎有关。

4．知识缺乏：患儿家长缺乏本病护理的相关知识。

【护理措施】

1．保持适宜体位　将床头抬高30°，新生儿和小婴儿以前倾俯卧位最佳，但为防止婴儿猝死综合征的发生，睡眠时宜采取左侧卧位；年长儿在清醒状态下以直立位和坐位最佳，睡眠时保持左侧卧位及上半身抬高，减少反流频率及反流物误吸。

科研小提示

早产儿GERD的体位干预尚未达成共识，有待进一步研究。

2．合理喂养　少量多餐，母乳喂养儿增加哺乳次数，人工喂养儿可在奶中加入淀粉类食物或进食谷类食品。严重反流以及生长发育迟缓者可管饲喂养，能起到减少呕吐和持续缓冲胃酸的作用。年长儿以高蛋白质、低脂肪饮食为主，睡前2 h不予进食，保持胃处于非充盈状态，避免食用降低LES张力和增加胃酸分泌的食物，如碳酸饮料、高脂饮食、巧克力和辛辣食品等。肥胖患儿应控制体重。

知识链接

GER 的饮食治疗

母乳喂养仍是 GER 新生儿的首选喂养方式。对于伴有牛奶蛋白过敏的 GERD 患儿，首选母乳喂养以减少牛奶蛋白过敏的发生率，同时去除母亲饮食中的蛋类和奶类 2 ~ 4 周；减少每次喂奶量，增加喂养次数，避免喂食过多；无法实现母乳喂养的新生儿，可采用深度水解蛋白或氨基酸配方奶，以控制 GER。

增稠喂养即向母乳或配方奶中加入增稠剂，其作为一种非药物治疗方法，可用于有临床症状的 GER 患儿的治疗。研究表明，增稠喂养不仅可缓解反流症状，如呕吐等，还有助于体重增长，但这种喂养方式可能引起其他健康问题，如可能增加早产儿发生坏死性小肠结肠炎的风险。今后仍需对增稠剂的有效性和安全性进行进一步研究，特别是针对早产儿群体。

3．合理用药　遵医嘱给药，并观察药物疗效和副作用，注意用法和剂量，不能吞服时将药片研碎；多潘立酮应饭前半小时或睡前口服；服用西沙必利时，不能同时饮用橘子汁，同时加强观察心率和心律变化，出现心率加快或心律不齐时应及时联系医师进行处理；西咪替丁在进餐时或睡前服用效果好。

4．手术护理　GER 患儿术前、术后护理与其他腹部手术相似。术前配合和做好各项检查和支持疗法；术后根据手术方式做好术后护理，应保持胃肠减压，做好引流管护理，注意观察有无腹部切口裂开、穿孔、大出血等并发症。

5．健康教育　指导家长体位及饮食护理方法；避免患儿被动吸烟；观察和判断患儿反应情况；说明用药方法和注意事项等。

随堂测 8-3

科研小提示

2018 年北美儿科胃肠病学 / 肝病学和营养学会年会（NASPGHAN/ESPGHAN）指南推荐将针对患儿及家长的健康教育作为欧洲儿科胃肠病学 / 肝病学和营养学协会（GERD）治疗方案的一部分（强推荐）。

第四节　腹　泻　病

案例 8-1

患儿，女，1 岁 2 个月，因"腹泻 2 天"来院就诊。

患儿 2 天前出现腹泻，排蛋花水样便 10 次 / 日，量中等，不含黏液血丝。查体：T 36.6℃，R 30 次 / 分，P 130 次 / 分，体重 9 kg，BP 80/50 mmHg。神志清楚，激惹，哭时泪少，皮肤干燥，弹性差，前囟、眼窝凹陷，口唇干燥，心肺检查无特殊，腹稍胀，肠鸣音减弱，肢端稍凉，无花纹，毛细血管充盈时间 2 s。

辅助检查：粪便轮状病毒（+）；血气分析：pH 7.28，BE -6 mmol/L，HCO_3^- 15.5 mmol/L；血 Na^+ 130 mmol/L，血 K^+ 2.9 mmol/L。

请回答：

1. 该病的临床诊断是什么？
2. 应从哪几个方面对患儿进行护理评估？
3. 治疗要点包括哪些内容？
4. 患儿血 K^+ 2.9 mmol/L，会出现哪些症状？如果需要做相应治疗，注意事项有哪些？

腹泻病（diarrheal diseases）是由多种病原、多种因素引起的，以排便次数增多和粪便性状改变为特点的消化道综合征，严重时可引起水、电解质和酸碱平衡紊乱。本病是儿科常见病，2 岁以下婴幼儿发病率高，1 岁以下者约占半数。病毒性腹泻多发于秋末、春初；细菌性腹泻多发于夏季，非感染性腹泻一年四季均可发病。儿童腹泻按病因可分为感染性腹泻和非感染性腹泻两大类，其中以感染性腹泻多见；按病程分为急性腹泻（<2 周）、迁延性腹泻（2 周～2 个月）、慢性腹泻（>2 个月）；按病情轻重分为轻型腹泻和重型腹泻。

【病因】

（一）易感因素

1. 消化系统发育不成熟　胃酸和消化酶分泌不足，消化酶活性低，对食物质和量变化的耐受性差。

2. 生长发育快　对营养物质的需求相对较多，消化道负担较重。

3. 机体防御功能差　婴儿血液中免疫球蛋白、胃肠道 SIgA 及胃内酸度均较低，对感染的防御能力差。

4. 肠道菌群失调　新生儿出生后尚未建立正常肠道菌群，或因使用抗生素等导致肠道菌群失调，使正常菌群对入侵肠道致病微生物的拮抗作用丧失，而引起肠道感染。

5. 人工喂养 母乳中含有大量体液因子（如SIgA、乳铁蛋白）、巨噬细胞、粒细胞、溶菌酶、溶酶体等，有很强的抗肠道感染作用。动物乳汁中虽有某些上述成分，但在加热过程中可被破坏，而且人工喂养的食物和食具易受污染，故人工喂养儿肠道感染发生率明显高于母乳喂养儿。

（二）感染因素

1. 肠道内感染 可由病毒、细菌、真菌、寄生虫引起，以前两者多见。轮状病毒是婴幼儿秋冬季腹泻最常见的病原。常见的致病细菌是致腹泻大肠埃希菌，包括致病性大肠埃希菌、产毒性大肠埃希菌、侵袭性大肠埃希菌、出血性大肠埃希菌、黏附-集聚性大肠埃希菌。

2. 肠道外感染 患中耳炎、上呼吸道感染、肺炎、泌尿道感染、皮肤感染或急性传染病时也可引起腹泻。

（三）非感染因素

非感染因素包括饮食因素、过敏因素、气候因素以及其他。

【发病机制】

导致腹泻症状产生的机制包括：肠腔内存在着大量不能吸收的具有渗透活性的物质、肠腔内电解质分泌过多、炎症所致的液体大量渗出以及肠道运动功能异常等。

1. 感染性腹泻

（1）病毒性肠炎：病毒侵入肠道后，在小肠绒毛顶端的柱状上皮细胞复制，使细胞发生空泡变性和坏死，细胞脱落，导致小肠回吸收水分和电解质能力下降，肠液在肠腔内大量积聚而引起腹泻；同时，发生病变的肠黏膜细胞分泌双糖酶不足且活性降低，使肠腔内的糖类消化不完全，并被肠内细菌分解成小分子的短链有机酸，使肠腔的渗透压增高，进一步造成水和电解质的丧失，加重腹泻（图8-1）。

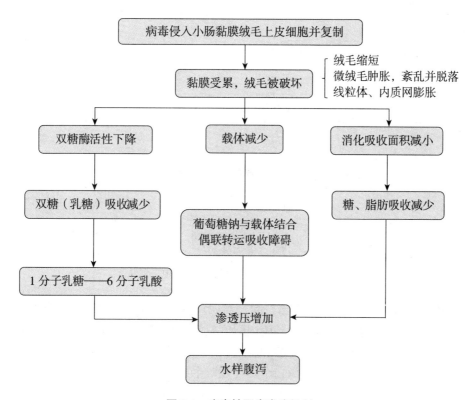

图 8-1 病毒性肠炎发病机制

（2）细菌性肠炎：肠道感染的病原菌不同，其发病机制亦不同。产生肠毒素的细菌侵入肠道后，在肠腔内繁殖，并黏附在肠上皮细胞，释放肠毒素（不耐热肠毒素和耐热肠毒素），激活腺苷酸环化酶和鸟苷酸环化酶，抑制小肠绒毛上皮细胞对 Na^+ 与水的吸收，促进肠腺分泌 Cl^-，使小肠液总量增多，超过结肠的吸收限度而发生腹泻，导致患儿脱水和电解质紊乱，成为分泌性腹泻（图 8-2）。出血性大肠埃希菌、侵袭性大肠埃希菌、志贺菌属、沙门菌、空肠弯曲菌、金黄色葡萄球菌等可直接侵入小肠和结肠壁，使黏膜充血、水肿，炎性细胞浸润引起渗出和溃疡性病变，患儿排出含有大量白细胞和红细胞的菌痢样粪便，成为渗出性腹泻。

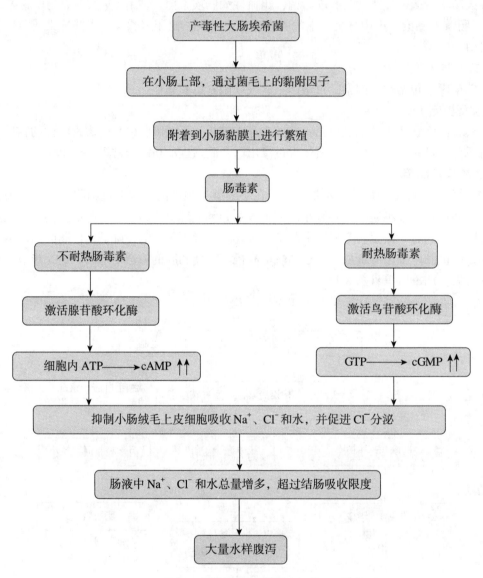

图 8-2　肠毒素性肠炎发病机制

2. 非感染性腹泻　主要由饮食不当引起，当饮食量过多或食物成分不恰当时，食物不能被充分消化吸收而积滞于小肠上部，使肠腔内酸度减低，有利于肠道下部细菌上移和繁殖，导致内源性感染引起腹泻。另外，食物发酵和腐败而产生短链有机酸或胺类，致肠腔的渗透压增高，刺激肠壁致肠蠕动增加而引起腹泻；个别婴儿对牛奶或某些食物成分过敏或不耐受，均可发生腹泻。

【临床表现】

（一）腹泻的共同临床表现

我国目前的急性腹泻病，尤其需要住院的急诊重症病例有所减少，病死率下降，但是急性腹泻一旦病程迁延发展为慢性腹泻，容易导致营养不良、生长发育障碍。按照病情的严重程度，可将腹泻分为轻型腹泻和重型腹泻。

1. 轻型腹泻 多由饮食因素或肠道外感染引起。起病可急可缓，以胃肠道症状为主。表现为食欲减退，偶有恶心、呕吐或溢乳，粪便呈黄色或黄绿色，稀薄或带水，常见白色或黄白色奶瓣和泡沫，可混有少量黏液，有酸味，次数增多，单次量少。一般无脱水及全身中毒症状。

2. 重型腹泻 多由肠道内感染所致。起病较急，除有较重的胃肠道症状外，还有脱水、电解质紊乱及发热等明显的全身中毒症状。

（1）胃肠道症状：每日排便十余次至数十次，多呈黄绿色水样便或蛋花汤样便，量多，可有少量黏液，少数患儿也可有少量血便；食欲低下，常伴有呕吐，严重者可吐咖啡渣样物。

（2）水、电解质和酸碱平衡紊乱症状：有脱水、代谢性酸中毒、低钾及低钙、低镁血症等。

1）脱水：由于呕吐、腹泻，液体丢失和摄入不足，使体液总量尤其是细胞外液量减少，致不同程度的脱水。又由于水和电解质丢失的比例不同，使体液的渗透压发生变化，从而造成等渗、低渗和高渗性脱水。

2）代谢性酸中毒：由于腹泻丢失大量碱性肠液，摄入热量不足又使体内脂肪氧化增加，酮体生成增多；血容量减少，血液浓缩，组织灌注不良和缺氧，乳酸堆积；同时因肾血流量不足，尿量减少，使酸性代谢产物潴留，造成不同程度的酸中毒。脱水越重，酸中毒就越重。患儿出现萎靡、嗜睡、恶心、呕吐、呼吸深长、口唇呈樱桃红色、呼出气体可有酮味。新生儿及6个月以下小婴儿呼吸代偿功能较差，酸中毒时呼吸改变可不典型。

3）低钾血症：胃肠液中含钾量较多，故吐、泻时丢失钾较多，进食少，钾的摄入少，加之肾保钾功能较差，腹泻患儿都有一定程度的低钾。但在脱水酸中毒时，由于血液浓缩和钾由细胞内转移到细胞外，以及尿少、排钾量减少等原因，钾的总量虽减少，但血钾多数正常。随着脱水、酸中毒的纠正、排尿后钾排出增加、粪便继续失钾以及输入的葡萄糖合成糖原时，使钾从细胞外进入细胞内，血钾迅速下降，当血钾低于 3.5 mmol/L 时，即出现缺钾的症状，表现为肌肉无力、腱反射减弱或消失、心音低钝、心律失常，腹胀、肠鸣音减低或消失，心电图 T 波低平、双向或倒置，S-T 段下降、Q-T 间期延长，出现 U 波。

4）低钙和低镁血症：腹泻丢失钙、镁，进食少且吸收不良，使体内钙、镁减少，此症在活动性佝偻病和营养不良患儿中多见。在脱水、酸中毒时，由于血液浓缩和离子钙增加，可不出现低钙症状，待脱水、酸中毒被纠正后，则出现手足搐搦或惊厥等低钙症状。少数久泻和营养不良的患儿可有低镁，表现为输液后出现震颤、搐搦、惊厥，而用钙剂治疗无效，加用硫酸镁后症状可得到控制。

（3）全身中毒症状：高热或体温不升，烦躁不安，精神萎靡，嗜睡，甚至昏迷、休克。

（二）几种常见类型肠炎的临床特点

1. 轮状病毒肠炎 轮状病毒是婴儿腹泻最常见的病原。此病以秋季流行为主，故又称为秋季腹泻。多发生在 6 个月～2 岁的婴幼儿，5 岁以上者少见。经粪口途径传播，也可经呼吸道感染而致病。潜伏期 1～3 天，起病急，常伴有发热和呼吸道感染症状，一般无明显中毒症状。发病初期即出现呕吐，随后出现腹泻。排便每日多在 10 余次至数十次，呈黄色水样或蛋花汤样便，无腥臭味。常伴有脱水、酸中毒和电解质紊乱。本病为自限性疾病，自然病程 3～8 天。近年报道，轮状病毒感染也可侵犯多个脏器，可产生神经系统症状，如惊厥等；部分患儿出现血清心肌酶谱异常，提示心肌受累。轮状病毒感染后 1～3 天即有大量病毒自粪便

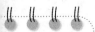

中排出，最长可达 6 天，所以病毒检测在 3 天内阳性率较高。血清抗体一般在感染后 3 周上升，抗体检测仅用于回顾性调查。

2. 诺如病毒肠炎　诺如病毒是一种引起非细菌性急性胃肠炎的病毒，每隔数年就会出现新变异株。该病毒传染性强，所有人群均易感，并且可多次感染。感染后发病急、传播速度快、涉及范围广。患者发病前至康复后 2 周，均可在粪便中检到该病毒，但患病期和康复后 3 天内是传染性最强的时期。该病毒引起的肠炎在寒冷季节高发，潜伏期短，多在 24 ~ 48 h，最短 12 h，最长 72 h。临床表现以轻症为主，最常见症状是腹泻和呕吐，儿童以呕吐为主，成人以腹泻为多，24 h 内腹泻 4 ~ 8 次，粪便为稀水便或水样便，无黏液脓血，其次为恶心、腹痛、头痛、发热、畏寒和肌肉酸痛等，严重者可出现脱水症状。该病是一种自限性疾病，预后良好。

3. 大肠埃希菌肠炎

(1) 产毒性大肠埃希菌肠炎：多发生于夏季，潜伏期 1 ~ 2 天。轻症仅排便次数稍增多，性状轻微改变，排泄几次稀便后即痊愈。病情较重者则腹泻次数增多，呈大量黄绿色水样或蛋花汤样便，混有黏液，显微镜检查无白细胞或可有少量白细胞。常伴呕吐，严重者可伴发热、脱水、电解质紊乱和酸中毒。本病为自限性疾病，一般病程为 3 ~ 7 天。

(2) 出血性大肠埃希菌肠炎：粪便开始呈黄色水样便，后转为血水便，有特殊臭味，常伴腹痛，粪便镜检有大量红细胞，一般无白细胞。

(3) 侵袭性大肠埃希菌肠炎：全年均可发病，潜伏期长短不等。起病急，高热甚至可以发生热惊厥。腹泻频繁，粪便呈黏液状，带脓血，有腥臭味。常伴恶心、呕吐、腹痛和里急后重，可出现严重的全身中毒症状甚至休克。粪便镜检有大量白细胞及数量不等的红细胞。粪便细菌培养可找到相应的致病菌。临床症状与痢疾相似，需做粪便细菌培养与细菌性痢疾鉴别。

(4) 致病性大肠埃希菌肠炎：致病性大肠埃希菌为最早发现的致腹泻型大肠埃希菌。致病性大肠埃希菌侵入肠道后，黏附于肠黏膜上皮细胞，引起肠黏膜微绒毛破坏，皱襞萎缩扁平，黏膜充血、水肿导致腹泻，可累及全肠道。症状与产毒性大肠埃希菌肠炎相似。

(5) 黏附 - 集聚性大肠埃希菌肠炎：黏附 - 集聚性大肠埃希菌以集聚方式黏附于小肠下段和结肠黏膜致病，不产生肠毒素，亦不引起组织损伤。症状与产毒性大肠埃希菌肠炎相似。

4. 空肠弯曲菌肠炎　常侵犯空肠和回肠，6 个月 ~ 2 岁婴幼儿发病率最高，多见于夏季，经口感染，可由动物或人直接感染，或通过污染的水、食物传播。患者可有发热、全身不适、恶心、呕吐、头痛和肢体疼痛等症状，排便次数增多，一般每日少于 10 次，初为水样，迅速转变为黏液性或脓血便，有恶臭味。排便显微镜检查可见大量白细胞和少量不等的红细胞。腹痛剧烈或伴血便者，易误诊为阑尾炎或肠套叠。病程约为数日至 1 周。

5. 耶尔森菌小肠结肠炎　多发生在冬春季节，可引起淋巴结肿大，亦可产生肠系膜淋巴结炎，严重病例可产生肠穿孔和腹膜炎。本病需要与阑尾炎鉴别。

6. 鼠伤寒沙门菌小肠结肠炎　有胃肠炎型和败血症型，夏季发病率高，新生儿和 1 岁以内的婴儿尤为容易感染，新生儿多为败血症型，常引起暴发流行，可排深绿色黏液脓便或白色胶冻样便，有特殊臭味。

7. 抗生素诱发性肠炎　抗生素诱发性肠炎是指长期应用广谱抗生素，使肠道耐药的金黄色葡萄球菌、梭状芽孢杆菌、白念珠菌和铜绿假单胞菌等大量繁殖后发生的肠炎。发病多在用药 2 ~ 3 周之后，或体弱多病、免疫功能低下，或长期应用肾上腺皮质激素者。抗生素诱发性肠炎的病因、发病机制复杂。除一些抗生素可降低糖类的运转和乳糖酶水平外，多数研究者认为，抗生素的使用可破坏肠道正常菌群，引起肠道菌群失调。肠道菌群紊乱时，益生菌数量将明显下降，条件致病菌数量异常增多，使肠道黏膜屏障损伤，消化吸收代谢受到影响，从而导致肠炎。杜绝滥用抗生素是预防抗生素诱发性肠炎的关键。

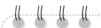

（1）金黄色葡萄球菌肠炎：由病菌侵袭肠壁和产生肠毒素所致。主要表现为腹泻。起病急，粪便有腥臭味、呈水样，暗绿似海水色，黏液多，有假膜，少数有便血。可发生不同程度的脱水、电解质紊乱和酸中毒。多数有不同程度的中毒症状，如发热、恶心、呕吐、谵妄，甚至休克。粪便镜检有大量脓细胞和成簇的 G^+ 球菌，细菌培养有葡萄球菌生长。

（2）假膜性肠炎：由难辨梭状芽孢杆菌引起。除万古霉素和胃肠道外用的氨基糖苷类抗生素外，几乎各种抗生素均可诱发本病。主要症状为腹泻，轻者每日数次，停用抗生素后很快痊愈；重者腹泻频繁，呈黄色水样便，可有毒素致肠黏膜坏死所形成的伪膜排出，粪便厌氧菌培养、组织培养法检测细胞毒素可协助诊断。

（3）真菌性肠炎：多为白念珠菌所致，2 岁以下婴儿多见。主要症状为排便次数增多，黄色稀便，泡沫较多带黏液，有时可见豆腐渣样细块（菌落）；粪便镜检可见真菌孢子和菌丝。婴幼儿病情多较重，常并发于其他感染。

知识链接

生理性腹泻

生理性腹泻一般见于母乳喂养的婴儿，尤其是生后 6 个月以内的婴儿。其原因是由于母乳内所含某种营养成分超过婴儿的需要，而婴儿的消化能力尚未发育完整引起的腹泻。生理性腹泻的特点是，粪便稀薄，每天 4～6 次，有奶块或少量黏液，呈黄绿色，无脓血，常在喂奶后排便，不伴有其他症状，精神好、食欲好，不影响生长发育，停止母乳喂养后，腹泻即可停止。

【辅助检查】

1．血常规　白细胞总数及中性粒细胞增多提示细菌感染，降低则提示病毒感染（也有例外），嗜酸性粒细胞增多提示寄生虫感染或过敏性腹泻。

2．生化检查　血液电解质和血气分析测定可了解电解质和体内酸碱平衡状况。重症患儿应同时测尿素氮，必要时查血钙和血镁。

3．粪便检查　粪便培养可检出致病菌。粪便常规无或偶见白细胞者常由侵袭性细菌以外的病因引起；有较多白细胞者常由于各种侵袭性细菌感染所致。真菌性肠炎经粪便涂片发现念珠菌孢子和菌丝有助于诊断。疑为病毒感染者应做病毒学检查。

知识链接

血气分析

血气分析是指对血液中的酸碱度（pH）、二氧化碳分压（$PaCO_2$）和氧分压（PO_2）等相关指标进行测定，医学上常用于判断机体是否存在酸碱平衡失调以及缺氧和缺氧程度等的检验手段。最基本的 4 个指标是 pH、$PaCO_2$、PO_2、HCO_3^-，其他都是派生出来的指标。pH 的参考值是 7.35～7.45。PaO_2 的参考值是 10.64～13.3 kPa（80～100 mmHg）。$PaCO_2$ 的参考值是 4.65～5.98 kPa（35～45 mmHg），乘 0.03 即为 H_2CO_3 含量。实际碳酸氢根（AB）的参考值为 21.4～27.3 mmol/L，是体内酸碱失衡的重要指标，此值越高，提示体内碱性物质越多。

判断酸碱失衡应先了解临床情况，一般根据 pH、$PaCO_2$、AB［或 BE（剩余碱）］判

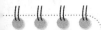

断酸碱失衡，根据 PaO_2 及 $PaCO_2$ 判断缺氧及通气情况。pH 超出正常范围提示存在失衡。但 pH 正常仍可能有酸碱失衡。$PaCO_2$ 超出正常提示存在呼吸性酸中毒、低于正常提示呼吸性碱中毒。$PaCO_2$ 除可用于判断呼吸性酸碱失衡情况外，也可用于判断代谢性酸碱失衡的代偿情况。BE 正常值为 $-3 \sim +3$ mmol/L，正值增大提示代谢性碱中毒、负值增大提示代谢性酸中毒。但血气分析有时还要结合其他检查，结合临床动态观察，才能得到正确判断。

【治疗原则】

儿童腹泻的治疗原则为调整饮食，预防和纠正脱水；合理用药，控制感染，预防并发症。不同时期的腹泻病治疗重点各有侧重，急性腹泻多注意维持水、电解质平衡；迁延性及慢性腹泻则应注意肠道菌群失调问题及运用饮食疗法。

1．急性腹泻的治疗

（1）饮食疗法（参见饮食护理）：强调继续饮食，满足生理需要，补充疾病消耗，以缩短腹泻后的康复时间。

（2）纠正水、电解质紊乱及酸碱失衡（参见第三章第二节）：口服补液盐（ORS）可用于预防脱水及纠正轻、中度脱水。轻度脱水口服液量为 50 ml/kg，中度脱水为 80 ～ 100 ml/kg，于 4 h 内服完。脱水纠正后，可将 ORS 用等量水稀释，按病情需要随时口服。静脉补液适用于中度以上脱水、吐泻严重或腹胀的患儿。重度酸中毒或经补液后仍有酸中毒症状者，给予 5% 碳酸氢钠纠正酸中毒；有低钾血症者遵循"见尿补钾"的原则，可口服或静脉补充，但静脉补钾浓度不超过 0.3%，且不可静脉推注。输入溶液的成分、量和滴注持续时间必须根据不同的脱水程度和性质决定，同时要注意个体化，结合年龄、营养状况、自身调节功能而灵活调整。

（3）药物治疗

1）控制感染：①水样便腹泻患者（约占 70%）多为病毒及非侵袭性细菌所致，一般不用抗生素，合理使用液体疗法后多数会自愈，可选用微生态制剂和肠黏膜保护剂。如伴有明显中毒症状不能用脱水解释者，应选用抗生素治疗。②黏液、脓血便患者（约占 30%）多为侵袭性细菌感染，应根据临床特点，针对病原经验性选用抗菌药物，再根据粪便细菌培养和药敏试验结果进行调整。

2）微生态疗法：有助于恢复肠道正常菌群的生态平衡，抑制病原菌定植和侵袭，控制腹泻。微生态制剂如双歧杆菌、嗜酸乳杆菌、布拉酵母菌、粪链球菌、需氧芽孢杆菌、腊样芽孢杆菌等。

3）肠黏膜保护剂：能吸附病原体和毒素，维持肠细胞的吸收和分泌功能，与肠道黏膜糖蛋白相互作用可增强其屏障功能，阻止病原微生物的攻击，如蒙脱石粉（思密达）。

4）补锌治疗：急性腹泻补锌可以加快肠黏膜修复，缩短病程，减少慢性腹泻的发生。WHO 建议腹泻儿童补锌 10 ～ 14 天，年龄＜ 6 个月者补元素锌 10 mg/d，年龄＞ 6 个月者补元素锌 20 mg/d。

5）避免使用止泻剂：此类药物有抑制胃肠动力的作用，会增加细菌繁殖和毒素的吸收，对于感染性腹泻有时是很危险的，如洛哌丁醇。

6）抗分泌治疗：对于分泌性腹泻，脑啡肽酶抑制剂消旋卡多曲可以通过加强内源性脑啡肽来抑制肠道水、电解质的分泌。

2．迁延性和慢性腹泻的治疗 迁延性、慢性腹泻常伴有营养不良和其他并发症，病情较为复杂，必须采取综合治疗措施。

【护理评估】

1. 健康史　评估喂养史，如喂养方式、喂何种乳品、冲调浓度、喂哺次数及每次喂哺量、添加辅食及断奶情况；注意有无不洁饮食史、食物过敏、腹部受凉或过热致饮水过多；了解是否有上呼吸道感染、肺炎等肠道外感染病史；既往有无腹泻史，有无其他疾病及长期使用抗生素病史。

2. 身体状况　评估患儿生命体征；评估患儿神志、体重、前囟、眼窝、皮肤黏膜、循环状况和尿量等；评估脱水程度和性质，有无低钾血症和代谢性酸中毒等症状；评估肛周皮肤有无发红、破损等。了解血常规、粪便常规、粪便培养、血液生化等检查结果及临床意义。

3. 心理社会状况　评估患儿对疾病的心理反应及认识程度；评估家长对疾病的心理反应及认识、文化程度、喂养及护理知识等；评估患儿家庭的居住环境、经济状况、卫生习惯等。

【常见护理诊断／问题】

1. 腹泻　与喂养不当、感染导致胃肠道功能紊乱等因素有关。

2. 体液不足　与腹泻、呕吐致体液丢失过多和摄入量不足有关。

3. 营养失调：低于机体需要量　与腹泻、呕吐丢失过多和摄入不足有关。

4. 体温过高　与肠道感染有关。

5. 有皮肤完整性受损的危险　与排便次数增多刺激臀部皮肤有关。

6. 知识缺乏：家长缺乏喂养知识及腹泻相关的护理知识。

【护理措施】

1. 调整饮食　腹泻时进食和吸收减少，而营养需要量增加，如限制饮食过严或禁食过久，常会造成营养不良，以致病情迁延不愈而影响生长发育。故应强调继续饮食，满足生理需要，补充疾病消耗，以缩短腹泻后的康复时间。应根据疾病的特殊病理生理状况、个体消化吸收功能和平时的饮食习惯进行合理调整。以母乳喂养的婴儿继续哺乳，暂停辅食；人工喂养儿可喂以等量米汤或稀释的牛奶或其他代乳品，由米汤、粥、面条等逐渐过渡到正常饮食。有严重呕吐者可暂时禁食 4～6 h（不禁水），待好转后继续喂食，由少到多，由稀到稠。病毒性肠炎多有继发性双糖酶（主要是乳糖酶）缺乏，对疑似病例可暂停乳类喂养，改为豆制代乳品，或发酵奶，或去乳糖配方奶粉以减轻腹泻，缩短病程。患儿在应用无双糖饮食后腹泻仍不改善时，需考虑对蛋白质过敏（如对牛奶或大豆蛋白过敏）的可能性，应改用其他饮食。少数严重患儿不能耐受口服营养物质者，可采用静脉高能营养。腹泻停止后逐渐恢复营养丰富的饮食，并每日加餐 1 次，共 2 周。

2. 维持水、电解质及酸碱平衡　根据病情可选择口服补液和（或）静脉补液。ORS 用于预防脱水及纠正轻、重度脱水，轻度脱水口服液量为 50～80 ml/kg，中度脱水为 80～100 ml/kg，于 8～12 h 将累积损失量补足。脱水纠正后，可将 ORS 用等量水稀释，按病情需要随时口服。口服 ORS 液时应指导家长让患儿适当补充白开水，预防高钠血症的发生。有明显腹胀、休克、心功能不全或其他严重并发症者及新生儿不宜口服补液。静脉补液适用于中或重度脱水、经口服补液不见好转、吐泻严重或腹胀的患儿。静脉补液时，要确定补液总量、补液性质、补液速度，遵循先盐后糖、先快后慢、先浓后淡的补液原则。重度酸中毒或经补液后仍有酸中毒症状者，可将 5% 碳酸氢钠用 5% 或 10% 的葡萄糖溶液稀释 3.5 倍成等渗的 1.4% 碳酸氢钠溶液静脉滴注，以纠正酸中毒。在抢救重度酸中毒时，可不稀释而直接静脉推注，但不宜多用。静脉补充碳酸氢钠时要注意观察穿刺部位，如有液体外渗应立即停止输液，进行处理。有低钾血症者遵循"见尿补钾"的原则，可口服或静脉补充，但静脉补钾浓度不超过 0.3%，且不可静脉推注。输入溶液的成分、量和滴注持续时间必须根据不同的脱水程度和性质决定，同时要注意个体化，结合年龄、营养状况、自身调节功能而灵活调整。静脉补液时准确调整输液速度，并记录第一次排尿时间及 24 h 出入量，以此作为调整补液方案的依据。

3．控制感染 严格按肠道传染病消毒隔离，护理患儿前后需认真洗手，防止交叉感染。对患儿的衣物、尿布、用具及便盆分类消毒。遵医嘱使用抗生素。

4．维持皮肤的完整性

（1）评估并记录患儿皮肤状况，观察皮肤的颜色及表皮有无破溃。

（2）指导家长保持患儿臀部清洁干燥，每次便后用温水清洗臀部及会阴部并吸干；女婴尿道口接近肛门，故会阴部的清洁要特别注意，防止上行性尿路感染。

（3）宜选用柔软、吸水性强的纯棉布质或纸质尿布，勤更换，避免使用不透气塑料布或橡皮布，防止尿布皮炎的发生。

（4）及时更换卧位并给予良好的皮肤护理，以预防可能因脱水而产生的损伤。如局部皮肤发红，应涂以 5% 鞣酸软膏或 40% 氧化锌油并按摩片刻，促进局部血液循环；如局部皮肤糜烂或溃疡，可采用暴露法，臀下仅垫尿布，不加包扎，使臀部皮肤暴露于空气中或阳光下。

5．观察病情

（1）监测生命体征：如神志、体温、脉搏、呼吸、血压等，观察有无全身中毒症状如发热、精神萎靡、嗜睡、烦躁等。体温过高时应给患儿多饮水、擦干汗液、及时更换汗湿的衣服，并遵医嘱做相应的处理。

（2）观察排便情况：观察并记录排便次数、颜色及粪便的气味、性状、量，做好动态比较，为输液方案提供可靠依据。

（3）观察水、电解质和酸碱平衡紊乱症状：如脱水情况及其程度、代谢性酸中毒表现、低钾血症表现。输液后应注意观察患儿的神志，有无口渴、皮肤和黏膜干燥程度、眼眶及前囟凹陷情况、尿量多少等，如补液合理，一般于补液后 3 ~ 4 h 有尿排出，说明血容量恢复。补液后 24 h 皮肤弹性恢复，眼眶凹陷消失，则表明脱水已纠正。

6．健康教育

（1）指导护理：解释腹泻病因、潜在并发症及治疗措施；指导患儿及家长注意手卫生；指导家长对出入量的监测以及脱水表现的观察；指导家长调整患儿饮食、正确配制和使用 ORS 溶液。

（2）疾病预防：提倡母乳喂养，避免在夏季断奶，按时逐渐添加辅食，防止过食、偏食及饮食结构突然变动。注意食物新鲜，食具、奶具及玩具等定期消毒，避免肠道内感染。教育儿童饭前便后洗手，勤剪指甲。避免长期滥用广谱抗生素。注意气候变化，防止受凉或过热，冬天注意保暖，夏天多喝水，居室要通风。加强体格锻炼，积极参加户外活动。

随堂测 8-4

第五节 肠 套 叠

肠套叠（intussusception）是指肠管的一部分及其相应的肠系膜套入邻近肠腔内的一种肠梗阻。此病是婴儿时期最常见的急腹症，是 3 个月至 6 岁期间引起肠梗阻的最常见原因。常见于 2 岁以下婴幼儿，尤其是 4 ~ 10 个月的婴儿最多见。发病率男孩比女孩高 2 ~ 3 倍。春秋季发病率较高，可能与此时期儿童上呼吸道炎症和腺病毒感染较多有关。

【病因及发病机制】

肠套叠的病因至今尚未完全明了。近年来的研究普遍认为，饮食习惯的改变、新加食物对肠道的刺激、腺病毒的感染、回肠末段集合淋巴结增殖、肥厚，以及梅克尔憩室、活动性盲肠的存在都可能是肠套叠发病的诱因，但至今尚无一种理论能解释所有病例，真正的病因尚待进一步探讨。

肠套叠的发病机制至今尚未完全明了。肠套叠可发生于肠管的任何部位，被套入的肠段进入髓鞘后，其顶点可继续沿肠管推进，肠系膜也被嵌入，肠系膜血管受压迫，造成局部循环障碍，逐渐发生肠管水肿，肠腔阻塞，套入的肠段被绞窄而坏死，鞘部则扩张呈缺血性坏死，甚至穿孔而导致腹膜炎。

【临床表现】

1. 急性肠套叠 多突然起病，其主要临床表现如下。

（1）腹痛：是疾病早期出现的症状，表现为平素健康的婴幼儿，无任何诱因突发剧烈的、有规律的阵发性腹痛。患儿哭闹不安、屈膝缩腹、面色苍白，持续数分钟或更长时间后腹痛缓解，安静或入睡，间歇 10～20 min 后伴随肠蠕动出现又反复发作。

（2）呕吐：因为肠系膜被牵拉，故起病不久即出现反射性呕吐，呕吐物多为奶块或食物。以后即有胆汁，甚至可为粪便样物，是肠梗阻严重的表现。

（3）血便：本病特征表现之一，约85%患儿于病后6～12 h出现血便，多为暗红色黏液果酱样便，亦可为新鲜血便或血水，一般无臭味，当疑为本病而尚无便血时可做直肠指检，如指检染血则有同样诊断意义。便血出现的原因是套入部位肠壁血液循环障碍，致使黏膜渗血与肠黏液混合在一起所致。

（4）腹部肿块：有重要诊断意义的腹部体征，肿块的部位依套入点和套入程度而定，一般发生在升结肠、横结肠和降结肠位置。在病程早期，肿块多位于右上腹部，呈腊肠样，光滑而不太硬，略带弹性，可稍活动，有压痛。晚期病例发生肠坏死或腹膜炎时，可有腹胀、腹腔积液、腹肌紧张和压痛，不易扪及肿块，有时腹部触诊和直肠指检双合检查可触及肿块。

（5）全身情况：早期患儿一般情况稳定，体温正常，仅有面色苍白，精神欠佳，食欲减退或拒食。随发病时间延长，一般情况逐渐严重，出现精神萎靡、嗜睡、严重脱水、高热、腹胀，甚至休克或腹膜炎征象。

2. 慢性肠套叠 年龄越大，发病过程越缓慢。主要表现为阵发性腹痛，腹痛时上腹或脐周可触及肿块，不痛时腹部平坦、柔软、无包块，病程有时长达十余日。由于年长儿肠腔较宽阔，可无梗阻现象，肠管亦不易坏死。呕吐少见，便血发生也较晚。

【辅助检查】

1. 腹部超声检查 在套叠部位横断面可见"同心圆"或"靶环状"肿块图像，纵断面扫描可见"套筒征"。

2. 空气灌肠 由肛门注入气体，在 X 线透视下可见杯口阴影以及套叠头的块影，并可同时进行复位治疗。

3. B超下水压灌肠 将探头由肛门、左下腹直肠乙状结肠结合部缓慢移动，至回盲部做纵断面的探测，寻找"套头套鞘"的影像，当发现"同心圆"及"套筒征"时则可以初步诊断为肠套叠，并进一步观察该处的回声特征。根据 B 超提示肠管情况，适当控制灌水量及灌水压力，灌筒距离肛门高度不超过 120 cm，压力不超过 12 kPa。

4. 钡剂灌肠 从肛门注入人体不能消化吸收的稀释钡剂，使得直肠、全部结肠及盲肠显影，确定肠道是否发生套叠。包括单纯型钡剂灌肠和气钡双对比造影。

【治疗原则】

急性肠套叠是急症，复位是其紧急的治疗措施，一旦确诊需立即进行。

1. 非手术治疗 病程不超过 48 h，全身情况良好，无明显脱水及电解质紊乱，无明显腹胀和腹膜炎表现者可采用灌肠复位治疗。最常用的灌肠治疗是空气灌肠复位治疗。

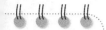

2. 手术疗法 用于灌肠不能复位的失败病例、肠套叠超过 48 ~ 72 h，疑有肠坏死或肠穿孔以及小肠型肠套叠的病例。手术方法包括单纯手法复位、肠切除吻合术或肠造瘘术等。

【护理评估】

1. 健康史 详细询问发病情况，有无腹痛、呕吐、血便等。

2. 身体状况 评估腹部肿块、压痛，直肠指检有无染血或肿块等。

3. 心理社会状况 评估患儿对疾病的心理反应；评估家长对疾病的心理反应及认识程度、文化程度、喂养及护理知识等；评估患儿家庭的居住环境、经济状况、卫生习惯等。

【常见护理诊断 / 问题】

1. 急性疼痛 与肠系膜受牵拉和肠管强烈收缩有关。

2. 知识缺乏：患儿家长缺乏有关疾病治疗及护理的知识。

【护理措施】

1. 密切观察病情 健康婴幼儿突然发生阵发性腹痛、呕吐、便血和腹部扪及腊肠样肿块时可确诊肠套叠，应密切观察腹痛的特点及部位，以助于诊断。

2. 非手术疗法效果观察

（1）空气灌肠前准备：遵医嘱给予苯巴比妥钠镇静，阿托品缓解痉挛状态。

（2）治疗效果的观察：密切观察患儿腹痛、呕吐、腹部包块情况。灌肠复位成功的表现：①拔出肛管后排出大量带臭味的黏液血便或黄色粪水；②患儿安静入睡，不再哭闹及呕吐；③腹部平软，触不到原有的包块；④复位后给予口服 0.5 ~ 1 g 活性炭，6 ~ 8 h 后可见粪便内炭末排出。如患儿仍然烦躁不安，阵发性哭闹，提示腹部包块仍存在，应怀疑是否套叠仍未复位或又重新发生套叠，应立即通知医师作进一步处理。

（3）空气灌肠复位成功后，应向家长交代，注意为患儿保暖、防止着凉、腹泻，饮食以稀、少、清淡并富营养为原则，量与质要逐渐增加，有助于肠功能的恢复。此外，在为儿童添加辅食时，应遵循由稀到稠、由少到多的原则，季节变化时注意加减衣物，预防感冒。

3. 手术疗法护理

（1）术前护理

1）心理护理：做好患儿及家长的心理疏导与解释工作，使患儿以最佳的心理状态接受手术治疗。

2）一般护理：①禁食；②密切观察病情，根据病情决定是否给氧、心电监护，有脱水或休克者应快速补充扩容，密切观察脱水、休克纠正情况；③病程长，腹胀、呕吐明显者维持有效的胃肠减压；④皮试和完善各项检查：采血项目包括血常规、凝血四项、肝功能、肾功能、电解质、术前免疫全套，必要时配血等；⑤预防呼吸道感染，合理使用抗生素；⑥手术区皮肤准备。

（2）术后护理

1）麻醉苏醒期护理：去枕平卧，头偏向一侧，肩下垫软枕，保持呼吸道通畅。备吸痰器于床旁，及时清理呼吸道分泌物，给氧，心电监护监测生命体征至平稳。

2）保持胃管引流通畅，每班检查标记，观察胃管有无脱出、阻塞，每班用生理盐水或温开水冲洗胃管 1 次，观察引流物的颜色、性质和量，并做好记录；用生理盐水或 1% 小苏打清理口腔，每日 1 次。

3）禁食期间给予胃肠外营养支持，维持水、电解质平衡，促进伤口愈合。遵医嘱使用抗生素，防止切口感染。

4）观察伤口敷料渗血、渗液情况，使用腹带加压包扎伤口。高热时遵医嘱予物理或药物降温，使体温降至 38℃ 以下。避免患儿哭吵、烦躁，必要时给予镇静剂；如出现切口感染或裂开，应立即通知医生紧急处理。

5）观察腹部体征，一般术后 24 h 后能恢复肠蠕动，待肠蠕动恢复，腹部不胀，肛门有排气、排便、肠鸣音及食欲恢复，拔出胃管，遵医嘱开始进水，逐渐过渡到流质饮食、软食和普通饮食，并观察进食后有无腹胀、呕吐、腹痛等情况。肠切除的患儿，一般 48 h 后恢复肠蠕动，超过 48 h 仍有腹胀者，应继续胃肠减压，必要时遵医嘱给予开塞露通便并加强观察。

6）鼓励患儿尽早下床活动，防止发生粘连性肠梗阻。

7）加强基础护理，防止交叉感染。

8）心理护理：因患儿的年龄小、禁食时间长，会因饥饿而剧烈哭闹，尽量保持环境安静，给予安抚奶嘴等安抚患儿。

（3）健康教育：指导家属观察有无呕吐、腹痛和便血等肠套叠再次发生的症状；婴幼儿暂缓添加辅食，注意饮食卫生和饮食规律，少量多餐进食蔬菜、水果等易消化的高纤维饮食，保持排便通畅；肠切除的患儿，注意观察有无呕吐、便秘、腹痛和腹胀等肠粘连和肠梗阻症状。

随堂测 8-5

小　结

三种口炎的比较：①鹅口疮：为白念珠菌感染所致；口腔黏膜表面出现白色或灰白色乳凝块样小点或小片状物；可用 2% 碳酸氢钠溶液清洁口腔。②疱疹性口炎：为单纯疱疹病毒Ⅰ型感染所致；口腔黏膜表面疱疹破溃后形成浅表溃疡，有黄白色纤维素性分泌物覆盖；可用 3% 过氧化氢溶液清洁口腔。③溃疡性口炎：为链球菌、金黄色葡萄球菌等感染所致；口腔黏膜糜烂或溃疡，上有灰白色或黄色假膜；可用 3% 过氧化氢溶液或 0.1% 依沙吖啶溶液清洁口腔。

胃食管反流分生理性和病理性两种，儿童胃食管反流以生理性常见，新生儿和婴幼儿以呕吐为主要表现，年长儿以反胃、反酸、嗳气等症状多见。此外，还可出现反流性食管炎、Barrett 食管、呼吸系统症状、营养不良等表现。治疗包括饮食和体位管理、药物治疗、手术治疗。主要的护理要点包括：保持适当的体位、合理喂养、合理用药、手术护理和健康教育。

儿童腹泻病以感染性腹泻最常见，其中又以轮状病毒性腹泻最常见。儿童腹泻的治疗原则主要包括：预防和纠正脱水，继续饮食，合理用药，加强护理，预防并发症。护理重点主要是调整饮食结构，强调继续饮食；注意对腹泻所致脱水的观察，包括脱水的程度和脱水的性质等；注意对常见病原体引起肠炎的粪便性状的观察；注意臀部皮肤的护理等。婴幼儿腹泻的预防措施包括提倡母乳喂养、合理断乳和添加辅食，注意饮食卫生，避免着凉，避免滥用抗生素等。

肠套叠是指肠管的一部分及其相应的肠系膜套入邻近肠腔内的一种肠梗阻。常见症状包括腹痛、呕吐、血便和腹部肿块等。该病发现及时可采取非手术治疗，对于手术治疗的患儿，术后应注意维持胃肠减压功能，保持胃肠道通畅，预防感染及吻合口瘘。患儿排气、排便后可拔除胃肠引流管，逐渐恢复经口进食。

思考题

1. 如何对口炎患儿进行正确的口腔护理？

2. 患儿，女，1 岁 3 个月。因发热、流涎、拒食 2 天入院。患儿 2 天前开始发热，体温

38.7～39.5℃，哭闹不安，拒食，曾自服阿莫西林及布洛芬，效果不佳。查体：T 39.1℃，咽部充血，齿龈、舌、颊黏膜等处可见成簇小疱疹，部分已破溃，上面覆盖黄白色纤维素性渗出物；精神差；左右颌下可各扪及一枚黄豆大小的淋巴结，有触痛。

请回答：

(1) 该患儿口腔病变的原因是什么？

(2) 口腔护理时，应选用何种溶液进行口腔清洁？

(3) 针对该患儿目前的情况，应采取何种护理措施？

3. 简述抗生素诱发性肠炎的概念、病因及发病机制。

4. 急性肠套叠的临床表现包括哪些？

5. 患儿，男，1岁，因"排蛋花样粪便3天，尿少1天，无尿伴精神萎靡半天"收入院。3天前患儿无明显诱因排蛋花样粪便，15～20次/天，伴呕吐胃内容物，进食后即吐，伴发热，体温38℃，自行予退热贴，口服"妈咪爱"治疗，未见好转。入院前1天出现尿少，近半天无尿，精神极度萎靡。体格检查：T 36.6℃，体重10 kg，R 40次/分，BP 60/28 mmHg。神志淡漠，面色青灰，前囟及眼眶明显凹陷，无泪，唇干，口唇微绀，呼吸深大、急促，脉搏细速，皮肤弹性明显降低，肢端厥冷，大理石样花纹，毛细血管充盈时间大于5 s。血气分析：pH 7.20，BE −20 mmol/L，HCO_3^- 8 mmol/L。血生化：K^+ 3.0 mmol/L，Na^+ 135 mmol/L，Cl^- 104 mmol/L。粪便常规：黄色稀水样，黏液（−），WBC：2～3个/HP，RBC：0个/HP。血常规：WBC $5.7×10^9$/L，N 37%，L 60%。

请回答：

(1) 该患儿的临床诊断是什么？

(2) 首先采取的补液措施是什么？

(3) 简述皮肤护理措施。

（陈　慧　李荣华）

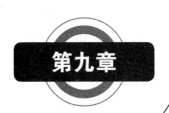

第九章　呼吸系统疾病患儿的护理

导学目标

通过本章内容的学习，学生应能够：

◆ **基本目标**

1. 列举急性上呼吸道感染、急性感染性喉炎、急性支气管炎、肺炎、支气管哮喘的病因及辅助检查方法。
2. 描述急性上呼吸道感染、急性感染性喉炎、急性支气管炎、肺炎、支气管哮喘的临床表现和治疗原则。
3. 说出哮喘持续状态的定义；诱发支气管哮喘的危险因素。
4. 复述肺炎合并心力衰竭的诊断标准及处理原则。
5. 解释儿童易患呼吸系统感染性疾病的原因。
6. 比较几种特殊病原体所致肺炎的特点。
7. 评估急性感染性喉炎、肺炎、支气管哮喘患儿并为其制订护理计划。

◆ **发展目标**

综合运用护理程序对支气管肺炎患儿进行整体护理。

◆ **思政目标**

1. 培养大无畏的精神和"舍小家，顾大家"的家国情怀。
2. 引导关爱患儿，建立和谐的护患关系。
3. 培养仁爱、大爱的品质以及良好的沟通能力。

　　呼吸系统疾病是儿童时期的常见疾病，其中急性上呼吸道感染、急性支气管炎、支气管肺炎最为多见。患儿年龄越小，病情越重，病死率越高。门诊患儿以急性上呼吸道感染最多见，占儿科门诊的 60% 以上。住院患儿以下呼吸道感染为主，大部分为肺炎，且是全国 5 岁以下儿童死亡的主要原因之一。

第一节　儿童呼吸系统解剖生理特点

　　呼吸系统以环状软骨为界划分为上、下呼吸道。鼻、鼻窦、咽、咽鼓管、会厌和喉属上呼吸道；下呼吸道由气管、支气管、毛细支气管、呼吸性支气管、肺泡管及肺泡组成。儿童时期呼吸系统感染性疾病发病率高，与儿童呼吸系统解剖生理和免疫特点有关。

【解剖特点】

1. 上呼吸道

(1) 鼻、鼻窦：婴幼儿鼻及鼻腔相对短小，鼻道狭窄。随着颅骨的发育以及牙的萌出，鼻道逐渐加大、加宽。婴幼儿没有鼻毛，鼻黏膜柔弱且富于血管，感染时由于鼻黏膜的肿胀，易发生堵塞，导致呼吸困难或张口呼吸。上颌窦和筛窦出生时已出现，2岁后逐渐变大，12岁时充分发育。额窦和蝶窦分别在2岁和4岁时出现，12～13岁发育。蝶窦3岁时与鼻腔相通。故婴幼儿很少发生鼻窦炎，后者6岁以后才多见。婴幼儿鼻泪管短，开口接近内眦部，且瓣膜发育不全，故上呼吸道感染往往侵入结膜引起炎症。

(2) 咽、喉：婴儿鼻咽及咽部相对狭窄、垂直。咽鼓管较宽，短而且直，呈水平位，因此，鼻咽部炎症时易导致中耳炎。咽后壁有颗粒形的淋巴滤泡，1周岁内最显著，以后逐渐萎缩；而扁桃体则需要到1岁末才逐渐增大，4～10岁时发育达最高峰，14～15岁时又逐渐退化。因此，婴儿易发生咽后壁脓肿，而学龄期儿童则易患扁桃体炎。咽扁桃体又称腺样体，6个月开始发育，位于咽后壁与鼻咽顶部交界，腺样体严重肥大是儿童阻塞性呼吸睡眠暂停综合征的重要原因。儿童的喉部呈漏斗型，黏膜薄弱而富于血管及淋巴组织，轻微炎症即可引起喉头水肿、狭窄，导致吸气性呼吸困难甚至窒息。

2. 下呼吸道

(1) 气管和支气管：婴幼儿气管和支气管管腔较成人狭窄且短直，支气管管壁缺乏弹性组织，软骨柔软，支撑作用较弱；黏膜柔嫩、富于血管，因黏液腺分泌不足，导致气道干燥，因纤毛运动弱，而清除能力差，因而易发生呼吸道感染并导致呼吸道阻塞。婴幼儿左侧支气管细长，右侧支气管短粗，为气管的直接延续，因此，气管插管较易滑入右侧，支气管异物也以右侧多见。

(2) 肺：肺泡数量较少，弹力组织发育不良，血管丰富，间质发育旺盛，导致肺的含血量丰富而含气量相对较少，易发生肺部感染，并易引起间质性炎症、肺不张和肺气肿等。

3. 胸廓 婴幼儿胸廓短，呈桶状，肋骨呈水平位，膈肌位置较高，呼吸肌发育差，呼吸时肺不能充分地扩张、通气和换气，当肺部病变时易因缺氧和二氧化碳潴留而出现呼吸困难和青紫。儿童纵隔体积相对大，周围组织松软、富有弹性，在胸腔积液或积气时易导致纵隔移位。

【生理特点】

1. 呼吸频率和节律 儿童呼吸频率较快，且年龄越小，呼吸频率越快（表9-1）。婴幼儿由于呼吸中枢发育不完全成熟，易出现呼吸节律不齐，甚至呼吸暂停。

表9-1 各年龄儿童呼吸、脉搏频率

年龄	呼吸（次/分）	脉搏（次/分）	呼吸：脉搏
新生儿	40～45	120～140	1：3
1个月～1岁	30～40	110～130	1：3～1：4
～3岁	25～30	80～100	1：4
～7岁	20～25	80～100	1：4
～14岁	18～20	70～90	1：4

2. 呼吸型态 婴幼儿呼吸肌发育不完善，胸廓活动范围小，呼吸时主要依靠膈肌活动，呈腹式呼吸。随着年龄增长，呼吸肌逐渐发育完善，随着站立、行走，腹腔脏器下降，肋骨由水平位逐渐变为倾斜位，逐渐转为胸腹式呼吸。7岁以后接近成人。

3．呼吸功能 儿童肺活量、潮气量、气体弥散量均小于成人；气道阻力大于成人；肺内氧贮备量相对小于成人，但氧耗量相对较高。在患呼吸道疾病时容易发生缺氧和二氧化碳潴留而导致呼吸功能不全。

儿童各项呼吸功能储备能力均较差，患呼吸系统疾病时易发生呼吸功能不全。

儿童肺活量小，为 50 ～ 70 ml/kg。在安静情况下，年长儿仅用肺活量的 12.5% 进行呼吸，而婴幼儿则需用 30% 左右，因此婴幼儿的呼吸储备量较小，当发生呼吸功能障碍时，其代偿呼吸量最大不超过正常的 2.5 倍，而成人可达 10 倍，因此儿童易发生呼吸衰竭。

儿童年龄越小，肺容量越小，潮气量也越小。儿童的潮气量为 6 ～ 10 ml/kg，1 岁以内儿童潮气量平均为 42 ml，约为成人的 1/12，按体表面积计算亦仅为 40% 左右。但因正常婴幼儿呼吸频率较快，若按体表面积计算，其每分通气量与成人相近。儿童肺较小，肺泡毛细血管总面积和总容量均较成人小，故气体总弥散量也小，但若以单位肺容量计算，则与成人相似。

儿童气道管腔小，阻力大于成人，因此儿童发生喘息的机会较多。随着年龄增大，气道管径逐渐增大，阻力逐渐降低。

【免疫特点】

儿童呼吸道的非特异性和特异性免疫功能均较差。婴幼儿咳嗽反射弱，气道平滑肌收缩功能及纤毛运动较差，难以有效地清除吸入的尘埃和异物颗粒。肺泡吞噬细胞功能不足，婴幼儿体内免疫球蛋白含量低，尤其是 SIgA 含量低。另外，乳铁蛋白、溶菌酶、干扰素、补体等的数量和活性不足，故易患呼吸道感染。

随堂测 9-1

【呼吸系统检查时的重要体征】

1．呼吸频率 呼吸频率加快是婴儿呼吸困难的第一征象，年龄越小越明显。WHO 儿童急性呼吸道感染防治规划特别强调呼吸增快是儿童肺炎的主要表现。呼吸急促指 2 个月以内的婴幼儿，呼吸频率 ≥ 60 次/分；2 ～ 12 月龄幼儿，呼吸频率 ≥ 50 次/分；1 ～ 5 岁幼儿，呼吸频率 ≥ 40 次/分。在呼吸系统疾病过程中，出现呼吸频率减慢或呼吸节律不规则也是危险征象，需特别注意。

2．呼吸音 儿童特别是小婴儿，由于其胸壁薄，容易闻及呼吸音。严重气道梗阻时，几乎听不到呼吸音，称闭锁肺（silent lung），是病情危重的征象。

3．发绀 为血氧下降的重要表现，是毛细血管床还原血红蛋白增加所致。末梢性发绀指血流较慢，且动、静脉氧差较大部位（如肢端）的发绀；中心性发绀常发生在舌、黏膜等血流较快的部位，其发生较末梢性发绀晚。

4．吸气时胸廓凹陷 婴幼儿上呼吸道梗阻或肺实变时，由于胸廓软弱，用力吸气时胸腔内负压增加，可引起胸骨上窝、锁骨上窝及肋间凹陷，即"三凹征"，形成呼吸矛盾，增加呼吸肌能量的消耗，但未能增加通气量。

5．吸气喘鸣 常伴吸气延长，是上呼吸道梗阻的表现。

6．呼气呻吟 是小婴儿呼吸道梗阻和肺扩张不良的表现，常见于新生儿呼吸窘迫综合征。

【常用实验室检查及其他辅助检查】

1．血气分析 新生儿和婴幼儿的肺功能检查难以进行，但可进行血气分析了解血氧饱和度水平和血液酸碱平衡状态，为诊断和治疗提供依据。儿童血气分析正常值见表 9-2。

表9-2　儿童血气分析正常值

	新生儿	~ 2岁	> 2岁
pH	7.35 ~ 7.45	7.35 ~ 7.45	7.35 ~ 7.45
PaO_2（kPa）	8 ~ 12	10.6 ~ 13.3	10.6 ~ 13.3
$PaCO_2$（kPa）	4.00 ~ 4.67	4.00 ~ 4.67	4.67 ~ 6.00
HCO_3^-（mmol/L）	20 ~ 22	20 ~ 22	22 ~ 24
BE（mmol/L）	−6 ~ +2	−6 ~ +2	−4 ~ +2
SaO_2（%）	90 ~ 97	95 ~ 97	96 ~ 98

2．胸部影像学检查　胸部X线检查依然是呼吸系统疾病影像学检查的基础。电子计算机断层扫描（CT），特别是高分辨CT可发现间质性肺疾病的一些特征性表现。磁共振成像（MRI）在显示肿块与肺门、纵隔血管关系方面优于CT，适用于肺门及纵隔肿块或转移淋巴结的检查。

3．儿童支气管镜检查　利用纤维支气管镜和电子支气管镜可以直视气管和支气管内的各种病变，还可以进行活体组织检查，支气管镜下的介入治疗也已逐渐应用于儿科临床。支气管镜检查有利于提高儿童呼吸系统疾病的诊断水平和治疗效果。儿童支气管镜检查及护理见第三章第三节儿科常用特殊检查及护理内容。

4．肺功能检查　肺功能检查是呼吸系统疾病的必要检查之一，5岁以上的儿童可以进行比较全面的肺功能检查。目前针对儿童的肺功能检查有：婴幼儿肺功能仪测定潮气呼吸肺功能，学龄期及少年儿童测定呼气流速 - 容积曲线。儿童肺功能检查对哮喘的诊断、鉴别诊断、病情严重程度的评价、疗效判断及预后起着重要作用。

▌知识链接

儿科介入呼吸病学介绍

20世纪末，"interventional pulmonology"在国外开始使用。美国胸科学会和欧洲呼吸学会将呼吸介入肺脏病学定义为"针对呼吸系统疾病的诊断和侵入性治疗操作的一门科学和艺术"。人们对呼吸介入的认识最初是从支气管镜开始的。国内儿科呼吸内镜的开展要比成人晚10余年。1985年，我国儿科医院开始使用纤维支气管镜。20世纪90年代，首都医科大学附属北京儿童医院创建了国内首个儿科支气管镜室，由此国内开始建立对呼吸专业有重大意义的儿科气管镜方法。

儿童支气管镜检查治疗术具有直观、安全、无创、痛苦小等特点，目前使用的电子支气管镜直径在2.8 ~ 4.9 mm，镜身柔软。不仅可以完成对支气管肺部病变的观察诊断，而且可以吸取深部呼吸道分泌物标本、灌洗液上皮细胞及肺组织活检等进行电镜超微结构、细胞学及病原学检测；同时应用钳取、灌洗、注药、微波等进行介入治疗；提高临床对呼吸疾病的认识及诊断水平，并且为儿科支气管镜诊断和支气管的药物治疗等建立了统一的标准。

第二节　急性上呼吸道感染

急性上呼吸道感染（acute upper respiratory infection，AURI）简称感冒，是儿童最常见的疾病，主要侵犯鼻、鼻咽和咽部，根据感染部位的不同可诊断为急性鼻咽炎、急性咽炎、急性扁桃体炎等。一年四季均可发病，以冬春季和气候骤变时多见，主要通过飞沫传播。

【病因】

1. 病原体　各种细菌和病毒均可引起急性上呼吸道感染，90% 以上为病毒感染。常见病毒有鼻病毒、呼吸道合胞病毒、冠状病毒、流感病毒、副流感病毒、腺病毒、柯萨奇病毒等。细菌以溶血性链球菌最为常见，其次为肺炎链球菌、流感嗜血杆菌等。肺炎支原体及衣原体也可引起上呼吸道感染。

2. 诱发因素　营养障碍性疾病，如维生素 D 缺乏性佝偻病，维生素 A、锌或铁等缺乏症，容易发生上呼吸道感染。另外，免疫缺陷病、被动吸烟、护理不当、气候改变、环境中存在不良因素等，易发生上呼吸道感染或使病程迁延。免疫功能低下的患儿并发上呼吸道感染时，症状加重。

【临床表现】

患儿由于年龄、体质、病原体及病变部位的不同，病情轻重、缓急也不相同。一般年长儿以局部症状为主，全身症状较轻；婴幼儿则以全身症状为主，局部症状较轻。

1. 普通型上呼吸道感染

（1）局部症状：流涕、鼻塞、打喷嚏等，也可有流泪、干咳或咽痛、咽部不适，一般3 ～ 4 天内自然痊愈。

（2）全身症状：头痛、全身无力、食欲减退、睡眠不安、腹泻、烦躁，甚至高热惊厥。部分患儿出现脐周阵痛，无压痛，可能为肠痉挛所致，如腹痛持续存在，与发热引起反射性肠蠕动增加或肠系膜淋巴结炎有关。

（3）体征：体检可见鼻黏膜和咽部充血、水肿及咽部滤泡，扁桃体肿大，颌下和颈部淋巴结肿大、触痛。肺部呼吸音正常。

2. 流行性感冒　由流感病毒、副流感病毒引起，简称流感，有明显的流行病学史，潜伏期一般 1 ～ 3 天，起病初期传染性最强。典型流感，呼吸道症状可不明显，而全身症状重，如发热、头痛、咽痛、肌肉酸痛、全身乏力等，有的可引起支气管炎、中耳炎、肺炎等并发症及恶心、呕吐等呼吸道以外的各种病症。

3. 两种特殊类型的上感

（1）疱疹性咽颊炎（herpetic angina）：由柯萨奇病毒 A 组引起，传染性强，可散发或流行，好发于夏秋季。临床特点为急起高热，咽痛、流涎、厌食、呕吐等。体检可见咽部充血，咽腭弓、悬雍垂、软腭等处有 2 ～ 4 mm 大小的疱疹，周围有红晕，疱疹破后形成小溃疡。病程 1 周左右。

（2）咽眼结合膜热（pharyngoconjunctival fever）：由腺病毒 3、7 型引起，可散发或造成小流行，常发生于春夏季。临床特征多呈高热、咽痛、单侧或双侧滤泡性眼结合膜炎，出现少许分泌物，眼睑水肿，流泪、畏光，颈部及耳后淋巴结肿大，有时伴有消化道症状。病程 1 ～ 2 周。

【并发症】

以婴幼儿多见，上呼吸道感染可并发鼻窦炎、中耳炎、喉炎、咽后壁脓肿、颈淋巴结炎、支气管炎、支气管肺炎等，其中肺炎是婴幼儿时期最严重的并发症。年长儿若患 A 组 β 溶血性链球菌咽峡炎，可引起急性肾小球肾炎、风湿热等。

整合小提示

机体可对 A 组 β 溶血性链球菌的某些抗原成分产生抗体，抗原抗体形成免疫复合物，导致易感组织器官发生免疫反应。

【辅助检查】

病毒感染者白细胞计数偏低或在正常范围内，病毒分离和血清反应可明确病原菌。近年来，免疫荧光、免疫酶及分子生物学技术可对病原体做出早期诊断。细菌感染者白细胞计数及中性粒细胞增高，严重病例白细胞总数也可减低，细菌感染时 C 反应蛋白（CRP）升高。

【治疗原则】

1. 一般治疗 病毒性上呼吸道感染为自限性疾病。应注意休息，保持良好的周围环境，多饮水，补充大量维生素 C，预防并发症发生。

2. 抗感染治疗

（1）抗病毒药物：普通感冒目前尚无特异性抗病毒药物。若为流行性感冒病毒感染，可在病初（症状出现 48 h 内）应用磷酸奥司他韦口服，对甲、乙型流感病毒均有效，每次 2 mg/kg，每日两次，口服，疗程 5 天。病毒性结合膜炎可用 0.1% 阿昔洛韦滴眼，1～2 h 一次。

（2）抗生素：细菌性上呼吸道感染或病毒感染合并细菌感染时，可加用抗生素。常用青霉素、头孢菌素及大环内酯类抗生素。咽拭子培养可以指导抗生素治疗。如为链球菌感染或既往有肾炎或风湿热病史者，可用青霉素，疗程 10～14 天。

3. 对症治疗

（1）降温：高热患儿可口服对乙酰氨基酚或布洛芬类药物降温。

（2）减轻卡他症状：可口服马来酸氯苯那敏。鼻塞明显，影响吃奶和呼吸时，可在清洁鼻腔后，用 0.5% 麻黄碱 1～2 滴滴鼻。但婴幼儿禁用肾上腺素类滴鼻剂。

（3）镇静：高热烦躁患儿在退热的同时给予镇静止惊等处理。

随堂测 9-2

【护理评估】

1. 健康史 询问患儿近期有无上呼吸道感染、传染病接触史等。了解患儿的身体素质及营养状况。

2. 身体状况（包括辅助检查） 评估患儿的生命体征；评估是否有上呼吸道感染症状及精神不振、食欲下降、呕吐等全身症状；评估是否有咽部充血、扁桃体肿大、淋巴结肿大触痛等体征。检查是否有中耳炎、鼻窦炎等并发症。

3. 心理社会状况 评估患儿家长对病因、预防及护理知识的了解程度，了解当地流行病学情况。

【常见护理诊断 / 问题】

1. 体温过高 与上呼吸道感染有关。

2. 舒适度下降 与上呼吸道感染所致咽痛、鼻塞及流涕有关。

3. 有体液不足的危险 与高热后呼吸加快及退热时体液丢失过多有关。

4. 潜在并发症：热性惊厥。

【护理措施】

1. 发热的护理

（1）一般护理：患儿应卧床休息，减少活动；做好呼吸道隔离，保持室内空气清新、流通，维持适宜的温、湿度；给予易消化和富含维生素的清淡饮食；保持口腔清洁；患儿衣着、盖被不宜过多，新生儿可通过松解包被的方式降温；患儿出汗后及时更换衣服，保持皮肤干爽；注意保暖，避免受凉。

（2）密切监测体温：根据患儿的舒适感受选择物理降温或遵医嘱给予药物降温方式，若有高热惊厥病史，则应及早给予处置。退热处置 30 min 至 1 h 后复测体温，并随时注意有无新的症状或体征出现，以防惊厥发生或体温骤降。

（3）保持水、电解质平衡：多饮水，保证患儿摄入充足的水分，尤其使用退热剂后应多饮水，以免大量出汗引起虚脱。必要时静脉补充营养和水分。

2．密切观察病情变化，做好安全防护 密切观察患儿精神及生命体征的变化，观察病情有无加重，警惕热性惊厥的发生。一旦发生惊厥，立即进行急救，并注意观察治疗效果及药物不良反应。伴有声嘶、犬吠样咳嗽者应警惕喉炎的发生。

3．健康教育

（1）儿童居室应宽敞、整洁、采光好。室内应采取湿式清扫，经常开窗通气，成人应避免在儿童居室内吸烟，保持室内空气新鲜。

（2）合理喂养儿童，婴儿提倡母乳喂养，及时添加换乳期食物，保证摄入足量的蛋白质及维生素；要营养平衡，纠正偏食。

（3）多进行户外活动，多晒太阳，预防佝偻病的发生。加强体格锻炼，增强体质，加强呼吸肌的肌力与耐力，提高呼吸系统的抵抗力与适应环境的能力。

（4）在气候骤变时，应及时增减衣服，注意保暖。出汗后及时更换衣物。

（5）在上呼吸道感染的高发季节，避免带儿童到人多拥挤、空气不流通的公共场所。体弱儿童建议注射流感疫苗。

第三节 急性感染性喉炎

急性感染性喉炎（acute infectious laryngitis）又称急性喉炎，是婴幼儿常见的喉部黏膜急性弥漫性炎症。好发于冬春季节，多见于婴幼儿。临床上以犬吠样咳嗽、声音嘶哑、喉鸣和吸气性呼吸困难为特征。

【病因】

由病毒或细菌引起，常见的病原有副流感病毒、流感病毒、腺病毒、呼吸道合胞病毒及金黄色葡萄球菌、肺炎链球菌、流感嗜血杆菌、溶血性链球菌等。由于婴幼儿解剖特点，炎症时局部容易充血水肿，易出现喉部梗阻。

【临床表现】

1．症状 多起病急，有不同程度的发热、流涕、鼻塞等上呼吸道感染症状，同时伴有声音嘶哑、犬吠样咳嗽、呼吸急促，夜间症状加重。严重者可迅速发展为喉梗阻，出现烦躁不安、面色苍白、吸气性呼吸困难、吸气性喉鸣、三凹征、心率加快，若不及时抢救，可出现窒息，甚至死亡。

2．体征 体检可见咽部充血，间接喉镜检查可见喉部及声带充血、水肿。

3．分度 临床上按吸气性呼吸困难的程度，将喉梗阻分为四度（表9-3）。

表9-3 喉梗阻的分度

分度	症状	体征
Ⅰ度	仅于活动后出现吸气性喉鸣和呼吸困难	肺呼吸音清晰，心率无改变
Ⅱ度	安静时有吸气性喉鸣和呼吸困难，轻度三凹征，不影响进食和睡眠	肺部可闻及喉传导音或管状呼吸音，心率加快

续表

分度	症状	体征
Ⅲ度	喉鸣及吸气性呼吸困难，烦躁不安。口唇及指（趾）端发绀，双眼圆睁，惊恐状，头面部出汗	呼吸音明显减弱，心音低钝，心率快
Ⅳ度	渐显衰竭，昏睡状态，由于无力呼吸，三凹征可不明显，面色苍白、发灰	呼吸音几乎消失，仅有气管传导音，心音低钝，心律不齐

【治疗原则】

1. 一般治疗　保持呼吸道通畅，防止缺氧加重。对缺氧者给予吸氧。

2. 糖皮质激素　有抗炎和抑制变态反应等作用，能及时减轻喉部水肿，缓解喉梗阻。病情较轻者可口服泼尼松，Ⅱ度以上喉梗阻患儿静脉滴注地塞米松、氢化可的松或甲泼尼龙等。吸入型糖皮质激素，如布地奈德混悬液雾化吸入可促进黏膜水肿的消退。布地奈德混悬液雾化吸入初始剂量为 1 ～ 2 mg，此后可每 12 h 雾化吸入 1 mg，也可每次应用 2 mg，每 12 h 一次，最多用 4 次。

3. 控制感染　病毒感染一般不用抗生素。怀疑有细菌感染时可用青霉素类、大环内酯类或头孢菌素类等抗生素。

4. 对症治疗　烦躁不安者给予镇静剂；高热者给予降温处理；痰液黏稠者可服用祛痰剂，也可超声雾化吸入；必要时直接喉镜吸痰，不宜使用氯丙嗪和吗啡。

5. 气管插管　经上述处理仍有严重缺氧征象或有Ⅲ度及以上喉梗阻者，行气管插管，呼吸机辅助通气治疗，必要时行气管切开术。

【护理评估】

1. 健康史　了解患儿既往身体及营养状况。询问患儿近期有无上呼吸道感染、传染病接触史、过敏史；有无过度用声、异物及外伤；有无受凉、过度劳累、机体抵抗力下降等诱因。

2. 身体状况　评估患儿的生命体征、精神状态；有无发热、声音嘶哑、犬吠样咳嗽、吸气性喉鸣和三凹征。有无发绀、烦躁不安、面色苍白、心率加快等缺氧症状。体检有无咽部充血等。

3. 心理社会状况　评估患儿家长对病因、预防及急救护理知识的了解程度。

【常见护理诊断/问题】

1. 低效性呼吸型态　与喉头炎症水肿有关。

2. 有窒息的危险　与喉炎所致的喉梗阻有关。

3. 体温过高　与病毒或细菌感染有关。

【护理措施】

1. 改善呼吸功能，保持呼吸道通畅　室温 20 ～ 22℃，湿度 55% ～ 65%，空气新鲜，以减少对喉部的刺激，减轻呼吸困难。保持安静，各项操作集中进行，减少探视，必要时镇静。雾化吸入，每次 15 ～ 20 min，每日 2 ～ 3 次，以减轻喉头水肿，缓解症状。

2. 密切观察病情变化　观察面色、神志、生命体征情况。准确判断缺氧的程度，及时抢救喉梗阻，随时做好气管切开的准备。

3. 维持正常体温，促进舒适

（1）密切观察体温变化，体温超过 38.5℃时给予降温。

（2）给予易消化和富含维生素的清淡流食，半流食；哺喂时将患儿抱起，防止呛咳加重病情；保持口腔清洁；及时更换衣服，保持皮肤干爽；注意保暖，避免受凉。

4. 心理护理　关心患儿，及时向家长解释病情的发展和可能采取的治疗方案，使家长理解治疗措施的意义，以取得其合作。

随堂测 9-3

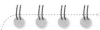

5．健康教育

（1）平时加强户外活动，多接触阳光，增强体质，提高抗病能力。

（2）注意气候变化，及时增减衣服，避免受凉或过热。

（3）家长若发现孩子有咳嗽、流涕等症状，同时出现声音嘶哑、犬吠样咳嗽、呼吸急促，尤其是在夜间出现，应及时带孩子到医院检查、治疗，以免其在很短时间内发生喉痉挛和喉梗阻。

第四节　急性支气管炎

急性支气管炎（acute bronchitis）是儿童时期一种常见的呼吸系统疾病，是由病毒、细菌等病原体侵犯支气管黏膜引起的急性炎症，常继发于上呼吸道感染，或是流感、麻疹、百日咳等传染病的前驱表现。临床以发热、咳嗽、肺部可闻及干啰音及可变性粗湿啰音为主要症状。较多见于婴幼儿。

【病因】

急性支气管炎是各种病毒、细菌或二者混合引起的感染。其中以病毒感染最为常见，如鼻病毒、流感病毒、腺病毒及呼吸道合胞病毒等。在病毒感染的基础上，致病性细菌可引起继发感染，较常见的细菌有流感嗜血杆菌和肺炎链球菌。免疫功能低下、营养障碍、佝偻病、特应性体质等皆可为本病的诱因。

【临床表现】

发病可急可缓。大多先有上呼吸道感染症状，如鼻塞、咽痛、流涕，也可伴有发热、乏力、头痛等。咳嗽为急性支气管炎的主要症状，开始为刺激性干咳，3～4天后可有痰。咳嗽一般延续7～10天，有时迁延2～3周，或反复发作。体检肺部呼吸音增粗，可闻及不固定的干啰音和中粗湿啰音。婴幼儿可闻及痰鸣音。

【辅助检查】

血象检查白细胞正常或稍低，继发细菌感染者白细胞升高。X线检查早期无异常改变，后期肺纹理增粗，肺门阴影加深。

【治疗原则】

1．对症治疗　以化痰止咳为主，一般不宜选用镇咳剂，可用急支糖浆、复方甘草合剂等。喘憋严重者可用支气管扩张剂，如沙丁胺醇雾化吸入。喘息严重者短期使用糖皮质激素，如口服泼尼松3～5天。发热超过38.5℃持续不退者可用物理或药物降温。

2．控制感染　病毒感染者可用利巴韦林或阿昔洛韦。并发细菌感染者，可适当使用抗生素，如青霉素类或大环内酯类。

【护理评估】

1．健康史　了解患儿既往身体及营养状况。详细询问发病情况，了解是否有上呼吸道感染，是否有家族性过敏史。

2．身体状况　评估患儿的生命体征和肺部情况；评估是否有咳嗽、咳痰情况。

3．心理-社会状况　评估患儿家长对疾病及相关救护知识的了解程度。

【常见护理诊断/问题】

1．清理呼吸道无效　与呼吸道分泌物增多及排痰功能不完善有关。

2．体温过高　与感染后机体代谢增加有关。

3．体液不足　与呼吸加快、发热导致不显性失水增加，频繁咳嗽、气喘导致患儿哺乳、饮水困难有关。

【护理措施】

1．一般护理

(1) 保持室内空气新鲜，定时开窗通风。根据不同年龄儿童的需求，调节适宜的温、湿度。

(2) 保证充足的水分及营养供给，鼓励患儿多饮水，必要时由静脉补充。给予易消化、营养丰富的饮食，发热期间进流质或半流质饮食为宜。

(3) 患儿应减少活动，增加休息时间，取舒适体位。

2．保持呼吸道通畅

(1) 痰液黏稠者可适当提高病室湿度，以湿化空气，稀释分泌物，也可采用超声雾化吸入或蒸气吸入；给予雾化吸入时，每次 15 ～ 20 min，每日 2 ～ 3 次。必要时用吸引器清除痰液。

(2) 患儿取舒适体位，并经常更换体位，拍背使呼吸道分泌物易于排出，指导并鼓励年长儿有效咳嗽。必要时可采用体位引流。

3．发热护理 密切观察患儿体温变化，体温超过 38.5℃ 时给予物理降温或药物降温，防止发生热性惊厥。及时更换汗湿的衣服，注意保暖，避免着凉。

4．密切观察病情变化 注意患儿呼吸变化，有发绀、呼吸困难者应给予吸氧；注意观察患儿用药后的疗效及不良反应。

5．健康教育 向家长讲解疾病的病因、临床表现和相关的护理知识。指导家长儿童体格锻炼的方法和原则，同时加强儿童营养及增强体质。按时接种疫苗，增强机体免疫力。积极预防营养不良、佝偻病、贫血及各种传染性疾病。根据天气变化适时增减衣服，避免受凉和过热。

第五节　肺　炎

肺炎（pneumonia）是由多种病原体或其他因素（如吸入、过敏等）所引起的肺部炎症，主要临床表现为发热、咳嗽、气促、呼吸困难和肺部固定中、细湿啰音。目前，肺炎仍是儿童时期最常见的疾病，尤其多见于婴幼儿，是我国 5 岁以内儿童的第一位死因。因此，肺炎是我国儿童保健重点防治的"四病"之一。因地区差异，肺炎在北方的发病率高于南方，北方发病季节以冬春季为主，南方则以夏秋季多见。发达国家肺炎病原体以病毒为主，发展中国家肺炎病原体以细菌为主。合并营养不良、佝偻病、先天性心脏病、免疫功能低下的儿童易患肺炎，且病程长、易反复发作。

目前，肺炎的分类尚无统一标准。常用的有以下几种分类法。

1．按病理改变分类 可分为支气管肺炎、大叶性肺炎、间质性肺炎、毛细支气管炎等。

2．按病因分类 分为病毒性肺炎、细菌性肺炎、真菌性肺炎、支原体肺炎、衣原体肺炎、原虫性肺炎、螺旋体立克次体肺炎、吸入性肺炎等。

3．按病程分类 分为急性肺炎（病程 1 个月之内）、迁延性肺炎（病程 1 ～ 3 个月）及慢性肺炎（病程 3 个月以上）。

4．按病情轻重分类 可分为轻症肺炎（以呼吸系统症状为主，病情轻）和重症肺炎（有严重并发症和伴发疾病）。

5．按肺炎发生地点分类 分为社区获得性肺炎（community acquired pneumonia，CAP）和医院获得性肺炎（hospital acquired pneumonia，HAP）。

案例 9-1A

　　患儿，女，8 个月。发热、咳嗽 3 天。患儿 3 天前因受凉出现发热，第 2 天开始咳嗽，并逐渐喉中有痰，不易咳出，自服感冒药无效。近 1 天咳嗽加重，发热不退，门诊以"肺炎"收入院。患儿发病以来食欲下降，二便无异常。查体：T 38.9℃，P 155 次/分，R 48 次/分，体重 9 kg。神志清，口周及皮肤黏膜无发绀，咽部充血，前囟平，两肺底部可闻及中细湿啰音，心率 150 次/分，律齐，心音有力，腹软，肝肋下 2.5 cm。神经系统无异常。化验检查结果：血红蛋白 120 g/L，白细胞 21.8×10^9/L。X 线提示：两肺野散在小片状密度增高阴影。

　　请回答：

1. 该病的临床诊断及依据是什么？
2. 应从哪几方面对患儿进行护理评估？
3. 评估后能得出哪些主要的护理诊断？

【病因】

　　引起肺炎的病原体多为细菌和病毒。其中以肺炎链球菌最多见，其他有流感嗜血杆菌、金黄色葡萄球菌、溶血性链球菌、大肠埃希菌和副大肠埃希菌等。病毒以呼吸道合胞病毒最常见，其他有腺病毒、流感病毒和副流感病毒等。近年来，由肺炎支原体、衣原体、军团菌、卡氏肺孢子菌所致肺部感染也有增多的趋势。此外，儿童机体内在因素（如 SIgA 不足）及诱发因素如居室拥挤、通风不良、营养不良、佝偻病、先天性心脏病等也可引起肺炎的发生。

【病理生理】

　　病原体侵入支气管、细支气管和肺泡，致使支气管黏膜水肿，管腔狭窄，肺泡壁充血水肿而增厚，肺泡内充满炎性渗出物，从而影响肺的通气和换气功能，导致缺氧和二氧化碳潴留，出现一系列病理生理改变。

　　1. 呼吸功能障碍　病原体侵入支气管、细支气管和肺泡，致使肺泡内充满炎性渗出物，肺泡壁充血水肿而增厚，支气管黏膜水肿，管腔狭窄，从而影响换气和通气功能，导致低氧血症，重症时还可出现高碳酸血症。机体为增加通气和呼吸深度，出现代偿性的呼吸和心搏增快、鼻翼扇动和三凹征，严重时出现发绀，甚至可产生呼吸衰竭。

　　2. 循环系统　心肌受病原体和毒素侵袭，易出现中毒性心肌炎。缺氧与二氧化碳潴留可引起肺血管反射性痉挛，肺循环压力增高，导致肺动脉高压；肺部广泛病变也使肺循环阻力增加，致右心负荷加重；肺动脉高压和中毒性心肌炎是诱发心力衰竭的主要原因。重症患儿可发生微循环障碍、休克甚至弥散性血管内凝血。

　　3. 神经系统　严重缺氧和 CO_2 潴留使血和脑脊液 pH 降低，高碳酸血症可使毛细血管扩张，血流减慢，血-脑屏障通透性增加，严重的缺氧使脑细胞无氧代谢增加、乳酸堆积、ATP 生成减少和 Na^+-K^+ 离子泵转运障碍，引起细胞内钠、水潴留，形成脑水肿。严重时可致中枢性呼吸衰竭。病原体毒素作用亦可致中毒性脑病。

　　4. 消化系统　在缺氧和毒素的作用下可出现胃肠道黏膜糜烂、出血、上皮细胞坏死脱落等应激反应，导致黏膜屏障功能破坏，胃肠功能紊乱。严重病例可发生中毒性肠麻痹、胃肠道出血。

　　5. 水、电解质和酸碱平衡紊乱　缺氧时体内酸性代谢产物堆积，加上高热、饥饿、脱水、吐泻等因素，常引起代谢性酸中毒。而二氧化碳潴留、$PaCO_2$ 增高及氢离子浓度上升，pH 下降，导致呼吸性酸中毒。由于缺氧及二氧化碳潴留，致肾小动脉痉挛而引起水钠潴留，缺氧致

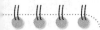

ADH 分泌增加，造成稀释性低钠血症。

【临床表现】

（一）支气管肺炎

支气管肺炎（bronchopneumonia）是儿童时期最常见的肺炎，起病急，多见于 2 岁以下的婴幼儿。主要症状为发热、咳嗽、气促，肺部固定中、细湿啰音。

1．主要症状

（1）发热：热型不定，多为不规则热，也可见稽留热、弛张热；新生儿、重度营养不良患儿可表现为体温不升或低于正常体温。

（2）咳嗽、咳痰：为最常见的症状，约 90% 以上的患儿均有此症状。早期呈刺激性干咳，极期咳嗽反略减轻，以后咳嗽有痰。剧烈咳嗽常引起呕吐。

（3）气促、发绀：一般出现在发热、咳嗽之后。呼吸急促，呼吸频率加快，呼吸困难。重症患儿可出现烦躁、发绀。

2．体征

（1）呼吸频率增快：40～80 次 / 分，鼻翼扇动，三凹征。

（2）发绀：口周、鼻唇沟、指（趾）端发绀。

（3）肺部啰音：早期不明显，以后可闻及固定的中、细湿啰音，吸气末更为明显。

3．重症肺炎 除呼吸系统变化外，可发生循环、神经、消化系统等功能障碍。

（1）循环系统：最易出现心力衰竭和心肌炎。

1）心力衰竭：肺炎合并心力衰竭的诊断标准：①心率突然加快，超过 180 次 / 分；②呼吸突然加快，超过 60 次 / 分；③突然出现极度烦躁不安，明显发绀，面色发灰，指（趾）甲微循环充盈时间延长；④肝迅速增大；⑤心音低钝，或有奔马律，颈静脉怒张；⑥尿少或无尿，颜面、眼睑或下肢水肿。若出现前 5 项即可诊断为心力衰竭。

2）心肌炎：肺炎并发心肌炎时表现为面色苍白，心动过速，心音低钝，心律不齐，心电图表现为 ST 段下移和 T 波低平、双向和倒置。此外，重症患儿可发生微循环衰竭、播散性血管内凝血，表现为血压下降，四肢凉，皮肤、黏膜出血等。

（2）神经系统症状：常出现嗜睡、烦躁不安，或两者交替出现。重症者可出现反复惊厥、呼吸不规则、前囟隆起、昏迷等中毒性脑病的表现。

（3）消化系统症状：轻者出现厌食、呕吐、腹泻、腹胀等。重症肺炎常发生中毒性肠麻痹，出现明显腹胀，以致膈肌升高进一步加重呼吸困难，肠鸣音减弱或消失。消化道出血时可吐出咖啡样物，便潜血阳性或出现柏油样便。

（二）几种特殊病原体所致肺炎

1．腺病毒肺炎（adenovirus pneumonia） 多见于 6 个月～2 岁婴幼儿，多起病急骤，病情重，病程迁延，1～2 天内突然发热达 39℃，为稽留热，热程较长，轻症 7～10 天开始退热，重症可持续 2～3 周。神经系统症状明显，早期即有嗜睡、萎靡、烦躁不安，重者可出现昏睡或昏迷，甚至惊厥、颈项强直等中毒性脑病或脑炎的表现。起病时多有频发的阵咳，有白色黏稠痰，不易咳出。发病 4～6 天后出现呼吸困难逐渐加重，面色苍白或发灰，喘憋、青紫、鼻翼扇动及三凹征。肺部体征早期不明显，一般在发热 4～5 天后才听到少许湿啰音，逐渐增多。病变融合后可出现肺实变体征。常合并胸膜反应和少量胸腔积液。患儿易发生中毒性心肌炎，心力衰竭。半数以上的病例有腹泻、呕吐、腹胀。X 线肺部改变的出现较肺部体征为早，可见大小不等的片状阴影或融合成大病灶，并多见肺气肿；病灶吸收较缓慢，需数周至数月。

2．呼吸道合胞病毒肺炎（respiratory syncytial virus pneumonia） 由呼吸道合胞病毒引起，多见于 1 岁以内的婴幼儿，尤以 2～6 个月婴儿发病率为高，发病呈流行性。起病急骤，喘憋发作，很快出现呼气性呼吸困难和缺氧症状，体征以喘鸣为主，肺底部可闻及细湿啰音。

若病情严重，全身中毒症状和呼吸困难明显，亦称为喘憋性肺炎。胸部 X 线改变常见小片阴影、肺纹理增多和肺气肿。呼吸道合胞病毒可引起婴幼儿呼吸道感染的另一种临床类型即毛细支气管炎（bronchiolitis），有喘憋的临床表现，但中毒症状不严重。胸部 X 线以肺间质病变为主，常有肺气肿和支气管周围炎。

3. 金黄色葡萄球菌肺炎（staphylococcal aureus pneumonia）　多见于新生儿和婴幼儿。金黄色葡萄球菌能产生多种毒素和酶，使肺部出现以广泛性出血、坏死、多发性小脓肿为特点的改变。炎症易扩散至其他部位，可引起迁徙化脓性病变。临床起病急，病情重，进展迅速，多呈弛张性高热，婴儿可呈稽留热，中毒症状明显，出现面色苍白、咳嗽、呻吟。肺部体征出现早，双侧肺有中、细湿啰音，可合并循环、神经及消化功能障碍，皮肤常见猩红热样或荨麻疹样皮疹，容易引起脓胸和脓气胸等并发症，此时呼吸困难加重，并有相应体征。胸部 X 线表现随病变而不同，可出现小片浸润影、小脓肿、肺大疱或胸腔积液等。血白细胞明显增高，中性粒细胞增高并有核左移，胞质中有中毒颗粒，少数患儿白细胞增高不明显，但中性粒细胞比例增加。

4. 流感嗜血杆菌肺炎（hemophilus influenza pneumonia）　由流感嗜血杆菌引起，此菌可分为非荚膜型和荚膜型，前者一般不致病，后者以 b 型（Hib）致病力最强。病变可呈大叶性或小叶性，但以前者为多，近年来，发病有上升趋势。临床特点：4 岁以下儿童多见，起病较缓，病程呈亚急性，但病情较重。全身中毒症状明显，出现发热、痉挛性咳嗽、呼吸困难，面色苍白或发绀、鼻翼扇动和三凹征等；肺部有湿啰音或实变体征。易并发脓胸、脑膜炎、败血症、心包炎、化脓性关节炎、中耳炎等。外周血白细胞增多，有时淋巴细胞相对或绝对增多。胸部 X 线表现多种多样，可为支气管肺炎、大叶性肺炎或肺段实变征象，常有胸腔积液征。

5. 肺炎支原体肺炎（mycoplasma pneumoniae pneumonia）　由肺炎支原体引起，多见于年长儿，婴幼儿亦不少见。可散发或流行。发病较缓，潜伏期 2～3 周，病初可有全身不适、乏力、头痛、低热或中度发热，持续 1～3 周。以刺激性干咳为突出表现，初为干咳，后转为顽固性剧咳，有时似百日咳样咳嗽，咳出黏液稠痰，甚至带血丝。咳嗽持续时间长，可达 1～4 周，常伴有胸痛，有些可并发胸膜炎。婴幼儿发病急，病程长，病情较重，呼吸困难，以喘憋症状较突出。部分患儿可出现心肌炎、脑膜炎、肝炎、肾炎等肺外表现。年长儿肺部体征较轻，有 1/3 左右病例在整个病程中无任何阳性体征。一般可在肺局部闻及少许干、湿啰音，呼吸音减弱。婴幼儿双肺可闻及哮鸣音和湿啰音且较突出。

X 线改变有以下 4 种：①以肺门阴影增浓较突出；②支气管肺炎改变；③间质性肺炎改变；④均一的肺实变。白细胞计数正常或偏高，中性粒细胞增多。血清冷凝集试验阳性对诊断有帮助。大环内酯类抗生素治疗有效。

【辅助检查】

1. 外周血检查

（1）白细胞检查：细菌性肺炎时，白细胞计数和中性粒细胞增高，并有核左移现象，胞质中可有中毒颗粒。病毒性肺炎白细胞大多数正常或降低。

（2）C 反应蛋白（CRP）：细菌感染时，CRP 浓度上升，而非细菌感染时则上升不明显，对细菌性肺炎的诊断和鉴别诊断有较高的价值。

（3）前降钙素（PCT）：细菌感染可升高，当抗菌药物治疗有效时迅速下降。

2. 病原学检查

（1）细菌学检查：对气管吸取物、胸腔积液、脓液及血标本做细菌培养，有助于病原学诊断。

（2）病毒学检查：取鼻咽拭子或气管分泌物做病毒分离，虽阳性率高，但需时间较长，不能早期诊断。取双份血清做 IgG 抗体测定，若恢复期血清抗体滴度较急性期高 4 倍，则可确诊。

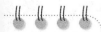

（3）其他微生物病原学检查

1）肺炎支原体：吸取气管分泌物做肺炎支原体分离，数周后出现阳性结果可确诊。血清冷凝集试验滴度≥1∶64为阳性。

2）沙眼衣原体：吸取咽部分泌物进行分离和培养，从感染局部的涂片中，用吉姆萨染色法检测EB（elemeutary body）和RB（reticulate body），对衣原体感染的诊断有一定意义。

3. X线检查　早期肺纹理增强，透光度减低，以后两肺下野、中内带出现大小不等的点状或小斑片状影，或融合成片状阴影，甚至波及节段。可有肺气肿、肺不张。伴发脓胸时，早期患侧肋膈角变钝；积液较多时，可呈反抛物线状阴影，纵隔以及心脏向健侧移位。并发脓气胸时，患侧胸腔可见液平面。肺大疱时则见完整薄壁、无液平面的大疱。

【治疗原则】

肺炎的治疗应以采取综合措施控制感染、对症治疗、防治并发症为原则。

1. 抗菌药物治疗　抗生素主要用于细菌性肺炎、支原体肺炎、衣原体肺炎及有继发细菌感染的病毒性肺炎。抗生素的使用原则为：①根据病原菌选择敏感药物；②早期治疗；③联合用药；④选用渗入下呼吸道浓度高的药物；⑤足量、足疗程。肺炎链球菌感染首选青霉素或阿莫西林；耐药者首选头孢曲松、头孢噻肟、万古霉素；金黄色葡萄球菌感染首选苯唑西林钠、万古霉素等；流感嗜血杆菌感染选用阿莫西林/克拉维酸氨苄西林等。支原体、衣原体感染首选红霉素等大环内酯类抗生素。

2. 抗病毒药物治疗　国内用病毒唑治疗早期腺病毒肺炎有一定疗效，对呼吸道合胞病毒疗效不明显。干扰素（interferon）可抑制细胞内病毒的复制，治疗病毒性肺炎有一定疗效。若为甲、乙型流感病毒感染，可口服磷酸奥司他韦治疗。

3. 对症治疗　止咳、平喘，以保持呼吸道通畅；退热镇静、给氧，纠正低氧血症、酸碱平衡紊乱。心力衰竭患儿治疗原则为：吸氧、镇静、强心、利尿、改善微循环。对于中毒性肠麻痹者，应禁食、行胃肠减压、肛管排气等，及时纠正休克、脑水肿和呼吸衰竭等。

4. 肾上腺皮质激素治疗　中毒症状严重者，如伴严重喘憋，出现脑水肿、休克、呼吸衰竭等可用肾上腺皮质激素治疗。

5. 防治并发症　防止和治疗中毒性脑病、脓胸、气胸等并发症。

案例 9-1B

患儿肺炎入院 2 h 后，突然发生呼吸急促，R 64 次/分，烦躁不安，口周及黏膜发绀，心率 186 次/分，心音低钝，肝肋下 3 cm。

请回答：

患儿可能出现了何种并发症？其治疗原则是什么？

【护理评估】

1. 健康史　询问既往有无反复上呼吸道感染史；了解患儿生长发育情况。有无营养不良、佝偻病、先天性心脏病、免疫功能低下等病史。询问患儿有无发热、咳嗽、咳痰、气促等症状。

2. 身体状况　评估患儿意识状态、面色、皮肤弹性；检查患儿有无口唇发绀、鼻翼扇动、三凹征、呼吸和心率增快、肺部啰音等体征；注意有无循环、神经、消化等系统受累的表现。了解胸部 X 线、病原学及外周血检查结果。

3. 心理社会状况　评估患儿和家长可能出现的恐惧和焦虑症状，了解家长对疾病病因和

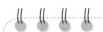

防护知识的掌握情况，评估家庭居住环境和经济状况。

【常见护理诊断／问题】

1．气体交换受损　与肺部炎症有关。

2．清理呼吸道无效　与呼吸道分泌物增多、黏稠、排痰不利有关。

3．体温过高　与感染后机体代谢增高有关。

4．营养失调：低于机体需要量　与食欲下降、高热、呕吐、腹泻等有关。

5．潜在并发症：心力衰竭、中毒性脑病、中毒性肠麻痹。

【护理措施】

1．改善呼吸功能

（1）保持呼吸道通畅：保持室内空气新鲜，定时开窗通风。根据不同年龄儿童的需求，调节适宜的温、湿度。及时清除患儿口鼻分泌物，鼓励患儿有效咳嗽，定时为患儿拍背，可五指并拢、稍向内合掌、由下向上、由外向内轻拍背部，边拍边鼓励患儿咳嗽，促进分泌物的排出，必要时吸痰。雾化吸入，每次 15 ～ 20 min，每日 3 ～ 4 次，以湿化气道，稀释痰液。保证摄入足够的水分，维持足够的体液，以降低分泌物的黏稠度。

（2）评估呼吸频率、节律及呼吸音是否异常。

（3）保持患儿安静，避免哭闹，以减少耗氧量。指导安排恰当的活动和休息。

（4）鼓励患儿采取侧卧、半卧位或头抬高位，以利于减轻不适及减少咳嗽；帮助清除呼吸道分泌物，同时经常更换体位或抱起患儿，以减少肺淤血或防止肺不张。

（5）给予氧气吸入，婴幼儿可用面罩或头罩法，儿童可用鼻塞法。注意观察给氧的效果。

（6）监测生命体征的变化，必要时进行血气分析监测、心肺监护和血氧饱和度监测。

2．维持正常体温　同本章第二节"急性上呼吸道感染"中发热的护理。发热可使机体耗氧量增加，代谢加快，缺氧加重，应监测体温，警惕高热惊厥的发生。

3．密切观察病情变化

（1）注意心力衰竭的先兆，及时评估患儿精神、面色、呼吸、心率。观察有无烦躁、面色苍白、心率加快（超过 180 次／分）、呼吸急促（超过 60 次／分）及肝进行性增大等情况。一旦出现心力衰竭应及时报告医师，并减慢输液速度，准备强心、利尿药物，积极协助医生进行抢救。严格控制输液速度，建议使用输液泵，记录 24 h 出入量，保持液体均衡输入。患儿咳粉红色泡沫痰，提示有肺水肿的表现，可为患儿吸入 20% ～ 30% 乙醇湿化氧气，每次 20 min 为宜。

（2）观察有无烦躁或嗜睡、惊厥、昏迷、呼吸不规则，有无瞳孔、囟门、肌张力变化等神经系统症状。

（3）评估患儿腹部情况，注意有无腹胀、肠鸣音减弱或消失等情况。如出现中毒性肠麻痹，应禁食，及时给予胃肠减压。

（4）患儿高热不退，呼吸困难加重，一侧呼吸运动受限，胸痛，提示并发脓胸、脓气胸，应配合医师及时进行胸腔穿刺和引流。

4．维持适当的营养

（1）给予高热量、高蛋白质、高维生素、易消化饮食，少量多餐。必要时给予静脉营养或鼻饲。

（2）创造良好的进食环境，婴儿哺乳时应耐心喂养，以免发生呛咳或窒息。进食时避免治疗和服药。

（3）每周测量体重 1 ～ 2 次，观察体重的变化。

5．健康教育

（1）讲解肺炎有关知识和护理要点。

（2）教会家长呼吸道感染的一般观察、护理方法。

（3）指导合理喂养和适当的体格锻炼，增强儿童机体抵抗力，改善呼吸功能。

（4）在气候变化时，尤其是寒冷季节，应注意保暖，避免着凉。

（5）避免到人多的公共场合，减少交叉感染的机会。

（6）定期进行健康检查，按时预防接种。

第六节　支气管哮喘

支气管哮喘（bronchial asthma）简称哮喘，是一种以慢性气道炎症为特征的异质性疾病；具有喘息、气促、胸闷和咳嗽的呼吸道症状病史，伴有可变的呼吸气流受限，呼吸道症状和强度可随时间而变化。临床表现为突然的、反复发作的咳嗽、喘息，呼气性呼吸困难，常在夜间或清晨发作或加剧，可经治疗缓解或自行缓解。早期确诊及规范化治疗对预后至关重要。支气管哮喘是儿童常见的慢性肺部疾病。

【病因及发病机制】

1. 病因　支气管哮喘的病因尚未完全清楚。特异反应体质与哮喘发病密切相关。哮喘患者气道炎症的形成和反复发作为各种因素综合作用的结果。与下列危险因素有关。

（1）吸入性变应原：尘螨、尘土、花粉、动物毛屑及排泄物、真菌等。

（2）食入性变应原：鱼、虾、蛋、奶、花生等。

（3）呼吸道感染：最常见的是病毒感染，病毒既是感染源，又是过敏原。另外，肺炎支原体、肺炎衣原体等也可引起哮喘的发作。

（4）刺激性气体：冷空气、烟雾、废气、杀虫剂、油漆等。

（5）药物因素：诱发哮喘的常见药物有两类，一类是解热镇痛剂，如阿司匹林、吲哚美辛等；另一类是β受体阻滞剂，如普萘洛尔、吲哚洛尔等。

（6）激烈运动和过度通气。

（7）精神因素：强烈情绪变化。

除上述诱发因素外，还可能与地理因素、内分泌因素、社会家庭因素等有关。

2. 发病机制　哮喘的发病机制极为复杂，尚不完全清楚，多数认为哮喘是一种以慢性气道炎症为特征的异质性疾病。另外，神经因素、遗传因素、环境因素、宿主因素也被认为是哮喘发作的重要环节。

【临床表现】

典型症状为咳嗽、胸闷、喘息和呼吸困难，常反复出现，以夜间和清晨更为严重。发作前常有刺激性干咳、流涕、打喷嚏和胸闷，发作时出现呼气性呼吸困难，呼气相延长伴喘鸣声。重症患儿呈端坐呼吸，烦躁不安，大汗淋漓，面色青灰。

体格检查可见三凹征，桶状胸，颈静脉怒张；叩诊肺部鼓音，心浊音界缩小，提示已发生肺气肿。听诊双肺布满哮鸣音或干、湿啰音，呼气音延长。严重气道广泛阻塞，哮鸣音消失，称"闭锁肺"，是哮喘最危险的体征。发作间歇期多数患儿可无任何症状和体征。

哮喘发作在合理应用常规缓解药物如拟交感神经药和茶碱类药物治疗后，仍有严重或进行性呼吸困难者，称为哮喘危重状态（哮喘持续状态，status asthmaticus）。表现为哮喘急性发作，出现咳嗽、喘息、呼吸困难、大汗淋漓和烦躁不安，重者出现端坐呼吸、语言不连贯、严重发绀、意识障碍及心肺功能不全的征象。

哮喘反复发作，可能会导致肺气肿、桶状胸，严重者发育受阻，身材瘦弱、矮小，常伴有过敏性鼻炎。以上变化在儿童期若能获得有效的治疗，大部分会恢复。本病预后较好，成年后，70% ～ 80% 的病例症状、体征可完全消失，部分留有轻度肺功能障碍。

【辅助检查】

1. 外周血液检查 嗜酸性粒细胞可增多。

2. 胸部 X 线检查 哮喘急性发作时胸部 X 线片可正常或有肺气肿、肺不张及支气管周围间质浸润。

3. 免疫学检测 总 IgE 明显增高。还可通过特异性 IgE 抗体的检测明确过敏原。

4. 过敏原测定 可作为发作诱因的参考。

5. 肺功能测定 主要用 1s 用力呼气容积 / 用力肺活量（FEV_1/FVC）和呼气峰流速（PEF）两种方法测定气流受限是否存在及其程度，适用于 5 岁以上的患儿。

【治疗原则】

哮喘的治疗应坚持长期、持续、规范、个体化的原则。发作期以快速缓解症状、抗炎、平喘为主，缓解期则以长期控制症状、抗炎、降低气道高反应性、避免诱发因素和自我保健为原则。常用的药物有以下几种。

1. β_2 受体激动剂 是目前临床应用最广泛的支气管舒张剂，可舒张气道平滑肌，增加黏液纤毛清除功能。常用药物有沙丁胺醇、特布他林、沙美特罗、盐酸丙卡特罗等。可采用吸入或口服给药。注意正确使用吸入装置，以保证有效地吸入药物。口服 β_2 受体激动剂用于吸入无效或危重型哮喘患者。

2. 糖皮质激素 吸入用药具有较强的呼吸道抗炎作用，可增强 β_2 受体激动剂的扩张支气管作用。目前临床上常用的吸入型糖皮质激素有布地奈德、丙酸倍氯米松和丙酸氟替卡松。病情较重的急性患儿给予口服或静脉应用糖皮质激素。

3. 茶碱类药物 可舒张支气管平滑肌，并有强心、利尿、扩张冠脉血管的作用。可口服或静脉给药，注意监测血药浓度，预防药物不良反应。

4. 其他 抗生素、抗胆碱药、抗过敏药物、免疫调节剂、中药等。

【护理评估】

1. 健康史 了解患儿是否经常有上呼吸道感染，是否有家族性过敏史及哮喘史；评估与哮喘发作相关的危险因素，如是否饲养宠物、患儿卧室的摆设、户外活动的场所等。了解患儿的日常活动情况和生长发育状况及有无咳嗽、胸闷、喘息和呼吸困难。询问目前的用药状况。

2. 身体状况 评估患儿生命体征；评估一般状态，有无面色苍白、端坐呼吸，观察口唇、指端有无发绀；评估咳嗽、咳痰情况，有无胸闷、胸痛等情况。胸部检查有无三凹征、桶状胸，呼吸时肋间隙凸出；胸廓饱满，呈吸气状态；肺部叩诊鼓音，有哮鸣音或干、湿啰音，呼气音延长等异常情况。评估患儿哮喘的严重程度。

3. 心理 - 社会状况 评估患儿的心理状态和情绪状况；评估家长对哮喘及其护理知识的了解程度；评估患儿家庭经济状况及社区卫生保健状况。

【常见护理诊断 / 问题】

1. 低效性呼吸型态 与支气管平滑肌痉挛、阻力增大有关。

2. 清理呼吸道无效 与呼吸道分泌物增多且黏稠有关。

3. 潜在并发症：呼吸衰竭。

4. 焦虑 与哮喘反复发作有关。

5. 知识缺乏：家长或患儿缺乏疾病预防和护理知识。

【护理措施】

1. 保持呼吸道通畅，缓解呼吸困难

（1）患儿取半卧位或头抬高位，以利于呼吸。必要时采取坐位。

（2）持续低流量吸氧，氧浓度为 30% ～ 40%。定时进行血气分析，及时调整氧流量，保

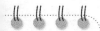

持 PaO_2 在 70 ~ 90 mmHg。

（3）给予支气管扩张剂和糖皮质激素，及时评价药物治疗的效果和副作用。

（4）给予雾化吸入，雾化时患儿取坐位或半坐卧位，对意识模糊、呼吸无力患儿采取侧卧位；药物要现配现用，每次 15 ~ 20 min，每日 3 ~ 4 次。雾化吸入治疗过程中如出现过度换气或咳嗽，应先移开喷雾器，待不适感消失后再继续吸入。

（5）教会并鼓励患儿进行深而慢的呼吸运动。为患儿定时拍背，指导并鼓励患儿有效咳嗽，促进分泌物的排出。病情许可时可采用体位引流。

（6）保证摄入足够的水分，维持足够的体液，以降低分泌物的黏稠度。

（7）保持室内空气新鲜，定时开窗通风。根据不同年龄患儿的需求，调节适宜的温、湿度。避免接触诱发哮喘的危险因素，如尘螨、花粉、刺激性气体的吸入等。

2．密切观察病情变化　监测生命体征，注意呼吸困难的表现及病情变化。观察患儿是否有烦躁不安、大汗淋漓、气喘加剧、心率加快、血压下降、呼吸音减弱等哮喘持续状态的表现，如有应立即吸氧并给予半坐卧位，与医师共同抢救。

3．心理护理

（1）了解患儿个性、爱好及习惯，多与患儿交流，对婴幼儿多给予抚摸及拥抱。

（2）哮喘发作时患儿会焦虑不安，护士应陪伴在患儿身边，安慰患儿以减轻其精神紧张。

（3）解除患儿及家长对激素治疗副作用的顾虑。

（4）允许患儿及家长表达感情。鼓励患儿及时将不适告诉医护人员，尽量满足其合理要求。

4．健康教育

（1）解释诱发哮喘的危险因素、治疗过程及预后，指导家长正确护理患儿。指导患儿学会自我护理，远离或避免接触已知变应原，有助于预防哮喘的复发。

（2）教会家长对病情进行监测，讲解哮喘发作先兆、症状，帮助其掌握适当的处理方法。

（3）教会家长掌握常用药物的剂量、用法、注意事项和对不良反应的观察方法。

（4）指导年长患儿进行呼吸运动锻炼。

1）腹部呼吸运动：患儿取平卧位，双臂放在身体两侧，屈膝，双脚平放于地板上；连续用鼻吸气，上腹部放松，胸部不扩张；缩紧双唇，慢慢吐气直至吐完；重复上述动作 10 次。

2）胸部扩张运动：患儿取坐位，双腿下垂，将双手掌放在同侧肋弓上；用鼻慢慢吸气，使肋弓扩张，然后用口呼气，收缩胸部和肋弓；用手掌下压肋弓，将肺底部的气体排出；重复上述动作 10 次。

3）向前弯曲运动：患儿取坐位，上身伸直，弯腰至头抵膝部，使腹肌收缩；慢慢抬起上身，用鼻吸气扩张上腹部；上身保持直立，张口慢慢吐气。

（5）生活宜规律，避免过度疲劳，预防呼吸道感染。适当参加体育活动，但运动量应循序渐进。

▍知识链接▶

中国儿童哮喘行动计划

2017 年 2 月 19 日，我国发布了首个中国儿童哮喘行动计划（China Children Asthma Action Plan，CCAAP），该行动计划是在哮喘教育人员及患者家庭成员的参与下，由医师为每个哮喘患者量身制定的个体化哮喘自我管理方案。中国儿童哮喘行动计划推出了纸质版和 APP 版两种工具。CCAAP 可帮助患者学会识别、判断哮喘发作症状及其严重程度，在症状和（或）PEF 发生变化时，学会应用行动计划制订的治疗预案在家庭中开展具体治疗措施，进行适当的短期用药调整，指导患者严重发作时积极缓解治疗，指导计划外就医。

小结

　　儿童呼吸系统疾病包括上、下呼吸道急慢性感染性疾病及呼吸道变态反应性疾病等。儿童时期呼吸系统感染性疾病发病率高，与儿童呼吸系统解剖生理和免疫特点有关，绝大多数感染为病毒感染。上呼吸道感染后可蔓延引起中耳炎、鼻窦炎、喉炎、支气管炎及肺炎等，也可引起急性肾小球肾炎、风湿热等结缔组织疾病，需做好病情观察。

　　急性感染性喉炎系细菌和病毒感染引起，临床以犬吠样咳嗽、声嘶、喉鸣和吸气性呼吸困难为特征。护理要点：①改善呼吸功能，预防窒息；②维持体温正常；③观察病情；④健康教育。

　　急性支气管炎多为各种病毒与细菌的混合感染。临床表现多先有上呼吸道感染症状，咳嗽为主要症状，起初为干咳，以后有痰。常伴有发热、精神和食欲不佳或吐、泻等症状。肺部呼吸音粗糙，或有散在不固定干、湿啰音。护理要点：①保持呼吸道通畅；②观察病情；③维持体温正常；④健康教育。

　　肺炎常见病原体为细菌和病毒。细菌中以肺炎链球菌多见，病毒中以呼吸道合胞病毒常见，其次为腺病毒。临床表现以发热、咳嗽、气促、呼吸困难和肺部固定湿啰音为特征。护理要点：①改善呼吸功能；②保持呼吸道通畅；③观察病情；④维持体温正常；⑤健康教育。

　　支气管哮喘是一种以慢性气道炎症为特征的异质性疾病。临床表现以咳嗽、胸闷、喘息和呼吸困难为典型症状，常反复出现，尤以夜间和清晨更为严重。主要的护理措施是保持呼吸道通畅，缓解呼吸困难，病情观察和健康教育。

思考题

1. 简述儿童容易出现呼吸道感染的原因。
2. 简述上呼吸道感染后发热患儿的护理措施。
3. 简述肺炎合并心力衰竭的诊断标准。
4. 如何维持肺炎患儿最佳的呼吸功能？
5. 诱发儿童哮喘发作的危险因素有哪些？

(陈　华　李　花)

循环系统疾病患儿的护理

第十章

导学目标

通过本章内容的学习，学生应能够：

◆ **基本目标**

1. 解释胎儿血液循环的特点和出生后的改变。
2. 复述儿童心率、血压的正常值范围；先天性心脏病的分类；常见先天性心脏病的临床表现；病毒性心肌炎的临床表现。
3. 说明常见先天性心脏病的病理生理、治疗原则；病毒性心肌炎的治疗原则。
4. 叙述先天性心脏病和病毒性心肌炎的病因、发病机制、辅助检查。

◆ **发展目标**

综合运用临床思维对患儿进行评估，能按照护理程序实施整体护理，并树立职业精神。

◆ **思政目标**

培养从发病起源寻找问题并解决问题的能力，树立仁心仁爱的道德精神以及民族自豪感与文化自信。

儿童循环系统疾病主要是指心脏和与其相连的大血管的病变，其中以先天性心脏病最常见，是我国婴儿死亡的主要原因之一。此外，病毒性心肌炎的发病率亦呈逐年增多趋势。

第一节　儿童循环系统解剖生理特点

一、正常各年龄儿童心脏、心率、血压的特点

（一）心脏大小和位置

1. 心脏的大小　儿童心脏体积相对比成人大。随着年龄的增长，心脏重量与体重的比值下降，且左、右心室增长不平衡，胎儿的右心室负荷较左心室大，出生时两侧心室壁厚度几乎相等，随着儿童的生长发育，体循环量日趋扩大，左心室负荷明显增加，而肺循环阻力在生后明显下降，故左心室壁较右心室壁增厚更快。

2. 心脏的位置　儿童心脏在胸腔的位置随年龄而改变。新生儿和2岁以下婴幼儿的心脏多呈横位，心尖搏动位于左侧第4肋间、锁骨中线外侧，心尖部主要为右心室；以后心脏逐渐

由横位转为斜位，3 ～ 7 岁儿童心尖搏动已位于左侧第 5 肋间、锁骨中线处，左心室形成心尖部；7 岁以后心尖位置逐渐移到锁骨中线以内 0.5 ～ 1 cm。

（二）心率

由于儿童新陈代谢旺盛和交感神经兴奋性较高，故心率较快。随年龄增长，心率逐渐减慢，新生儿平均 120 ～ 140 次 / 分，1 岁时 110 ～ 130 次 / 分，2 ～ 3 岁时 100 ～ 120 次 / 分，4 ～ 7 岁时 80 ～ 100 次 / 分，8 ～ 14 岁时 70 ～ 90 次 / 分。进食、活动、哭闹和发热可影响儿童心率，因此，应在儿童安静或睡眠时测量心率和脉搏。一般体温每升高 1℃，心率增加 10 ～ 15 次 / 分。凡脉搏显著增快，而且在睡眠时不见减慢者，应怀疑有器质性心脏病。

随堂测 10-1

（三）血压

新生儿由于心搏出量较少、动脉壁的弹性较好和血管口径相对较大，故血压偏低，但随着年龄的增长而逐渐升高。新生儿收缩压平均为 60 ～ 70 mmHg（8.0 ～ 9.3 kPa），1 岁时 70 ～ 80 mmHg（9.3 ～ 10.7 kPa）。2 岁以后收缩压可按以下公式计算：收缩压 =（年龄 ×2+80）mmHg 或收缩压 =（年龄 ×0.26+10.7）kPa。收缩压的 2/3 为舒张压。收缩压高于此标准 20 mmHg（2.6 kPa）为高血压，低于此标准 20 mmHg（2.6 kPa）为低血压。正常情况下，下肢的血压比上肢高约 20 mmHg（2.6 kPa）。

二、心脏的胚胎发育

胚胎第 2 周开始形成原始心脏，原始心脏是一个纵直管道，由外表收缩环将其分为心房、心室、心球三部分。由于遗传基因的作用，心管逐渐扭曲生长，从上到下构成静脉窦（以后发育成上、下腔静脉及冠状窦）、共同心房、共同心室、心球（以后形成心室的流出道）和动脉总干（以后分隔为主动脉和肺动脉）。由于心室的扩展和伸张较快，心室渐向腹面突出，使心球、静脉窦和动脉总干都位于心脏的前端，心脏流入和流出孔道并列在一端，四组瓣膜环连在一起，组成纤维支架。

房和室的划分最早是在房室交界处的背、腹面各长出一心内膜垫，最后两垫相连接。心房隔形成于胚胎第 3 周末，先是心房腔的背部向心内膜垫长出第一房间隔，尚未愈合前，其间留下第一房间孔。第一房间孔闭合前，其上部组织吸收而形成第二房间孔。至胚胎第 5、6 周，第一房间隔右侧长出第二房间隔。此隔向心内膜垫延伸过程中，留下一孔道为卵圆孔。在随后的生长过程中，两个房间隔渐接近黏合，房间孔被掩盖闭合，而第一房间隔成为卵圆孔的帘膜，阻止血液从左房流向右房（图 10-1）。在此过程中，可能形成房间隔第一孔缺损（即原发孔缺损）或第二孔缺损（即继发孔缺损），临床上以后者多见。在原始心室底壁向上生长的肌隔、心内膜垫向下生长的膜隔和心球隔的融合，共同构成心室隔。若肌隔或膜隔发育不良，会形成室间隔的低位或高位缺损，临床以后者多见。原始心脏约于胚胎第 4 周开始有循环作用，胚胎第 8 周内部分隔基本完成，成为四腔心脏。动脉总干以后被其分支处呈螺旋形向心室生长的纵隔分开，形成主动脉和肺动脉，主动脉向左后旋转并与左心室相连，肺动脉向右前旋转并与右心室相连。胚胎发育过程中，若该纵隔发育障碍、分隔不均或扭转不全，则可造成主动脉骑跨、肺动脉狭窄或大血管错位等畸形。

因此，心脏胚胎发育的关键时期是胚胎 2 ～ 8 周，在此期间如受到某些物理、化学和生物因素的影响，则易引起先天性心血管畸形。

三、胎儿血液循环和出生后的改变

（一）正常胎儿血液循环

胎儿循环不同于成人循环。胎儿时期的营养代谢和气体交换是通过脐血管和胎盘与母体之间以弥散的方式完成的。胎儿由于不存在有效的呼吸运动，故肺的循环血量很少，再加上胎儿

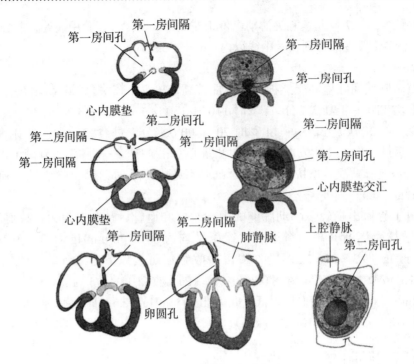

图 10-1　房间隔发育示意图

时期特殊通道（卵圆孔、动脉导管）的开放，故左、右心几乎都经主动脉向全身输送血液。

由胎盘来的动脉血经脐静脉进入胎儿体内，在肝下缘分流为两支：一支入肝与门静脉血流汇合后经肝静脉进入下腔静脉；另一支经静脉导管直接进入下腔静脉，与来自下半身的静脉血混合，流入右心房。由于下腔静脉瓣的阻隔，来自下腔静脉的混合血（以动脉血为主）流入右心房后，约 1/3 血量经卵圆孔流入左心房，再经左心室流入升主动脉，主要供应心脏、头部和上肢（上半身）；约 2/3 血量流入右心室。从上腔静脉回流的来自上半身的静脉血流入右心房后，绝大部分流入右心室，与来自下腔静脉的血液一起进入肺动脉。由于胎儿肺处于压缩状态，肺血管阻力高，故肺动脉的血液只有少量流入肺，经肺静脉回到左心房，而绝大部分血液经动脉导管与来自升主动脉的血液汇合后流入降主动脉（以静脉血为主），供应腹腔器官和下肢（下半身），同时经脐动脉回至胎盘，换取营养和氧气。由此可见，胎儿期供应肝、心、脑和上肢的血液的氧含量远比下半身高（图 10-2）。右心室在胎儿期不仅要克服体循环的阻力，同时其容量负荷远较左心室大。

（二）出生后血液循环的改变

出生后血液循环的主要改变是胎盘血液循环停止，而肺循环建立。

1. 脐带结扎，脐血流中止　脐血管在血流停止后 6～8 周完全闭锁，形成韧带。

2. 肺循环阻力下降　呼吸建立，肺泡扩张，肺小动脉管壁肌层逐渐退化，管壁变薄并扩张，肺循环压力降低，故从右心经肺动脉流入肺的血液量明显增多。

3. 卵圆孔关闭　当肺血流量明显增多时，经肺静脉回流到左心房的血量也增多，左心房压力因而增高。当左心房压力超过右心房时，卵圆孔则发生功能上的关闭。生后 5～7 个月时，卵圆孔在解剖上大多闭合。

4. 动脉导管关闭　自主呼吸使血氧增高，刺激动脉导管壁平滑肌收缩；同时，由于肺循环阻力下降，体循环阻力增高，动脉导管处逆转为左向右分流，在动脉氧分压增加的基础上，出生后体内前列腺素 E 的减少（前列腺素 E 是维持胎儿动脉导管开放的重要因素），使得动脉导管逐渐收缩、闭塞，最终成为动脉韧带。足月儿约 80% 在生后 10～15 h 形成功能性关闭。

约80%的婴儿在生后3～4个月、95%的婴儿在生后1年内形成解剖性关闭。若动脉导管持续开放，即为动脉导管未闭。

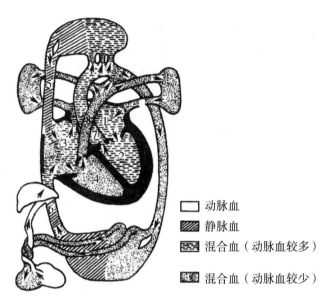

图10-2　正常胎儿血液循环特点

1. 左心房　2. 左心室　3. 右心房　4. 右心室　5. 上腔静脉　6. 下腔静脉　7. 主动脉　8. 肺动脉

图例说明：
□ 动脉血
▨ 静脉血
▦ 混合血（动脉血较多）
▩ 混合血（动脉血较少）

第二节　先天性心脏病

案例 10-1

患儿，男，3岁。发现心脏杂音、唇周发绀2年余。活动后突然昏厥、抽搐、神志不清入院。体格检查：发育落后，口唇、指（趾）端青紫，心前区稍隆起，胸骨左缘第2～4肋间可闻及Ⅱ～Ⅲ级喷射性收缩期杂音，P_2明显减弱。

请回答：

1. 案例提示患儿可能存在哪些情况？
2. 应尽快做哪些处理？
3. 患儿经上述处理后，神志清楚，口唇仍发绀，可做哪些检查以明确诊断？
4. 如需行心导管检查，术前护理包括哪些内容？
5. 患儿目前诊断考虑为法洛四联症，其青紫的原因是什么？

一、概述

先天性心脏病（congenital heart disease，CHD），简称先心病，是胚胎期心脏及大血管发育异常而导致的先天性心血管畸形，是儿童最常见的心脏病，在早产儿中的发生率为足月儿的2～3倍，在死胎中的发生率为活产儿的10倍。近些年来，微创介入治疗已广泛应用于先天

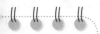

性心脏病。在心脏外科手术方面，在体外循环、深低温麻醉下，心脏直视手术的发展，以及其他技术的应用和术后监护技术的提高，使得先心病的手术成功率和预后有很大改善。常见的先天性心脏病有室间隔缺损、房间隔缺损、动脉导管未闭和法洛四联症等。

【病因及发病机制】

先心病的病因尚未完全明确，目前认为可能是遗传因素与环境因素相互作用的结果。

1. 遗传因素 大多数先心病由多基因遗传缺陷引起，此外，还包括染色体畸变和单基因遗传缺陷。如唐氏综合征、18-三体综合征等遗传性疾病的患儿多合并有先心病。5% 的先心病患儿源于同一家族，并且病种相同或相近。

2. 环境因素 主要是孕母感染，特别是妊娠早期孕母患病毒感染，如风疹、流行性感冒、流行性腮腺炎和柯萨奇病毒感染等；孕母患代谢性疾病，如糖尿病、苯丙酮尿症等；孕母接触放射线或服用某些药物，如抗癌药、抗癫痫药、甲苯磺丁脲和苯丙胺等；孕母吸烟、饮酒；缺乏叶酸和宫内缺氧等，都可能与先心病发病有关。因此，对孕妇加强保健工作，特别是在妊娠早期积极预防风疹、流感等病毒性疾病，避免接触与发病有关的因素，践行健康的生活方式，这些都对预防先心病有积极意义。同时可以在妊娠早、中期通过超声心动图及染色体、基因诊断等手段对先心病进行早期诊断和早期干预。

【分类】

根据左、右两侧心腔及大血管之间有无分流和临床有无青紫，可分为 3 类。

1. 左向右分流型（潜伏青紫型） 常见的有室间隔缺损、房间隔缺损和动脉导管未闭等。正常情况下，由于体循环压力高于肺循环，所以血液从左向右分流而不出现青紫。当剧烈哭闹、屏气或任何病理情况致使右侧压力增高并超过左侧时，则可使含氧量低的血液自右向左分流而出现暂时性青紫，故此型又称潜伏青紫型。

2. 右向左分流型（青紫型） 常见的有法洛四联症、大动脉错位等。由于某些畸形（如右心室流出道狭窄等）的存在，致右心压力增高并超过左心，而使血液自右向左分流；或大动脉起源异常时，右心大量静脉血流入体循环，出现持续性青紫。

3. 无分流型（无青紫型） 常见的有肺动脉狭窄、主动脉缩窄等。由于在心脏左、右两侧或动、静脉之间无异常通路或分流，故临床上无青紫出现。

二、室间隔缺损

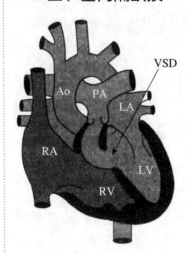

图 10-3 室间隔缺损示意图

Ao. 主动脉　　PA. 肺动脉
LA. 左心房　　LV. 右心室
RA. 右心房　　RV. 右心室

室间隔缺损（ventricular septal defect，VSD）由胚胎期室间隔发育不全所致，是儿童先天性心脏病中最常见的类型。根据缺损部位分为 3 种类型：①膜周部缺损：此型最常见，占室间隔缺损的 60%～70%；②肌部缺损：缺损位于肌部室间隔；③漏斗部缺损：缺损位于右心室流出道、室上嵴与肺动脉瓣环之间。室间隔缺损可单独存在，也可与其他心脏畸形并存（图 10-3）。

【病理生理】

由于左心室压力高于右心室，室间隔缺损引起的分流是自左向右，所以一般无青紫。分流致肺循环血量增加，使左心房和左心室的负荷加重，导致左心房和左心室肥大。随着病情的发展或分流量增大，可产生肺动脉高压。此时自左向右分流量减少，最后出现双向分流或反向分流而呈现青紫。当病情发展到梗阻性肺动脉高压时，血液自右向左分流，临床出现持久性青紫，称为"艾森曼格综合征（Eisenmenger syndrome）"，是疾病晚期的表现。

【临床表现】

临床表现取决于缺损的大小和肺循环的阻力。小型缺损因分流量较少，患儿可无明显症状，生长发育不受影响，多于体检时发现杂音，肺动脉瓣区第二心音正常或稍增强。大、中型缺损时分流量大，患儿可出现喂养困难、吸吮时因气急而中断、面色苍白、多汗、生长发育落后，易患呼吸道感染。长期肺动脉高压的患儿多出现活动能力下降、青紫和杵状指（表10-1）。体检可见心界向左下扩大，胸骨左缘第 3 ～ 4 肋间可闻及Ⅲ～Ⅳ级粗糙的全收缩期杂音，向心前区广泛传导，并可在杂音最响处触及收缩期震颤，肺动脉瓣第二心音增强。明显肺动脉高压者，右心室压力显著增高，逆转为右向左分流，出现青紫并逐渐加重，此时肺动脉第二心音显著亢进，而心脏杂音较轻。

表10-1　室间隔缺损的分类

	小型缺损（Roger 病）	中型缺损	大型缺损
缺损直径（mm）	< 5	5 ～ 10	> 10
缺损面积（cm^2/m^2 体表面积）	< 0.5	0.5 ～ 1.0	> 1.0
症状	无或轻微	有	明显
肺血管	可无影响	有影响	肺动脉高压、艾森曼格综合征

室间隔缺损易并发支气管炎、支气管肺炎、充血性心力衰竭、肺水肿及亚急性细菌性心内膜炎。

【辅助检查】

1．胸部 X 线检查　小型缺损无明显改变；中、大型缺损有心外形增大，以左心室增大为主，左心房也常增大，可出现右心室增大，肺动脉段突出，肺血管影增粗。进展到艾森曼格综合征时，肺部血管影呈枯萎的秃枝。

2．心电图　小型缺损心电图正常或有轻度左心室肥大；中型缺损以左心室肥大为主；大型缺损为双心室肥厚或右心室肥厚。

3．超声心动图　可解剖定位和测量缺损大小。二维超声心动图可显示室间隔回声中断，并可提示缺损的位置、大小和数目等。多普勒彩色血流显像可直接显示分流的位置、方向和速度，估测肺动脉压，还能推算肺循环血流量（Qp）和体循环血流量（Qs）。

4．心导管检查　可发现右心室血氧含量明显高于右心房，右心室和肺动脉压力升高。少有心导管可通过缺损进入左心室。

【治疗原则】

内科治疗主要是防治呼吸道感染、心力衰竭和感染性心内膜炎等并发症，保护患儿安全到达适宜的手术年龄。20% ～ 50% 的膜周部和肌部小梁部缺损在 5 岁以下、尤其是 1 岁以内有自然闭合的可能，但应定期随访。双动脉下型和流出道肌部缺损很少能自然闭合，而且容易发生主动脉脱垂，导致主动脉瓣关闭不全，故需早期处理。

中型缺损临床上有症状者宜于学龄前期在体外循环心内直视下做修补术。

大型缺损在 6 个月以内发生难以控制的充血性心力衰竭和反复罹患肺炎、生长缓慢者应手术治疗；6 个月 ～ 2 岁的婴儿，虽然心力衰竭能控制，但肺动脉压力持续升高，大于体循环的1/2，或 2 岁以后肺循环血量与体循环血量之比 > 2 ：1 时，亦应手术修补缺损。

随着心脏病介入治疗的发展，通过介入性心导管术封堵肌部室间隔缺损也可行，用介入性心导管放置双面蘑菇伞（Amplatzer 装置）等关闭肌部和膜周部室间隔缺损。

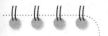

三、房间隔缺损

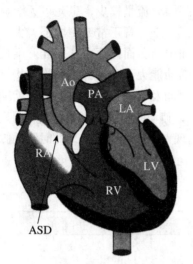

图 10-4 房间隔缺损（继发孔）型示意图

房间隔缺损（atrial septal defect，ASD）是由于原始心房间隔发育异常所致。根据解剖病变的不同可分为原发孔型缺损、继发孔型缺损（最常见）、静脉窦型缺损和冠状静脉窦型缺损（图 10-4）。卵圆孔未闭不引起血流动力学改变，无临床意义。房间隔缺损可单独存在，也可与其他心脏畸形同时存在。由于儿童时期症状较轻，不少患者到成年后才被发现有房间隔缺损，是成人最常见的先天性心脏病之一，以女性多见。

【病理生理】

出生后随着肺循环血量的增加，左心房压力高于右心房压力，血液自左向右分流，分流量取决于缺损大小、左右心房的压力差和左右心室的顺应性。随着年龄增长，肺血管阻力及右心室压力降低，分流量增加。分流造成右心房和右心室因负荷过重而增大、肺循环血量增多和体循环血量减少。分流量大时可产生肺动脉压力升高，晚期当右心房压力高于左心房压力时，可产生右向左分流，出现持续性青紫。原发孔型缺损伴有二尖瓣关闭不全时，左心室也增大。

【临床表现】

缺损小者可无症状。缺损大者由于肺循环充血，易患肺炎；体循环血量减少，表现为气促、乏力和生长发育缓慢。体检可见心前区隆起，心尖搏动弥散，心浊音界扩大，胸骨左缘 2～3 肋间可闻及Ⅱ～Ⅲ级收缩期喷射性杂音，肺动脉瓣第二心音增强或亢进并呈固定分裂。

【辅助检查】

1. 胸部 X 线检查　心脏外形呈轻至中度扩大，以右心房、右心室增大为主，肺动脉段突出，肺门血管影增粗，胸透可见肺门"舞蹈"征，肺野充血，主动脉影缩小。

2. 心电图　典型心电图表现为电轴右偏和不完全性右束支传导阻滞，部分病例尚有右心房和右心室肥大。原发孔型缺损伴二尖瓣关闭不全者，则左心室也增大。

3. 超声心动图　M 型超声心动图显示右心房和右心室内径增大。二维超声心动图可见房间隔回声中断，并可显示缺损的位置和大小。多普勒彩色血流显像可观察到分流的位置、方向，还能估测分流的大小。

4. 心导管检查　可发现右心房血氧含量高于上、下腔静脉平均血氧含量，心导管可由右心房通过缺损进入左心房。

【治疗原则】

小型继发孔型房间隔缺损在 4 岁以内、特别是 1 岁以内有自然闭合的可能。缺损较大影响生长发育者，宜在体外循环下做房间隔缺损修补术，最佳手术年龄为 3～5 岁。外科手术修补疗效确切，但创伤较大，恢复时间较长。在排除其他合并畸形、严格掌握指征的情况下，房间隔缺损可通过导管介入封堵。

四、动脉导管未闭

动脉导管未闭（patent ductus arteriosus，PDA）为儿童先天性心脏病常见类型之一。动脉导管位于主动脉和左肺动脉根部之间，通常直径 5～10 mm，长 4～10 mm。出生后随着呼吸的建立，肺循环阻力降低，血氧分压增高，动脉导管逐渐关闭，若持续开放、出现左向右分流者，即为动脉导管未闭。根据未闭的动脉导管大小、长短和形态不一，一般分为3种类型：管型、漏斗型（多见）和窗型（图10-5）。

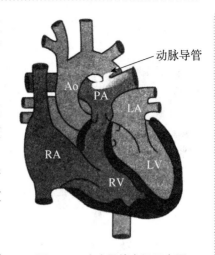

图 10-5 动脉导管未闭示意图

【病理生理】

血液自主动脉向肺动脉分流，肺循环血量增加。回流到左心房和左心室的血量增多，出现左心房和左心室扩大，室壁肥厚。分流量大者，长期高压冲击造成肺动脉压力增高，可致右心室肥大和衰竭，当肺动脉压力超过主动脉时，即产生右向左分流，造成下半身青紫，左上肢轻度青紫，右上肢正常，称为差异性发绀（differential cyanosis）。

【临床表现】

症状取决于动脉导管的粗细。导管口径较细者，分流量小，临床可无症状，仅在体检时发现心脏杂音。导管粗大者，分流量大，表现为气急、咳嗽、乏力、多汗、生长发育落后等。偶见扩大的肺动脉压迫喉返神经而引起声音嘶哑。体检可见患儿多消瘦，轻度胸廓畸形，胸骨左缘第2肋间可闻及粗糙、响亮的连续性机器样杂音，占据整个收缩期和舒张期，向左上和腋下传导，可伴有震颤。肺动脉高压或心力衰竭时，主动脉与肺动脉舒张期压力差很小，可仅有收缩期杂音。肺动脉瓣区第二心音增强或亢进。脉压多大于 5.3 kPa（40 mmHg），周围血管征阳性，如水冲脉、毛细血管搏动和股动脉枪击音等。有显著肺动脉高压者可出现差异性发绀。

【辅助检查】

1. 胸部 X 线检查 导管口径较细、分流量小者可无异常发现。导管粗、分流量大者有左心室和左心房增大，肺动脉段突出，肺门血管影增粗，肺野充血。有肺动脉高压时，右心室也增大，主动脉弓往往有所增大。

2. 心电图 导管较细者心电图正常。导管粗和分流量大者可有左心室肥大和左心房肥大，合并肺动脉高压时右心室肥大。

3. 超声心动图 M 型超声心动图显示左心房和左心室内径增宽，主动脉内径增宽，左心房内径 / 主动脉内径＞ 1.2。二维超声心动图有时可显示肺动脉与降主动脉之间有导管的存在，并可显示其长度和管径。多普勒彩色血流显像可直接显示分流的方向和大小。

4. 心导管检查 肺动脉血氧含量高于右心室，说明肺动脉部位有左向右的分流。肺动脉和右心室的压力可正常或有不同程度升高。部分患者导管可通过未闭的动脉导管，由肺动脉进入降主动脉。多数患儿不需此项检查，早产儿禁忌。

【治疗原则】

早产儿动脉导管未闭可给予口服吲哚美辛，以抑制前列腺素合成，促使动脉导管平滑肌收缩而逐渐关闭。但对足月儿无效，不应使用。

为防止并发症的发生，一般主张应及时手术或经介入方法予以关闭动脉导管，目前介入治疗已成为首选，可选择螺旋弹簧圈或蘑菇伞等封堵使其关闭。对于有些病例（如完全性大血管转位、肺动脉闭锁、三尖瓣闭锁等），动脉导管为其生存所需，对维持患儿生命至关重要，此时应该应用前列腺素 E 或放置支架以维持动脉导管开放。

该病预后与导管粗细及分流量大小有关。导管口径细、分流量小者，预后良好；导管口径大、分流量大者，婴儿期易反复罹患肺部感染和心力衰竭，这是本病导致死亡的常见原因。

五、法洛四联症

法洛四联症（tetralogy of Fallot，TOF）是最常见的青紫型先天性心脏病，男女发病比例

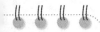

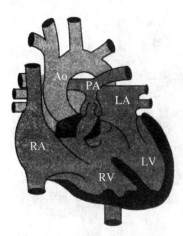

图 10-6　法洛四联症示意图

接近。1888 年法国医师 Etienne Fallot 详细描述了该病的病理改变及临床表现，故而得名。法洛四联症由以下 4 种畸形组成：①肺动脉狭窄：以漏斗部狭窄多见，可合并肺动脉瓣和分支狭窄；②室间隔缺损；③主动脉骑跨：主动脉骑跨于室间隔之上；④右心室肥厚：为肺动脉狭窄后右心室负荷增加的结果（图 10-6）。以上 4 种畸形中以肺动脉狭窄最重要，对患儿的病理生理、临床表现及预后有重要影响。

【病理生理】

由于肺动脉狭窄，血液进入肺循环受阻，引起右心室代偿性肥厚，右心室压力增高，狭窄严重时，右心室压力超过左心室，此时为右向左分流，血液大部分进入骑跨的主动脉，由于主动脉骑跨于两心室之上，主动脉除接受左心室的血液外，还直接接受一部分来自右心室的静脉血，因而出现发绀。另外，由于肺动脉狭窄，肺循环进行气体交换的血流减少，更加重了发绀的程度。随着动脉导管的关闭和肺动脉狭窄的逐渐加重，发绀逐渐明显，并出现杵状指（趾）。由于慢性低氧血症，可刺激机体代偿性建立肺部侧支循环，以加强血氧交换，红细胞代偿增生，血红蛋白增加，血液黏稠度升高，在液体量不足时容易发生血栓栓塞。

【临床表现】

1. 青紫　本病的主要表现，其程度和出现的早晚与肺动脉狭窄程度及动脉导管是否关闭有关。有些在生后不久即出现青紫，随年龄增长逐渐加重。青紫多见于毛细血管丰富的浅表部位，如唇、球结膜、口腔黏膜、耳垂、指（趾）甲床等。由于血氧含量下降，患儿稍一活动，如吃奶、哭闹、情绪激动、活动等，即可出现气促和青紫加重。

2. 缺氧发作　多见于婴儿，常见诱因为吃奶、哭闹、情绪激动、贫血、感染等。表现为阵发性呼吸困难，严重者可引起突然昏厥、抽搐，甚至死亡。这是由于在肺动脉漏斗部狭窄的基础上突然发生该处肌部痉挛，引起一时性肺动脉梗阻，使脑缺氧加重所致，年长儿常诉头晕、头痛。

3. 蹲踞　患儿多有蹲踞症状，常在行走、活动或站立过久时因气急而主动下蹲片刻。小婴儿常在大人抱起时双下肢呈屈曲状；侧卧时双膝屈曲。蹲踞时下肢屈曲，使静脉回心血量减少，从而减轻心脏负担；同时下肢动脉受压，体循环阻力增加，使右向左分流量减少，从而暂时缓解缺氧症状。

4. 杵状指（趾）　由于患儿长期缺氧，致使指（趾）端毛细血管扩张增生，局部软组织和骨组织也增生肥大，表现为指（趾）末端膨大呈鼓槌状，称为杵状指（趾）。

5. 体格检查　可见患儿发育落后，重者智能亦落后。心前区可稍隆起，胸骨左缘第 2～4 肋间可闻及 II～III 级喷射性收缩期杂音，一般以第 3 肋间最响，其响度取决于肺动脉狭窄程度。狭窄重，进肺动脉的血液量少，杂音则轻而短；狭窄极严重者或在阵发性呼吸困难发作时可听不到杂音。肺动脉瓣区第二心音减弱或消失。

6. 常见并发症　由于长期缺氧，红细胞增加，血液黏稠度高，血流变慢可引起脑血栓，若为细菌性血栓，则易形成脑脓肿。常见并发症还有感染性心内膜炎。

【辅助检查】

胸部 X 线片、心电图、超声心动图为常规检查项目。特别是超声心动图，能明确心内畸形及肺动脉的发育情况，评价心脏功能，因此为临床首选的检查。心导管检查和心血管造影曾经是 TOF 诊断的"金标准"，但随着多层螺旋 CT 心血管造影（CTA）和磁共振成像（MRI）的应用，目前已不推荐作为常规检查。

1.实验室检查 周围血红细胞增多，血红蛋白和血细胞比容增高。

2.胸部X线检查 心脏大小正常或稍增大。典型者心影呈"靴形"，系由右心室肥大使心尖上翘和漏斗部狭窄使心腰凹陷所致。肺门血管影缩小，肺纹理减少，透亮度增加（图10-7）。年长儿可因侧支循环形成，肺野呈网状纹理。

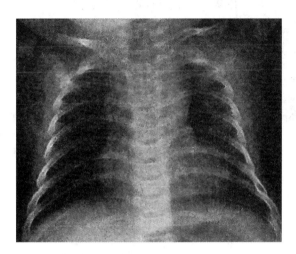

图10-7 法洛四联症X线胸片（正位片）

3.心电图 心电轴右偏，右心室肥大，狭窄严重者也可见右心房肥大。

4.超声心动图 二维超声心动图可显示主动脉径宽并向右移位。右心室内径增大，流出道狭窄，左心室内径缩小。多普勒彩色血流显像可见右心室直接将血液注入骑跨的主动脉内。

5.心导管检查 导管较易从右心室进入主动脉，有时能从右心室进入左心室，心导管从肺动脉向右心室退出时，可记录到肺动脉和右心室之间的压力阶差。根据压力曲线还可判断肺动脉狭窄的类型。股动脉血氧饱和度降低，证明有右向左的分流存在。

6.心血管造影 造影剂注入右心室，可见主动脉和肺动脉几乎同时显影。主动脉影增粗且位置偏前、稍偏右。此外，尚可显示肺动脉狭窄的部位、程度和肺血管的情况。

【治疗原则】

1.内科治疗 及时治疗并发症。关于缺氧发作时的处理：①轻者将患儿置于膝胸卧位即可缓解；②及时吸氧，保持患儿安静；③重者可静脉缓慢注射β受体阻滞剂普萘洛尔，以减慢心率，缓解发作；④皮下注射吗啡0.1～0.2 mg/kg，可抑制呼吸中枢和消除呼吸急促；⑤静脉应用碳酸氢钠纠正酸中毒。此外，对于以往有缺氧发作者，可口服普萘洛尔预防再次发作。

2.外科治疗 目的是解除右心室流出道狭窄、闭合室间隔缺损、尽可能保留肺动脉瓣和维护右心室功能。早期一期矫治手术可以避免长期缺氧导致的机体多脏器功能损伤，改善心脏功能，促进肺动脉和肺泡组织的发育。TOF患者一旦确诊，均应考虑手术治疗。本病的最佳手术时机目前尚存在争议。对于无明显症状的TOF患者，满足一期矫治条件，出生后6个月至1岁进行矫治手术。伴有缺氧症状的新生儿或小婴儿的TOF应进行急诊手术。

本病预后与肺动脉狭窄的严重程度、并发症及手术早晚有关，若不手术，自然生存率平均10年左右。

六、肺动脉狭窄

肺动脉狭窄（pulmonary stenosis，PS）是右心室流出道梗阻的先天性心脏病。按狭窄部位的不同，可分为肺动脉瓣狭窄、漏斗部狭窄、肺动脉干及肺动脉分支狭窄，其中以肺动脉瓣狭

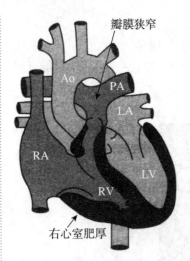

图 10-8　肺动脉瓣狭窄

瓣膜狭窄

Ao　PA　LA

RA　LV　RV

右心室肥厚

窄最常见。

【病理生理】

由于肺动脉狭窄，右心室排出受阻，收缩期负荷加重，压力升高，导致右心室肥厚。当右心室失代偿时，右心房压力也升高，可出现右心衰竭（图 10-8）。

【临床表现】

早期或轻者可无症状。狭窄程度越重，症状越明显，主要为劳累后有乏力、心悸和气促。

少数可发生水肿、昏厥，甚至心力衰竭。生长发育尚可，半数患儿面容硕圆，大多无青紫，面颊和指端可能暗红。狭窄严重者颈静脉有明显搏动。查体可见心前区隆起，胸骨左缘搏动较强。肺动脉瓣区可触及收缩期震颤，并可在胸骨左缘 2、3 肋间闻及响亮的喷射性全收缩期杂音，向颈部传导。轻、中度狭窄杂音为 Ⅱ～Ⅳ 级，重度狭窄可达 Ⅴ 级，但极重度狭窄时杂音反而减轻。

【辅助检查】

1. 胸部 X 线检查　肺野清晰，肺纹理减少。轻、中度狭窄时心脏大小正常；重度狭窄时右心室扩大，有时右心房亦扩大，肺动脉段明显凸出，肺野清晰（图 10-9）。

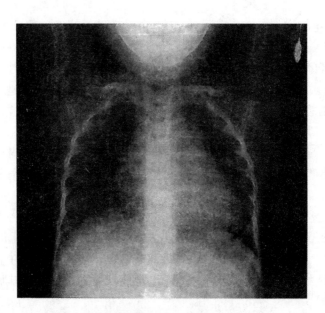

图 10-9　肺动脉瓣狭窄 X 线胸片（正位片）

心影重度增大，右心室增大为主，肺动脉段凸出，两肺血管稀疏

2. 心电图　显示右心房扩大，P 波高耸。中度以上狭窄者，显示不同程度的电轴右偏，右心室肥大，部分患者有右心房肥大。

3. 超声心动图　右心室和右心房内径增宽，右心室前壁和室间隔增厚。扇形切面显像可见肺动脉瓣增厚和活动受限。漏斗部狭窄可见右心室流出道狭小。多普勒超声检查可估测跨瓣压差，能较可靠地估测肺动脉狭窄的严重程度。

4. 心导管检查　右心室收缩压增高，而肺动脉收缩压降低。导管从肺动脉拉到右心室的同时进行连续测压，可记录到肺动脉和右心室之间的压力阶差，一般大于 1.3～2 kPa（10～15 mmHg）。根据连续压力曲线变化可判断狭窄类型和程度。如右心室收缩压高于 4.0 kPa

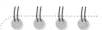

（30 mmHg），且右室与肺动脉收缩压阶差超过 1.3 kPa（10mmHg），即提示可能存在肺动脉口狭窄，跨瓣压力阶差的大小可反映肺动脉口狭窄的程度，如跨瓣压力阶差在 5.3 kPa（40 mmHg）以下为轻度狭窄，肺动脉瓣孔在 1.5 ~ 2.0 cm；如压力阶差为 5.3 ~ 13.3 kPa（40 ~ 100 mmHg）为中度狭窄，瓣孔在 1.0 ~ 1.5 cm；压力阶差在 13.3 kPa（100 mmHg）以上为重度狭窄，估计瓣孔为 0.5 ~ 1.0 cm。

5. 心血管造影　右室造影可见明显"射流征"。

【治疗原则】

轻度狭窄者不需治疗。如右心室肥厚逐渐加重，右心室收缩压达到 9.3 kPa（70 mmHg）以上或右心室与肺动脉压力阶差大于 5.3 kPa（40 mmHg）时，宜及早手术。瓣膜狭窄型通过介入治疗，可用经皮球囊导管成型术，这是治疗肺动脉狭窄的首选。对不适于经皮球囊导管成型术者，可采取手术治疗，在体外循环下直视行肺动脉瓣切开术。

本病预后与肺动脉狭窄的严重程度、并发症及手术早晚有关。

七、先天性心脏病患儿的护理

【护理评估】

1. 健康史　了解母亲妊娠史，尤其妊娠初期 2 ~ 3 个月内有无感染史、接触放射线和用药史；母亲是否患有代谢性疾病，家族中是否有先天性心脏病患者。患儿出生时有无缺氧、心脏杂音，出生后各阶段的生长发育状况，详细询问患儿有无喂养困难、声音嘶哑、反复呼吸道感染，有无青紫、出现青紫的时间，是否喜欢蹲踞、有无阵发性呼吸困难或突然昏厥发作。

2. 身体状况

（1）患儿有无生长发育落后的情况。

（2）皮肤黏膜有无发绀及其程度。

（3）胸廓有无畸形。

（4）有无杵状指（趾）。

（5）听诊心脏杂音的位置、时间、性质和程度。

（6）有无呼吸急促、心率加快、鼻翼扇动。

（7）有无肺部啰音及肝大等合并肺炎和心力衰竭的表现。

（8）了解明确 X 线、心电图、超声心动图、血液检查的结果和临床意义，较复杂的畸形还应取得心导管检查和心血管造影的诊断资料。

3. 心理社会状况　评估患儿是否因患先心病生长发育落后、活动受限，是否因此而造成情绪低落或紧张；患儿是否因面容发绀而自卑，甚至性格孤癖。因大多数先心病患儿需住院接受复杂的术前检查和准备接受手术治疗，使得患儿处于一个陌生的环境，并且会造成一定的组织损伤和对生命安全产生威胁，对患儿的生长发育和情绪都会有影响，应细致评估患儿住院后的心理情绪变化。了解家长是否因本病的检查和治疗过程比较复杂、风险较大，且预后难以预测、费用高等而出现焦虑和恐惧等。

【常见护理诊断 / 问题】

1. 活动耐力下降　与先心病体循环血量减少或血氧饱和度下降有关。

2. 营养失调：低于机体需要量　与喂养困难及体循环血量减少、组织缺氧有关。

3. 生长发育迟缓　与先心病体循环血量减少或血氧下降影响生长发育有关。

4. 有感染的危险　与肺血增多及心内缺损易致心内膜损伤有关。

5. 潜在并发症：脑血栓、心力衰竭、感染性心内膜炎、肺部感染。

6. 焦虑　与疾病的威胁和对手术的担忧有关。

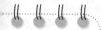

【护理措施】

（一）一般护理

1. 建立合理生活制度 安排好患儿作息，减少心脏负担，保证睡眠和休息，根据病情安排适当活动量，减少心脏负担。若患儿活动时出现面色苍白、精神恍惚、发绀、眩晕、心悸，要立即停止活动，卧床休息，抬高床头。治疗和护理尽量集中进行。避免引起患儿情绪激动和大哭大闹。有心功能不全的患儿应绝对卧床休息。

2. 饮食护理 供给充足热量、蛋白质和维生素，保证营养需要，增强体质，以提高对手术的耐受力。对喂养困难的儿童要耐心喂养，可少量多餐，避免呛咳和呼吸困难；病情较重的小婴儿喂养困难，应先吸氧再喂食，以斜抱位间歇喂乳，必要时通过静脉补充营养；年长儿可鼓励集体进餐，以提高食欲。心功能不全时有水钠潴留，应根据病情采用无盐饮食或低盐饮食。注意保持患儿排便通畅。

3. 预防感染 注意体温变化，按气温改变及时加减衣服，避免受凉引起呼吸系统感染。注意保护性隔离，避免与感染性疾病患者接触，不到公共场所，病室分室居住，保持空气新鲜，温、湿度适宜，以免交叉感染。做口腔小手术，如拔牙、扁桃体切除术等，应预防性给予抗生素，防止感染性心内膜炎的发生。一旦发生感染，应积极治疗。及时预防接种。

4. 观察病情，防止并发症发生 ①注意观察和防止法洛四联症患儿因活动、哭闹、便秘等引起的缺氧发作，一旦发生，应将儿童立即置于膝胸卧位，给予吸氧，并与医生合作，按医嘱给予吗啡及普萘洛尔等抢救治疗；②对右向左分流的先心病青紫病例，要注意供给充足液体，防止因血液浓缩、血液黏稠度增加导致血栓栓塞。如发热、出汗、吐泻时应多饮水，必要时可静脉输液；③观察有无心率增快、呼吸困难、端坐呼吸、吐泡沫样痰、水肿、肝大等心力衰竭的表现，一旦出现，及时与医生取得联系；使用强心药（如洋地黄）类的患儿，注意洋地黄的毒副作用；④合并贫血者，可加重缺氧，易导致心力衰竭，须及时纠正，饮食中宜补充含铁丰富的食物；⑤监测体液平衡，记录生命体征和出入量。

5. 心理护理 对患儿关心爱护、态度和蔼，建立良好的护患关系，消除患儿的紧张。向家长和患儿解释病情及检查和治疗的经过，以消除患儿和家长的紧张，取得他们的理解和配合。帮助家长正视患儿的智能发育、情绪和行为问题，促进健康、良好的亲子关系的建立。

6. 健康教育 使家长掌握先心病的日常护理，建立合理的生活制度；给予足够的营养支持；预防感染和其他并发症；定期复查；调整心功能至最佳状态，使之能安全到达手术年龄。

（二）心导管检查和介入治疗患儿的护理

1. 术前护理

（1）做好家长和患儿的心理护理，消除对手术的恐惧感，保证术前的睡眠质量。

（2）皮肤准备：术前一天应清洁手术区皮肤，若青春期少年准备做股静脉或股动脉穿刺，应备皮，剃除阴毛。

（3）做好青霉素皮试及碘过敏试验。

（4）建立静脉通道，行外周静脉留置术，术前遵医嘱给予抗生素静脉滴注。

（5）术前禁食 6 h，以免术中呕吐引起窒息。对青紫型先心病患儿，因容易出现血液浓缩而致血栓形成，必要时可静脉补液。

（6）如术中进行附加药物试验，应提前准备好药物。

（7）对年幼儿、体重较轻，又需做左、右心导管检查、估计用血量和失血量总和超过患儿血容量的 10% 者，应查血型并备血，以供必要时用。

2. 术后护理

（1）患儿回病房后，嘱其平卧床上，在敷料外点式压迫 2 h，检查伤口有无渗血，如有，应请医生重新止血、包扎，可在敷料外放置铁砂袋以压迫止血。股静脉穿刺者应卧床 12 h，股

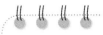

随堂测 10-2

动脉穿刺者需卧床 24 h 以上，以防局部形成血肿。

（2）定时测量患儿心率、心律、血压、呼吸及经皮血氧饱和度；观察足背动脉搏动情况，并注意与对侧比较是否有搏动减弱和肢体温度的变化。严密观察患儿出入量。

（3）遵医嘱静脉输液给药，尤其对于青紫型先心病患儿应补足液量，防止血液浓缩。

（4）术后禁食 6 h 或麻醉完全清醒后才能进食。进食前先喂少量温开水，无呛咳及呕吐方可进食。尽可能延续母乳喂养。

（5）注意观察有无封堵器脱落、心律失常、血栓形成等并发症。

（6）放置封堵器者，嘱家长坚持给患儿口服小剂量阿司匹林 6 个月，至封堵器完全内皮化。

（7）出院后定期门诊复查。半年内避免剧烈活动，预防交叉感染，如有发热、咳嗽等须及时就诊，手术部位伤口有红肿、脓性分泌物时要及时就诊。

第三节　病毒性心肌炎

病毒性心肌炎（viral myocarditis）是儿童常见心血管疾病，指病毒侵犯心肌，引起心肌急性或慢性炎症。除心肌炎外，部分病例可伴有心包炎和心内膜炎。本病临床表现轻重不一，轻者预后大多良好，重者可发生充血性心力衰竭、严重心律失常、心源性休克，甚至猝死。慢性患儿可继发扩张型心肌病。

【病因及发病机制】

引起心肌炎的病毒主要是肠道病毒和呼吸道病毒。柯萨奇病毒、埃可病毒、脊髓灰质炎病毒、流感病毒、腺病毒、人类疱疹病毒 6 型和 EB 病毒等均可引起心肌炎，其他如麻疹、风疹、水痘、腮腺炎、肝炎等也偶见并发心肌炎。但以柯萨奇病毒（B 组和 A 组）最常见，其次为埃可病毒。轮状病毒是婴幼儿秋季腹泻的病原体，也可引起心肌损伤。病毒性心肌炎由于病因的多样性而被视为一种机制复杂的疾病，其中病毒触发人体产生的免疫反应以及病毒的直接作用较为关键。

科研小提示

目前关于病毒性心肌炎的发病机制研究广泛，主要包括病毒感染、免疫反应、宿主遗传背景和环境因素。

【病理变化】

病变分布可为局灶性、散在性或弥漫性，多以心肌间质组织和附近血管周围单核细胞、淋巴细胞和中性粒细胞浸润为主，少数为心肌变性，包括肿胀、断裂、溶解和坏死等变化。慢性病例多有心脏扩大、心肌间质炎症浸润和心肌纤维化形成的瘢痕组织。心包可有浆液渗出，个别发生粘连。病变可波及传导系统，甚至导致终生心律失常。

【临床表现】

临床表现轻重不一，取决于年龄和感染的急性或慢性过程。轻症患儿可无自觉症状，仅表现为心电图的异常。起病前数日或 1~3 周多有呼吸道或肠道的前驱病毒感染史。心肌受累时患儿可表现为乏力、气促、心悸和心前区不适、胸闷、胸痛等。重症患者可发生心力衰竭并发严重心律失常、心源性休克，甚至猝死。部分患者呈慢性进程，演变为扩张型心肌病。新生儿患病时病情进展快，常见高热、反应低下、呼吸困难和发绀，常有神经、肝和肺的并发症。

心脏呈轻度扩大，心动过速，心音低钝及奔马律，心尖部可闻及轻度收缩期杂音及心律失常（以期前收缩多见），伴心包炎者可闻及心包摩擦音。反复心力衰竭者，心脏明显扩大。重症患者可突然发生心源性休克，血压下降，脉搏细弱。

心肌炎分期：

（1）急性期：新发病，症状、体征和辅助检查异常、多变，病程多在 6 个月以内。

（2）迁延期：症状反复出现、迁延不愈，辅助检查未恢复正常，病程多在 6 个月以上。

（3）慢性期：病情反复或加重，心脏进行性扩大或反复心功能不全，病程多在 1 年以上。

【辅助检查】

1．实验室检查

（1）病原学诊断依据

1）病原学确诊指标：自心内膜、心肌、心包（活体组织检查、病理）或心包穿刺液检查发现以下之一者可确诊，①分离到病毒；②用病毒核酸探针查到病毒核酸。

2）病原学参考指标：有以下之一者结合临床表现可考虑心肌炎由病毒引起，①自粪便、咽拭子或血液中分离到病毒，且恢复期血清同型抗体滴度较第 1 份血清升高或降低 4 倍以上；②病程早期血清中特异性 IgM 抗体阳性；③用病毒核酸探针在患儿血液中查到病毒核酸。

（2）血清心肌酶谱测定：包括血清肌酸激酶（CK）及其同工酶（CK-MB），在病变早期增高，且较敏感。乳酸脱氢酶（LDH）及其同工酶（LDH1），在病变早期即增高，而且持续较久。血清谷草转氨酶（SGOT）亦相应增高。病程中多有抗心肌抗体增高。

（3）心肌肌钙蛋白（cTn）：属非酶标志物，是心肌收缩过程中的一种调节蛋白，心肌受损时被释放出来，对评价心肌损伤较敏感。血清心肌肌钙蛋白 T 或 I（cTnT 或 cTnI）升高，具有高度特异性。

（4）血常规及红细胞沉降率：急性期白细胞总数多增高，以中性粒细胞为主；部分病例红细胞沉降率轻度或中度增快。

2．X 线检查　心影正常或增大，合并心包积液时心影显著增大，心脏搏动减弱。心功能不全时两肺呈淤血表现。

3．心电图检查　呈持续性心动过速，多导联 ST 段偏移和 T 波低平、双相或倒置，QT 间期延长、QRS 波群低电压。心律失常以期前收缩多见，尚可见到部分或完全性窦房、房室或室内传导阻滞。

4．其他　心内膜活检是诊断病毒性心肌炎的金标准，由于该检查有创且对操作要求高，在我国普及率并不高。此外，双份血清抗体滴度升高 4 倍有参考意义。

知识链接

心脏磁共振成像

近年来，随着心脏磁共振成像（MRI）技术的发展，心脏 MRI 已成为无创诊断病毒性心肌炎的首选影像学技术。

心脏磁共振成像呈现典型心肌炎症表现：

1．提示心肌水肿：T2 加权像显示局限性或弥漫性高信号。

2．提示心肌充血及毛细血管渗漏：T1 加权像显示早期钆增强。

3．提示心肌坏死和纤维化：T1 加权像显示至少 1 处非缺血区域分布的局限性晚期延迟钆增强。

【治疗原则】

本病为自限性疾病，目前尚无特效治疗，应结合病情采取综合措施，主要是减轻心脏负担，改善心肌代谢和心功能，促进心肌修复。

1. 休息　减轻心脏负担（详见下文的护理措施内容）。

2. 改善心肌代谢

（1）大剂量维生素 C：有清除自由基的作用，可改善心肌代谢及促进心肌恢复，对心肌炎有一定疗效。剂量为每日 100～200 mg/kg，以葡萄糖稀释成 10% 溶液静脉注射，每日 1 次，1 个月为 1 疗程。

（2）1,6- 二磷酸果糖：可改善心肌代谢，增加心肌能量，抑制中性粒细胞氧自由基形成。每日单剂 100～250 mg/kg，配成 7.5% 的溶液，按 10 ml/min 的速度静脉注射，疗程 1～3 周。

（3）辅酶 Q10：剂量为 1 mg/（kg·d）。分两次口服，疗程在 3 个月以上。

（4）能量合剂：常用三磷酸腺苷 20 mg、辅酶 A 50 U、胰岛素 4～6 U 及 10% 氯化钾 8 ml 溶于 10% 葡萄糖液 250 ml 中静脉滴注，每日或隔日 1 次。

（5）中药：丹参、黄芪等。

3. 免疫抑制剂　肾上腺皮质激素有改善心肌功能、减轻心肌炎性反应和抗休克作用，主要用于心力衰竭、心源性休克和高度房室传导阻滞的患儿，常用口服泼尼松或泼尼松龙，每日 1～1.5 mg/kg，共 2～3 周，症状缓解后逐渐减量停药。危重病例可采取地塞米松或氢化可的松每日静脉滴注。

4. 免疫调节剂　静脉注射免疫球蛋白对心肌炎有良好疗效；干扰素能调节免疫和抑制病毒复制。胸腺素能增强免疫，增加血中干扰素浓度，因此有一定疗效。

5. 控制心力衰竭　由于心肌炎时对洋地黄制剂比较敏感，易中毒，故剂量应偏小，一般口服地高辛，用常规剂量的 2/3 即可，重症也可静脉用药。患儿如加用利尿剂，尤应注意电解质平衡，以免引起心律失常。

6. 救治心源性休克　静脉大剂量滴注肾上腺皮质激素或静脉推注大剂量维生素 C 常可取得较好的效果，如效果不满意，可应用调节血管紧张度的药物，如多巴胺、多巴酚丁胺等加强心肌收缩，维持血压和改善微循环。

7. 心律失常的治疗　对快速心律失常可用抗心律失常药，对心率缓慢和Ⅲ度房室传导阻滞或出现阿 - 斯综合征者需安装临时人工心脏起搏器。

本病多数预后良好，经数周或数月后痊愈。少数重症暴发病例，因心源性休克、严重心律失常或急性心力衰竭而在数小时或数天内死亡。部分病例可迁延数年，仅有心电图或超声心动图的改变。

【护理评估】

1. 健康史　询问近期有无呼吸道、消化道病毒感染的病史，传染病接触史。注意有无发热、乏力、头晕、心悸、心前区不适等症状，以及饮食、睡眠、活动耐力的状况。

2. 身体状况　注意患儿精神状态，有无面色苍白、青紫、多汗、皮肤花纹、四肢厥冷和气急等表现；体检注意血压、脉搏、心音强弱、心率和心律，有无心界扩大、呼吸困难及水肿等。了解 X 线胸片显示的心脏大小，心电图、心肌酶谱及其他辅助检查的结果及其临床意义。

3. 心理社会状况　评估患儿及家长的心理状态，对本病病因、发展和预后的了解程度，能否配合医院的治疗和护理，家庭的基本情况及经济状况，家庭和亲属有无特殊要求等。

【常见护理诊断 / 问题】

1. 活动耐力下降　与心肌收缩力下降，组织供氧不足有关。

2. 潜在并发症：心律失常、心力衰竭、心源性休克。

【护理措施】

1. 休息　急性期卧床休息，至体温消退后 3～4 周、症状基本恢复正常时再逐渐增加活动量。恢复期继续限制活动量至少 3 个月，一般总休息时间不少于 6 个月。重症患儿心脏扩大、有心力衰竭时，应延长卧床时间，待心衰控制、心脏情况好转后再逐渐开始活动。

随堂测 10-3

2. 严密观察病情，及时发现和处理并发症　密切观察和记录患儿精神状态、面色、心率、心律、呼吸、体温和血压的变化。有明显心律失常者应进行连续心电监护，发现多源性期前收缩、频发室性期前收缩、高度或完全性房室传导阻滞、心动过速、心动过缓时，应立即报告医生，采取紧急处理措施。

3. 对症处理和观察药物作用

（1）胸闷、气促、心悸者应休息，心力衰竭或心律失常者要遵医嘱使用强心药和抗心律失常药，必要时可给予吸氧。

（2）烦躁不安者可根据医嘱给予镇静剂。

（3）有心力衰竭时，静脉给药应注意其速度不要过快，以免加重心脏负担。心源性休克使用血管活性药物和扩张血管药时，要准确控制滴速，最好能使用输液泵，以避免血压出现过大波动。

（4）心肌炎时，心肌敏感性增高，使用洋地黄时剂量应偏小，注意观察有无心率过慢。一旦出现新的心律失常和恶心、呕吐等消化系统症状，应暂停用药，与医生联系处理，避免洋地黄中毒。对使用的抗心律失常药要了解其作用机制、副作用和注意事项。

4. 健康教育　向患儿及家长介绍本病的治疗过程和预后，减少患儿和家长的焦虑和恐惧心理。强调休息对心肌炎恢复的重要性，使其能自觉配合治疗。告知他们预防呼吸道感染和消化道感染的常识，疾病流行期间尽量避免到公共场所。带抗心律失常药物出院的患儿，应使患儿和家长了解药物的名称、剂量、用药方法及其副作用。嘱咐患儿出院后定期到门诊复查。

小　结

心脏胚胎发育的关键时期是胚胎 2 ~ 8 周。儿童年龄越小，心率越快，血压相对越低。2 岁以后收缩压可按公式计算：收缩压 =（年龄 ×2+80）mmHg 或收缩压 =（年龄 ×0.26+10.7）kPa。胎儿的血液循环与出生后不同，出生后血液循环的主要改变是胎盘血液循环停止而肺循环建立。

先天性心脏病是儿童最常见的心脏病，根据左、右心腔及大血管间有无分流和临床有无青紫，可分为 3 类：左向右分流型（潜伏青紫型）、右向左分流型（青紫型）、无分流型（无青紫型）。常见的先心病有室间隔缺损、房间隔缺损、动脉导管未闭、法洛四联症和肺动脉狭窄等，其中以室间隔缺损最多见。法洛四联症主要由肺动脉狭窄、室间隔缺损、主动脉骑跨和右心室肥厚 4 种畸形组成，典型临床表现有青紫、缺氧发作、蹲踞和杵状指（趾）等。先心病护理措施：①建立合理生活制度，安排好患儿作息；②饮食护理；③预防感染；④观察病情，防止并发症发生；⑤心理护理；⑥健康教育。

引起儿童病毒性心肌炎的病毒主要是肠道和呼吸道病毒，其中以柯萨奇病毒最常见。临床表现轻重不一，重者可发生心力衰竭、心源性休克，甚至猝死。本病为自限性疾病，目前尚无特效治疗。护理措施：①合理休息；②严密观察病情，及时发现和处理并发症；③对症处理和观察药物作用；④健康教育。

 思考题

1. 简述先天性心脏病的类型。

2. 对先心病患儿的病情观察主要包含哪些内容？如何应对病情变化？

3. 简述如何指导病毒性心肌炎患儿的休息。

4. 患儿，女，8个月。体检时偶然发现心脏杂音，在胸骨左缘第2肋间可闻及粗糙、响亮的连续性机器样杂音，杂音向左上和腋下传导，可扪及震颤，肺动脉瓣区第二心音增强。

请回答：

（1）目前该患儿最可能的诊断是什么？

（2）如患儿脉压大于 40 mmHg，可出现哪些周围血管征的表现？

（3）如患儿出现声音嘶哑，最常见的原因是什么？

（4）对该患儿家长应进行哪些健康教育？

（赵艳琼）

泌尿系统疾病患儿的护理

导学目标

通过本章内容的学习，学生应能够：

◆ **基本目标**

1. 描述儿童泌尿系统解剖生理特点，急性肾小球肾炎、肾病综合征和泌尿道感染的概念、临床表现。
2. 列举急性肾小球肾炎、肾病综合征和泌尿道感染的病因、辅助检查和治疗原则，并分析其发病机制。
3. 比较急性肾小球肾炎与肾病综合征的临床表现及护理措施的异同点。
4. 评估急性肾小球肾炎、肾病综合征、泌尿道感染患儿，并为其制订护理计划。

◆ **发展目标**

运用护理程序对急性肾小球肾炎患儿和肾病综合征患儿实施整体护理。

◆ **思政目标**

1. 通过对肾病综合征的学习，培养对护理职业的热爱。
2. 培养科研能力与创新精神。

泌尿系统疾病是儿童常见病，包括各种原因引起的肾小球、肾小管、肾间质和肾血管疾病，其中以肾小球疾病最为多见，其次为泌尿系统感染。患儿起病常隐匿，但有其自身特点。部分患儿表现为慢性临床过程，病程反复或迁延，可延续至成人期。甚至有少数患儿在儿童期即进展到终末期肾病，严重影响儿童的生长发育和身心健康。

第一节 儿童泌尿系统解剖生理特点

一、解剖特点

（一）肾

儿童年龄越小，肾相对越重，新生儿两肾重量约为体重的 1/125，而成人两肾重量约为体重的 1/220。婴儿肾的位置较低，其下极可低至髂嵴以下第 4 腰椎水平，2 岁后才达髂嵴以上，故 2 岁以下健康儿童腹部触诊时容易扪及肾。婴儿肾表面呈分叶状，2～4 岁时分叶消失。

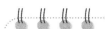

（二）输尿管

婴幼儿输尿管长而弯曲，管壁肌肉及弹力纤维发育不全，容易受压及扭曲而导致梗阻，造成尿潴留而诱发泌尿道感染。

（三）膀胱

婴儿膀胱位置比年长儿高，尿液充盈后其顶部常在耻骨联合之上，腹部触诊时可扪及，以后随年龄增长，逐渐下降至盆腔内。

（四）尿道

女婴尿道短，新生女婴尿道仅长 1 cm（性成熟期 3 ～ 5 cm），且外口暴露、接近肛门，易受细菌污染而发生上行感染；男婴尿道虽较长，但常有包茎和包皮过长，污垢积聚时也易引起上行性细菌感染。

二、生理特点

肾的生理功能主要包括：排泄机体代谢产物，调节机体水、电解质、酸碱平衡和内分泌功能。儿童肾虽具备大部分成人肾的功能，但其发育是由未成熟逐渐趋向成熟。胎龄 9 ～ 12 周时，胎儿已开始形成尿液。胎龄 36 周时，胎儿肾单位数量已达成人水平。出生后，新生儿已具备大部分肾功能，但调节能力较弱，且储备能力较差。一般至 1 ～ 2 岁时接近成人水平。

（一）肾功能

1. **肾小球滤过率** 新生儿出生时肾小球滤过率较低，为成人的 1/4，早产儿更低，3 ～ 6 个月时为成人的 1/2，6 ～ 12 个月时为成人的 3/4，故过多的水分和溶质不能有效地排出。

2. **浓缩和稀释功能** 新生儿及婴儿对尿的浓缩能力不及年长儿和成人，脱水时尿渗透压最高仅达 700 mmol/L（成人可达 1400 mmol/L），因此，排出相同溶质所需液量较多，故入量不足时易发生脱水，甚至诱发急性肾功能不全。新生儿及婴幼儿尿稀释功能接近成人，但因肾小球滤过率较低，大量水负荷或输液过快时易出现水肿。

3. **肾小管重吸收和排泄功能** 婴幼儿的肾小管重吸收功能弱，对水和钠的负荷调节能力较差，如输入过多钠，容易造成钠潴留和水肿。新生儿葡萄糖肾阈较成人低，静脉输入或大量口服葡萄糖时易出现糖尿。生后 10 天内的新生儿，排泄钾的能力较差，故有高钾血症倾向。

4. **酸碱平衡功能** 新生儿及婴幼儿由于肾保留 HCO_3^- 的能力差，分泌 NH_3 和 H^+ 的能力低，尿中排磷酸盐量少，故易发生酸中毒。

5. **内分泌功能** 新生儿肾已具有内分泌功能，其血浆肾素、血管紧张素和醛固酮含量均等于或高于成人，生后数周内逐渐降低。新生儿肾血流量低，故前列腺素合成速率较低。新生儿促红细胞生成素因生后血氧含量的增高而合成减少。血清 $1,25\text{-}(OH)_2D_3$ 水平在婴儿期较高。

（二）儿童排尿及尿液特点

1. **排尿次数** 93% 的新生儿在生后 24 h 内开始排尿，99% 的新生儿在 48 h 内排尿。出生后最初几天因摄入量少，每日排尿仅 4 ～ 5 次；1 周后因入量增加，代谢旺盛，而膀胱容量小，排尿突增至 20 ～ 25 次 / 日；1 岁时排尿 15 ～ 16 次 / 日；学龄前和学龄期排尿 6 ～ 7 次 / 日。

2. **尿量** 儿童的尿量个体差异较大，新生儿生后 48 h 正常尿量一般为每小时 1 ～ 3 ml/kg，2 天内平均尿量为 30 ～ 60 ml/d，3 ～ 10 天为 100 ～ 300 ml/d，1 ～ 2 个月为 250 ～ 400 ml/d，2 个月～ 1 岁为 400 ～ 500 ml/d，1 ～ 3 岁为 500 ～ 600 ml/d，3 ～ 5 岁为 600 ～ 700 ml/d，5 ～ 8 岁为 600 ～ 1000 ml/d，8 ～ 14 岁为 800 ～ 1400 ml/d，> 14 岁为 1000 ～ 1600 ml/d。若新生儿尿量每小时 < 1.0 ml/kg 为少尿，每小时 < 0.5 ml/kg 为无尿；学龄儿每日尿量 < 400 ml、学龄前儿童 < 300 ml、婴幼儿 < 200 ml 为少尿，每日尿量 < 50 ml 为无尿。

3. **排尿控制** 婴儿期由脊髓反射完成，此后建立脑干 - 大脑皮质控制，一般至 3 岁左右已能控制排尿。1.5 ～ 3 岁幼儿主要通过控制尿道外括约肌和会阴肌，即非逼尿肌来控制排尿，

随堂测 11-1

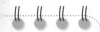

若 3 岁后仍保持这种排尿机制，不能控制膀胱逼尿肌收缩，常表现为白天尿频、尿急，偶然尿失禁和夜间遗尿，称为不稳定膀胱。

4．尿液的性质

（1）尿色及酸碱度：正常婴幼儿尿液淡黄、透明，pH 多为 5～7。生后 2～3 天尿色深，稍混浊，放置后有红褐色沉淀，此为尿酸盐结晶，数日后尿色变淡。正常婴幼儿在寒冷季节尿排出后变为白色混浊，是由于尿中盐类结晶所致，加热后可溶解，尿液变清。

（2）尿渗透压和尿比重：新生儿尿渗透压平均为 240 mmol/L，尿比重为 1.006～1.008，婴儿尿渗透压为 50～600 mmol/L，1 岁后接近成人水平；儿童尿渗透压通常为 500～800 mmol/L，尿比重范围为 1.003～1.030，通常为 1.011～1.025。

（3）尿蛋白：正常儿童尿中仅含微量蛋白，定性为阴性，随意尿的尿蛋白（mg/dl）/尿肌酐（mg/dl）≤ 0.2。若尿蛋白含量 > 150 mg/d 或 > 4 mg/（m^2·h）或 > 100 mg/L、定性检查阳性等均为异常。

（4）尿细胞和管型：正常儿童新鲜尿液离心后沉渣显微镜下检查，红细胞 < 3 个/HP，白细胞 < 5 个/HP，偶见透明管型。12 h 尿细胞计数（Addis count）：红细胞 < 50 万，白细胞 < 100 万，管型 < 5000 为正常。

第二节　急性肾小球肾炎

急性肾小球肾炎（acute glomerulonephritis，AGN）简称急性肾炎，是指一组病因不一，临床表现为急性起病，多有前驱感染，以血尿、水肿、高血压为主，伴不同程度蛋白尿或肾功能不全等特点的肾小球疾病。急性肾炎可分为急性链球菌感染后肾炎（acute post-streptococcal glomerulonephritis，APSGN）和非链球菌感染后肾炎，本节描述的急性肾炎主要是指前者。本病多见于 5～14 岁儿童，男女比例为 2∶1，预后良好，95% 的 APSGN 患儿能完全恢复。

【病因及发病机制】

本病大多数是由 A 组 β 溶血性链球菌急性感染后引起的免疫复合物性肾小球肾炎。溶血性链球菌感染后，肾炎的发生率一般在 0～20%。其他细菌，如草绿色链球菌、肺炎链球菌、金黄色葡萄球菌、流感嗜血杆菌等；病毒，如柯萨奇病毒 B$_4$ 型、ECHO 病毒 9 型、流感病毒、EB 病毒、乙型肝炎病毒、腮腺炎病毒等；还有其他病原体，如肺炎支原体、白念珠菌、疟原虫、血吸虫、钩虫、梅毒螺旋体等也可导致急性肾炎。

目前认为，APSGN 的发生主要与 A 组 β 溶血性链球菌中的致肾炎菌株感染有关。链球菌感染后，机体对链球菌的某些抗原成分产生抗体，抗原抗体结合形成循环免疫复合物，沉积于肾小球，并激活补体，引起肾小球毛细血管炎症病变。炎症损伤使肾小球毛细血管管腔变窄、甚至闭塞，导致肾小球血流量减少，肾小球滤过率降低，体内钠、水潴留，临床上出现少尿、水肿、高血压、急性循环充血。同时免疫损伤使肾小球基膜损伤，血浆蛋白、红细胞和白细胞通过肾小球毛细血管壁渗出到肾小球囊内，临床上出现血尿、蛋白尿、白细胞尿及管型尿。此外，某些链球菌可通过神经氨酸苷酶的作用或其产物，如某些菌株产生的唾液酸酶，与机体的免疫球蛋白结合，改变其免疫原性，产生自身抗体和免疫复合物而致病。还有人认为链球菌抗原与肾小球基底膜糖蛋白间有交叉抗原性，从而引起免疫损伤（图 11-1）。

【临床表现】

急性肾炎临床表现轻重不一，轻者无临床症状，仅在尿液检查时发现异常，重者可呈急进性过程，短期内出现肾功能不全。

1．前驱感染　患儿发病前多有上呼吸道感染或皮肤前驱感染史。前驱感染后一般经 1～3

周无症状的间歇期而急性起病。咽炎至急性肾炎发病为 6 ～ 12 天，皮肤感染则稍长，一般为 14 ～ 28 天。

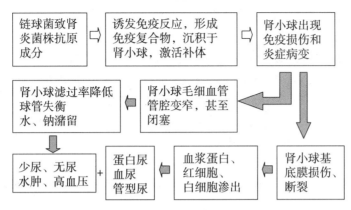

图 11-1 急性链球菌感染后肾炎发病机制

2. 典型表现　急性期可有全身不适、乏力、食欲减退、发热、咳嗽、头痛、头晕、腹痛等非特异症状。典型表现为水肿、血尿、蛋白尿、尿量减少和高血压。

（1）水肿：为最常见和最早出现的症状，70% 的患儿有水肿，初期多为眼睑及颜面部水肿，渐波及躯干、四肢，重者遍及全身，呈非凹陷性。

（2）血尿：患儿几乎都有血尿，轻者仅有显微镜下血尿，有 50% ～ 70% 患儿有肉眼血尿，酸性尿时呈茶褐色或烟灰水样，中性或弱碱性时可呈洗肉水样。肉眼血尿一般持续 1 ～ 2 周后转为显微镜下血尿。

（3）蛋白尿：程度不等，有 20% 可达肾病水平。

（4）尿量减少：部分患儿可出现少尿，少数发展为无尿。

（5）高血压：有 30% ～ 80% 患儿有血压增高。学龄前儿童血压 > 120/80 mmHg，学龄儿童血压 > 130/90 mmHg，多为轻度或中度增高，多数患儿血压在 1 ～ 2 周内随尿量增多而恢复正常。

3. 严重表现　少数患儿在疾病早期（2 周内）可出现下列严重表现。

（1）严重循环充血：由于钠、水潴留，血浆容量增加而出现循环充血。当患儿出现呼吸急促和肺部有湿啰音时，应警惕循环充血的可能性，严重者可出现呼吸困难、端坐呼吸、颈静脉怒张、频繁咳嗽、咳粉红色泡沫痰、两肺布满湿啰音、心脏扩大，甚至出现奔马律、肝大而硬、水肿加剧。少数可突然发生，病情急剧恶化。

（2）高血压脑病：由于脑血管痉挛，导致缺血、缺氧、血管通透性增高而致脑水肿。也有人认为是由脑血管扩张所致。血压骤升，可达 150 ～ 160 mmHg/100 ～ 110 mmHg 以上。年长儿可主诉头痛、恶心、呕吐、复视或一过性失明，严重者突然出现惊厥、昏迷。

（3）急性肾衰竭：出现尿量减少、尿闭等症状，引起暂时性氮质血症、电解质紊乱和代谢性酸中毒。一般持续 3 ～ 5 天，不超过 10 天。

4. 非典型表现

（1）无症状性急性肾炎：患儿仅有显微镜下血尿或仅有血清 C3 补体降低而无其他临床表现。

（2）肾外症状性急性肾炎：部分患儿存在明显水肿和（或）高血压，甚至出现严重循环充血及高血压脑病，但尿改变轻微或尿常规检查正常，可有链球菌前驱感染和血清 C3 补体明显降低。

（3）以肾病综合征为表现的急性肾炎：少数患儿以急性肾炎起病，但水肿和蛋白尿突出，伴低蛋白血症和高胆固醇血症，呈现类似肾病综合征的表现。

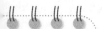

【辅助检查】

1. 尿液检查 尿蛋白（+ ~ +++），显微镜下除见数量不等的红细胞外，还可见透明、颗粒或红细胞管型。

2. 血液检查

（1）外周血：白细胞数正常或轻度升高，血沉增快。

（2）血清抗链球菌抗体：如抗链球菌溶血素"O"、抗透明质酸酶、抗脱氧核糖核酸酶 B 升高，提示新近链球菌感染，是诊断链球菌感染后肾炎的依据。

（3）血清补体测定：C3 在病程早期下降，多于起病后 6 ~ 8 周恢复正常。

（4）肾功能检查：明显少尿时血尿素氮、肌酐可升高。

【治疗原则】

本病无特异治疗。以休息、对症处理为主，同时清除感染灶，加强护理，防治并发症，保护肾功能。

1. 休息 急性期应卧床休息至水肿消退、血压正常、肉眼血尿消失。

2. 饮食 给予低盐饮食，严重水肿或高血压者需无盐饮食，一般不限制水的摄入，氮质血症者限制蛋白质摄入。

3. 抗感染 有感染灶时用青霉素 10 ~ 14 天，青霉素过敏者改用红霉素或阿奇霉素，避免使用肾毒性药物。

4. 对症治疗

（1）利尿：经控制水盐入量仍水肿、少尿者给予氢氯噻嗪口服；无效时需用呋塞米口服或静脉注射。

（2）降血压：经休息，控制水、盐摄入，利尿处理后，血压仍高者，应给予降压药。常用硝苯地平、卡托普利。

5. 严重表现的治疗

（1）严重循环充血：可注射呋塞米纠正水钠潴留，恢复正常血容量。如发生肺水肿，可加用硝普钠扩张血管以降压。对难治病例可采用连续血液净化治疗或透析治疗。

（2）高血压脑病：首选硝普钠，5 ~ 20 mg 加入 5% 葡萄糖液 100 ml 中，以 1 μg/（kg·min）速度静脉滴注。用药时应严密监测血压，随时调整滴速，但不宜超过 8 μg/（kg·min），以防发生低血压。有惊厥者应及时止痉。

（3）急性肾衰竭：控制水、钠摄入，纠正水、电解质紊乱和代谢性酸中毒，必要时透析治疗。

【护理评估】

1. 健康史 询问患儿发病前 1 ~ 3 周有无上呼吸道感染或皮肤感染史。近期有无全身不适、乏力、食欲减退、发热、咳嗽、头痛、头晕、腹痛等症状。目前有无肾炎表现，如水肿、血尿、蛋白尿、尿量减少和高血压等；主要症状的发生、发展情况：如水肿开始时间、持续时间、发生部位、发展顺序及程度，排尿次数、尿量、尿色等。询问目前治疗及用药情况，如用药的种类、剂量、次数、副作用等。

2. 身体状况 测量患儿的体温、脉搏、呼吸、血压、体重、身长（高）等。检查有无水肿，水肿的部位、程度及指压凹痕。观察神志、皮肤黏膜情况，有无颈静脉怒张。肺部有无湿啰音及胸腔积液等。心脏听诊心率是否增快、有无奔马律，触诊有无心脏扩大。触诊肝、脾，注意其大小及质地。了解各种实验室检查结果，注意有无血尿、蛋白尿，有无低补体血症，血浆尿素氮、肌酐是否升高等。

3. 心理社会状况 评估患儿、家长对疾病的认知程度和心理状态。评估年龄较小患儿是否存在对卧床休息难于配合而出现哭闹、恐惧等心理行为问题；年长患儿面临因疾病和治疗对活动、饮食进行严格限制的压力，还可因住院打乱了日常生活习惯或不能上学而担心学习成绩下降等，评估其是否存在烦躁易怒、情绪低落、自卑等心理问题。家长是否存在因缺乏本病的相关知识而产生焦虑、失望等心理问题。此外，还需评估患儿家庭结构、经济状况、社会支持及应对方式等。

【常见护理诊断 / 问题】

1．体液过多　与肾小球滤过率下降致钠、水潴留有关。

2．活动耐力下降　与水肿、血压升高有关。

3．潜在并发症：高血压脑病、严重循环充血、急性肾衰竭。

4．知识缺乏：患儿及家长缺乏本病的相关知识。

【护理措施】

1．休息　可减轻心脏负担，改善心脏功能，增加心排血量，使肾血流量增加，提高肾小球滤过率，减少水、钠潴留，从而减轻水肿，减少并发症的发生。急性期（2～3周内）需卧床休息，待水肿消退、血压降至正常、肉眼血尿消失后，可下床轻微活动；血沉正常可上学，但应避免重体力活动；尿检完全正常后方可恢复体力活动。

2．饮食护理　尿少水肿期，应限制钠盐摄入，给予低盐饮食 ［< 1 g/d 或 60 mg/（kg・d）］为宜，禁食咸菜、咸蛋、海鲜等高盐食物。严重水肿或高血压者需无盐饮食。一般不限水分。有氮质血症者应限制蛋白质的入量，可给优质动物蛋白 0.5 g/（kg・d）。供给高糖饮食，以满足儿童能量的需要。在尿量增加、水肿消退、血压正常后，可恢复正常饮食，以保证儿童正常生长发育的需要。

3．用药护理　经限制水盐入量后水肿、少尿仍很明显，或有高血压、全身循环充血者，遵医嘱给予利尿剂及降压药。应用利尿剂前后注意观察体重、尿量、水肿变化并做好记录，尤其在静脉注射呋塞米后要注意有无大量排尿、脱水和电解质紊乱等现象。应用硝普钠应现配现用，放置 4 h 后即不能再用；整个输液系统须避光，以免药物遇光分解；严格控制输液速度，严密监测血压、心率及观察药物副作用。硝普钠的主要副作用有恶心、呕吐、情绪不稳定、头痛和肌肉痉挛等。

4．病情观察

（1）尿液及水肿情况：准确记录 24 h 出入液量。应用利尿剂时应每日测体重，定期检查尿常规。观察患儿尿量、尿色的变化；尿量增加，肉眼血尿消失，提示病情好转。如尿量持续减少，并出现头痛、恶心、呕吐等，要警惕急性肾衰竭的发生。

（2）血压变化：若出现血压突然升高、剧烈头痛、呕吐、眼花等，提示高血压脑病，应立即通知医生并配合抢救，遵医嘱给予降压、镇静、脱水剂等药物治疗。

（3）呼吸和循环情况：观察患儿的呼吸、心率和脉搏等变化，如出现呼吸急促和肺部湿啰音，警惕严重循环充血的发生，如发生循环充血，应将患儿安置于半卧位、吸氧，并遵医嘱给药。

5．健康教育　向患儿及家长宣传本病是一种自限性疾病，预后良好。强调急性期休息和限制活动的重要性。告知患儿及家长疾病不同时期饮食调整的重要性和必要性，并介绍饮食建议和适合的食谱。锻炼身体、增强体质、避免或减少上呼吸道感染是预防本病的关键，一旦发生上呼吸道或皮肤感染，应及早应用抗生素彻底治疗。出院后继续遵医嘱合理安排患儿的生活作息及定期到门诊复查。

随堂测 11-2

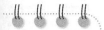

第三节　肾病综合征

案例 11-1A

　　患儿，男，6岁。7天前无明显诱因出现发热、咳嗽伴眼睑水肿，体温波动于37.8～38.6℃，3天前水肿加重，渐发展至面部和全身，伴尿少、腹胀，无腹泻、呕吐、血尿、尿急、尿痛、尿频等表现。在院外曾予"青霉素"等药物治疗3天，仍有发热、轻微咳嗽，水肿无明显消退。查体：T 37.6℃，P 94次/分，R 28次/分，BP 90/60 mmHg，身高118 cm，体重22 kg。神志清楚，精神尚可，双眼睑高度水肿，颜面水肿明显。双肺呼吸音粗，无明显干、湿啰音。心律齐，心音有力，未闻及杂音。腹膨隆，移动性浊音（+），肾区叩痛（－），双下肢水肿明显，指压凹陷，阴囊及包皮明显水肿。实验室检查：白细胞 $8.2×10^9$/L，Hb 110 g/L，尿蛋白（++++），24 h尿蛋白定量3.9 g，血清总蛋白46 g/L，白蛋白17 g/L，球蛋白26 g/L，血清胆固醇12.8 mmol/L，红细胞沉降率增快，血ASO正常，补体C3正常。家长目前较担心患儿的病情，追问护士："我孩子的病能治好吗？有没有后遗症？"

请回答：

1. 该患儿最可能的临床诊断及依据是什么？
2. 该患儿目前主要的护理诊断/问题是什么？
3. 应采取哪些相应的护理措施？

　　肾病综合征（nephrotic syndrome，NS）简称肾病，是一组由多种原因引起的肾小球基底膜通透性增加，导致血浆内大量蛋白质从尿中丢失的临床综合征。临床上具有以下4大特点：大量蛋白尿、低蛋白血症、高脂血症、明显水肿，其中大量蛋白尿、低蛋白血症为必备条件。肾病发病年龄多为学龄前儿童，3～5岁为发病高峰，男女比例约为3.7∶1。按病因可分为原发性、继发性和先天性3种类型。原发性肾病按其临床表现又分为单纯性和肾炎性肾病，其中以单纯性肾病多见。儿童时期绝大多数为原发性肾病综合征，故本节主要介绍原发性肾病综合征（primary nephrotic syndrome，PNS）。

【病因及发病机制】

　　肾病的病因及发病机制尚不明确。研究发现微小病变型肾病可因肾小球毛细血管壁结构或电荷的变化导致选择性蛋白尿，也可能与细胞免疫失调致滤过膜静电屏障损伤有关。非微小病变型肾病常可出现免疫球蛋白和（或）补体成分肾内沉积，提示局部免疫病理过程可损伤滤过膜正常屏障作用而发生蛋白尿。

【病理生理】

　　肾病的基本病变是由于肾小球通透性增加，导致蛋白尿，进而继发低蛋白血症、高脂血症和水肿。

　　1. 蛋白尿　长时间持续大量蛋白尿能促使肾小球系膜硬化和间质病变，可导致肾功能不全。

　　2. 低蛋白血症　病理生理改变中的关键环节，大量血浆蛋白从尿中丢失和肾小管对重吸收蛋白的分解是造成低蛋白血症的主要原因，肝合成蛋白质的速度与蛋白质分解代谢率的改变也使血浆蛋白降低。

3. 高脂血症 低蛋白血症促进肝合成脂蛋白增加，其中大分子脂蛋白难以经肾排出而蓄积于体内，导致血清总胆固醇、甘油三酯和低密度、极低密度脂蛋白增高，形成高脂血症。持续高脂血症，脂质从肾小球滤出，可导致肾小球硬化和肾间质纤维化。

4. 水肿 水肿的发生与下列因素有关：①低蛋白血症使血浆胶体渗透压降低，水由血管内往外渗到组织间隙，当血浆白蛋白低于 25 g/L 时，体液主要在间质区潴留，低于 15 g/L 时，可形成胸腔积液和腹水；②由于水由血管内往外渗到组织间隙，有效循环血量减少，促抗利尿激素和肾素 - 血管紧张素 - 醛固酮系统被激活，使远端肾小管重吸收钠、水增加，导致水钠潴留；③低血容量使交感神经兴奋性增高，近端肾小管重吸收钠增加；④某些肾内因子改变了肾小管管周体液平衡机制，使近曲小管重吸收钠增加。

【临床表现】

（一）单纯性肾病

一般起病隐匿，常无明显诱因。大约 30% 有病毒感染或细菌感染史，70% 肾病复发与病毒感染有关。水肿最常见，呈凹陷性，开始见于眼睑，以后逐渐遍及全身，以颜面、下肢、阴囊为明显，严重者可出现腹水、胸腔积液。常伴有尿量减少，一般无血尿及高血压。疾病早期患儿一般情况尚可，继之出现疲倦、厌食、面色苍白和精神萎靡等。

（二）肾炎性肾病

发病年龄多在学龄期。水肿一般不严重，除具备肾病四大特征外，尚有血尿、高血压、低补体血症和氮质血症。

（三）并发症

1. 感染 本病最常见的并发症。由于肾病患儿免疫功能低下，营养不良，显著水肿，致使局部血液循环不良，加之患儿多用糖皮质激素或（和）免疫抑制剂治疗等，使患儿容易发生各种感染，而感染又可促使病情反复而加重。常见的感染有呼吸道、皮肤、泌尿道等处的感染和原发性腹膜炎等，其中以上呼吸道感染为多见，且以病毒感染最常见。

2. 电解质紊乱及低血容量 常见的电解质紊乱有低钠、低钾及低钙血症。患儿可因过多使用利尿剂，不恰当长期禁用食盐或长期食用不含钠的食盐代用品，以及感染、呕吐、腹泻等原因，导致低钠血症。如大量使用利尿剂或激素后尿量增多，食欲低下、进食较少且未及时补钾可导致低钾血症。同时患儿也容易出现低钙血症，主要是由于：①钙在血液中与白蛋白结合，可随白蛋白自尿中丢失；②维生素 D 结合蛋白由尿中丢失，维生素 D 水平降低；③患儿肠钙吸收不良及服用激素的影响。另外，肾病患儿多有低蛋白血症，因而血浆胶体渗透压下降，有显著水肿，使有效循环血量减少，常出现血容量不足，在各种诱因引起低钠血症时易出现低血容量性休克。

3. 血栓形成 血栓形成的原因主要是肾病患儿多存在高凝状态，机制：①肝合成凝血因子（Ⅱ因子、Ⅴ因子、Ⅶ因子、Ⅷ因子、Ⅹ因子）增多，形成高纤维蛋白原血症；②血浆抗凝血物质减少；③高脂血症时血流缓慢，血液黏滞度增高；④血小板数量增多、聚集率增加，易导致各种动、静脉血栓形成，其中以肾静脉血栓最常见，表现为突发腰痛、出现血尿或血尿加重、少尿，甚至发生肾衰竭。

4. 急性肾衰竭 5% 的微小病变型肾病可并发急性肾衰竭。多数为低血容量所致的肾前性肾衰竭，部分与原因未明的滤过系数降低有关，少数为肾组织严重的增生性病变。

5. 生长延迟 多见于频繁复发和长期接受大剂量糖皮质激素治疗的患儿，与营养不良、糖皮质激素及肾病本身对患儿生长发育的影响有关。

【实验室检查】

1. 尿液检查 尿蛋白定性多为（+++ ～ ++++），24 h 尿蛋白定量 ≥ 50 mg/（kg·d），可见透明管型、颗粒管型和卵圆形脂肪小体，肾炎性肾病患儿尿中红细胞增多。

2. 血液检查 血浆总蛋白和白蛋白明显减少，血清白蛋白浓度 ≤ 25 g/L，白、球比例（A/G）倒置；胆固醇 > 5.7 mmol/L，甘油三酯升高。肾炎性肾病患儿可有血清补体降低及不同程度的氮质血症。多数原发性肾病患儿存在不同程度的高凝状态、血小板增多、血小板聚集率增加、血浆纤维蛋白原增加、尿纤维蛋白裂解产物增高。

【治疗原则】

1. 一般治疗 包括合理休息、饮食管理、防治感染及使用利尿剂。一般无需严格限制活动。根据病情需要适当限制钠、水摄入，适量摄入蛋白，并在激素治疗期间适当补充维生素 D 及钙剂；可使用抗生素治疗感染，但不作为预防性用药；水肿严重伴尿少的患儿，可适当使用利尿剂，但需密切观察出入量、体重变化及有无电解质紊乱。

2. 糖皮质激素 为治疗肾病较为有效的首选药物，初治病例确诊后应尽早选用泼尼松治疗，使尿蛋白消失或减少及发挥利尿的作用。

（1）短程疗法：泼尼松 2 mg/（kg·d），最大量 60 mg/d，分次服用，共 4 周。4 周后改为 1.5 mg/kg 隔日晨顿服，共 4 周，全疗程共 8 周，然后骤然停药。此法易复发，国内少用。

（2）中、长程疗法：目前我国最常用。泼尼松 2 mg/（kg·d），最大量 60 mg/d，分次服用，若 4 周内尿蛋白转阴，则自转阴后至少巩固 2 周再开始减量，改成隔日 2 mg/kg，早餐后顿服，继续用 4 周，以后每 2～4 周减总量的 2.5～5 mg，直至停药。疗程必须达 6 个月（中程疗法）。若初始治疗 4 周内尿蛋白未转阴，可继续服至尿蛋白转阴后 2 周，但一般不超过 8 周，以后改为隔日 2 mg/kg 早餐后顿服，继续用 4 周，以后每 2～4 周减量一次，直至停药，疗程为 9 个月及以上（长程疗法）。

3. 免疫抑制剂 主要用于肾病频繁复发，糖皮质激素依赖、耐药或出现严重副作用者，常用药物为环磷酰胺。

4. 抗凝和纤溶药物疗法 常用双嘧达莫口服，尿激酶、肝素钠静脉滴注。

5. 其他治疗 应用免疫调节剂、血管紧张素转换酶抑制剂、中医药治疗等。

【护理评估】

1. 健康史 评估患儿的起病情况，如有无诱因、有无感染史、是首次发病还是复发；有无水肿，观察水肿的部位和程度；有无尿量减少、泡沫样尿、血尿；有无疲倦、厌食、面色苍白和精神萎靡等症状。此外，了解患儿的饮食情况、相关治疗及用药情况等。

2. 身体状况 测量体温、脉搏、呼吸、血压、体重、身长（高）、腹围等。检查有无水肿，水肿的部位、程度及指压有无凹痕，有无移动性浊音。观察神志、皮肤黏膜情况、有无感染症状等。评估各项实验室检查结果，尿蛋白定性是否明显增高，尿沉渣镜检有无红细胞，分析血清白蛋白、胆固醇、电解质、血液高凝状态指标等有无异常。

3. 心理社会状况 评估患儿、家长对疾病的认知程度和心理状态。对首次发病的患儿及其家长，应了解其对本病的认识程度，评估家长是否有焦虑等不良情绪；对于复发患儿，是否因长期患病与治疗经历出现焦虑、抑郁等不良情绪，甚至影响睡眠与生命质量，还应评估患儿及其家长对治疗是否有信心，对长期应用糖皮质激素治疗所造成形象的改变等副作用有否有焦虑等不良情绪。

【常见护理诊断/问题】

1. 体液过多 与低蛋白血症导致的钠、水潴留有关。

2. 营养失调：低于机体需要量 与大量蛋白自尿中丢失有关。

3. 有感染的危险 与免疫力低下有关。

4. 潜在并发症：电解质紊乱、血栓形成、药物副作用。

5. 体像紊乱 与糖皮质激素副作用有关。

6. 焦虑 与病情反复、病程长或担心预后有关。

【护理措施】

1. 适当休息 一般不必严格限制活动，但严重水肿、高血压或并发感染时需卧床休息，卧床时注意经常变换体位，以防血管栓塞等并发症。病情缓解后逐渐增加活动量，但要避免过度劳累，以免病情复发。

2. 调整饮食 一般患儿不需要特别限制饮食，但因消化道黏膜水肿使消化能力减弱时，宜给予易消化的饮食，如优质蛋白、少量脂肪、足量糖类及高维生素饮食。

(1) 热量：总热量依年龄不同而不同。其中糖类占 40% ~ 60%，一般为多糖及纤维，可增加富含可溶性纤维的饮食，如燕麦、米糠及豆类等。

(2) 蛋白质：大量蛋白尿期间蛋白摄入量不宜过多，每日 1.5 ~ 2 g/kg，以优质蛋白（乳、蛋、鱼、禽、牛肉等）为宜。

(3) 脂类：为减轻高脂血症，应少食动物性脂肪，以植物性脂肪为宜。脂肪一般每日 2 ~ 4 g/kg，植物油占 50%。

(4) 水和盐：严重水肿、高血压、少尿时应短期限制钠、水的入量，活动期患儿盐的摄入量为 1 ~ 2 g/d，病情缓解后不必继续限盐。

(5) 维生素及钙剂：在应用糖皮质激素治疗过程中，每日应给予维生素 D 400U 及适量钙剂。

3. 预防感染

(1) 肾病患儿由于免疫力低下，易继发感染，而感染常使病情加重或复发，危及患儿生命。向患儿及家长解释预防感染的重要性，尽量避免患儿到人多的公共场所。

(2) 做好保护性隔离，肾病患儿与感染性疾病患儿分室收治，每日对病房进行空气消毒，减少探视人数。

(3) 加强皮肤护理，注意保持皮肤清洁、干燥，及时更换内衣。保持床铺清洁、整齐，被褥松软，经常翻身。水肿严重时，臀部和四肢受压部位垫软垫或使用气垫床。水肿的阴囊可用棉垫或吊带托起，皮肤破损可涂聚维酮碘预防感染。严重水肿者应尽量避免肌内注射，以防药液外渗，导致局部糜烂或感染。

(4) 做好会阴部清洁，以防尿路感染。

(5) 注意监测体温、血常规等，及时发现感染灶。

(6) 正在接受全身免疫抑制治疗的患儿，可以接种灭活疫苗，原则上不予接种减毒活疫苗（补体缺陷患儿除外）。

4. 病情观察

(1) 电解质紊乱：尽量避免引起低钠血症的诱因，如不恰当长期禁用食盐或长期食用不含钠的食盐代用品，过多使用利尿剂以及感染、呕吐、腹泻等因素亦可致电解质紊乱。应用利尿剂期间注意观察尿量，定期检查血钾、血钠，尿量过多时应及时与医师联系。注意观察患儿有无厌食、乏力、懒言、嗜睡、血压下降甚至休克、抽搐等低钠血症表现；有无精神萎靡、腹胀、膝腱反射减弱或消失、心率增快、心音低钝等低钾血症表现；如有惊厥，应考虑低钙，督促患儿遵医嘱按时服用维生素 D 及钙剂，预防低钙血症的发生。

案例 11-1B

入院后，给予患儿足量糖皮质激素治疗，治疗后水肿消退明显，尿量增多，但出现精神萎靡、食欲降低，乏力、四肢无力，腹胀，膝腱反射减弱。

请回答：

1. 该患儿可能发生了什么问题？

2. 应采取哪些相应的护理措施？

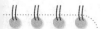
（2）血栓形成：肾病高凝状态易致各种动、静脉血栓形成，以肾静脉血栓形成常见，注意观察患儿有无突发腰痛、出现血尿或血尿加重、少尿的表现。患儿需卧床时注意经常变换体位，预防血栓形成。应用抗凝剂（肝素等）预防血栓形成时，密切观察患儿口腔黏膜、牙龈、全身皮肤有无出血点及瘀斑，并注意监测凝血时间及凝血酶原时间。

（3）药物副作用：激素治疗期间注意每日尿量、尿蛋白及血浆白蛋白等变化，注意观察激素的副作用，如库欣综合征、高血糖、高血压、消化道溃疡、生长停滞等；使用免疫抑制剂（如环磷酰胺）治疗时，密切观察有无白细胞减少、脱发、肝功能损害及出血性膀胱炎等，用药期间要多饮水并定期查血象。

5. 心理护理　关爱患儿，经常巡视病房，了解患儿的心理情绪，通过环境、语言、表情等不同形式给予患儿更多的心理支持、关怀及帮助，改善患儿恐惧、焦虑的心理状态。同时，多与家长沟通，鼓励其说出内心的感受，指导家长给予患儿心理支持，帮助患儿适应形象的改变，使其保持良好情绪。提高患儿及家长对疾病的认知度，使其积极配合治疗，从而减轻患儿的痛苦，同时，正确引导和鼓励他们勇敢面对疾病，树立战胜疾病的坚定信念，促进患儿的康复。另外，还应丰富患儿的住院生活，指导家长多陪患儿一起玩耍、阅读等，对学龄期儿童可适当安排一定的学习，使患儿保持良好的心态。鼓励患儿与其他儿童接触，参加适当的活动和游戏，消除其孤独、自卑感等。

6. 健康教育　向患儿及家长讲解疾病的相关知识、激素等药物治疗的重要性，使患儿及家长配合与坚持用药，预防复发。感染是本病最常见的并发症及复发的诱因，因此采取有效措施预防感染对防止复发至关重要，教会患儿和家长预防感染的方法，一旦发生感染能及时就诊。指导家长合理安排患儿活动、休息和饮食。指导患儿活动时注意安全，以防摔伤、骨折。教会家长或较大儿童用试纸监测尿蛋白的变化，同时向较大患儿及家长介绍激素治疗的副作用，取得其理解和配合，以提高患儿的用药依从性，促进患儿的康复。

第四节　泌尿道感染

泌尿道感染（urinary tract infection，UTI）是指病原体直接侵入尿路，在尿液中生长繁殖，并侵犯尿道黏膜或组织而引起的损伤。按病原体侵袭的部位不同，分为肾盂肾炎、膀胱炎、尿道炎。肾盂肾炎称为上尿路感染，膀胱炎及尿道炎称为下尿路感染。由于儿童时期感染局限在尿路某一部位者较少，且临床上难以准确定位，故常统称为泌尿道感染。根据患儿有无临床症状，分为症状性泌尿道感染（symptomatic urinary tract infection）、无症状性菌尿（asymptomatic bacteriuria）。泌尿道感染为儿童泌尿系统常见疾病之一，总体发病率女童高于男童，但新生儿及婴幼儿时期，男童发病率高于女童。

【病因及发病机制】

1. 致病菌　任何致病菌均可引起泌尿道感染，但多数为革兰氏阴性杆菌，如大肠埃希菌、副大肠埃希菌、变形杆菌、克雷伯菌、铜绿假单胞菌，少数为肠杆菌和葡萄球菌，其中60% ～ 80% 的泌尿道感染由大肠埃希菌所致。

2. 感染途径

（1）上行性感染：是泌尿道感染最主要的感染途径。致病菌从尿道口上行并进入膀胱及输尿管而到达肾，引起肾盂肾炎。致病菌主要是大肠埃希菌。

（2）血源性感染：致病菌从局部病灶或全身感染通过血源途径到达肾。血源性感染通常为全身性感染的一部分，多见于新生儿及婴幼儿，致病菌主要是金黄色葡萄球菌。

（3）淋巴感染：肠道的淋巴管与肾相通，结肠内和盆腔内的细菌可通过淋巴管引起尿路感染。

（4）直接感染：由肾邻近器官和组织感染直接蔓延所致。

3．易感因素

（1）儿童泌尿道解剖生理特点：儿童输尿管道长而弯曲，管壁肌肉及弹力纤维发育不全，易受压、弯曲，导致发生尿潴留而感染。女孩尿道短，尿道黏膜皱襞柔嫩，尿道口接近肛门；男孩由于阴茎的包皮过长，可积聚污垢，故易引起上行感染。

（2）先天畸形：常见有肾盂、输尿管连接处狭窄，后尿道瓣膜、多囊肾、膀胱憩室、脊柱裂（损害脊髓马尾神经，致膀胱括约肌功能失常）等，均可造成尿液流出不畅，滞留的尿液使细菌得以在尿路长时间停留，导致感染。

（3）膀胱输尿管尿液反流：由于膀胱三角区和输尿管终末段肌肉发育缺陷，出现膀胱输尿管尿液反流。此与尿路感染关系密切，常使尿路感染迁延不愈或多次复发，是导致肾实质损害的重要因素。

（4）泌尿道抵抗感染能力差：由于分泌型 IgA 生成不足，使尿中分泌型 IgA 浓度减低，黏膜局部缺血缺氧等，均可导致细菌入侵。

【临床表现】

1．急性泌尿道感染　临床症状因年龄组的不同而存在较大差异。

（1）新生儿：临床症状极不典型，以全身症状为主，可有发热或体温不升、面色苍白、吃奶差、呕吐、腹泻、黄疸、体重增长缓慢或不增等，部分患儿可有嗜睡、烦躁甚至惊厥等神经系统症状。新生儿泌尿道感染时常伴有败血症，但其局部排尿刺激症状多不明显。

（2）婴幼儿：临床症状亦不典型，仍以全身症状为主，局部症状轻微或缺如。发热为突出表现，拒食、呕吐、腹泻等全身症状也较明显。局部症状仅有排尿时哭闹，尿布有臭味或有顽固性尿布疹。尿路刺激症状可不明显。

（3）年长儿：表现与成人相似，上尿路感染多有发热、寒战、腰痛、肾区叩击痛等全身症状；下尿路感染以膀胱刺激症状如尿频、尿急、尿痛为主。

2．慢性泌尿道感染　病程迁延或反复发作。轻者可无明显症状，也可表现为反复发作的膀胱刺激症状，下腹部坠胀、发热、脓尿或菌尿；全身症状可有乏力、腰痛、贫血、消瘦、生长发育迟缓，重者出现高血压、肾功能不全。

3．无症状性菌尿　在常规的尿筛查中，可发现健康儿童中亦存在有意义的菌尿，但无临床感染症状。这种现象可见于各年龄组儿童，以学龄期女童多见。无症状型菌尿患儿常同时伴有泌尿道畸形和既往有症状的泌尿道感染史。常见病原体是大肠埃希菌。

随堂测 11-4

【辅助检查】

1．尿常规　清洁中段尿离心沉渣中白细胞 ≥ 5 个 /HP，可怀疑为尿路感染。血尿亦常见。肾盂肾炎患儿中有中等蛋白尿、白细胞管型尿及晨尿的比重和渗透压下降。

2．尿细菌培养　诊断泌尿道感染的主要依据。通常认为中段尿培养尿内细菌数 > 10^5/ml 可确诊，$10^4 \sim 10^5$/ml 为可疑，< 10^4/ml 为污染。通过耻骨上膀胱穿刺获取的尿培养，只要发现有细菌生长，即有诊断意义。

3．尿涂片找细菌　取一滴新鲜混匀尿涂片，进行革兰氏染色，每油镜视野 ≥ 1 个，表明尿内细菌数 > 10^5/ml。

4．影像学检查

（1）X 线检查：如排泄性膀胱尿路造影，用以检查膀胱输尿管反流情况。静脉肾盂造影，观察肾的轮廓，以及输尿管和膀胱的外形。

（2）超声检查：检查肾大小、形态方面的变化及尿路梗阻情况。

（3）其他：$^{99}Tc^m$-DMSA 肾皮质显像（检查肾瘢痕形成及检测分肾功能）、核素动态显影

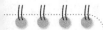

和 CT 扫描等。

【治疗原则】

1. 一般治疗 急性期卧床休息，多饮水，注意清洁外阴。尿路刺激症状明显者可适当使用阿托品、山莨菪碱等抗胆碱药物治疗或口服碳酸氢钠碱化尿液，以减轻膀胱刺激症状。

2. 抗菌治疗 根据尿培养、药敏试验结果及结合临床疗效选用抗生素，选用抗菌能力强且对肾功能损害小的药物。上行性感染选用磺胺类或青霉素类药物，血源性感染或全身症状明显者多选用青霉素类或头孢菌素类药物；对于再发病例在进行尿细菌培养后选用两种抗菌药物联合治疗，疗程 10 ～ 14 天，然后予以小剂量维持以防再发。单纯无症状性菌尿一般无须治疗。

3. 积极矫治尿路畸形

4. 局部治疗 常采用膀胱内药物灌注治疗，主要用于经全身给药治疗无效的顽固性慢性膀胱炎患儿。

【护理评估】

1. 健康史 根据年龄评估患儿的表现，如新生儿有无发热或体温不升、面色苍白、吃奶差、呕吐、腹泻、黄疸、体重增长缓慢或不增等全身症状；婴幼儿有无发热、拒食、呕吐、腹泻等全身症状，有无排尿时哭闹，尿布有无臭味和有无顽固性尿布疹；年长儿有无发热、寒战、腰痛等全身症状，有无尿频、尿急、尿痛等膀胱刺激症状。

2. 身体状况 查体时注意体温、体重、身长情况，有无肾区叩击痛等。评估辅助检查，分析尿常规结果、中段尿细菌培养情况以及 X 线检查结果等。

3. 心理社会状况 评估患儿及家长对本病的病因和防治知识的了解程度。如为慢性泌尿道感染患儿，还需评估患儿及家长有无焦虑等心理问题。

【常见护理诊断 / 问题】

1. 体温过高 与细菌感染有关。

2. 排尿异常 与膀胱、尿道炎症有关。

3. 知识缺乏：家长及年长患儿缺乏本病的防护知识。

【护理措施】

1. 休息 急性期需卧床休息，鼓励患儿多饮水以增加排尿量，减少细菌在尿道的停留时间，促进细菌和毒素排出。多饮水还可降低肾髓质及乳头部组织的渗透压，减少细菌生长繁殖。

2. 饮食 为患儿提供易消化且含有足够的热能、丰富的蛋白质和维生素的食物，以增强机体的抵抗力，发热患儿宜给予流质或半流质饮食。

3. 维持正常体温 监测体温的变化，高热者给予物理降温或药物降温。

4. 减轻排尿异常

（1）加强个人卫生：为小婴儿勤换尿布，保持会阴部清洁，便后冲洗外阴。如为女童，清洁时需要按照正确的顺序从尿道往肛门方向进行清洗；如为男童，注意睾丸皮肤褶皱处、大腿根部的清洁。

（2）婴幼儿哭闹、尿道刺激症状明显者，可遵医嘱应用山莨菪碱等抗胆碱药物。

（3）遵医嘱使用抗菌药物，注意观察药物副作用。口服抗菌药可出现恶心、呕吐、食欲减退等，饭后服药可减轻胃肠道症状；服用磺胺药时应多喝水，并注意有无血尿、尿少、无尿等。

（4）定期复查尿常规和进行尿培养，以了解病情变化和治疗效果。留尿时，常规清洁、消毒外阴，取中段尿及时送检。婴幼儿用无菌尿袋收集尿标本。

知识链接

婴幼儿泌尿道感染标本的留取

留取尿液标本的方法会影响污染率进而影响对结果的判读，所以恰当的尿液收集方法是避免假阳性结果的关键。我国"泌尿道感染诊治循证指南（2016）"指出，对经过如厕训练的患儿，推荐收集清洁中段尿作为首选，该方法诊断的敏感性及特异性均较高，但对于未经如厕训练的婴幼儿来说，采取该方法成功率较低。婴儿和未经如厕训练的幼儿，可通过无菌尿袋收集尿液样本，其优点是非侵入性容易获得，但由于容易受尿道周围菌群的污染（其污染率高达50%～60%），因此，为减少污染率，应用不含灭菌剂的水和肥皂水清洗生殖器区域后再收集样本。另外，还有耻骨上膀胱穿刺等其他收集尿液的方法。

5. 健康教育

（1）向患儿及家长解释本病的预防知识及护理要点：如婴幼儿不穿紧身内裤、开裆裤，为婴幼儿勤换尿布，便后冲洗会阴部，保持清洁；讲解清洁外阴的正确方法，单独使用洁具的重要性。及时发现和处理男孩包茎、女孩处女伞、蛲虫病等异常。

（2）指导定期复查，按时服药，防止复发与再感染：一般急性感染于疗程结束后每月随访一次，除尿常规外，还应做中段尿培养，连续3个月，如无复发可认为治愈，反复发作者每3～6个月复查一次，持续2年或更长时间。再发病例多伴有尿路畸形，故如为尿路畸形引起的感染，应指导家长及时带患儿到泌尿外科就诊。

小 结

急性肾小球肾炎、原发性肾病综合征、泌尿道感染是儿童泌尿系统常见疾病。急性肾小球肾炎是一组由不同病因所致的感染后免疫反应引起的急性弥漫性肾小球炎性病变，多以A组β溶血性链球菌感染所致；其典型表现为水肿、血尿、蛋白尿、少尿和高血压，严重表现为严重循环充血、高血压脑病、急性肾衰竭；其主要护理措施是严格卧床休息、合理饮食、病情观察、预防严重表现的发生。原发性肾病综合征临床具有大量蛋白尿、低蛋白血症、高脂血症、明显水肿四大特征；本病是以糖皮质激素治疗为主的综合疗法；最常见的并发症是感染；其主要的护理措施是预防感染、用药护理及心理护理。泌尿道感染最常见的致病菌是大肠埃希菌，护理重点是鼓励患儿多饮水、做好个人卫生及遵医嘱使用抗菌药物等。

 思考题

1. 简述急性肾炎的典型临床表现和严重表现。

2. 简述急性肾炎休息和饮食的原则。

3. 简述预防肾病综合征患儿发生感染的措施。

4. 患儿，男，7岁。以"水肿、尿少4天，血尿2天"入院。4天前出现颜面水肿，以双眼睑最为明显，伴有尿少，近2天尿色呈浓茶色，无尿频、尿急、尿痛。患儿10天前曾患上呼吸道感染，经治疗后好转。体检：T 36.7℃，R 20 次 / 分，P 84 次 / 分，BP 132/82 mmHg。神志清醒，发育正常，营养中等。双眼睑及颜面水肿，双足背轻度非凹陷性水肿，心肺（－），腹软，肝、脾肋下未及，神经系统检查无异常。实验室检查：尿蛋白（++），显微镜下可见大量红细胞；抗链球菌溶血素 O 升高，血清补体 C3 下降。入院后给予相应治疗，患儿于入院第 3 天出现频繁咳嗽、气促、咳粉红色泡沫痰。查体：R 30 次 / 分，HR 110 次 / 分，双肺布满湿啰音，肝肋下 2.5 cm。

请回答：

（1）患儿入院时的临床诊断及依据是什么？

（2）患儿入院第 3 天为什么出现频繁咳嗽、气促、咳粉红色泡沫痰？

（3）患儿主要的护理诊断 / 问题和相应的护理措施是什么？

（万峰静）

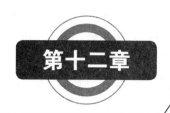

血液系统疾病患儿的护理

导学目标

通过本章内容的学习，学生应能够：

◆ **基本目标**

1. 描述儿童造血特点，比较儿童与成人外周血象的区别。

2. 列举儿童贫血的诊断标准、分度及分类。

3. 解释儿童营养性缺铁性贫血、营养性巨幼细胞贫血、免疫性血小板减少症、血友病、急性白血病的病因与发病机制。

4. 列举儿童营养性缺铁性贫血、营养性巨幼细胞贫血、免疫性血小板减少症、血友病、急性白血病的临床表现、辅助检查、治疗要点及白血病的分类与分型。

5. 阐述儿童营养性缺铁性贫血、营养性巨幼细胞贫血、免疫性血小板减少症、血友病、急性白血病的护理评估、护理诊断及护理措施。

◆ **发展目标**

1. 能评估营养性缺铁性贫血、营养性巨幼细胞贫血、免疫性血小板减少症、血友病、急性白血病患儿，提出主要护理诊断、合理制订护理计划并实施。

2. 能对营养性缺铁性贫血、营养性巨幼细胞贫血、免疫性血小板减少症、血友病、急性白血病患儿开展健康教育。

◆ **思政目标**

培养职业自豪感、责任感以及与患儿沟通的技巧。

第一节 儿童造血及血象特点

【造血特点】

造血是血细胞形成的过程，儿童造血可分为胚胎期造血和生后造血两个阶段。

1. 胚胎期造血（fetal hematopoiesis） 根据造血组织发育和造血部位发生的先后，可将此期分为三个不同的阶段。

（1）中胚叶造血期：在胚胎第 3 周开始出现卵黄囊造血，卵黄囊壁的中胚层间质细胞分化聚集成细胞团，称为血岛，血岛中间的细胞主要分化成原始有核红细胞。在胚胎第 6 周后，中胚叶造血开始减退，至 12 ~ 15 周消失。

（2）肝（脾）造血期：自胚胎第 6 ~ 8 周起，肝出现造血功能，4 ~ 5 个月时达顶峰，6

个月后逐渐减退，至出生时停止造血功能。肝是胎儿中期的主要造血场所，主要产生有核红细胞。脾约于胚胎第 8 周开始参与造血，主要产生红细胞、粒细胞、淋巴细胞和单核细胞，至胚胎 5 个月后，产生红细胞和粒细胞的功能逐渐减退至消失，而产生淋巴细胞的功能保持终生。胸腺自胚胎第 6 ~ 7 周开始产生淋巴细胞；淋巴结自胚胎第 11 周开始产生淋巴细胞，并成为终生产生淋巴细胞和浆细胞的器官。

（3）骨髓造血期：胚胎第 6 周开始出现骨髓，至胚胎 4 个月开始造血，并迅速成为主要造血器官，直至出生 2 ~ 5 周后成为正常情况下唯一的造血场所。

2．生后造血（postnatal hematopoiesis）

（1）骨髓造血：出生后主要是骨髓造血。婴幼儿骨髓均为红骨髓，全部参与造血，以满足生长发育的需要。5 ~ 7 岁后长骨中的红骨髓逐渐被脂肪组织（黄骨髓）替代，至成人时红骨髓仅限于脊椎、胸骨、肋骨、颅骨、锁骨、肩胛骨、盆骨等扁平骨或肱骨、股骨的近端。但黄骨髓具有潜在的造血功能，当造血需要增加时，它可转变为红骨髓而恢复造血功能。婴幼儿由于缺少黄骨髓，造血的代偿能力低，当造血需要增加时，容易出现骨髓外造血。

（2）骨髓外造血：正常情况下，骨髓外造血极少。当婴幼儿发生严重感染、急性失血或溶血等需要增加造血时，肝、脾和淋巴结可恢复到胎儿时期的造血状态，出现肝、脾、淋巴结肿大，同时外周血中可出现有核红细胞和（或）幼稚中性粒细胞。这是儿童造血器官的一种特殊反应现象，称为"骨髓外造血"。当感染及贫血等纠正后即恢复正常。

【血象特点】

血液是由血浆和有形成分（各种血细胞如红细胞、白细胞和血小板）组成的，各年龄期儿童的血象不同。

1．红细胞数与血红蛋白量　胎儿期处于相对缺氧状态，故红细胞数和血红蛋白量均较高，出生时红细胞数为 $(5.0 ~ 7.0) \times 10^{12}/L$，血红蛋白量为 150 ~ 220 g/L，未成熟儿可稍低。生后因红细胞生成素减少、血循环量增加、生理性溶血等因素，红细胞数和血红蛋白量逐渐降低，至生后 10 天左右较出生时约减少 20%；至生后 2 ~ 3 个月时（早产儿较早）红细胞数降至 $3.0 \times 10^{12}/L$，血红蛋白降至 100 g/L 左右，出现轻度贫血，称为"生理性贫血"。"生理性贫血"呈自限性，一般不需治疗。3 个月后，随着红细胞生成素的生成增加，红细胞数和血红蛋白量又逐渐增加，约 12 岁时达成人水平。

网织红细胞数在初生 3 天内为 0.04 ~ 0.06，生后第 7 天迅速下降至 0.02 以下，以后随生理性贫血恢复而缓慢上升，婴儿期以后约与成人相同。

2．白细胞数与分类　出生时白细胞总数为 $(15 ~ 20) \times 10^9/L$，生后 6 ~ 12 h 达 $(21 ~ 28) \times 10^9/L$，随后逐渐下降，生后 1 周降至 $12 \times 10^9/L$。婴儿期白细胞数维持在 $10 \times 10^9/L$ 左右，8 岁后接近成人水平。

白细胞特点主要是中性粒细胞与淋巴细胞比例的变化。出生时中性粒细胞约占 65%，淋巴细胞约占 35%。随着白细胞总数的下降，中性粒细胞亦相应下降，生后 4 ~ 6 天两者比例相等；随后淋巴细胞比例逐渐增加，约占 60%，中性粒细胞占 35%，至 4 ~ 6 岁时两者又相等；以后白细胞分类与成人相似。此外，初生儿外周血中可出现少量幼稚中性粒细胞，但数天内即消失。

3．血小板计数　血小板计数与成人相似，为 $(150 ~ 300) \times 10^9/L$。

4．血红蛋白种类　出生时，血红蛋白以胎儿血红蛋白（HbF）为主，平均占 0.70。出生后 HbF 迅速被成人血红蛋白（HbA）代替，至 4 月龄时 HbF < 0.20，1 岁时 HbF < 0.05，2 岁后达成人水平，HbF < 0.02。

5．血容量　儿童血容量相对较成人多，新生儿血容量约占体重的 10%，平均为 300 ml。儿童血容量占体重的 8% ~ 10%。成人血容量占体重的 6% ~ 8%。

第二节　儿童贫血

【儿童贫血概述】

1. 贫血的概念　贫血（anemia）是指外周血中单位容积内红细胞数或血红蛋白量低于正常。婴儿和儿童红细胞数和血红蛋白量随年龄不同而有差异。根据世界卫生组织（WHO）的资料，血红蛋白（Hb）的低限值在 6 个月～ 6 岁为 110 g/L，6 ～ 14 岁为 120 g/L，海拔每升高 1000 m，血红蛋白上升 4%，低于此值为贫血。6 个月以下婴儿因生理性贫血等因素，血红蛋白值变化较大，目前尚无统一标准。我国儿童贫血的诊断标准：血红蛋白在新生儿期 < 145 g/L，1 ～ 4 个月 < 90 g/L，4 ～ 6 个月 < 100 g/L 者为贫血；6 个月以上按 WHO 标准：6 个月～ 6 岁 < 110 g/L，6 ～ 14 岁 < 120 g/L 者为贫血。

2. 贫血的分类

（1）按程度分类：根据外周血血红蛋白含量或红细胞数可分为 4 度（表 12-1）。

表12-1　贫血的分度（Hb，g/L）

	轻度	中度	重度	极重度
新生儿	144 ～ 120	120 ～ 90	90 ～ 60	< 60
1 个月以上儿童	120 ～ 90	90 ～ 60	60 ～ 30	< 30

（2）按病因分类：根据造成贫血的原因可分 3 类。

1）红细胞和血红蛋白生成不足：①缺乏造血物质：如缺铁性贫血（铁缺乏）、巨幼细胞贫血（维生素 B_{12}、叶酸缺乏）、维生素 B_6 缺乏性贫血，以及维生素 C 缺乏、蛋白质缺乏等所致贫血等。②骨髓造血功能障碍：如再生障碍性贫血、单纯红细胞再生障碍性贫血。③感染性及炎症性贫血：如流感嗜血杆菌、金黄色葡萄球菌、链球菌等感染所致贫血。④其他：慢性肾病所致贫血、铅中毒所致贫血、癌症性贫血等。

2）溶血性贫血：可由红细胞内在异常或红细胞外在因素引起。①红细胞内在异常：如红细胞膜结构缺陷所致遗传性球形细胞增多症、阵发性睡眠性血红蛋白尿等；红细胞酶缺乏所致 G-6-PD 缺乏、丙酮酸激酶缺乏等；血红蛋白合成或结构异常所致地中海贫血、血红蛋白病等。②红细胞外在因素：可因免疫因素所致，体内存在有破坏红细胞的抗体，如新生儿溶血症、自身免疫性溶血性贫血、药物所致免疫性溶血性贫血等；也可因非免疫因素所致，如物理化学因素、毒素、脾功能亢进、弥散性血管内凝血等。

3）失血性贫血：包括急性失血和慢性失血引起的贫血。

（3）按形态分类：根据红细胞平均容积（MCV）、红细胞平均血红蛋白量（MCH）和红细胞平均血红蛋白浓度（MCHC）将贫血分为 4 类（表 12-2）。

表12-2　贫血的细胞形态分类

	MCV（fl）	MCH（pg）	MCHC（%）
正常值	80 ～ 94	28 ～ 32	32 ～ 38
大细胞性	> 94	> 32	32 ～ 38
正细胞性	80 ～ 94	28 ～ 32	32 ～ 38
单纯小细胞性	< 80	< 28	32 ～ 38
小细胞低色素性	< 80	< 28	< 32

一、营养性缺铁性贫血

案例 12-1A

患儿，男，1岁半，体重9 kg，混合喂养，8个月开始添加辅食，以饼干、面糊为主，有时吃少许鸡蛋、蔬菜，至今未断奶。因近期其母发现患儿食欲差，喜食泥土、煤渣而就诊。

查体：精神好，呼吸平稳，面色苍白，表浅淋巴结未触及肿大，心肺听诊正常。腹软，肝肋下2 cm，质软，脾未触及。四肢活动力降低。

请回答：

1. 写出该患儿最可能的临床诊断。
2. 分析导致该患儿患此病的原因。
3. 列举该病的临床特点和临床表现。
4. 为确诊需要做哪些辅助检查？

营养性缺铁性贫血（iron deficiency anemia，IDA）是由于体内储存铁缺乏导致血红蛋白合成减少所致的疾病。临床以小细胞低色素性贫血、血清铁蛋白减少和铁剂治疗有效为特点。本病是儿童最常见的贫血疾病，以6个月~2岁的婴幼儿发病率最高，是我国重点防治的儿童疾病之一。

【铁的来源和需要量】

1. **铁的来源**　铁的来源主要有以下两部分。

（1）红细胞释放的铁：衰老的红细胞破坏后所释放的血红蛋白铁占人体铁摄入量的2/3，几乎全部被再利用。

（2）从食物中摄取的铁：食物中的铁分为血红素铁和非血红素铁，前者吸收率高而后者吸收率低。一般食物中所含的铁仅1.7%~25%能被吸收。动物性食物尤其肉类中含铁高且为血红素铁，吸收率达10%~25%；植物性食物中大豆、黑木耳、发菜、海带等虽然含铁较高，但属于非血红素铁，吸收率仅1.7%~7.9%。二价铁比三价铁容易吸收，因此同时食入维生素C、果糖、氨基酸以及胃液中的盐酸均有利于铁的吸收，而食物中的磷酸、草酸则有碍于铁的吸收。铁的吸收主要在十二指肠及空肠上段。

2. **铁的需要量**　儿童由于不断生长发育，故每日需自饮食中补充的铁量较成人多。足月儿自生后4个月至3岁每日约需铁1 mg/kg；早产儿需铁量较多，约达2 mg/kg；各年龄儿童每天摄入总铁量不宜超过15 mg。

【病因及发病机制】

1. **病因**

（1）先天储铁不足：妊娠最后3个月，胎儿从母体所获得的铁最多，故早产、双胎或多胎、胎儿失血和孕母严重缺铁等均可使胎儿储铁减少。

（2）铁摄入量不足：是导致缺铁性贫血的主要原因。牛乳、谷物的含铁量均低，如不及时添加含铁较多的过渡期食物，易发生缺铁性贫血。由于母乳中铁的利用率高，故6个月内母乳喂养儿很少发生缺铁性贫血，但6个月后若不添加含铁的饮食，则易出现缺铁性贫血。

（3）生长发育快：婴儿期生长发育较快，随体重增加，血容量也快速增加，铁的需要量相对也大，如不及时补充，易发生缺铁性贫血。

(4) 铁丢失过多：正常婴儿每日铁的排泄量相对比成人多。1 ml 血含铁约 0.5 mg，长期慢性失血如肠息肉、梅克尔憩室、钩虫病等疾病可致缺铁性贫血。用不经加热处理的鲜牛奶喂养的婴儿可因对牛奶过敏而致肠出血。

(5) 铁吸收障碍：食物搭配不合理、慢性腹泻等可影响铁的吸收。

2. 发病机制 铁是合成血红蛋白的原料，缺铁会导致血红素合成不足，血红蛋白合成减少，红细胞内血红蛋白含量不足。明显缺铁对幼红细胞分裂增殖的影响远不如对血红蛋白合成的影响明显，故红细胞体变小，胞质中血红蛋白量减少，为小细胞低色素性贫血。缺铁通常经过铁减少期（iron depletion，ID）、红细胞生成缺铁期（iron deficient erythropoiesis，IDE）及缺铁性贫血期（iron deficiency anemia，IDA）3 个阶段才出现临床贫血症状。

严重缺铁时不仅会发生贫血，也可引起体内含铁酶（如细胞色素 C、单胺氧化酶、核糖核苷酸还原酶、琥珀酸脱氢酶等）的活性降低，这些酶与生物氧化、组织呼吸、神经介质合成与分解等有关，故缺铁会造成细胞功能紊乱，影响组织器官的功能，可发生消化、神经、循环等系统的功能障碍。缺铁还可导致机体免疫功能降低，易发生感染性疾病。

【临床表现】

任何年龄均可发病，以 6 个月至 2 岁最多见。发病缓慢，临床表现因病情轻重而有所不同。

1. 一般表现 皮肤、黏膜逐渐苍白或苍黄，以口唇、口腔黏膜、甲床和手掌最明显。患儿易疲劳，不喜活动。年长儿可诉头晕、眼前发黑、耳鸣等。

2. 髓外造血的表现 肝、脾、淋巴结常轻度肿大。年龄越小，病程越久，贫血越重，肝脾大越明显；淋巴结肿大程度较轻，质韧、不硬。

3. 非造血系统症状

(1) 消化系统症状：食欲减退，可有呕吐、腹泻；可出现口腔炎、舌炎或舌乳头萎缩；重者可出现萎缩性胃炎或吸收不良综合征；少数患儿有异食癖（如嗜食泥土、墙皮、煤渣等）。

(2) 神经系统症状：表现为烦躁不安或萎靡不振，精神不集中、记忆力减退、反应减慢，智力多低于同龄儿。

(3) 循环系统症状：明显贫血时心率增快，严重者心脏扩大甚至发生心力衰竭。

(4) 其他：皮肤干燥，毛发枯黄、易脱落，反甲，常合并感染。

【辅助检查】

1. 外周血象 以血红蛋白量降低为主，呈小细胞低色素性贫血。外周血涂片可见红细胞大小不等，以小细胞为多，中央淡染区扩大。网织红细胞数正常或轻度减少。白细胞、血小板一般无明显异常。

2. 骨髓象 红细胞增生活跃，以中、晚幼红细胞增生为主。各期红细胞均较小，胞质量少，染色偏蓝，胞质成熟度落后于胞核。粒细胞、巨核细胞系一般无明显异常。

3. 铁代谢相关检查 血清铁蛋白（SF）是诊断缺铁铁减少期（ID 期）的敏感指标，SF < 12 μg/L 提示缺铁；红细胞游离原卟啉（FEP）> 0.9 μmol/L（500 μg/dl）提示细胞内缺铁；血清铁（SI）、总铁结合力（TIBC）和转铁蛋白饱和度（TS）3 项指标反映血浆铁的含量，一般在缺铁性贫血期（IDA 期）才出现异常，表现为 SI 和 TS 降低，TIBC 升高。

4. 骨髓可染铁 骨髓涂片缺铁时细胞外铁减少，铁粒幼细胞数 < 15%，提示储存铁减少（细胞内铁减少），这是一项反映储存铁的敏感而可靠的指标。

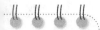
知识链接

缺铁性贫血铁剂治疗

目前临床上提倡为一些婴幼儿预防性给予铁剂防治儿童IDA，在早产儿的贫血治疗中合理补充铁剂以增加体内储存铁含量。对于已明确诊断儿童IDA的患者，首先是针对病因进行治疗，然后以补充铁剂为主。当发生因慢性失血、营养不良、妊娠阶段问题、儿童发育期等诸多因素导致的慢性、轻度IDA时，可口服铁剂治疗。该治疗途径用药方便、经济，但因其有一定的消化道不良反应，在儿童用药时依从性会大大下降。

【治疗原则】

主要原则为去除病因和补充铁剂。

1. 去除病因 合理安排饮食，及时添加含铁丰富的食物和富含维生素C的食物，纠正不合理的饮食习惯。对于慢性失血性疾病患儿（如钩虫病、肠道畸形等）应及时治疗。

2. 铁剂治疗 可采用口服或注射途径补充铁剂，如无特殊原因，应采用口服法给药。临床选用容易吸收的二价铁盐制剂，如硫酸亚铁（含元素铁20%）、富马酸亚铁（含元素铁33%）、葡萄糖酸亚铁（含元素铁12%）、琥珀酸亚铁（含元素铁35%）、多糖铁复合物（含元素铁46%）等。口服剂量为元素铁每日4~6 mg/kg，分3次服用。注射铁剂易发生不良反应，只有在口服铁剂无效或不能耐受、胃肠道手术后不能口服或吸收不良时采用，其中山梨醇枸橼酸铁复合物专供肌内注射，右旋糖酐铁复合物可供肌内注射或静脉注射，葡萄糖氧化铁供静脉注射。血红蛋白恢复正常后继续服用铁剂6~8周，以增加贮存铁。

3. 输血治疗 一般不需输血，仅适用于严重贫血、合并感染或急需手术者。贫血越严重，每次输注量应越少。Hb在30 g/L以下者，应采用等量换血法；Hb在30~60 g/L者，每次输注红细胞悬液4~6 ml/kg；Hb在60 g/L以上者，不必输红细胞。

案例 12-1B

辅助检查：外周血象血红蛋白和红细胞均减少，以血红蛋白减少为主，Hb 65 g/L，血涂片可见红细胞大小不等，以小细胞为多，中央淡染区扩大；血清铁为8.5 μmol/L，总铁结合力（TIBC）为65.7 μmol/L。确诊为：营养性缺铁性贫血。遵医嘱给予口服铁剂治疗。

请回答：

1. 说出该患儿现存的4个主要护理诊断。

2. 说出对该患儿进行口服铁剂治疗的注意事项及健康宣教的主要内容。

【护理评估】

1. 健康史 了解患儿的喂养方法及饮食习惯，是否按时添加含铁的辅食，有无偏食、挑食等；询问母亲孕期有无贫血，是否有早产、多胎等引起先天储铁不足的因素；有无生长发育过快；有无慢性疾病，如慢性腹泻、肠道寄生虫、反复感染，以及青春期少女是否月经量过多导致铁丢失过多。

2. 身体状况 了解患儿贫血程度，皮肤、毛发、指甲等表现，患儿有无异食癖、口腔炎、舌炎、舌乳头萎缩及生长发育迟缓等情况。贫血较重者要注意有无心率增快、心脏扩大、心力衰竭体征。监测血液和骨髓检查结果、红细胞形态改变及骨髓增生情况等。

3．心理社会状况　评估患儿及家长对本病的认知情况及对健康知识的需求和家庭背景等，评估患儿及家长的心理状态，患儿有无因疾病导致注意力不集中、学习成绩下降造成自卑、焦虑或恐惧心理等。

【常见护理诊断/问题】

1．营养失调：低于机体需要量　与铁供应不足、吸收不良、丢失过多或消耗增加有关。

2．活动无耐力　与贫血致组织缺氧有关。

3．有感染的危险　与机体免疫功能下降有关。

4．知识缺乏：家长及年长患儿缺乏本病防治的相关知识。

【护理措施】

1．合理安排饮食

（1）向家长及年长患儿解释不良饮食习惯（如偏食、挑食）的危害，帮助其纠正。

（2）指导家长合理搭配患儿的饮食，其中动物血、肝、鱼类、肉类等含铁较丰富，是防治缺铁的理想食物；维生素C、氨基酸、果糖等能促进铁的吸收，可与铁剂或含铁食物同服；茶、咖啡、植物纤维、草酸、抗酸药物等可抑制铁的吸收，应避免与铁剂或含铁食物同服。

（3）提倡母乳喂养：母乳含铁虽少，但吸收率高达50%，而牛乳中铁的吸收率仅为10%~25%，一般食物铁的吸收率仅有1.7%~25%。

（4）指导家长6个月后逐渐减少婴儿奶类摄入量，按时添加含铁丰富的过渡期食物，或补充铁强化食品，如铁强化牛乳、铁强化食盐。

（5）指导家长对早产儿及低出生体重儿宜自2个月左右给予铁剂预防。

（6）鲜牛乳必须加热处理后才能喂养婴儿，以减少因过敏而导致的肠道出血。

2．注意休息，适量活动　贫血患儿注意生活规律，适当运动。其中轻度贫血患儿可进行正常的日常活动，但应避免剧烈运动；重度贫血患儿，应根据其活动耐力情况制订相应的运动计划，包括活动方式、强度及时间等。

3．应用铁剂的护理要点

（1）告知家长铁剂的剂量以元素铁计算，口服量为4~6 mg/（kg·d），分3次口服，掌握正确剂量及疗程，强调坚持按时服药对治疗本病的重要性。

（2）由于铁剂对胃肠道的刺激，可引起胃肠不适及疼痛、恶心、呕吐、便秘或腹泻，可从小剂量开始，不良反应明显者可饭后服用；3~4天后改为两餐之间口服，利于吸收，可与维生素C、果糖等同服，避免与牛乳、钙片、茶或咖啡等同服，以免影响铁的吸收。

（3）口服铁剂可使牙齿变黑，应使用吸管或滴管服药。服药后粪便会呈黑色，停药后即可恢复正常，服药前应向家长说明原因，消除其顾虑。

（4）观察疗效：补给铁剂12~24 h后，含铁酶开始恢复，患儿烦躁减轻，食欲增加。网织红细胞于服药后2~3天开始上升，5~7天达高峰，2~3周后降至正常。血红蛋白于治疗1~2周后上升，3~4周达正常水平，如3周内上升不足20 g/L，应查找原因。血红蛋白恢复正常后需继续服用铁剂6~8周，以补充储存铁。

（5）注射铁剂应精确计算剂量，分次深部肌内注射，每次更换注射部位，以免引起组织坏死。偶见注射右旋糖酐铁致过敏性休克，故首次注射后应观察1 h。

4．健康教育　加强孕期保健，预防先天储铁不足。做好喂养指导，提倡母乳喂养，及时添加含铁丰富的过渡期食物，解释合理饮食对预防该病的重要性。指导正确合理用药、培养良好饮食习惯。及时处理慢性出血，定期体检，发现贫血及时治疗。因缺铁性贫血而诱发的智力减低、学习成绩下降患儿，应加强心理健康教育。

二、营养性巨幼细胞贫血

营养性巨幼细胞贫血（nutritional megaloblastic anemia，NMA）是由于维生素 B_{12} 和（或）叶酸缺乏所引起的一种大细胞性贫血。主要临床特点是贫血、神经精神症状、红细胞的胞体变大、骨髓中出现巨幼红细胞，维生素 B_{12} 和（或）叶酸治疗有效。

【病因】

1. 摄入量不足　孕妇严重缺乏维生素 B_{12} 和叶酸，纯母乳喂养未及时添加过渡期食物，人工喂养不当或严重偏食，如食物中长期缺乏肉类、肝等可致维生素 B_{12} 和叶酸缺乏。羊乳中叶酸含量很低，单纯羊乳喂养而未及时添加过渡期食物的婴儿可致叶酸缺乏。

2. 吸收或代谢障碍　食物中维生素 B_{12} 与胃底部壁细胞分泌的糖蛋白结合成维生素 B_{12}-糖蛋白复合物后才能在回肠末端被黏膜吸收，进入血循环后先与转钴胺素（transcobalamin）蛋白结合，再运送到肝内贮存。慢性腹泻、小肠切除等病变可影响维生素 B_{12}、叶酸吸收，先天性叶酸代谢障碍也可致叶酸缺乏。

3. 需要量增加　婴儿生长发育快，对维生素 B_{12} 和叶酸需求量相对较大。严重感染时维生素 B_{12} 消耗量增加，如摄入不足可发病。

【发病机制】

叶酸经叶酸还原酶的还原作用和维生素 B_{12} 的催化作用后变成四氢叶酸，后者是 DNA 合成过程中必需的辅酶。维生素 B_{12} 和叶酸缺乏，可致四氢叶酸减少，进而 DNA 合成减少，DNA 合成障碍使红细胞的分裂和增殖时间延长，红细胞核发育落后于细胞质，形成巨幼红细胞。

DNA 合成不足致粒细胞成熟障碍，其胞体增大，出现巨大幼稚粒细胞和中性粒细胞分叶过多的现象，同时巨核细胞核发育障碍而致巨大血小板。

维生素 B_{12} 能促使甲基丙二酸转变成琥珀酸而参与三羧酸循环，该作用与神经髓鞘中脂蛋白形成有关，从而能保持中枢及外周髓鞘神经纤维的功能完整性；维生素 B_{12} 缺乏可导致神经髓鞘受损，从而出现神经精神症状。叶酸缺乏主要引起情感变化。

【临床表现】

以 6 个月～2 岁儿童多见，起病缓慢。

1. 一般表现　多呈虚胖或颜面轻度水肿，毛发发黄、纤细稀疏，严重者皮肤有出血点或瘀斑。

2. 贫血表现　皮肤常呈蜡黄色，睑结膜、口唇、指甲等处苍白，偶有轻度黄疸；疲乏无力，常伴有肝、脾大。

3. 神经精神症状　可出现烦躁不安、易怒等症状。维生素 B_{12} 缺乏者表现为表情呆滞、目光发直、反应迟钝，嗜睡、少哭不笑，智力、动作发育落后甚至退步。重症患儿可出现不规则性震颤，手足无意识运动，甚至抽搐、感觉异常、共济失调、踝阵挛和巴宾斯基征阳性等。叶酸缺乏不出现神经系统症状，但可出现精神异常。

4. 消化系统症状　食欲下降、厌食、恶心、呕吐、腹泻和舌炎等。

【辅助检查】

1. 外周血象　呈大细胞性贫血，红细胞体积较大，中心淡染区不明显，可见巨幼变的有核红细胞和中性粒细胞分叶过多现象。网织红细胞、白细胞、血小板计数常减少。

2. 骨髓象　增生活跃，以红系增生为主，粒系、红系均呈巨幼变，胞体变大，核质发育不均，中性粒细胞和巨核细胞分叶过多，呈巨大血小板。

【治疗原则】

1. 一般治疗　注意营养，及时添加过渡期食物，防止感染。

2. 去除病因　针对引起维生素 B_{12} 和叶酸缺乏的原因进行治疗。

3. 维生素 B_{12} 和叶酸治疗　有神经精神症状者，以维生素 B_{12} 治疗为主，维生素 B_{12} 500 ~ 1000 μg 一次肌内注射，或每次肌内注射 100 μg，每周 2 ~ 3 次，用药至血象恢复正常。有神经系统受累症状者，每日肌内注射维生素 B_{12} 1 mg，连续 2 周以上；因维生素 B_{12} 吸收障碍所致者，需长期每月肌内注射维生素 B_{12} 1 mg。叶酸口服每次 5 mg，每日 3 次，连用数周至症状明显好转，血象恢复正常。先天性叶酸吸收障碍者，需增加剂量。维生素 C 有助于叶酸吸收。因使用抗叶酸代谢药物致病者，可用亚叶酸钙治疗。

【护理评估】

1. 健康史　了解母亲孕期有无维生素 B_{12} 的缺乏；患儿的喂养方法及饮食习惯，是否羊乳喂养、是否长期素食等；有无及时添加过渡期食物；患儿有无慢性腹泻、小肠切除等消化道疾病史；有无生长发育过快等。

2. 身体状况　评估患儿体重、身高/身长、贫血程度、神经精神症状、有无厌食、恶心、呕吐等消化道症状及血常规、骨髓象检查结果等。

3. 心理社会状况　了解患儿及家长对儿童喂养知识的掌握情况，评估对该病病因、主要治疗、护理措施的理解和配合程度。

【常见护理诊断/问题】

1. 活动无耐力　与贫血致组织、器官缺氧有关。

2. 营养失调：低于机体需要量　与维生素 B_{12} 和（或）叶酸摄入不足、吸收不良等有关。

3. 有发展迟缓的危险　与营养不足、贫血及维生素 B_{12} 缺乏影响生长发育有关。

4. 知识缺乏： 患儿及家长缺乏本病防治自我护理的相关知识。

【护理措施】

1. 注意休息　根据患儿情况合理安排休息与活动，严重贫血者限制活动。

2. 合理喂养　指导均衡、合理饮食，纠正偏食、挑食等，及时添加过渡期食物，改善哺乳母亲的营养。

3. 合理用药　补充维生素 B_{12} 或（和）叶酸，并注意观察疗效。维生素 C 有助于叶酸的吸收，同时服用可以提高疗效；恢复期应加用铁剂，防止红细胞增加过快导致缺铁。

4. 健康教育　指导家长及时治疗患儿的肠道疾病，注意根据医嘱合理应用抗叶酸代谢药物。有震颤的患儿应注意保护，防止跌伤。有舌系带溃疡及口炎者，加强口腔护理。及时、准确评估患儿的生长发育情况，发现问题及早干预。

随堂测 12-2

第三节　免疫性血小板减少症

免疫性血小板减少症（immune thrombocytopenia，ITP）又称特发性血小板减少性紫癜，是正常血小板被免疫性破坏的自身免疫性疾病，是儿童最常见的出血性疾病，占儿童出血性疾病的 25% ~ 30%。主要临床特点是皮肤、黏膜自发性出血和束臂试验阳性，血小板减少、出血时间延长和血块收缩不良。

【病因及发病机制】

尚未完全清楚。发病前患儿常有病毒感染史，病毒感染后机体产生相应的血小板相关抗体（PAIgG），PAIgG 可与血小板膜发生交叉反应，使血小板受到损伤而被单核 - 巨噬细胞系统所清除，或形成抗原 - 抗体复合物附着于血小板表面，使血小板易被单核 - 巨噬细胞系统吞噬和破坏，导致血小板数量减少。附着有 PAIgG 的血小板出现不同程度功能异常及抗体损伤血管壁导致毛细血管脆性和通透性增加，是出血的促进因素。

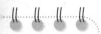

【临床表现】

本病见于各年龄期儿童，以 1～5 岁儿童多见，男女发病率无明显差异，冬春季发病率较高。急性型患儿于发病前 1～3 周常有急性病毒感染史，如上呼吸道感染、流行性腮腺炎、风疹、麻疹、水痘、传染性单核细胞增多症等，偶可发生于免疫接种后。大多数患儿发疹前无任何症状，部分可发热，以自发性皮肤和黏膜出血为突出表现，多为针尖大小的皮内或皮下出血点，或为瘀斑、紫癜。分布不均，以四肢多见，易碰撞的部位更多见。常有鼻出血、齿龈出血，青春期少女可有月经过多。颅内出血较少，一旦发生，预后不良。出血严重者可致贫血，肝、脾偶见轻度大，淋巴结不肿大。80%～90% 的患儿于发病后 1～6 个月内痊愈，10%～20% 的患儿呈慢性病程。病死率为 0.5%～1%，主要致死原因是颅内出血。

【辅助检查】

1. 外周血象 血小板计数 $< 100 \times 10^9/L$。出血轻重与血小板数量有关，血小板 $< 50 \times 10^9/L$ 时可见自发性出血，$< 20 \times 10^9/L$ 时出血明显，$< 10 \times 10^9/L$ 时出血严重。慢性型者血小板大小不等，染色较浅。失血较多时可致贫血。

2. 骨髓象 骨髓巨核细胞数增多或正常，幼稚巨核细胞比例增加，而产生血小板的成熟巨核细胞减少。慢性者巨核细胞显著增多，胞质少，呈空泡变性。

3. 血小板抗体 PAIgG 含量明显增高。

4. 其他 束臂试验阳性，出血时间延长，血块收缩不良，血清凝血酶原消耗不良，凝血时间正常。

【治疗原则】

1. 一般治疗 急性出血期尽量减少活动，避免外伤，如有明显出血应卧床休息；积极预防和控制感染，忌用抑制血小板功能的药物如阿司匹林等；局部出血者压迫止血。

2. 糖皮质激素治疗 常用泼尼松，1.5～2 mg/（kg·d），分 3 次口服，用药 2 周后根据病情逐渐减量，疗程不超过 4 周。严重出血者可用冲击疗法：地塞米松 0.5～2 mg/（kg·d）或甲泼尼龙 20～30 mg/（kg·d），静脉滴注，连用 3 天，症状缓解后改为口服泼尼松，血小板数接近正常可逐渐减量，疗程一般不超过 4 周。停药后若复发可再用泼尼松治疗。

3. 大剂量丙种球蛋白 适用于不宜糖皮质激素治疗或激素治疗无效的患儿。常用剂量为 0.4～0.5 g/（kg·d），连续 5 天静脉滴注；或 1 g/kg 静脉滴注，必要时次日再用 1 次，此后每 3～4 周应用 1 次。

4. 输注血小板 通常不主张输血小板，只有在严重出血危及生命时才输注血小板，并同时予以大剂量肾上腺皮质激素，以减少血小板的破坏。

5. 抗-D 免疫球蛋白 又称抗 Rh 球蛋白，常用剂量为 25～50 μg/（kg·d），静脉滴注，连用 5 天为 1 个疗程。其升血小板的作用较慢，但持续时间长。

6. 免疫抑制剂 主要用于治疗慢性 ITP。环孢素 3～5 mg/（kg·d），分 2～3 次口服，根据血药浓度调整剂量，疗程 3～4 个月，主要副作用为肝肾功能损害。也可用长春新碱、环磷酰胺、硫唑嘌呤等。

7. 脾切除 目前对 ITP 患儿是否行脾切除术仍有争议。慢性型病程超过 1 年，内科治疗效果不佳，出血严重者可考虑行脾切除，但宜 6 岁以后手术。

8. 其他治疗 利妥昔单抗、血小板生成素（TPO）和 TPO 受体激动剂、达那唑等也用于治疗部分慢性或难治性 ITP。

【护理评估】

1. 健康史 了解患儿发病前是否有上呼吸道感染、流行性腮腺炎、水痘、风疹、麻疹等病史，是否进行免疫接种等。

2. 身体状况 评估患儿生命体征，出血情况，肝、脾、淋巴结有无肿大等。了解其血常

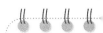

规、血小板抗体等实验室检查结果。

3．心理社会状况 了解患儿及家长对本病病因、临床表现、护理知识的认识程度，评估有无恐惧及其程度。

【**常见护理诊断 / 问题**】

1．皮肤完整性受损 与血小板减少，皮肤黏膜出血有关。

2．有感染的危险 与免疫功能低下有关。

3．潜在并发症：内脏出血。

4．恐惧 与严重出血担心疾病预后有关。

【**护理措施**】

1．保持皮肤完整性，避免损伤 急性期减少活动，出血明显时卧床休息，避免受伤。尽量避免肌内注射或深静脉穿刺，穿刺后延长压迫时间，以免形成深部血肿。禁食生冷、坚硬、刺激性强的食物，防止损伤口腔黏膜及牙龈引起出血。保持排便通畅，防止因用力排便致腹压增高而诱发颅内出血。提供安全的环境：床头、床栏及家具的尖角用软垫包裹，忌接触锐利玩具，限制剧烈运动，如打篮球、踢足球等，以免受伤出血。

2．预防感染 应与感染患儿分室居住，保持出血部位清洁，注意个人卫生，防止受凉。

3．密切观察病情，及时发现出血征象

（1）观察皮肤瘀点（斑）变化，监测血小板数量变化。当外周血血小板 $< 20 \times 10^9/L$ 时需警惕自发性出血，血小板极低者应严密观察有无出血征象。

（2）监测生命体征，观察神志、面色，记录出血量。如患儿出现面色苍白，呼吸、脉搏增快，出汗，血压下降，提示可能为失血性休克；若患儿出现烦躁、嗜睡、头痛、呕吐，甚至惊厥、昏迷、颈抵抗等，提示可能有颅内出血；若呼吸变慢或不规则，双侧瞳孔不等大，对光反射迟钝或消失，提示可能合并脑疝；如有消化道出血，常伴腹痛、便血；如有肾出血，常伴血尿、腰痛。

（3）出血者立刻止血。皮肤、口、鼻黏膜出血可用浸有 1% 麻黄碱或 0.1% 肾上腺素的棉球、纱条或明胶海绵局部压迫止血。无效者，可请耳鼻喉科医生以油纱条填塞，2 ~ 3 天后更换。肌肉关节出血早期可用弹力绷带加压包扎，冷敷、抬高患肢、制动并保持其功能位。遵医嘱给予药物治疗。

4．加强心理护理 关心、安慰患儿，向患儿及家长解释病情及各项治疗护理措施，以取得其配合，消除其恐惧心理。

5．健康教育

（1）指导预防损伤的知识，如不玩尖利的玩具和使用锐利工具，不进行剧烈、有对抗性的运动，常剪指甲，选用软毛牙刷等。

（2）指导进行自我保护，如忌服阿司匹林类或含阿司匹林的药物，应用激素治疗期间不与感染患儿接触，到公共场所时戴口罩，衣着适度，尽量避免感冒等。

（3）指导家长识别出血征象并掌握压迫止血的方法，一旦发生出血，立即到医院就诊。

（4）脾切除的患儿易患呼吸道和皮肤化脓性感染，且易发展为败血症。在术后 2 年内，患儿应定期随诊，并遵医嘱用药。

随堂测 12-3

> **知识链接**
>
> **《2019 年美国血液学会免疫性血小板减少症指南》儿童部分解读**
>
> 在 ITP 治疗中，家庭护理其实更加重要，家长需要予以患儿更多的照顾，帮助患儿建立良好的生活习惯及规律服药，并与专科医生保持密切的联系，在保证随访的情况下

尽量不影响其正常的生活习惯。家属还应认识到除了出血症状和低血小板计数外，ITP患儿还存在一些其他症状，如认知障碍、疲劳、虚弱、抑郁等，这些症状如果出现，需要积极进行干预。ITP患者可以参加体育运动，但在血小板计数较低时（ $< 50 \times 10^9$/L），应避免格斗和接触性运动（如橄榄球、足球、冰球），游泳、骑自行车和田径运动等可以参与。

第四节　血友病

血友病（hemophilia）是一组X连锁隐性遗传性出血性疾病，临床上分为血友病A（凝血因子Ⅷ缺陷症）和血友病B（凝血因子Ⅸ缺陷症）两型，分别由血浆凝血因子Ⅷ（FⅧ）和凝血因子Ⅸ（FⅨ）基因突变所致，其共同特点为轻微损伤后即发生长时间的出血，持续终生。血友病的发病率为（5～10）/10万，以血友病A较为常见（占80%～85%）。

【病因及发病机制】

血友病A、B为X连锁隐性遗传，由女性传递，男性发病。多数有家族史，约30%无明确家族史，可能为基因突变或家族中轻型病例未被发现。血浆凝血因子Ⅷ、Ⅸ缺乏，可使凝血过程第一阶段中的凝血活酶生成减少，引起血液凝固障碍，导致出血倾向。

【临床表现】

1. **皮肤、黏膜出血**　出血为血友病A重要的临床特征，表现为自发性、轻微外伤后出血难止或创伤、手术后严重出血。多数患儿在1～2岁开始爬行、走路后发病，严重病例可在生后3周即开始自发性或创伤后出血不止，少数患者可迟至5岁以后发生出血。

2. **关节出血**　以膝、踝关节最常受累，且在同一部位易反复发生。关节出血是血友病A患儿（65%）最常见且最具特征性的表现，也是患儿致残的主要原因。常见于负重的大关节（如膝、肘、踝、腕、髋和肩关节）。临床上关节出血分为急性关节出血期、慢性滑膜炎期、慢性血友病关节病期3个时期，反复关节出血可造成滑膜纤维化、关节间隙狭窄融合、关节强直畸形、功能丧失等严重并发症。

3. **肌肉出血和血肿**　深部肌肉软组织出血多在外伤、肌肉过度活动后发生，常发生于腰大肌、腹膜后肌群、臀部肌群等用力肌群，表现为局部肿胀、疼痛及压迫症状，甚至导致远端肌肉缺血、坏死。

4. **创伤或手术后出血**　如拔牙后出血。危及生命的出血包括中枢神经系统、颅内出血；颈部、舌或喉咽部出血；胃肠道出血；腹腔内出血；严重创伤出血等。

【辅助检查】

1. **筛查试验**　血浆凝血酶原时间正常，活化部分凝血活酶时间延长，凝血酶时间、血小板计数、出血时间、纤维蛋白原含量正常。

2. **确诊试验**　免疫学方法测定血浆因子FⅧ或FⅨ促凝活性（FⅧ：C或FⅨ：C），活性降低。

3. **基因诊断**　基因探针、DNA印迹技术、限制性片段长度多态性有助于诊断及产前诊断。

【治疗原则】

1. **替代治疗**　目前唯一有效的止血措施。输注凝血因子制品：血友病A首选应用重组人凝血因子Ⅷ（rhFⅧ）制品，也可用人血浆源性FⅧ浓缩物、新鲜冰冻血浆。血友病B首选应用重组人凝血因子FⅨ（rhFⅨ）制品或血浆源性FⅨ浓缩制剂，无条件者可用凝血酶原复合物或新鲜冰冻血浆。

2.血友病抑制物　可选用大剂量 F Ⅷ 或 F Ⅸ 浓缩剂、肾上腺皮质激素、环磷酰胺、免疫球蛋白、凝血酶原复合物或 rhF Ⅷ /rhF Ⅸ，也可使用血浆置换。

3.辅助治疗　去氨加压素（1- 去氨基 -8- 精氨酸加压素，DDAVP）可治疗轻型血友病 A 患者和 F Ⅷ：C 水平较低的血友病 A 基因携带者出血。抗纤溶药物如氨甲环酸、氨基己酸、氨甲环酸溶液，可用于轻型血友病患者或与替代治疗同时使用，对口腔、舌、扁桃体、咽喉部出血及拔牙引起的出血效果好。局部止血可采用压迫止血、加压包扎、局部冷敷等。

4.预防治疗　出血发生前，定期输注凝血因子制品，使患者体内 F Ⅷ：C 或 F Ⅸ：C 水平 ≥ 1%，最大限度地防止或减少出血的发生。世界血友病联盟（WFH）和世界卫生组织（WHO）均推荐将预防治疗作为重型血友病患者的最佳治疗策略。

【常见护理诊断 / 问题】

1.有出血的危险　与凝血因子缺乏有关。

2.组织完整性受损　与凝血因子缺乏致出血有关。

3.慢性疼痛　与关节腔出血及皮下、肌肉血肿有关。

4.躯体活动障碍　与关节腔积血、肿痛、活动受限及关节畸形、功能丧失等有关。

5.有长期低自尊的危险　与疾病终生不愈影响躯体功能有关。

6.知识缺乏：缺乏对疾病的治疗及护理相关知识。

【护理措施】

1.防治出血、保持组织完整性

（1）预防出血：①养成安静的生活习惯，动作轻柔，剪短指甲，衣着宽松，防止外伤及关节损伤；②尽可能采用口服给药，避免或减少肌内注射，必须注射时采用细针头，并延长按压时间；③避免各种手术。必须手术时，应在术前、术中、术后补充凝血因子；④有出血倾向时应限制活动，卧床休息，出血停止后逐步增加活动量；⑤遵医嘱输注凝血因子。

（2）局部止血：①皮肤、口、鼻黏膜出血可局部加压或冷敷止血，也可用肾上腺素等药物止血；②关节出血时应卧床休息，停止活动；局部冷敷止血，适当包扎，将肢体固定在功能位；抬高患肢；按医嘱及时补充凝血因子；出血量多必须做穿刺时，注意无菌技术操作；③其他脏器严重出血时应及时补充血容量，补充凝血因子进行急救处理。如输入成分血、抗血友病球蛋白浓缩剂或凝血酶原复合物等，并注意观察有无发热、肝炎等并发症。

2.减轻疼痛、预防致残　关节肿胀消退后，逐步帮助恢复关节活动和功能，防止引发关节炎症，导致关节畸形及致残。可应用功能性支具，这种支具允许关节活动但限制活动范围，防止滑膜被挤压和产生新的出血。服用非甾体抗炎药 NSAID（COX-2 抑制剂），抑制炎症，减轻疼痛。

3.心理支持　对因为反复出血不能根治而悲观、焦虑的患儿给予安慰和鼓励，分析本次出血的诱发因素及指导实施预防再出血的措施，树立信心，消除消极心理。鼓励患儿加入血友病之家，多与其他病友交流、学习。鼓励年长患儿表达想法、参与自身的护理，有利于增强自信心和自我控制感，减轻焦虑和挫折感。

4.病情观察　观察生命体征、意识、皮肤黏膜瘀斑（点）增减及血肿消退情况，记录出血量，及早发现内脏及颅内出血。当患儿出现意识混乱、恶心、呕吐、易怒、嗜睡、头痛等症状时，应怀疑为颅内出血并组织抢救。

5.健康教育　①增强患儿和家长的保护意识，减少或避免外伤出血；为患儿提供安全的家庭环境；告知学校老师和卫生员患儿的病情及应限制的活动；②教会家长及年长患儿必要的应急护理措施，如局部止血的方法，以便在家受伤后能得到尽快处理；③鼓励患儿规律适度的体格锻炼和运动，增强关节周围肌肉的力量和强度，延缓出血或使出血局限化；④告知患儿及

随堂测 12-4

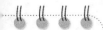

家长禁用含有影响血小板功能的药物；⑤对家长进行遗传咨询，使其了解本病的遗传规律和筛查基因携带者的重要性。基因携带者孕妇应行产前检查，控制患儿及携带者的出生，以期降低人群的发病率，做到优生优育。

第五节　急性白血病

白血病（leukemia）是造血组织中某一血细胞系统过度增生、进入血液并浸润到各组织和器官，引起一系列临床表现的恶性血液病，是我国最常见的儿童恶性肿瘤。我国10岁以下儿童白血病的发病率为3/10万～4/10万，其中急性白血病占90%～95%。

案例12-2A

患儿，男，5岁，因"面色苍白、乏力、精神不振20天，间断发热7天"收入院。

体格检查：T 39.2℃，P 124次/分，R 28次/分，BP 90/66 mmHg。面色苍白，双下肢多处瘀点、瘀斑，颈后可触及肿大的淋巴结，胸骨压痛明显。心肺（－），腹软，肝肋下3 cm，脾肋下4 cm。

辅助检查：血常规示Hb 65 g/L，WBC $24×10^9$/L，PLT $58×10^9$/L，血中可见幼稚淋巴细胞。

请回答：

1. 写出该患儿最可能的临床诊断。

2. 为明确诊断，还需要完善哪些辅助检查？

【病因及发病机制】

尚不明确，可能与以下因素有关。

1. 病毒因素　属于RNA病毒的反转录病毒（retrovirus），又称人类T细胞白血病病毒（HTLV），可引起人类T淋巴细胞白血病。

2. 理化因素　电离辐射、放射线、核辐射等可导致白血病。苯及其衍生物、重金属、氯霉素、保泰松和细胞毒性药物均可诱发急性白血病。

3. 遗传或体质因素　本病不属于遗传性疾病，但与遗传有关。如患儿家族中可有多发性恶性肿瘤情况；患有其他遗传性疾病或严重联合免疫缺陷病的患儿，其白血病的发病率较普通儿童明显增高；同卵孪生儿中一个患白血病，另一个患病率约为20%。

【分类与分型】

根据增生的白细胞种类不同，分为急性淋巴细胞白血病（acute lymphoblastic leukemia，ALL，简称急淋）和急性非淋巴细胞白血病（acute non-lymphoblastic leukemia，ANLL，简称急非淋）两大类。ALL占儿童白血病的70%～85%。目前常采用形态学（M）、免疫学（I）、细胞遗传学（C）和分子生物学（M），即MICM综合分型，指导治疗和提示预后。

【临床表现】

各型急性白血病的临床表现基本相同。主要表现为发热、贫血、出血和白血病细胞浸润所致的肝、脾、淋巴结肿大和骨、关节疼痛。起病大多较急，伴有面色苍白、精神不振、乏力、食欲缺乏、鼻出血、齿龈出血等，少数以发热和类似风湿热的骨关节疼痛为首发症状。

1. 发热　多数患儿起病时即有发热，热型不定，一般不伴寒战。发热原因之一可能是白血病性发热，多为低热且抗生素治疗无效；另一原因是感染，多为高热，并可发现感染灶。

2. 贫血　出现较早，随病情的发展而加重，表现为苍白、虚弱无力、活动后气促等。贫血主要是由于骨髓造血干细胞受抑制所致。

3. 出血　以皮肤、黏膜出血多见，表现为紫癜、瘀斑、鼻出血、齿龈出血、消化道出血和血尿。偶见颅内出血，是引起死亡的重要原因之一。

4. 白血病细胞浸润的症状和体征　肝、脾、淋巴结肿大，可有压痛，纵隔淋巴结肿大时可致压迫症状而发生呛咳、呼吸困难和静脉回流受阻；骨、关节疼痛主要与骨髓腔内白血病细胞大量增生、压迫和破坏邻近骨质及浸润骨膜有关；白血病细胞侵犯脑实质和（或）脑膜时可导致中枢神经系统白血病（CNSL），出现头痛、呕吐、嗜睡、视神经盘水肿、惊厥甚至昏迷，脑膜刺激征等颅内压增高的表现；白血病细胞也可浸润皮肤、睾丸、心脏等组织器官而出现相应的症状、体征。

【辅助检查】

1. 外周血象　红细胞及血红蛋白均减少，呈正细胞正色素性贫血。网织红细胞数大多降低。血小板减少。白细胞计数高低不一，增高者约占 50% 以上，以原始和幼稚细胞为主。

2. 骨髓象　骨髓检查是确立诊断和判定疗效的重要依据。典型的骨髓象呈白血病原始和幼稚细胞极度增生，幼红细胞及巨核细胞减少。少数患儿骨髓增生低下。

3. 其他检查　如组织化学染色、溶菌酶检查、肝肾功能检查、胸部 X 线检查等。

【治疗原则】

采用以化疗为主的综合疗法，原则是早诊断、早治疗，严格分型，按照类型选择不同的化疗方案及相应的药物剂量；采用早期连续适度化疗和分阶段长期规范治疗的方针。同时，早期预防中枢神经系统白血病和睾丸白血病，重视支持疗法。持续完全缓解 2 ～ 3 年者方可停止治疗。可采用造血干细胞移植联合化疗等。

1. 支持治疗　包括防治感染，明显贫血者进行成分输血，骨髓抑制时应用集落刺激因子，防治高尿酸血症等对症治疗；加强营养，注意休息，保持良好的个人卫生等。

2. 化学药物治疗（化疗）　目的是杀灭白血病细胞，解除白血病细胞浸润引起的症状，使病情缓解，巩固治疗效果以至治愈。ALL 均需经历下列阶段的治疗。

（1）诱导治疗：联合数种化疗药物，最大限度杀灭白血病细胞，从而尽快达到完全缓解。不同治疗协作组的方案略有不同，但基本方案大致相同。此期常用药物包括：长春新碱（VCR）、柔红霉素（DNR）、门冬酰胺酶（L-ASP）、泼尼松或地塞米松等。

（2）巩固治疗：在缓解状态下最大限度杀灭微小残留病变而采用较强的巩固治疗。CAM 方案包括联合应用环磷酰胺（CTX）、阿糖胞苷（Ara-C）和 6- 巯基嘌呤（6-MP）。

（3）预防髓外白血病：有效预防髓外白血病是白血病患儿获得长期生存的关键之一。预防治疗的常用方法包括：MTX、Ara-C、Dex 3 种药物联合鞘内注射（三联鞘内注射法，IT），大剂量甲氨蝶呤 - 四氢叶酸钙（HDMTX-CF）疗法，颅脑放射治疗等，中枢神经系统白血病、睾丸白血病均有规范的治疗方案。

3. 造血干细胞移植（hematological stem cell transplantation，HSCT）　目前根治大部分 ALL 和部分 ANLL 的首选方法。因该治疗手段的高风险、高投入，需严格掌握移植时机和适应证。

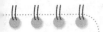

案例 12-2B

该患儿入院进一步完善辅助检查，骨髓象呈白血病原始和幼稚细胞极度增生，幼红细胞及巨核细胞减少。诊断为急性白血病。遵医嘱进行化疗。

请回答：

1．列举该患儿现存的主要护理诊断。

2．写出为该患儿进行化疗的注意事项。

【护理评估】

1．**健康史** 了解母亲孕期有无接受 X 线检查史；患儿有无辐射、重金属等有害物质的接触史，如居住环境中有无辐射，有无过量的苯、重金属等造成的污染；患儿服药史，如有无服用细胞毒性药物等；患儿的家族史及本次发病情况。

2．**身体状况** 评估患儿生命体征，贫血程度，有无出血倾向，肝、脾、淋巴结肿大，有无骨痛、关节痛等。了解血常规、骨髓检查结果等。

3．**心理社会状况** 了解患儿及家长对本病病因、临床表现、治疗及护理配合知识的认识程度，评估有无焦虑及其程度，评估家庭经济条件及其能获得的支持系统。

【常见护理诊断 / 问题】

1．**体温过高** 与大量白血病细胞浸润、坏死及感染有关。

2．**活动无耐力** 与贫血及疾病本身消耗有关。

3．**营养失调：低于机体需要量** 与疾病过程中消耗增加，抗肿瘤治疗致恶心、呕吐、食欲下降、摄入不足有关。

4．**有感染的危险** 与免疫功能下降有关。

5．**潜在并发症**：出血、药物副作用。

6．**慢性疼痛** 与白血病细胞浸润有关。

7．**知识缺乏**：患儿和家长缺乏白血病相关病因、治疗及预后相关知识。

8．**口腔黏膜受损** 与化疗药物副作用有关。

9．**复杂性悲伤** 与白血病久治不愈有关。

10．**有执行治疗方案无效的危险** 与治疗方案复杂、疗程长、易复发、患儿和（或）家长难以坚持等有关。

【护理措施】

1．**维持体温稳定** 监测体温，观察热型及热度；发热者遵医嘱用药，忌用安乃近和乙醇拭浴，以免降低白细胞数量和增加出血倾向，观察降温效果。

2．**注意休息** 卧床休息，但一般不需绝对卧床，可在床上进行轻微活动。长期卧床者应经常更换体位，预防压疮。

3．**合理营养** 尽量按患儿喜好制作食物，给高蛋白质、高维生素、高热量的饮食。不能进食者可静脉补充营养。食物保持清洁、卫生，食具常规消毒。指导患儿避免食用酸、辣、硬、咸、脆的食物。避免食用过冷或过热的食物。

4．**防治感染** 感染是导致白血病死亡的重要原因之一，因此，防止感染尤为重要。

（1）保护性隔离：白血病患儿应与其他病种患儿分室居住，以免交叉感染。粒细胞数极低和免疫功能明显低下者应住单间，有条件者住空气层流室或无菌层流床。每日消毒房间，限制探视人数和次数，禁止感染者探视。接触患儿前用消毒液洗手。

（2）注意个人卫生：教会家长及年长儿正确的洗手方法，勤洗手；保持口腔清洁，进食前后用温开水或漱口液漱口；早晚用软毛刷或海绵刷牙，避免损伤口腔黏膜及牙龈，导致出血和继发感染；有黏膜真菌感染者，可遵医嘱用氟康唑或依曲康唑涂擦患处。勤换衣裤，保持皮肤清洁。保持排便通畅，便后用温开水或盐水清洁肛周，以防肛周脓肿。

（3）严格执行无菌操作技术，遵守操作规程，尽量减少穿刺次数，护理操作集中进行。

（4）避免预防接种：免疫功能低下者（如化疗期间），避免用麻疹、风疹、水痘、流行性腮腺炎等减毒活疫苗和脊髓灰质炎糖丸预防接种，以防发病。

（5）观察感染早期征象：密切监测生命体征，观察有无牙龈肿痛，咽红、咽痛，皮肤破损、红肿，肛周、外阴有无异常。

5．防治出血、正确输血　有关防治出血的护理参见本章第三节"免疫性血小板减少症"中护理措施相关内容。严格执行输血制度，观察疗效及有无输血反应。

6．减轻疼痛　运用适当的非药物性止痛技术，必要时可遵医嘱给予止痛药。观察患儿表现，及时进行疼痛评估，必要时采取相应的护理措施并进行效果评价。

7．应用化疗药物的护理

（1）熟悉各种化疗药物的药理作用和特性，了解化疗方案及给药途径，正确给药。①化疗药物多为静脉给药，且具有较强的刺激性，药液渗漏可致局部疼痛、红、肿，甚至坏死。注射前应确认静脉通畅，一旦发现渗漏立即停止注射，并做局部处理；②某些药（如ASP）可致过敏反应，用药前询问用药史及过敏史，用药过程中观察有无过敏反应；③光照可使某些药物如依托泊苷（VP16）、替尼泊苷（VP26）分解，故药物保存及静脉滴注时应避光；④鞘内注射时浓度不宜过大，药量不宜过多，缓慢推入，术后应平卧 4～6 h。

（2）观察及处理药物毒性反应。①绝大多数化疗药物可导致骨髓抑制而使患儿易感染，应监测血象，及时防治感染，观察有无出血倾向和贫血表现；②恶心、呕吐严重者，用药前半小时遵医嘱给止吐药；③加强口腔护理。有溃疡者，宜给清淡、易消化的流质或半流质饮食；疼痛明显者，进食前遵医嘱给予局麻药或敷以溃疡膜、溃疡糊剂；④CTX可致出血性膀胱炎，应保证液量摄入，并尽量在白天完成，以免影响休息。可能致脱发者应事先告知家长及年长儿，脱发后可戴假发、帽子；⑤心脏毒性反应：蒽环类化疗药如阿霉素、柔红霉素，以及三尖杉酯碱等可引起心脏损害，用药前后检测心功能；用药前或化疗期间遵医嘱使用营养心脏的药物，如维生素C、辅酶Q_{10}等；输液速度适中；若患儿有不适症状应对症处理；⑥神经系统毒性：部分患者使用VCR后，可出现指、趾端麻木，足下垂，腕下垂，声音嘶哑，面肌麻痹，停药后可逐渐恢复，用药前应告知患儿及家长相关情况。

8．提供情感支持和心理疏导，消除心理障碍　热情帮助、关心患儿，使年长儿和家长认识本病及了解国内外的治疗进展，帮助他们树立战胜疾病的信心。进行各项诊疗、护理操作前，告知家长及年长儿其意义、操作过程、如何配合及可能出现的不适，以减轻或消除其恐惧心理。为新老患儿家长提供相互交流的机会，如定期召开家长座谈会或病友联谊会等。

9．健康教育　向患儿及家长讲解白血病的有关知识、化疗药的作用和毒副作用等。教会家长如何预防、观察感染及出血征象，出现异常及时就诊。教会家长根据实验室结果调整患儿的家庭护理措施。化疗间歇期可出院，酌情参加学校学习，以利其生长发育。鼓励患儿适当参与体格锻炼，增强抗病能力。定期随访，监测治疗方案执行情况。

随堂测 12-5

儿科护理学

知识链接

CAR-T 细胞治疗在儿童白血病治疗中的应用

细胞治疗（cellular therapy）是继化疗、放疗和抗体治疗后的一种新兴的治疗手段，由于没有实体瘤复杂的肿瘤微环境等制约因素，血液肿瘤在细胞治疗中比较容易获得良好的治疗效果。2016 年，北京大学人民医院黄晓军教授课题组成功应用 HLA 半相合异体 CAR-T 治疗 ALL 患儿，第一例患者已健康生存 3 年 7 个月，是国际上迄今为止异体 CAR-T 一次性治疗无复发生存期最久的病例。FDA 在 2017 年分别批准了 Kymriah 和 Yescarta 两款 CAR-T 药物上市，使 CAR-T 疗法的普及应用成为可能。该疗法目前集中于治疗白血病，无论是单独应用还是联合其他疗法（如骨髓移植或者化疗），CAR-T 都可显著改善患者的生存率和生活质量。

小 结

儿童造血分为胚胎期造血和生后造血两个阶段。儿童各年龄期有各自的血象特点，出生后可出现生理性贫血。不同年龄段儿童的中性粒细胞与淋巴细胞的比例有所变化，生后 4～6 天、4～6 岁时两次出现两者比例相等。

由于儿童红细胞数和血红蛋白量随年龄不同而有变化，各年龄段儿童贫血的诊断标准亦有差异。缺铁性贫血病因包括先天储铁不足、铁的摄入不足、生长发育过快、铁的排泄丢失过多或吸收障碍；护理措施包括休息活动、饮食、铁剂的使用等。营养性巨幼细胞贫血是由于维生素 B_{12} 或（和）叶酸缺乏所致的一种大细胞性贫血，临床特点是贫血、神经精神症状、红细胞胞体变大及维生素 B_{12} 或（和）叶酸治疗有效。

免疫性血小板减少症是儿童最常见的出血性疾病，护理措施包括保持皮肤完整性、避免损伤、预防感染、密切观察病情、及时发现出血征象、加强心理护理及健康教育。

血友病是一组 X 连锁隐性遗传性出血性疾病，主要临床表现为皮肤、黏膜出血，关节出血，肌肉出血和血肿，创伤或手术后出血。护理措施包括防治出血、保持组织完整性，减轻疼痛、预防致残，心理支持，病情观察及健康教育。

白血病是我国最常见的儿童恶性肿瘤，临床表现主要为发热、贫血、出血和白血病细胞浸润所致的肝大、脾大、淋巴结肿大和骨、关节疼痛。骨髓检查是确立诊断和判定疗效的重要依据。主要护理措施包括维持体温稳定、注意休息、合理营养、防治感染、防治出血、正确输血、减轻疼痛、应用化疗药物的护理、提供情感支持和心理疏导及健康教育。

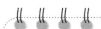

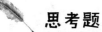 **思考题**

1．简述儿童营养性缺铁性贫血的预防措施。

2．简述血友病患儿预防出血和局部止血的护理措施。

3．简述白血病患儿化疗期间预防感染的主要护理措施。

（张晓丽）

神经系统疾病患儿的护理

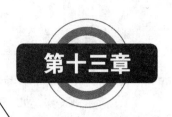

第十三章

导学目标

通过本章内容的学习，学生应能够：

◆ **基本目标**

1. 描述儿童神经系统解剖生理特点。

2. 列举儿童化脓性脑炎、病毒性脑炎、急性感染性多发性神经根神经炎、注意力缺陷多动障碍、脑性瘫痪、癫痫的病因及典型临床表现。

3. 描述儿童化脓性脑膜炎和急性感染性多发性神经根神经炎患儿脑脊液的特点。

4. 描述儿童单纯热性惊厥和复杂热性惊厥的区别。

5. 阐述癫痫发作及癫痫持续状态的急救及护理原则。

6. 根据脑膜炎患儿脑脊液的检查结果判断不同的脑膜炎类型，并进行整体护理。

7. 按照护理程序为急性感染性多发性神经根神经炎、注意力缺陷多动障碍、脑性瘫痪、癫痫患儿制订护理措施。

◆ **发展目标**

1. 能检索相应的信息，提供系统病例分析的依据。

2. 综合运用护理程序对神经系统疾病患儿进行整体护理。

◆ **思政目标**

1. 攻读前沿文献，培养科研能力与创新精神。

2. 培养社会主义核心价值观、哲学思想、评判思维和良好的职业道德观。

3. 培养临床思维能力，树立终身学习的理念。

第一节　儿童神经系统解剖生理特点

神经系统包括中枢神经系统、周围神经系统和自主神经系统，三者相互协调完成对躯体、智力和情绪活动的控制。中枢神经系统是人体各种活动的最高调节部位，主要由脑和脊髓组成，借兴奋和抑制两种活动过程实现机体内部各个器官和组织之间的生理功能相互协调和统一，以保证人体生理功能的正常进行。儿童生长发育过程中，神经系统发育最早、最活跃，尤其是在婴幼儿时期，但其发育尚未成熟，各年龄阶段具有不同的特征，并且在体格检查过程中难以得到儿童的配合，因此，对儿童神经系统进行检查与评估时，应考虑儿童不同年龄阶段生理特征的特殊性。

【脑和脊髓】

1. 脑的发育　脑是中枢神经系统的核心，儿童脑的发育是一个连续动态的成熟过程。出生时大脑的重量约为370 g，为成人脑重（约1500 g）的25%左右，6个月婴儿脑重600 ~ 700 g，1岁时达900 g，2岁达1000 g左右，4 ~ 6岁儿童脑重为成人脑重的85% ~ 90%。在基础代谢状态下，儿童脑耗氧量占机体总耗氧量的50%，而成人为20%，所以儿童对缺氧的耐受性较成人弱。出生时大脑的外观已与成人十分相似，脑表面有主要沟回，但较浅且发育不完善，皮质较薄，细胞分化较差，髓鞘形成不全，对外来刺激反应缓慢且易泛化。大脑皮质下中枢发育已较为成熟，而大脑的皮质及新纹状体发育尚不成熟，灰、白质分界不清，故出生时的各种活动主要靠皮质下中枢调节。出生后脑重的增加主要是由于神经细胞体积增大和树突的增多、加长，以及神经髓鞘的形成和发育；3岁时神经细胞分化已基本完成；神经纤维到4岁完成髓鞘化。儿童由于大脑皮质发育较差，而皮质下中枢兴奋性较高，动作不自主，肌张力较高。随着大脑皮质的发育成熟，运动逐渐转为由大脑皮质中枢调节，对皮质下中枢的抑制作用也趋明显。

2. 脊髓的发育　脊髓是脑部神经冲动上传下递的通道。在出生时脊髓功能较为成熟，脊髓重2 ~ 6 g，是成人脊髓重量的1/5 ~ 1/4。脊髓发育与运动发展的功能相平行，随着年龄的增长，脊髓加长、增重。胎儿时，脊髓的末端在第2腰椎下缘，新生儿时达第3腰椎水平，随年龄增长，4岁时上移达第1腰椎上缘，所以为婴幼儿行腰椎穿刺时应注意。脊髓的髓鞘由上而下逐渐形成，约在3岁时完成髓鞘化。脊髓的功能发育与运动发展相平行，随着年龄的增长，脊髓的功能不断完善，运动功能更加成熟。

【脑脊液】

正常儿童脑脊液（cerebral spinal fluid，CSF）的特点见表13-1所列。

表13-1　儿童脑脊液正常值

项目	年龄	正常值	
		按法定单位	按旧制单位
总量	新生儿	5 ml	
	儿童	100 ~ 150 ml	
压力	新生儿	0.29 ~ 0.78 kPa	30 ~ 80 mmH$_2$O
	儿童	0.69 ~ 1.96 kPa	80 ~ 200 mmH$_2$O
细胞数	新生儿	(0 ~ 34) × 10^6/L	0 ~ 34 mm^3
	婴儿	(0 ~ 20) × 10^6/L	0 ~ 20 mm^3
	儿童	(0 ~ 10) × 10^6/L	0 ~ 10 mm^3
蛋白	新生儿	0.2 ~ 1.2 g/L	20 ~ 120 mg/dl
	儿童	0.2 ~ 0.4 g/L	20 ~ 40 mg/dl
糖	婴儿	3.9 ~ 5.0 mmol/L	70 ~ 90 mg/dl
	儿童	2.8 ~ 4.5 mmol/L	50 ~ 80 mg/dl
氯化物	婴儿	110 ~ 122 mmol/L	650 ~ 720 mg/dl
	儿童	117 ~ 127 mmol/L	690 ~ 750 mg/dl

随堂测 13-1

【神经反射】

儿童神经系统发育不成熟，神经反射具有一定的特点。

1．生理反射

（1）出生时存在、以后逐渐消失的反射，即称为原始神经反射或暂时的神经反射，包括觅食反射、吸吮反射、握持反射、拥抱反射、颈肢反射。其中觅食反射、握持反射、拥抱反射生后 3～4 个月消失，颈肢反射生后 5～6 个月消失，吸吮反射 1 岁左右完全消失。这些反射如果持续存在，则属于异常现象。

（2）出生时存在，以后永不消失的反射，如角膜反射、瞳孔对光反射、咽反射、吞咽反射等，这些反射如出现减弱或消失，提示神经系统出现异常。

（3）出生时不存在、以后逐渐出现且永不消失的反射，如腹壁反射、提睾反射等，在新生儿期不易引出，到 1 岁时才稳定。

2．病理反射　病理反射包括 Babinski 征、Gordon 征、Oppenheim 征、Chaddock 征。小于 2 岁的儿童 Babinski 征阳性（对称）为生理现象，若 Babinski 征单侧出现或 2 岁后仍出现则为病理现象，表明中枢神经受损。

【神经系统检查】

儿童神经系统的检查方法基本同成人，但由于儿童神经系统处于生长发育阶段，因此，通常需要按照儿童不同的年龄、不同病种及患儿的特点选做必要的检查，检查时还需要重视儿童的心理和生理特征，在比较中判断正常与异常，对于婴幼儿的检查宜通过游戏来完成。

1．一般情况检查　儿童发育和营养状况、精神发育和行为、意识状态；并根据儿童对外界刺激的反应来判断其意识障碍的程度；皮肤的色素是否异常；身体有无特殊气味等。意识障碍可分为嗜睡、意识模糊、浅昏迷和深昏迷；观察行为状态时，应注意儿童有无烦躁不安、激惹、谵妄、迟钝、定向力障碍和抑郁等。

2．头颅和脊柱检查　检查头颅大小（头围可粗略反映颅内组织容量）、形状、前囟是否闭合等；检查脑神经功能；注意检查脊柱有无畸形、叩击痛、异常弯曲、强直等。

3．运动功能检查　检查头、躯干及四肢的随意运动，如坐、卧、走、跑等运动；检查肌张力、肌力、共济运动、姿势和步态等。

4．反射功能检查　深反射，如肱二头肌肌腱反射、肱三头肌肌腱反射、膝腱反射、跟腱反射等；浅反射，如角膜反射、咽反射、腹壁反射、提睾反射等；病理反射，如 Babinski 征、Gordon 征、Oppenheim 征、Chaddock 征、Hoffmann 征；检查脑膜刺激征，如颈强直、Kernig 征、Brudzinski 征。

5．感觉功能检查　检查深感觉，如位置觉、震动觉；浅感觉，如痛觉、触觉、温度觉；皮质感觉，如闭目状态下测试两点辨别觉，闭目时用手辨别常用物体的大小、形态或轻重等。

第二节　化脓性脑膜炎

案例 13-1

患儿，男，10 个月，因发热、呕吐，伴惊厥入院。

患儿 1 天前开始流涕、咳嗽，发热，体温在 38.7～40.5℃，伴烦躁不安，喷射状呕吐 2 次，为胃内容物，量较多。入院时四肢强直性抽搐，意识丧失、双眼上翻、口吐白沫，持续 3 min。

体格检查：T 39.1℃，R 36 次/分，P 142 次/分，体重 9.0 kg。精神萎靡，呈嗜睡状态。皮肤黏膜未见瘀点、瘀斑。前囟大小 1.0 cm×1.0 cm，膨隆。双侧瞳孔等大等圆，

案例 13-1（续）

对光反射迟钝。鼻部通气良好，外耳道无异常，咽部红。颈强直，双肺呼吸音粗，心音有力、律齐，未闻及病理性杂音。腹软，肝肋下 1.5 cm，剑突下 1.0 cm，质中等，脾未扪及。脊柱四肢发育正常。脑神经未见异常，四肢肌张力增高，腱反射活跃。Kernig 征（±），Brudzinski 征（±），Babinski 征（+）。辅助检查：脑脊液压力 240 mmH₂O，外观浑浊；白细胞数 1580×10⁶/L，多核 0.80，单核 0.20；蛋白 920 mg/L，糖 2.22 mmol/L，氯化物 100 mmol/L。血常规白细胞 16×10⁹/L，多核 0.78，单核 0.22。尿常规、便常规、肝功能均正常。胸部 X 线片未见异常。

请回答：
1. 该患儿最可能的疾病诊断是什么？诊断依据是什么？
2. 护理评估后能得出哪些主要的护理诊断？

化脓性脑膜炎（purulent meningitis）简称化脑，是由各种化脓性细菌感染引起的中枢神经系统急性感染性疾病，是儿童时期严重感染性疾病之一，尤以婴幼儿感染常见，其临床表现以发热、呕吐、头痛、烦躁、嗜睡、惊厥、颅内压增高、脑膜刺激征及脑脊液改变为主要特征。本病婴幼儿死亡率为 10%，幸存者有 10%～20% 会遗留各种神经系统后遗症，如听力丧失、视力障碍、智力倒退、反复惊厥、语言能力发展延迟、行为异常等。

【病因及发病机制】

1. 病因　化脓性脑膜炎常见的致病菌有脑膜炎双球菌、流感嗜血杆菌和肺炎链球菌，占儿童化脓性脑膜炎的 2/3。不同年龄阶段常见致病菌有所不同，新生儿及出生 2 个月内的婴儿及免疫缺陷者主要为 B 组溶血性链球菌、肠杆菌（大肠埃希菌、克雷伯菌）、李氏单胞菌和金黄色葡萄球菌感染；出生 3 个月至 4 岁时，以流感嗜血杆菌、脑膜炎双球菌和肺炎链球菌为主，大于 4 岁者常见脑膜炎双球菌和肺炎链球菌的感染。任何年龄均可发病。90% 以上的病例在生后 1 个月～5 岁发生。

2. 发病机制　多数化脓性脑膜炎的致病菌是由血行播散而来的，其常见入侵途径有上呼吸道感染、消化道感染、皮肤黏膜、新生儿脐部感染等。细菌由感染灶入血后产生菌血症或败血症，随着血液循环到达脉络丛与脑膜，进入脑脊液。少数化脓性脑膜炎由邻近组织感染，如面部软组织感染、中耳炎、乳突炎、鼻窦炎等，直接到脑膜。部分由鼻漏、脑脊膜膨出和贯通性脑外伤等继发感染所致。有本病密切接触史、非母乳喂养的婴幼儿营养不良、原发性免疫功能缺陷、长期应用皮质激素或免疫功能抑制剂者易患本病。

【临床表现】

化脓性脑膜炎呈急性起病，常经过 1～3 天的非特异性感染过程后，出现典型的中枢神经系统感染的症状和体征。

脑膜炎双球菌引起的爆发型流行性脑脊髓膜炎发病急骤，患儿很快出现休克、皮肤瘀斑、紫癜、弥散性血管内凝血和中枢神经系统受累的症状，如不及时治疗，可在 24 h 内死亡。

1. 典型的化脓性脑膜炎　典型的化脓性脑膜炎主要临床表现为感染、脑膜刺激征和颅内压增高。

（1）感染中毒及急性脑功能障碍表现：高热、烦躁不安、意识障碍进行性加重。疲倦、关节肌肉疼痛，厌食，喂养困难，皮疹，血压下降，皮肤出血点、瘀斑等。随着病情的加重，患儿逐渐出现精神萎靡、嗜睡、昏睡、昏迷、深度昏迷。部分患儿出现反复全身或局限性惊厥。婴幼儿仅表现为易激惹、凝视、面色发灰，呼吸节律异常。

（2）中枢神经系统表现

1）脑膜刺激征：颈强直、Kernig 征和 Brudzinski 征阳性是脑膜炎的重要体征。但在小婴儿可为阴性。

2）颅内压增高：头痛、呕吐，血压增高，心率减慢，婴幼儿可有前囟饱满、颅缝增宽、双侧瞳孔反射不对称，严重患儿甚至出现脑疝。

3）其他：意识障碍较常见，表现为谵妄、嗜睡、昏迷；部分患儿可出现肢体瘫痪、脑神经受累等局限性神经系统症状；20% ～ 30% 患儿可出现部分性或全身性惊厥发作。

2. 新生儿化脓性脑膜炎　新生儿化脓性脑膜炎缺乏典型的症状和体征。起病时与新生儿败血症相似，有发热或体温不升、呼吸暂停、面色青灰、拒乳、凝视、哭声调高而尖、心率慢、惊厥等表现。神经系统表现为嗜睡、前囟紧张膨隆，但脑膜刺激征不明显，极易被误诊。

3. 并发症

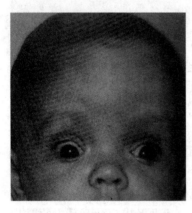

图 13-1　脑积水——"落日眼"

（1）硬脑膜下积液：常发生于 1 岁以内的婴儿，颅骨透照试验阳性，结合诊断性穿刺可明确诊断。化脓性脑膜炎正规治疗 48 h 后脑脊液好转，但体温不退或体温下降后再度升高；或临床症状好转后又出现意识障碍、惊厥、颅内压增高等症状，首先应该怀疑硬膜下积液的可能性。

（2）脑积水：常见于治疗不当或治疗过晚的患儿，尤其是新生儿和婴幼儿。由于炎性渗出物引起脑脊液循环系统发生粘连阻塞，引起脑积水。患儿表现为烦躁不安或嗜睡、呕吐，头围增大，前囟膨隆，颅缝开裂，"落日眼"（图 13-1）。疾病晚期，大脑皮质由于持续性颅内压增高而发生退行性萎缩，表现为患儿智力持续性减退和其他神经功能减退等症状。

（3）脑室管膜炎：多见于革兰氏阴性杆菌感染且病程初期未及时治疗的脑膜炎患儿，是造成预后不良及严重合并症的重要原因。临床特点为治疗效果不理想，出现高热不退、前囟饱满、惊厥频繁、呼吸衰竭等病情加重的症状。CT 检查可见脑室扩大，脑室穿刺检查脑脊液白细胞数 ≥ 50×10⁶/L、糖 < 1.6 mmol/L 或蛋白质 > 0.4 g/L 即可确诊。

（4）抗利尿激素异常分泌综合征：患儿表现为昏睡、肌张力低下等，严重者出现昏迷或惊厥。由于炎症累及下丘脑及神经垂体，导致抗利尿激素异常分泌，引起水潴留，产生稀释性低钠，血浆低渗透压，脑水肿加剧，又称脑性低钠血症。

（5）其他：脑神经受累可产生神经性耳聋（10% ～ 30%）、失明等。脑实质受累可产生脑性瘫痪、智力低下、继发性癫痫及行为异常等。

随堂测 13-2

【辅助检查】

1. 血常规　白细胞总数明显增高，可高达（20 ～ 40）×10⁹/L；分类以中性粒细胞增加为主，占 80% 以上；严重感染时，白细胞可不增高。

2. 脑脊液　压力升高，外观混浊或呈脓性，白细胞数明显增多，达 1000×10⁶/L 以上，以中性粒细胞为主；蛋白质升高，糖和氯化物下降；涂片革兰氏染色查找致病菌，阳性率70% ～ 90%；脑脊液细菌培养加药物敏感试验，应在使用抗生素之前进行，阳性率高；脑脊液检测细菌抗原，有利于辅助病原诊断，不同种类的脑膜炎脑脊液的改变不同，有必要进行鉴别（表 13-2）。

表13-2 不同种类脑膜炎脑脊液改变的鉴别要点

种类	化脓性（细菌性）脑膜炎	结核性脑膜炎	病毒性脑炎、脑膜脑炎	真菌性脑膜炎
压力（kPa）	高	升高，阻塞时低	正常或升高	高
外观	混浊	欠清亮	多数清亮	欠清亮
潘氏试验	++ ~ +++	+ ~ +++	± ~ ++	+ ~ +++
白细胞数（×10⁶/L）	数百至数万，常数千，偶尔＜100，多形核为主	数十 ~ 数百△，淋巴为主*	正常 ~ 数百△，淋巴为主*	数十 ~ 数百△，淋巴为主*
蛋白质（g/L）	1 ~ 5，偶尔＞10	增高，阻塞时显著升高	正常或稍高（＜1）	增高（常＞2）
糖（mmol/L）	明显减低（＜2.2）	减低	正常	减低
其他	涂片、培养可发现细菌	涂片可发现抗酸杆菌，培养结核菌阳性	病毒抗体阳性，病毒培养时阳性	加墨汁涂片，可见发芽酵母菌，真菌培养阳性

注：△偶可上千；*疾病早期多形核较多

3. 血培养 在应用抗生素之前进行，阳性率高。

4. 皮肤瘀斑涂片 将皮肤瘀点部位挑破，用渗出液涂片找菌，阳性率可达50%。

【治疗原则】

治疗原则：早期用药、急性期静脉给药、联合用药、坚持用药、对症处理。

1. 抗生素治疗 对疑似患化脓性脑膜炎的患儿，在病原菌尚未明确前及早采用对常见致病菌敏感的、可通过血脑屏障的、毒性较低的抗生素进行治疗，力求用药24 h内杀灭脑脊液中的致病菌。目前选用头孢曲松100 mg/（kg·d）或头孢噻肟200 mg/（kg·d），每6 h 1次。病原菌明确后，应参照细菌药物敏感试验的结果，选用病原菌敏感的抗生素治疗。

治疗的疗程应至临床症状消失、退热1周以上，脑脊液细胞数＜20×10⁶/L，以单核细胞为主，脑脊液蛋白质、糖恢复正常为止。通常抗生素使用疗程：脑膜炎球菌感染为7天，肺炎链球菌和流感嗜血杆菌感染为10 ~ 14天，金黄色葡萄球菌和革兰氏阴性杆菌感染为21天，以上若有并发症或经过不规则治疗的患者，还应适当延长疗程。

2. 对症及支持治疗

（1）保持水、电解质的平衡，维持内环境稳定。

（2）治疗脑水肿，高颅压：应用脱水剂、利尿剂，常用20%甘露醇，每次0.25 ~ 0.5 g/kg，每4 ~ 6 h 1次，严重颅内高压时可适当加大用量，必要时可与利尿药物交替使用，待病情稳定后3 ~ 4天逐渐减量至停药，平稳、有效地降低颅内压。

（3）治疗惊厥：及时、有效镇静止惊，减轻大脑缺氧缺血，常用苯巴比妥静脉推注，必要时以地西泮辅助止惊，应注意其抑制呼吸的副作用，有呼吸抑制、昏迷，或由兴奋转为抑制者禁用。

（4）对症处理：降温及纠正休克。

3. 并发症的治疗

（1）硬膜下积液：少量液体不必穿刺，积液多时应反复穿刺，根据病情需要注入对病原菌敏感的抗生素。

（2）脑室管膜炎：可做侧脑室引流，以减轻脑室压力。

（3）脑性低钠血症：适当限制液体入量，逐渐补充钠盐，纠正低钠血症。

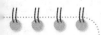

【护理评估】

1．健康史　评估患儿病前有无呼吸道、消化道或皮肤感染史，新生儿应评估出生史、脐带感染史。

2．身体评估　监测生命体征；询问患儿有无头痛、恶心、呕吐等情况，注意患儿的意识状况、精神状况、面色、皮肤有无瘀斑，注意婴儿囟门是否紧张等。掌握患儿的血象和脑脊液检查结果。

3．心理社会状况　评估患儿家长的紧张、焦虑、内疚情绪；了解家长对疾病的知晓程度、对护理知识的掌握程度；评估患儿家庭对疾病治疗的经济承受能力和社会支持水平等。

【常见护理诊断／问题】

1．体温过高　与细菌感染有关。

2．潜在并发症：颅内压增高。

3．有受伤的危险　与惊厥发作有关。

4．营养失调：低于机体需要量　与摄入不足、机体消耗增多有关。

5．焦虑（家长）　与疾病预后不良有关。

【护理措施】

1．维持正常体温

（1）保持病室安静清洁、空气新鲜，每日开窗通风 3 ~ 4 次。维持病室温度为 18 ~ 20℃、湿度 50% ~ 60%。高热患儿需卧床休息，每 4 h 测量体温 1 次，密切观察患儿热型，体温高于 38.5℃时，应及时采取措施使体温降至正常水平，以减少大脑氧的消耗，减轻脑积水，预防惊厥发生。降温的方法可采取物理降温或药物降温（对乙酰氨基酚、阿司匹林等）。降温后每 30 min 测体温一次，并用降温曲线标明。

（2）退热出汗时应及时更换汗湿的衣裤，注意保暖，保持皮肤、床单、被套的干燥和清洁，及时记录降温效果。鼓励患儿多饮水，保证机体液量的需求，必要时静脉补液，并记录液体出入量。

2．密切观察病情变化

（1）生命体征的观察：密切监测体温、脉搏、呼吸、血压等生命体征，观察患儿的意识状态、面色、神志、瞳孔、囟门等变化，详细记录观察结果，早期预测病情变化。若患儿出现意识障碍、囟门隆起或紧张度增高、瞳孔改变、躁动不安、频繁呕吐、四肢肌张力增高，为惊厥发作先兆；若呼吸节律深而慢或不规则，瞳孔忽大忽小或两侧不等大，对光反应迟钝，血压升高，应警惕脑疝及呼吸衰竭的发生。

（2）并发症的观察：患儿一旦出现并发症，预示疾病预后不良。若婴儿经 48 ~ 72 h 治疗发热不退或退后复升，病情不见好转或病情反复，首先应考虑并发硬脑膜下积液的可能。若高热不退，反复惊厥发作，前囟饱满，颅缝裂开，频繁呕吐，出现"落日眼"现象，提示出现脑积水。一旦发生上述情况，应立即报告医生，做好氧气、吸引器、呼吸机、硬膜下穿刺包及侧脑室引流包等各种急救用物的准备工作，配合急救处理。

3．防止外伤和意外

（1）保持环境和患儿安静，护理操作动作尽量轻柔、集中进行，修剪患儿指甲，专人守护和陪伴患儿。对呕吐频繁患儿应使其头偏向一侧，呕吐后要及时清除呕吐物，保持呼吸道通畅，防止造成误吸和吸入窒息。患儿惊厥发作时应使其头偏向一侧，给予口腔保护，以免舌被咬伤，拉好床档，适当约束患儿，避免躁动及惊厥时受伤或坠床。

（2）协助患儿洗漱、排尿便及个人卫生等生活护理，指导患儿漱口，及时清除呕吐物，做好口腔护理，保持口腔清洁；及时清除尿便，保持臀部干燥，必要时在肩胛、臀部使用气垫，预防压疮的发生。

4．保证充足的营养 根据患儿体重及营养状况评估，提供患儿机体需要的热量，给予高蛋白质、高热量、高维生素、清淡易消化的饮食，少量多餐，每日 4～6 次，鼓励家长带患儿爱吃的食物，增加患儿的食欲，以保证足够的热量供应；协助患儿进餐，防止呕吐发生；不能进食者，给予鼻饲或静脉营养。

5．心理护理 根据患儿的不同年龄，采取不同方式实施心理安慰、关心和爱护，并给予家长安慰，消除其焦虑、恐惧心理。根据患儿及家长对疾病的接受程度，介绍病情、治疗护理的目的和方法，使其主动配合，增加战胜疾病的信心。

6．健康教育

（1）向家长介绍疾病相关知识及治疗和护理情况，减轻家长的紧张和焦虑情绪，以积极配合治疗和护理工作。

（2）指导患儿家长如何观察病情，讲解并示范帮助患儿翻身、清洁皮肤并保持干燥等护理患儿的方法。

（3）恢复期患儿应积极进行功能锻炼。

（4）加强社区护理，做好预防化脓性脑膜炎的卫生宣教并采取相应的预防措施；积极锻炼身体，预防上呼吸道感染，按时接种各种疫苗。

第三节　病毒性脑炎

病毒性脑炎（viral encephalitis）是由多种病毒感染引起的颅内急性炎症。若病变主要累及脑实质则称为病毒性脑炎，若病变主要累及脑膜则称为病毒性脑膜炎（viral meningitis），由于解剖上两者邻近，若脑膜和脑实质同时受累，则称为病毒性脑膜脑炎。大多数患儿病程呈自限性。

【病因及发病机制】

1．病因 多种病毒感染均可引起脑炎、脑膜炎，其中 80% 为肠道病毒（柯萨奇病毒、埃可病毒）感染，其次为单纯疱疹病毒、腮腺炎病毒和虫媒病毒等。

2．发病机制 病毒经呼吸道、肠道等途径侵入人体后，先于淋巴细胞内繁殖，随血流到达各脏器，形成病毒血症，患儿可出现发热等全身症状，若病毒进一步繁殖，通过血 - 脑屏障侵犯脑实质和脑膜，则出现中枢神经系统症状。此外，少数病毒还可直接侵犯中枢神经系统，如单纯疱疹病毒经嗅神经入侵脑部，破坏脑组织，导致脑组织和脑膜弥漫性充血、水肿，血管周围有淋巴细胞浸润，胶质细胞增生及局部出血性软化坏死灶。另外，强烈的免疫反应还可导致神经脱髓鞘病变、血管与血管周围脑组织的损害。

【病理】

脑膜和（或）脑实质广泛性充血、水肿，伴淋巴细胞和浆细胞浸润。可见炎症细胞在小血管周围呈袖套样分布，血管周围组织神经细胞变性、坏死和髓鞘崩解。病理改变大多弥漫分布，但也可在某些脑叶较为突出，呈相对局限倾向。单纯疱疹病毒常引起颞叶为主的脑部病变。

有的脑炎患者还可见到明显脱髓鞘病理表现，但相关神经元和轴突却相对完好。此种改变是由于病毒感染激发的机体免疫应答，产生"感染后"或"过敏性"脑炎。

【临床表现】

病毒性脑炎多呈急性起病，病情的轻重程度取决于病变受累的部位。一般情况下，病毒性脑炎的临床症状较脑膜炎严重，重症脑炎患者易在急性期死亡或发生后遗症。

1．病毒性脑膜炎 起病急，多数先有上呼吸道或消化道感染病史，表现为发热、恶心、呕吐。继而婴儿出现烦躁不安，易被激惹；年长儿表现为头痛、颈背部疼痛，脑膜刺激征阳

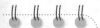

性。很少发生严重意识障碍和惊厥，无局限性神经系统体征。病程大多为 1～2 周。

2. 病毒性脑炎 急性起病，其临床表现因脑实质受损部位的病理改变、范围不同，患儿病情的严重程度也不同。

（1）前驱症状：急性全身感染症状，如发热、头痛、呕吐、腹泻等。

（2）中枢神经系统症状

1）惊厥：多数表现为全身性发作，严重者可呈惊厥持续状态。

2）意识障碍：轻者反应淡漠、迟钝、嗜睡或烦躁，严重患儿可有昏睡、昏迷，甚至去皮质状态等不同程度的意识改变。

3）颅内压增高：头痛、呕吐，婴儿前囟饱满，严重患儿出现呼吸节律不规则或瞳孔不等大的脑疝症状。

4）运动功能障碍：根据受损部位不同，可出现偏瘫、不自主运动、面瘫、吞咽障碍等。

5）精神、情绪异常：病变累及额叶底部、颞叶边缘系统，可出现躁狂、幻觉、失语，以及定向力、计算力与记忆力障碍等症状。

（3）病程：一般 2～3 周，多数患儿可完全恢复，但少数遗留癫痫、肢体瘫痪、智力倒退等后遗症。

【辅助检查】

1. 脑脊液检查 压力正常或增高，外观清亮，白细胞总数轻度增多，多在（10～300）$\times10^6$/L，分类早期以中性粒细胞为主，后期以淋巴细胞为主；蛋白质轻度升高，糖和氯化物一般在正常范围内。

2. 病毒学检查 部分患儿于病程早期可在脑脊液、尿便、咽部分泌物中分离到病毒。恢复期患儿血清特异性抗体滴度高于急性期 4 倍以上时具有诊断意义。可通过 PCR 检查脑脊液病毒 DNA 或 RNA，帮助明确病原。

3. 脑电图 发病早期即出现弥漫性或局限性异常慢波背景活动，提示脑功能异常。合并癫痫或癫痫发作者，其表现为癫痫特有波形。

4. CT/MRI 患儿头部 CT 及 MRI 可有正常或局灶性病变，有强化。不同的中枢神经系统感染性疾病的影像学检查可提高其诊断价值。

【治疗原则】

本病无特异性治疗，由于病程呈自限性，在急性期时采取支持与对症治疗是保证病情顺利恢复、降低病死率和致残率的关键所在。

1. 控制脑水肿，降低颅内压 严格限制液体入量，静脉注射脱水剂，如甘露醇、呋塞米等。

2. 控制惊厥发作 惊厥发作时可给予止痉剂，如地西泮、苯巴比妥、水合氯醛等。如止痉剂无效，可在控制性机械通气下给予肌肉松弛剂。

3. 抗病毒治疗 单纯疱疹病毒、水痘-带状疱疹病毒引起的脑炎，首选药物是阿昔洛韦；其他病毒感染可酌情选用干扰素、更昔洛韦、利巴韦林或静脉注射免疫球蛋白等。

4. 支持治疗 患儿卧床休息，维持体温正常；保持水和电解质平衡；合理供给营养，昏迷者可用鼻饲补充营养，对营养状况不良者给予静脉营养剂或白蛋白。

5. 抗生素应用 对于重症婴幼儿或继发细菌感染者，适当给予抗生素。

【护理评估】

1. 健康史 评估患儿近 1～3 周有无呼吸道或胃肠道感染史，有无动物接触史或蚊虫叮咬史，了解预防接种史和流行病学史。

2. 身体状况 评估患儿生命体征，精神状态、神志；有无头痛、呕吐、惊厥等表现；患儿有无肢体瘫痪；囟门是否紧张、隆起，有无脑膜刺激征等；分析辅助检查中脑脊液结果的改变情况。

3. 心理社会状况 评估家长及患儿对本病相关知识的了解程度，是否产生焦虑或恐惧的心理，能否积极配合治疗及护理。

【常见护理诊断 / 问题】

1. 体温过高 与病毒血症有关。

2. 有受伤的危险 与惊厥有关。

3. 急性意识障碍 与脑实质炎症有关。

4. 躯体活动障碍 与昏迷、瘫痪有关。

5. 营养失调：低于机体需要量 与呕吐、摄入不足有关。

6. 潜在并发症： 颅内压增高。

【护理措施】

1. 维持体温正常 保持病室安静，空气新鲜，定时通风。保持舒适体位，监测患儿的体温、热型及伴随症状，遵医嘱予药物降温。评估患儿有无脱水症状，保证摄入足够的液体。

2. 注意患儿安全 需专人守护，患儿惊厥发作时立即置压舌板或舌垫于上下臼齿之间，将患儿置于侧卧位，解开其衣领，保持呼吸道通畅。必要时使用约束带进行约束。

3. 促进机体功能的恢复

（1）恢复脑功能：去除影响患儿情绪的不良因素，创造良好的环境；针对患儿存在的幻觉、定向力错误的现象采取适当措施，提供保护性照顾。

（2）恢复肢体功能：保持肢体于功能位置，待病情稳定后及早帮助患儿逐渐进行肢体的被动或主动功能锻炼，注意循序渐进，采取保护措施。在改变锻炼方式时加强指导，耐心帮助，给予鼓励。

4. 昏迷的护理

（1）保持昏迷患儿于侧卧位，或去枕平卧位，头偏向一侧。

（2）吸氧，每 2 h 定时翻身及按摩受压部位皮肤，以促进血液循环，防止出现压疮。

（3）轻拍患儿背部，促使其排出痰液，避免坠积性肺炎的发生。

5. 密切观察病情变化

（1）观察瞳孔及呼吸变化，如发现呼吸节律不规则、两侧瞳孔不等大、对光反射迟钝，多提示有脑疝及呼吸衰竭发生。

（2）观察意识变化，如患儿出现烦躁不安、意识障碍，应警惕是否存在脑水肿。

6. 健康教育 根据情况向患儿和家长介绍病情、用药指导及护理方法，做好心理护理，为家长提供日常生活护理及保护性看护知识，指导并鼓励家长坚持智力训练和瘫痪肢体的功能锻炼。

第四节 热性惊厥

惊厥（convulsion）是神经元功能紊乱引起脑细胞突然异常放电所致的全身或局部肌肉不自主收缩，常伴有意识障碍。惊厥是原发疾病所引起的一种症状。大约有 4% 的儿童在 15 岁以前至少有 1 次惊厥发作，其中近半数为热性惊厥。

热性惊厥（febrile seizures，FS）是指 6 个月 ~ 5 岁儿童，当体温升高到 38℃以上时突然出现惊厥，排除颅内感染和其他导致惊厥的器质性和代谢性疾病，既往无热惊厥史，热性惊厥多由上呼吸道感染引起，是儿童时期最常见的惊厥性疾病，占各类型儿童惊厥的 30%。发病年龄高峰为 18 个月，6 个月 ~ 5 岁儿童发病率为 2% ~ 8%。热性惊厥多短暂且为自限性，发作超过 10 min 应送急诊。

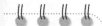

惊厥持续状态（status convulsion）是指单次惊厥发作持续 30 min 以上，或两次发作间歇期意识不能完全恢复者。临床多见强直 - 阵挛持续状态，为儿科急症。

【病因】

儿童热性惊厥的发病机制至今尚未完全明确，可能是因为 6 个月至 3 岁儿童的大脑发育不完善，抑制能力较差，以致较弱的刺激也能在大脑引起强烈的兴奋灶，导致神经细胞突然异常放电及扩散而发生惊厥。

【临床表现】

热性惊厥根据临床特点不同，可分为单纯性热性惊厥和复杂性热性惊厥（表 13-3）。

1. 单纯性热性惊厥的特点

（1）多见于 6 个月至 3 岁儿童，偶可见于 4 ～ 5 岁儿童，5 岁后极少发生。

（2）各种颅外的急性感染均可引起，常见于上呼吸道感染。

（3）惊厥多发生在发病早期体温骤升时。

（4）惊厥呈全身性发作，时间短、恢复快，通常病程中只发作一次。

（5）无异常神经系统体征，脑脊液检查正常，热退 1 周后查脑电图正常。该症一般预后好。30% ～ 50% 患儿以后发热时亦易惊厥，一般到学龄期不再发生。

2. 复杂性热性惊厥的特点

（1）发病年龄不定，任何年龄段均可发生，常在 6 个月以前或 6 岁以后发生。

（2）发病早期为高热惊厥，发作数次后低热甚至无热时也发生惊厥。

（3）反复发作多次。

（4）单次惊厥发作时间较长，超过 15 min。

（5）惊厥发作 2 周后脑电图仍显示异常，预后较差。

表13-3　单纯性热性惊厥与复杂性热性惊厥的鉴别要点

	单纯性热性惊厥	复杂性热性惊厥
发病年龄	6 个月至 3 岁	不确定
发作形式	全面性发作	局灶性或全面性发作
惊厥持续时间	短暂，少于 15 min	长，超过 15 min
一次热程发病次数	1 次，偶发 2 次	24 h 内反复多次
神经系统阳性体征	无	可阳性
惊厥持续状态	少有	较常见
预后	良好	较差
占热性惊厥的比例	70%	30%

【辅助检查】

根据需要可行血、尿、便常规，以及血生化、脑脊液、脑电图、脑 CT、磁共振成像（MRI）等检查。

【治疗原则】

热性惊厥为急诊症状，必须立即控制惊厥发作，维持生命体征，防止脑损害，减少后遗症。

【护理评估】

1. 健康史　详细询问病史，了解患儿生长发育史，既往有无惊厥发作史，病前有无呼吸道感染尤其高热等；询问出生时是否顺产，有无窒息史，生后是否按时接种疫苗。了解有无中枢神经系统外感染史，但应注意非感染性惊厥有时亦可发热，如持续性癫痫、白果中毒、胆红素脑病等。有发热时应详细询问传染病接触史。

2．身体状况 在惊厥停止后必须进行全面体检，应重点检查神经系统：要反复观察患儿的神志变化，应检查有无颅内压增高征（前囟是否紧张、饱满，骨缝有无增宽）及眼部异常；有发热者应仔细寻找有无瘀点、皮疹，有无脑膜刺激征或阳性神经征。注意不能遗漏眼底检查，出现视神经盘水肿提示颅内占位性病变。

3．心理社会状况 了解患儿既往有无惊厥发作史，家长对疾病的病因和防护知识的了解程度；患儿居住环境及家庭经济状况如何，家长是否有恐惧、焦虑等不良心理反应。

【常见护理诊断 / 问题】

1．急性意识障碍 与惊厥发作有关。

2．有窒息的危险 与惊厥发作、咳嗽及呕吐反射减弱、呼吸道堵塞有关。

3．体温过高 与感染及惊厥持续状态有关。

4．有外伤的危险 与抽搐、意识障碍有关。

【护理措施】

1．维持气道通畅 惊厥发作时应立即使患儿平卧，头偏向一侧，清理咽喉部分泌物，以免将呕吐物、分泌物等吸入引起吸入性肺炎，有舌后坠者可用舌钳将舌拉出以避免窒息。备好急救用品，如开口器、吸痰器、气管插管用物等。对出现缺氧者应有效给氧，以减少缺氧性脑损伤。

随堂测 13-3

2．维持正常的体温 对高热患儿采取物理降温，如温水拭浴，操作时注意观察患儿的生命体征，天冷时注意保暖，降温后 30 min 测量体温。如体温仍不降，可口服对乙酰氨基酚或布洛芬。

3．安全防护

（1）患儿惊厥发作时，对已出牙的患儿在上下臼齿之间放置牙垫，防止舌咬伤。牙关紧闭时，不要用力撬开，以避免损伤牙齿。

（2）护理操作时勿强行按压肢体，以免引起骨折。要保护患儿肢体，防止抽搐时碰撞造成皮肤破损、骨折或脱臼、坠床。

（3）移开患儿周围可能导致受伤的物品。拉紧床档，专人守护。

（4）待患儿意识恢复后仍要加强保护措施，以防因身体衰弱或精神恍惚发生意外事故。

4．健康教育 根据患儿及家长的认知情况，选择适当的方式向其详细交待患儿病情，解释惊厥的病因和诱因，指导家长掌握预防惊厥的措施以及惊厥发作的急救处理。因高热惊厥患儿在以后发热时还可能发生惊厥，应告诉家长及时控制体温是预防惊厥的关键，教给家长物理降温、药物降温的方法及惊厥发作时的处理措施。经常与患儿及家长交流，解除其焦虑和自卑心理，建立战胜疾病的信心。

第五节 急性感染性多发性神经根神经炎

案例 13-2A

患儿，男，10 岁，3 天前无明显诱因出现四肢乏力，手足端麻木，行走不便。今晨起发现四肢无力加重，行走需家人扶持，并出现吞咽困难而入院就诊。发病以来患儿无发热、头痛，无二便异常。半月前患儿有上呼吸道感染史，经治疗后好转。查体：患儿

案例 13-2A（续）

神志清楚，查体合作，脑神经（－），呼吸表浅，四肢肌张力偏低，腱反射未引出，无明显肌萎缩。

请回答：

1. 该患儿最可能的疾病诊断是什么？诊断依据是什么？
2. 应为该患儿做哪些检查？

急性感染性多发性神经根神经炎（acute infectious polyradiculoneuritis），又称吉兰-巴雷综合征（Guillain-Barré syndrome，GBS），是目前导致儿童急性弛缓性瘫痪的主要疾病之一。临床主要以急性进行性、对称性、弛缓性四肢瘫痪为主要表现，病变侵袭脑神经、脊神经，以运动神经受累为著，伴有周围神经感觉障碍。该病发病率无季节性差异，但在国内北方地区易发于夏秋季节，农村高于城市，男性略多于女性。发病机制未明，目前认为属于感染后的自身免疫性疾病。病程呈自限性，大多数在数周内恢复，病情严重者可引起呼吸肌麻痹而危及生命。

【病因及发病机制】

病因及发病机制尚未完全明确。多数学者认为本病是急性、免疫性周围神经病，是免疫介导的迟发型超敏反应，表现为髓鞘损伤和神经脱髓鞘的现象，运动、感觉神经冲动传导速度减慢甚至停滞。多种因素均能诱发本病。

1. 感染因素 约 2/3 的患者在发病前有明确的前驱感染病史。在我国最主要的病原体是空肠弯曲杆菌。欧洲和北美地区多见巨细胞病毒。其他感染病原体还包括 EB 病毒、带状疱疹病毒、HIV 病毒等以及肺炎支原体等。已证实空肠弯曲菌的菌体脂多糖涎酸等终端结构与周围神经表位的多种神经节苷脂如 GM_1、GQ_{1b}、GD_{1a} 等存在类似结构，从而发生交叉免疫反应。感染后，血清中出现抗 GM_1、抗 GQ_{1b}、抗 GD_{1a} 等抗神经节苷脂自身抗体，导致周围神经免疫性损伤。

2. 疫苗接种 少数发病与某种疫苗注射有关，主要是狂犬病毒疫苗，其他可能有麻疹疫苗、破伤风类毒素和脊髓灰质炎口服疫苗等。

3. 免疫遗传因素 虽经历相同病原体的前驱感染，但仅少数人发病，因此推测存在遗传背景的易感因素。患者与健康对照组比较有不同的人类血细胞抗原（HLA）等位基因分布。

【病理生理】

由于前驱感染病原体种类的差异和宿主免疫遗传因素的影响，急性感染性多发性神经根神经炎患者的周围神经主要表现为髓鞘脱失或轴索变性，或两者皆有。主要损伤周围神经的运动纤维或同时损伤运动纤维和感觉纤维，从而形成不同特征的临床和病理类型。根据受累的神经纤维类型和原发病变部位，此病主要分为以下几个亚型：急性炎症性脱髓鞘性多发性神经炎（AIDP）、急性运动轴索性神经病（AMAN）、急性运动感觉轴索性神经病（AMSAN）、Miller-Fisher 综合征（MFS）。

【临床表现】

多数在起病前 1～4 周有上呼吸道感染或消化道感染病史，或由受凉、劳累等诱发，少数有预防接种史。多数为急性起病，出现全身不适或伴低热。

1. 运动障碍 是本病的主要临床表现。起病初期，先有肌肉不适或疼痛，常从下肢开始，行走无力、麻木、疼痛，尤其在大腿前后侧，疼痛感觉尤为明显，易摔倒，肌肉无力基本呈对称性，2～3 天内发展到上肢、腰背、躯干，或近端、远端同时受累。瘫痪在数天内由下而上发展，一般 1 周左右达到高峰，但绝大多数进行性加重不超过 3～4 周。少数进展迅速者可在

24 h 内出现严重肢体瘫痪。

2．呼吸障碍　重症患儿可累及颈部肌肉、肋间肌和膈肌，表现为不能抬头、呼吸浅表、咳嗽无力、声音微弱、呼吸困难。单纯肋间肌麻痹，可见吸气时胸廓下陷，上腹隆起。单纯膈肌麻痹，则吸气时上腹部下陷呈现出矛盾样呼吸。个别病例病情进展极快，在数小时至数十小时即达到高峰，可因呼吸肌麻痹来不及救治而死亡。

3．脑神经障碍　面神经最常受累，其次为舌咽神经、迷走神经运动支，其他脑神经亦可受累，表现为吞咽困难、进食时有呛咳，患侧眼裂增大，鼻唇沟变浅或消失，口角向健侧歪斜。

4．感觉障碍　在疾病初期可发生感觉障碍。年长儿可诉手足麻木、疼痛或其他异常感觉。体检可发现手套或袜套样分布的感觉障碍。

5．自主神经障碍　如异常出汗、面色潮红、腹痛、心律失常或心率增快；也可表现为直立性低血压或血压增高。括约肌功能一般无异常，极少数患儿出现一过性尿潴留。

本病病程呈自限性，患儿病情多在起病数日至 1 ~ 2 周内进行性发展，肌肉瘫痪停止进展后数周内，大多数患儿肌力逐渐恢复，3 ~ 6 个月内完全恢复。但有 10% ~ 20% 的患儿遗留不同程度的肌无力，凡是疾病高峰 3 周后仍无恢复迹象者，一般预后不良。

【辅助检查】

1．脑脊液检查　发病初期多无明显异常，发病后第 2 周蛋白质含量逐渐增高，4 ~ 6 周最明显，可达 1 ~ 2 g/L，而白细胞计数和其他指标均正常，称蛋白 - 细胞分离现象，是本病特征性表现。

2．血液　外周血白细胞轻度增多，中性粒细胞增高，血清免疫球蛋白 IgM、IgA、IgG 均有增高，IgM 增高最为显著。肌酸激酶可轻度升高。

3．神经传导功能测试　以髓鞘脱失为病理改变者，如 AIDP 患者，主要表现为运动和感觉神经传导速度减慢。以轴索变性为主要病变者，如 AMAN 患者，主要表现为运动神经反应电位波幅显著减低；而 AMSAN 患者则同时有运动和感觉神经电位波幅减低，传导速度基本正常。

4．脊髓磁共振　有助于帮助神经电生理检查未见异常的患儿建立诊断，典型患者脊髓 MRI 可见神经根强化。

【治疗原则】

1．呼吸肌麻痹的抢救　呼吸肌麻痹是本病死亡的主要原因。对出现呼吸肌麻痹或呼吸道分泌物积聚的患者，应及时进行气管切开或插管，必要时使用机械通气以保证有效的通气和换气。

2．免疫调节治疗　疾病初期（1 周内）大剂量应用人血免疫球蛋白可明显延缓本病进展速度，减轻极期症状的严重程度，降低气管切开及机械通气的概率。剂量为 400 mg/（kg・d），静脉注射，连用 5 ~ 7 天。由于本病为自限性疾病，难以肯定糖皮质激素对本病的确切疗效。

案例 13-2B

患儿入院后症状加重，出现吞咽困难、呼吸急促的症状。脑脊液检查：压力 150 mmH$_2$O，WBC 3×10^6/L，蛋白质 0.4 g/L，糖 3.8 mmol/L，氯化物 126 mmol/L。肌电图基本正常，神经传导速度减慢。

请回答：

1．患儿可能出现了哪种严重并发症？

2．列出主要的护理问题，制订该患儿的护理措施。

儿科护理学

【常见护理诊断/问题】

1. **躯体移动障碍**　与肢体运动障碍、瘫痪、感觉障碍有关。
2. **低效性呼吸型态**　与呼吸机麻痹，不能维持正常呼吸有关。
3. **营养失调：低于机体需要量**　与吞咽困难影响进食有关。
4. **有皮肤完整性受损**　与长期卧床、肢体瘫痪、感觉异常有关。

【护理措施】

1. 运动障碍的护理

（1）评估躯体障碍的损伤程度，制订护理计划。

（2）急性期：每日定时按摩肌肉并进行肢体被动锻炼，动作轻柔，幅度由小到大，由大关节到小关节，保持肢体的功能位，防止足下垂。

（3）恢复期：指导患儿进行功能锻炼，鼓励患儿自主活动，如吹气球、手握笔、持物、抬腿等，恢复肢体活动功能，活动应循序渐进，强度适宜。活动时应有专人陪护，防止受伤。

2. 呼吸功能维持

（1）评估患儿呼吸功能：每2h观察患儿的神志、面色、心律、心率、血压，尤其是呼吸频率、节律及胸廓起伏的深度，了解患儿呼吸肌及膈肌麻痹的情况，并做好抢救准备。

（2）抬高床头，保持呼吸道通畅，鼓励患儿深呼吸、咳嗽，有咳嗽动作时可双手挤压膈肌，协助排痰。及时清理口鼻腔分泌物，每日口腔护理2～3次。

（3）使用机械通气的患儿，协助患儿保持最佳卧位及安静状态，严密监测呼吸机的各项指标及患儿生命体征，每1～2h给予翻身、拍背、雾化吸入一次，严格无菌操作，预防感染。

3. 营养维持　评估患儿的营养状况。监测患儿的营养摄入情况，给予高蛋白质、高热量、高维生素、易消化的饮食，少量多餐，根据患儿的咀嚼和吞咽能力，给予流食或半流食，并添加患儿喜爱的食物，促进其食欲。协助患儿进食，预防呛咳或误吸发生。不能进食者，遵医嘱留置胃管，必要时，静脉给予高营养支持疗法。

4. 皮肤护理　评估皮肤受压的程度，预防压疮发生；保持床单位干净、整洁、无渣屑，衣服无皱褶，骨隆突处给予棉垫或气垫圈保护，定时翻身，减轻局部皮肤压力。每日用温水拭浴一次，并做全身按摩，每日评估皮肤的完整程度。

5. 一般护理　急性期应卧床休息，保持病室空气新鲜、温湿度适宜。病室温度18～22℃，湿度55%～60%。每日消毒病室空气2次，缩短探视的时间与次数。严格执行无菌操作技术。与感染的患儿分室居住，尽量避免接触。根据天气变化增减衣服，防止受凉。协助生活护理，完成日常生活。

6. 健康教育　向家长介绍疾病相关知识，使家长树立战胜疾病的信心，积极配合治疗；指导患儿及家长进行康复锻炼的方法；指导出院患儿合理用药，定期复查；鼓励患儿加强体育锻炼，增强机体抵抗力。

随堂测 13-4

第六节　注意缺陷多动障碍

注意缺陷多动障碍（attention-deficit hyperactivity disorder，ADHD）是指发生于儿童时期，与同龄儿童相比，以明显注意集中困难、注意持续时间短暂、活动过度或冲动为主要特征的一组综合征，常伴有学习困难，但智力基本正常或接近正常，也称为儿童多动症、多动综合征。本病是儿童较为常见的一种障碍，其患病率为6%～9%，男女患病比例为（4～9）:1，该病呈慢性过程，有60%～80%患儿持续到青年期，并可影响到成年期。

298

【病因及发病机制】

本病的病因和发病机制不清，目前认为是多种因素相互作用所致。

1．遗传因素　家系研究、双生子研究等支持遗传因素是 ADHD 的重要发病因素，平均遗传度为 0.75～0.91。分子遗传学研究表明，该障碍和多巴胺及去甲肾上腺素受体基因的多态性有关。

2．神经生理学因素　患儿脑电图慢波功率增加，α 波功率减小，平均频率下降，提示患儿存在中枢神经系统成熟延迟或大脑皮质的觉醒不足。

3．神经生化因素　有研究表明该障碍可能与中枢神经递质代谢障碍和功能异常有关，包括多巴胺和肾上腺素更新率降低、多巴胺和去甲肾上腺素功能低下等。

4．神经解剖学因素　磁共振研究报道患儿存在胼胝体和尾状核体积的减小，功能核磁研究报道患儿尾状核、额区、前扣带回代谢减少。

5．轻微脑损伤　母孕期、围生期及出生后各种原因所致的轻微脑损伤可能是部分患儿发病的原因。目前认为早产、低体重、缺血缺氧性脑损伤、脑膜（脑）炎、脑外伤、甲状腺功能不全与 ADHD 有关。

6．心理社会因素　不良的社会环境、家庭环境，如经济过于贫穷、父母感情破裂、教育方式不当等均可增加儿童患该病的危险性。

7．其他因素　该病可能与锌、铁缺乏，血铅增高有关。

【临床表现】

1．注意障碍　诊断本病的必备症状。患儿注意力集中时间短暂，易分散，常常不能把无关刺激过滤掉，对各种刺激都会产生反应。因此，患儿在听课、做作业或做其他事情时，注意力常常难以持久；经常因周围环境中的声音而分心；难以始终遵守指令完成要求完成的任务；做事不注意细节，常因粗心大意而出错；经常有意回避或不愿意从事需要较长时间集中精力的任务；常常丢三落四，遗失自己的物品或忘记事情；说话时也常常心不在焉、似听非听等。

2．多动　本病另一重要症状。多数患儿自婴幼儿时期即出现兴奋、易哭闹、睡眠差、喂食困难等症状。学龄儿童表现为上课不能遵守纪律，无目的动作多，坐立不稳，容易激动，行为常显得冲动、唐突、过分。

3．情绪冲动　情绪易波动，易激惹，过度兴奋，不耐挫折，是本病较常见的症状。患儿缺乏克制能力，常对一些刺激做出过分的反应，以致经常做出伤人或破坏东西的行为。部分患儿还会出现品行障碍、焦虑症等精神障碍疾病。

4．学习障碍　持续或明显的多动症患儿常伴有学习障碍。患儿语言表达能力差，学习能力弱，但智力正常，可能与患儿注意力缺陷和缺少毅力有关。

5．其他　部分多动症儿童存在知觉障碍，表现为不能分析图形的组合，也不能将图形各部分综合成一个整体。少数患儿还同时伴有头面部、躯干或四肢的不自主活动；还可出现头痛、胃痛、腹泻、呕吐等症状。

知识链接

ADHD 的诊断条目

1．注意缺陷多动障碍

（1）经常不能注意细节或经常在学习、工作或其他活动中犯粗心的错误。

（2）在完成任务或活动中，经常出现注意力维持困难。

（3）当和别人直接交谈时，心不在焉，似听非听/经常看起来像没有在听。

（4）经常不能遵守指令，并且不能完成作业、家务或工作。

（5）组织任务和活动经常有困难。

（6）经常有意回避或不愿意从事需要较长时间集中精力的任务。

（7）经常丢失完成任务或活动所必需的物品。

（8）无关刺激经常容易导致分心。

（9）经常忘记日常活动。

2．冲动症状

（1）经常扭动不安、坐卧不宁。

（2）常在需要安坐的场合难以自控。

（3）经常在不适宜的场所奔跑和攀爬（注：青年或成人可限于不安感）。

（4）经常不能安静地玩耍或从事休闲活动。

（5）经常不停地"活动"，似"有发动机驱动"（对于青年或成人患者表现为在餐馆、会议室等场所，时间稍有延长就坐立不安，不能与大家同步）。

（6）经常说话过多。

（7）经常在他人问题还未说完时，就急着回答。

（8）经常不能等候。

（9）经常打断或干扰别人。

注：以上 ADHD 的诊断条目来自美国精神病协会《精神障碍诊断和统计手册》（第 5 版）（DSM-V）

【治疗原则】

ADHD 的治疗需要针对患儿的不同发育时期，采用多学科、长期、多模式、个体化的综合治疗，以达到缓解和改善临床症状，提高患儿自信心、学习能力和社会适应能力的效果。4 ~ 6 岁 ADHD 患儿首选非药物治疗。6 岁以后患儿采用药物治疗和非药物治疗相结合的综合治疗，以帮助患儿以较低用药剂量达到最佳疗效。心理行为治疗包括强化、塑造、消退、惩罚等。药物治疗首选中枢神经兴奋剂，常用药物包括短效的盐酸哌甲酯和长效的盐酸哌甲酯控释片。盐酸哌甲酯可能出现的不良反应有头痛、腹痛、眩晕等，可能影响食欲、睡眠。服药从小剂量开始，逐渐增加剂量，白天早餐后顿服。

【常见护理诊断／问题】

1．**社交障碍**　与患儿任性、冲动、行为过激有关。

2．**焦虑（家长）**　与患儿常有攻击破坏行为和学习成绩落后有关。

【护理措施】

1．**辅助心理行为治疗及技能训练**　心理行为治疗是干预学龄前儿童 ADHD 的首选方法。常用的行为学技术包括正性强化法、暂时隔离法、消退法、示范法。治疗方法主要为行为治疗、认知行为治疗、应用行为分析、社会生活技能训练。如果存在家庭或学校问题，则可同时进行家庭或学校干预。社交技能训练可采用直接指导、模仿、反馈等方式，也可采用儿童剧及游戏等形式，直接表现同伴之间相互爱护与帮助、互相尊重的团结精神，释放儿童强烈的情感，控制其冲动，有效提高患儿的社交技能和团队合作精神。

2．**开展健康教育及培训**　学龄期患儿大部分时间处于家庭和学校的环境中，所以父母是非药物治疗的重要参与者，老师则是患儿症状信息的收集者和反馈者，双方共同发挥着极为重要的作用。目前在 ADHD 的治疗中，家庭治疗和学校干预起到的效果最为明显。应积极推行

"医教结合"的联动及监测模式，推动家长、教师及相关工作人员共同监测高危儿童、早期识别及转介 ADHD 患儿并参与治疗及疗效监测，使家长及学校深入了解病因、症状等知识，矫正错误观念，并传授疾病管理技巧等。家长培训包括一般性培训和系统性培训。一般性培训有助于父母学习对儿童适龄的发展期望、加强亲子关系的行为以及针对问题行为的具体管理技能。系统性培训为更深入的 ADHD 结构化培训，其核心内容是帮助家长理解 ADHD 并适应孩子行为，学习应对问题行为的方法和技巧，以及在家庭之外管理 ADHD 患儿。教师培训包括针对普通教师讲授儿童心理健康知识（含 ADHD 知识），针对学校心理教师培训，使之对有问题的学生能及时进行筛查、干预、转介、管理。

3. 药物治疗的护理 对需要药物治疗的患儿，应指导用药方法、疗效及对副作用的监测。神经兴奋剂仅能改善患儿的注意力，而对多动、冲动等无多大作用。服药过程中应注意监测药物副作用。抗精神障碍药、安眠药对本症无效，有时还会使症状恶化，因此不宜应用。

4. 心理护理 帮助家长积极寻求社会支持。开展家长培训，帮助其提升疾病管理及应对能力，提升患儿药物及非药物治疗效果，缓解病情，增进亲子关系，从而缓解家长的精神压力。运用心理学技术如放松疗法、正念疗法等缓解不良情绪。

第七节　脑性瘫痪

脑性瘫痪（cerebral palsy，CP）（简称脑瘫）是由于各种原因造成的发育期胎儿或婴儿的非进行性脑损伤，主要表现为中枢性运动障碍及姿势异常。患儿常伴有智力低下、感觉和行为异常等。脑瘫的发病率在我国约为 2‰，男孩多于女孩，男女比例为 1.45∶1。

【病因及发病机制】

引起脑瘫的病因有多种，有时为多种因素所致。约有 1/3 病例未能找出病因。缺氧和出血在发病因素中占重要地位。脑组织对缺氧甚为敏感，脑缺氧对早产儿的影响远较足月儿为大。脑供血的部位距离心脏越远，越容易出现缺氧缺血性病变。一般将致病因素分为出生前、出生时和出生后三类。

1. 出生前因素 主要是胎儿期的感染、出血、缺氧、发育畸形，以及母亲妊娠时有高血压、糖尿病、腹部外伤、接触放射线等。

2. 出生时因素 由于羊水或胎粪吸入、脐带绕颈等所致的窒息，或由于难产、产钳夹伤、颅内出血及缺氧等。

3. 出生后因素 新生儿发生脑缺氧、严重感染（如化脓性脑膜炎）、外伤、颅内出血、胆红素脑病等。

近年对脑瘫的病因有了更深入的研究。目前认为胚胎早期的发育异常很可能是导致婴儿早产、低出生体重和已有围生期缺氧等事件的重要原因。胚胎早期的发育异常主要来自受孕前后母亲体内外环境影响、遗传因素以及孕期疾病引起妊娠早期胎盘羊膜炎症等。

【临床表现】

脑瘫以出生后非进行性运动发育异常为特征，主要包括以下临床表现：运动发育落后和瘫痪肢体主动运动减少，肌张力异常，姿势异常，反射异常等。此外，常合并其他功能异常，如智力低下、癫痫、语言功能障碍、视力障碍等。根据运动障碍的性质，临床上将脑瘫分为以下类型。

1. 痉挛型 最常见的类型，占全部病例的 50% ~ 60%。病变主要在锥体束，多为双侧性，表现为肌张力增高，上肢屈肌张力增高，肩关节内收，肘关节屈曲，拇指内收，手指呈紧握拳状。下肢大腿内收肌张力增高，髋关节内旋，大腿外展困难，踝关节跖屈。抱起时，两腿

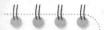

交叉成剪刀样足跟悬空、足尖着地。走路时呈蹬足、剪刀样步态。患儿肢体活动受限，腱反射亢进或活跃，踝阵挛阳性，2岁后Babinski征仍阳性。瘫痪形式可有四肢瘫、偏瘫、截瘫和单瘫。

2. 手足徐动型　约占脑瘫病例的20%。病变主要在锥体外系，表现为难以用意志控制的不自主运动，当进行有意识运动时，不自主、不协调及无效运动增多。紧张时不自主运动增多，安静时减少，睡眠时消失。由于颜面肌肉、舌肌及发音器官肌肉运动受累，常伴有语言障碍。本型智力障碍不严重，腱反射不亢进，Babinski征阴性，临床表现有肌张力增高和肌张力减低两型。

3. 共济失调型　占脑瘫病例的1%～2%。病变主要在小脑，表现为步态不稳，走路时两足间距加宽，四肢动作不协调，快变轮换动作差，上肢常有意向性震颤，肌张力低下，腱反射减弱。

4. 强直型　此型少见。病变主要在锥体外系，表现为全身肌张力显著增高，身体异常僵硬。被动运动时，主动肌和拮抗肌有持续阻力，肌张力增高，呈铅管样或齿轮状，常伴有严重的智力低下。

5. 震颤型　此型罕见，以锥体外系病变为主。婴儿期肌张力减低，腱反射减弱；2岁后出现震颤和步态不协调，无眼球震颤，伴有轻度智力低下。

6. 肌张力低下型　表现为肌张力低下，四肢呈软瘫状，自主运动很少。本型常为婴幼儿脑瘫的暂时阶段，以后大多转为痉挛型或手足徐动型。

7. 混合型　以痉挛型和手足徐动型混合并存多见。此型常见智力低下、运动障碍，严重者可伴有癫痫发作、语言障碍、视觉障碍和听觉障碍等。

【辅助检查】

1. 影像学检查　CT和MRI能显示颅脑结构有无异常，对探讨脑瘫病因及判断预后有帮助。

2. 脑电图　协助诊断是否合并癫痫，对指导治疗有参考价值。

3. 其他　视觉、听觉功能检查。

【治疗要点】

1. 治疗原则　早发现、早治疗；促进正常运动发育，抑制异常运动和姿势；综合治疗；家庭训练和医生指导相结合。

2. 功能训练　包括体能运动训练、技能训练和语言训练，也可采用矫形器辅助训练，通过训练，可抑制不正常的姿势反射，诱导正常的运动发育，提高日常生活能力并培养日后工作能力。

3. 手术治疗　对痉挛型患儿，必要时可选择性进行肌腱延长术、脊神经后根切断手术和骨关节手术等，以纠正畸形，改善功能。

【常见护理诊断/问题】

1. 生长发育迟缓　与脑损伤有关。

2. 有失用综合征的危险　与肢体痉挛性瘫痪有关。

3. 营养失调：低于机体需要量　与动作不协调、进食困难有关。

4. 躯体移动障碍　与肌张力增高或肌张力低下、动作不协调等有关。

5. 有受伤的危险　与运动不协调、共济失调有关。

6. 有皮肤完整性受损的危险　与不能自主运动、长期卧床、营养缺乏有关。

【护理措施】

1. 饮食管理

（1）评估进食自理的程度，评估患儿的营养状况。

（2）每周测体重一次。给予高蛋白质、高热量、易消化的饮食，少量多餐；补充维生素和矿物质；保持口腔卫生，每次进餐前后做好口腔护理。

（3）提供舒适的进餐环境和适当的用物，尽可能鼓励患儿自己进食。挑选容易咽下的食物，将食物切成小块，便于患儿取用和吞咽。协助进餐时，态度要和蔼，进食不可过快，保证患儿有充分的咀嚼时间。进食中，嘱患儿不要说话，以免发生误吸。如有疲劳感，可适当休息，待疲劳缓解后继续用餐。吞咽有困难者遵医嘱给予鼻饲。

2．功能训练

（1）评估躯体障碍的程度，加强健康教育指导，说明活动及锻炼的重要性。

（2）鼓励患儿每天活动各个关节，保持肢体于功能位；指导并协助患儿移动，锻炼肌肉的力量和耐力，协助肢体功能恢复。运动应循序渐进，并注意保护患儿的安全。可以配合按摩、推拿、针灸、理疗等方法，纠正异常姿势。

知识链接

脑瘫的 Bobath 疗法

Bobath 疗法的基本观点是：脑瘫常见的运动功能障碍，主要是由于大脑高级中枢对低级中枢失去控制，低级中枢原始的反射失去抑制所致，表现为张力、姿势、协调、运动模式和功能行为的异常。患者的主要问题是运动控制障碍，而不是直接的肌力问题。正常的运动模式是不可能建立在异常运动模式的基础上的，只有抑制异常的运动模式，才有可能诱导正常的运动模式。因此治疗的重点在于改变患者的异常姿势和异常运动模式，根据脑性瘫痪的不同类型和临床表现采取不同的手技。Bobath 疗法的目标是：①采用抑制技术如关键点控制、反射抑制模式、肢体恰当摆动等减少上运动神经元损伤症状；②采用刺激本体感受器和体表感受器手技（以叩击手技为主）等为重点，促进肢体正常感觉及协调运动模式。

（3）进行日常生活动作训练，提升患儿自理能力。

1）穿脱衣训练：①帮助患儿认识衣、裤、鞋、袜；②为患儿选择穿脱方便的衣服，如带魔术贴的鞋子、衣物等，衣物宜宽松；③更衣时注意选择正确体位，肌紧张的患儿选择俯卧位或坐位穿脱衣物，以避免仰卧位时肌肉的僵硬；④注意穿脱衣物顺序，一般病重侧肢体先穿后脱；⑤鼓励患儿按步骤自主穿脱衣物，注意动作的平衡和协调性，耐心教导，当患儿完成困难时给予必要的帮助，避免责骂，帮助患儿建立信心。

2）进食训练：①选择适宜餐具，如有把手、勺表面浅平、勺柄长的餐具，鼓励患儿自主进食；②食物种类的选择应遵循从流质、半流质到固体食物的原则；③保证正确的进食姿势，使患儿脊柱伸直，头、肩稍前倾，收下颌使其贴近胸部；④桌椅高度要合适，使患儿双足能够着地，增加稳定性，尽量抑制异常姿势；⑤用冰块冷刺激口、唇、舌，进行口唇闭合锻炼，提高下颌随意运动，减少流涎的发生；⑥定时做舌的上下左右运动，促进闭合动作，以减少不随意运动，逐渐形成自我控制；⑦饭前先用手在患儿面部两侧咬肌处轻轻按摩或热敷，帮助咀嚼肌松弛以便于进食，进食过程中也可以用示指和拇指置于上唇和下颌，以帮助患儿上下咬合、咀嚼；⑧耐心进行进食训练，防止异物吸入及牙齿紧咬时强行喂食而损伤牙齿；⑨饭后注意清洁口腔。

3）洗漱及如厕训练，刷牙、洗脸、坐便训练。教会患儿示意排便，养成定时如厕习惯，学会使用卫生纸等。

（4）严重的脑瘫患儿还应尽早开始语言训练、听力训练等。借助社会、学校、社区康复机构的力量，构建"医院 - 社区 - 家庭"三位一体的康复模式，全面提高患儿的运动、认知、语言等功能，使患儿能够更好地回归社会和家庭。

3. 防止外伤与意外

（1）评估可能发生受伤的程度。

（2）患儿的床应拉床档保护，防止坠床发生。患儿房间应宽敞、开阔，避免放置大量物品，尤其是可能对患儿有危险的物品。游戏种类须温和，减少刺激；玩具也要考虑其安全性。

（3）锻炼活动时注意周围环境，移开阻挡物体，并加以保护。

4. 皮肤护理 评估患儿皮肤受压的程度。保持床单位的干净、整洁、无渣屑、无皱褶；对患侧肢体加以保护，防止不自主运动时的损伤；及时更换尿布，防止臀红的发生；帮助患儿更换体位，减轻局部皮肤的压力。

5. 健康教育 脑瘫患儿的治疗及护理具有长期性，家庭教育意义重大，因此护士应及时为家长及照顾者提供有针对性的健康教育。

（1）疾病知识及护理技能指导，向家长介绍疾病的基本知识，强调家庭康复的重要性，教会家长照护患儿的方法。如用药管理、身体康复及癫痫发作的处理等。

（2）帮助家长制订切实可行的康复计划，包括儿童刺激计划、残疾患儿康复计划等。帮助其寻找社会支持系统，提高患儿的生活质量。

（3）指导家长促进患儿心理健康。指导家长给予患儿足够的关爱与照顾，应对患儿进行耐心指导，积极鼓励，防止自卑、孤独的心理产生。

知识链接

融合教育

融合教育（inclusive education）最早于 1994 年提出，指关注有特殊需求的学生，包括残障、天才、疾病者等各种群体，通过一体化的教育满足其需求。2017 年，融合教育被写进我国《残疾人教育条例》，我国在普通学校就读的残疾学生人数由 2013 年的 19.1 万人，增加到 2018 年的 33.2 万人，残疾学生在普通学校就读的比例超过 50%。越来越多的脑瘫患儿正通过融合教育融入到社会中。全面推进融合教育，是我国残疾人教育现代化的主要任务和发展趋势。随班就读是我国实施融合教育的主要形式。2021 年 7 月 8 日，国务院印发了《"十四五"残疾人保障和发展规划》，明确提出，开展随班就读工作，要以普通学校为主体，加强支持保障体系建设。

第八节　癫　痫

癫痫（epilepsy）是多种原因引起的慢性脑功能障碍，由脑内神经元反复发作性异常放电导致突发性、暂时性脑功能失常，出现意识、运动、感觉、精神或自主神经运动障碍。可对躯体、认知、精神心理和社会功能方面造成不良影响。多数癫痫在儿童期发病。我国 0 ~ 14 岁儿童癫痫的发病率为 151/10 万，患病率为 3.45‰，其中 5 岁以内起病者占 50% 左右。

【病因及发病机制】

癫痫的病因多种多样，根据病因情况可将癫痫分为特发性、症状性及隐源性三种。特发性癫痫是指根据目前的知识和检查技术未能找到任何明确病因者，可能与遗传因素有关；症状性癫痫指脑部存在明确的致癫痫病灶者；隐源性癫痫是指根据目前的知识和信息，疑为症状性癫痫，但未找到确切病灶者。

1. 遗传因素 多数为单基因遗传，病理基因影响神经细胞膜的离子通道，降低癫痫发作阈值。

2. 脑结构或代谢性疾病 如脑发育畸形、肿瘤、感染、脑外伤后遗症、皮层发育不良等。多种先天、后天性脑损伤产生异常放电的致病灶或使癫痫发作阈值降低。

3. 诱发因素 如年龄、内分泌、睡眠等均与癫痫发作有关。饥饿、过饱、饮酒、劳累、感情冲动等均可诱发癫痫发作。

【临床表现】

1. 癫痫发作 癫痫发作的表现形式取决于病灶起源的位置和定位于大脑的某一部位。分为局灶性发作与全面性发作。

（1）局灶性发作：神经元过度放电起源于脑的某一部位。

1）单纯局灶性发作：以局灶性运动性发作最常见，表现为面、颈、四肢某部分强直或阵挛性抽动，头、眼持续同向偏斜，无意识丧失，发作时间平均 10 ~ 20 s。

2）复杂局灶性发作：意识部分丧失，精神行为异常，如吞咽、咀嚼、摸索、自语等。

目前最新分类不建议对局灶性发作再进行分类，但应对意识或知觉损伤做出描述。局灶性发作可向脑的其他部位扩散，甚至波及全脑而继发全身性发作。

（2）全面性发作：神经元过度放电起源于两侧大脑半球，临床症状和脑电图异常均呈双侧异常，发作时常伴意识障碍。

1）强直 - 阵挛发作：临床最常见，发作时突然意识丧失，全身骨骼肌出现剧烈的强直性收缩，呼吸肌的强直收缩将肺内空气压出，发出尖叫声，呼吸暂停，发绀，常有舌咬伤、尿失禁发生。发作伴有心率和血压升高、支气管分泌物增加等自主神经症状。强直症状持续数秒至数十秒后出现较长时间反复的阵挛，即全身肌肉节律性抽搐，口吐白沫，持续 1 ~ 2 min 后逐渐停止。发作后深睡，醒后出现头痛、嗜睡、乏力、烦躁、肌肉酸痛等现象，对发作过程不能回忆。

2）失神发作：以意识丧失为主要症状，双眼凝视，正在进行的活动突然停止，持续数秒钟后即恢复，对所发生的情况并无记忆。具有以下特点：①发作和结束均比较突然；②发作时间短；③发作比较频繁；④有意识障碍，但不跌倒。

3）肌阵挛发作：发作时某个肌肉或肌群突然快速有力地收缩，表现为面部、肢体或躯干突然有力地抽动，如突然点头、身体前倾、两臂抬起等，严重者可致跌倒。

4）失张力发作：发作时肌肉张力突然短暂性丧失，可分为两种。一种为短暂失张力发作，肌张力的丧失局限在头部导致头下垂，或累及姿势性肌肉导致跌倒，患儿常在跌倒后立即站起，发作仅持续数秒；另一种为持续时间较长的失张力发作，表现为意识丧失伴全面性失张力，患儿倒地后静止不动，可持续数分钟。

（3）不能明确的发作：癫痫性痉挛常见于婴儿痉挛，表现为点头、伸臂或屈肘、弯腰、踢腿等，肌肉收缩过程持续 1 ~ 3 s，速度比肌阵挛发作慢。

2. 癫痫综合征 癫痫综合征是指由一组临床表现和脑电图组成的特定癫痫现象。每一种癫痫综合征具有特定的起病年龄、发作类型、脑电图特点、病因及预后。许多癫痫综合征是与年龄相关的，多在儿童期起病。常见儿童癫痫综合征有以下几种。

（1）伴中央颞区棘波的儿童良性癫痫：最常见。2 ~ 14 岁多见，其中 9 ~ 10 岁为发病高峰。多数患儿于入睡后或觉醒前呈局灶性发作，从口面部开始，如喉头发声、唾液增多、面部抽搐等，很快发展至全身强直 - 阵挛发作，意识丧失。患儿智力发育正常，体格检查无异常发现。常有家族史。本病用药物控制效果较好，一般在 12 ~ 16 岁前停止发作。

随堂测 13-6

(2) 婴儿痉挛：又称 West 综合征，多在婴儿期起病，生后 4 ~ 8 个月为发病高峰。临床特征为频繁的强直、痉挛发作，表现为屈曲性、伸展性及混合性三种。其中以屈曲性及混合性发作为多。屈曲性发作时婴儿呈点头、屈腿状；伸展性发作表现为角弓反张，肢体频繁抽动，在入睡不久和刚醒时加重。该病属于难治性癫痫，大多预后不良。若患儿病前已有脑损伤，精神运动发育异常，则治疗效果差，多数患儿可能遗留智力障碍；患儿病前无明显脑损伤者，早期接受治疗后，约 40% 患儿的智力与运动发育可基本正常。

(3) Lennox-Gastaut 综合征（LGS）：约占儿童癫痫的 2% ~ 5%。1 ~ 14 岁均可发病，以 3 ~ 5 岁为多。临床表现为频繁的、形式多样的癫痫发作，其中以强直性发作为常见。多数患儿的智力和运动发育倒退。预后不良，治疗困难，病死率为 4% ~ 7%。

(4) 热性惊厥附加症：是指有热性惊厥史的儿童，如果在 6 岁之后仍有热性惊厥，或者出现了不伴发热的全面性强直 - 阵挛发作。常有家族史，为常染色体显性遗传。

3. 癫痫持续状态　癫痫单次发作持续 30 min 以上，或反复发作间歇期意识不能完全恢复达 30 min 以上者，称为癫痫持续状态，为儿科急症。

【辅助检查】

1. 脑电图　是确诊癫痫最重要的检查手段。典型脑电图可显示棘波、尖波、棘 - 慢复合波等癫痫样波。

2. 影像学检查　对脑电图提示为局灶性发作或局灶 - 继发全部性发作的患儿，应进行 CT、MRI 等颅脑影像学检查。

【治疗原则】

1. 抗癫痫药物　根据发作类型和综合征分类选择药物是治疗癫痫的原则。常用的抗癫痫药物为丙戊酸钠（VPA）、拉莫三嗪（LTG）等。新型抗癫痫药左乙拉西坦（LEV）作为添加治疗，对 4 岁以上儿童部分性发作和难治性癫痫安全、有效。先选择单种药物，从小剂量开始，直至发作完全控制。如单种药物效果不佳，可多种药物联合治疗。如服药 2 ~ 4 年期间完全不发作，再经 3 ~ 6 个月的逐渐减量过程后可停药。癫痫持续状态时，可静脉注射足量地西泮（安定），必要时 0.5 ~ 1 h 后重复使用，24 h 内可用 2 ~ 4 次。用药同时采取支持疗法。发作停止后，立即开始长期抗癫痫治疗。

2. 手术治疗　抗癫痫药物治疗无效的难治性癫痫，在充分进行术前评估的前提下可考虑手术治疗。如颞叶病灶切除等，可完全治愈或不同程度改善癫痫症状。但对于伴有进行性大脑疾病、严重精神和智能障碍等患儿禁忌手术。

【常见护理诊断 / 问题】

1. 有窒息的危险　与喉痉挛、呼吸道分泌物增多有关。

2. 有受伤的危险　与癫痫发作时抽搐有关。

3. 潜在并发症：脑水肿、酸中毒、呼吸衰竭、循环衰竭。

4. 知识缺乏：患儿家长缺乏癫痫发作的急救知识及正确服用抗癫痫药物的知识。

【护理措施】

1. 癫痫发作的护理

(1) 保持呼吸道通畅：患儿出现癫痫前驱症状时，应立即下蹲或平卧，防止摔伤；如在床上发作时，可拉起床档，防止坠床。癫痫发作时，应立即解开衣领，去枕平卧，头偏向一侧，清除口腔分泌物，保持呼吸道通畅，防止误吸或窒息。

(2) 安全防护：癫痫发作时要注意患儿的安全，移开患儿周围可能导致受伤的物品。在上下臼齿之间可放置牙垫等物品，防止咬伤舌头。如患儿牙关紧闭，不要强行撬开，以免损伤牙齿。保护患儿肢体，发作时不可强行按压肢体，以免引起骨折，可用手护住患儿头部或在头下垫衣物等柔软物体以保护患儿头部；患儿未彻底清醒前应有专人陪护，防止患儿因精神恍惚而发生意外。

2. 严密观察病情　如有呼吸困难，应立即吸氧并备好人工呼吸机。如有高热，应给予物理和药物降温。密切观察患儿发作形式、神志、瞳孔、呼吸、脉搏及面色变化，并记录。

3. 用药的护理

（1）向家长及患儿介绍用药的原则。

（2）在医生指导下开始使用药物后，不得中途自行增减药量、换药或停药。

（3）坚持服药至癫痫末次发作后 2～4 年，不可过早停药。

（4）服药期间，要定期检查血常规、肝肾功能、血药浓度等，监测药物的副作用，以便及时调整药量，以达到最佳的治疗效果。

4. 一般护理及饮食管理

（1）避免诱发因素：培养良好的生活习惯，保证充足的睡眠和休息，积极参加各种集体活动，保证精神愉快，情绪稳定；避免单独进行有危险的活动，如登高、游泳等需要有人陪同；避免过度的兴奋和疲劳；避免长时间看电视和玩电子游戏等。

（2）预防感染：积极参加体育锻炼，增强自身机体的抵抗力；预防上呼吸道感染，防止交叉感染；保持口腔清洁；如体温超过 38℃，应及时采取降温措施，防止诱发癫痫发作。

（3）饮食管理：合理安排饮食，给予高营养、高热量、高维生素、清淡饮食。多食新鲜蔬菜或水果；忌暴饮暴食，忌过饥过饱，不饮咖啡、浓茶等含兴奋物质的饮料。

5. 心理护理　由于癫痫疾病的特殊性，癫痫患儿及家长多有不同程度的心理压力，应向患儿及家长讲解疾病的知识，多给予鼓励和心理疏导，解除他们的精神负担，避免患儿心理行为问题的发生，使其积极配合治疗。

6. 健康教育　做好婚前检查，禁止近亲结婚；做好围生期保健，产前注意保护母体身体健康，避免各种可能导致癫痫的致病因素，如产伤、窒息、感染等。对癫痫患儿应给予更多的关心和爱护，避免社会歧视。根据患儿及家属的需求和认知水平介绍癫痫疾病相关知识；患儿癫痫发作时如医务人员不在场，可指导家属自己观察并记录其发作过程，便于医生了解癫痫发作的临床特点；注意强调抗癫痫药物使用时的注意事项、长期规则服药的重要性，观察疗效和药物不良反应，定期复查。

小　结

儿童化脓性脑膜炎多发生于 5 岁以下儿童。临床典型表现为发热、面色灰白、烦躁不安、精神萎靡、嗜睡、昏迷、颅内压增高，颈强直。3 个月以下患儿表现为体温升高或降低，甚至体温不升；面色青紫或苍白，吸吮力差、拒乳、呕吐等；肌张力减弱或不典型性惊厥发作。应早期联合应用敏感的抗生素治疗和对症支持治疗。

病毒性脑炎是由多种病毒感染引起的颅内急性炎症。病毒性脑膜炎临床起病急，先有上呼吸道或消化道感染病史。继而婴儿出现烦躁不安，易被激惹；年长儿表现为头痛、颈背疼痛，脑膜刺激征阳性。病毒性脑炎出现急性全身感染症状，随后出现全身性惊厥发作，意识障碍，颅内压增高，运动功能障碍，精神、情绪异常等表现。应采取维持体温正常，做好安全防护，促进脑功能和肢体功能恢复等护理措施。

癫痫是多种原因引起的脑部慢性疾患，是脑内神经元反复发作性异常放电导致突发性、暂时性脑功能失常，临床出现意识、运动、感觉、精神或自主神经运动障碍。多数癫痫在儿童期发病。临床分类主要为癫痫发作（局灶性发作及全身性发作）、癫痫综合征（良性癫痫、失神癫痫、婴儿痉挛）、癫痫持续状态等。治疗原则主要为抗癫痫药物和手术治疗。

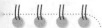

思考题

1．简述儿童原始的神经反射内容。

2．简述化脓性脑膜炎脑脊液的特点。

3．简述急性感染性多发性神经根神经炎运动障碍的发展过程。

4．简述注意缺陷多动障碍的药物治疗注意事项。

5．患儿，男，1岁，1天前出现发热、流涕、咳嗽。半小时前突然抽搐1次，持续约5 min，为全身性发作。既往体健。查体：神志清楚，一般情况好，T 39.5℃，咽红，呼吸音稍粗，心肺（－），神经系统（－），来院急诊。

请回答：

（1）该患儿抽搐的原因可能是什么？

（2）对该患儿应采取哪些护理措施？

6．患儿，女，20个月，发现双下肢痉挛性瘫痪10个月。生长发育落后，11个月扶站时发现脚尖着地，14个月学步时两腿交叉呈剪刀步；语言发育迟缓。患儿为孕35周早产，出生时有窒息，诊断为"缺氧缺血性脑病"。家长为照顾患儿身心疲惫，焦虑、无助，担心预后。

请回答：

（1）患儿可能的临床诊断是什么？

（2）护士应采取哪些护理措施？

（刘晓丹　杨　静）

第十四章　免疫性疾病患儿的护理

导学目标

通过本章内容的学习，学生应能够：

◆ **基本目标**

1. 解释免疫缺陷病、风湿热、幼年特发性关节炎、过敏性紫癜、皮肤黏膜淋巴结综合征的病因和发病机制。
2. 描述免疫缺陷病、风湿热、幼年特发性关节病、过敏性紫癜、皮肤黏膜淋巴结综合征的临床表现和治疗原则。
3. 列举免疫缺陷病、风湿热、幼年特发性关节炎、过敏性紫癜、皮肤黏膜淋巴结综合征的辅助检查。
4. 评估免疫缺陷病、风湿热、幼年特发性关节炎、过敏性紫癜、皮肤黏膜淋巴结综合征患儿，并为其制订护理计划。

◆ **发展目标**

1. 能综合运用护理程序对免疫缺陷病、风湿热、幼年特发性关节炎、过敏性紫癜、皮肤黏膜淋巴结综合征患儿进行整体护理。
2. 能对免疫缺陷病、风湿热、幼年特发性关节炎、过敏性紫癜、皮肤黏膜淋巴结综合征患儿开展健康教育。

◆ **思政目标**

1. 拓宽知识框架，争做高质量的护理人才。
2. 针对具体情况对患儿和家长给予心理疏导，培养职业素养和家国情怀。

免疫性疾病（immune diseases）是指免疫功能调节失去平衡、影响机体的免疫应答而引起的疾病。广义的免疫性疾病包括先天或后天性原因导致的免疫系统结构上或功能上的异常。儿童免疫生理状况与成人不同，各年龄组也有区别，这决定了儿童免疫性疾病具有一定的特殊性。

第一节　概　述

免疫（immunity）是机体的生理性保护机制，其功能包括免疫防御、免疫稳定和免疫监视。免疫功能失调可致异常免疫反应，表现为变态反应、自身免疫性疾病、免疫缺陷病或恶性肿瘤。人体免疫系统包括非特异性免疫和特异性免疫。非特异性免疫包括吞噬系统和补体系统。特异性免疫包括 B 细胞介导的体液免疫和 T 细胞介导的细胞免疫。

一、非特异性免疫

非特异性免疫是儿童具有的天然免疫力，是机体在种族进化过程中不断与病原体接触而建立的一系列防御功能。

（一）屏障防御

屏障防御主要由物理屏障和生化屏障构成，物理屏障包括皮肤 - 黏膜屏障、血 - 脑脊液屏障、血 - 胎盘屏障等；生化屏障包括唾液、胃酸等。儿童皮肤薄嫩，抵抗力弱；新生儿皮肤偏碱性，细菌或真菌易繁殖其上；肠道黏膜薄、通透性好；胃酸分泌少，杀菌力弱；淋巴结、呼吸道纤毛细胞未发育完善等；儿童物理屏障和生化屏障作用差，因此，非特异性免疫功能差，随年龄增长会逐步发育完善。

（二）细胞吞噬

胎龄第 9 周开始出现中性粒细胞，胎龄第 34 周中性粒细胞的趋化、吞噬和杀菌功能逐渐成熟。新生儿由于缺乏补体、趋化因子等，吞噬细胞的功能呈暂时性低下。

（三）补体

孕母的补体不能传递给胎儿，故新生儿补体经典途径成分（CH50、C3、C4、C5）活性是其母亲的 50% ～ 60%。3 ～ 6 个月的婴儿补体含量及活性已接近成人水平，补体旁路途径的各种成分其发育尚未完善，早产儿的补体及旁路途径均落后于足月儿。

二、特异性免疫

特异性免疫是机体在非特异性免疫的基础上，在后天与抗原接触过程中产生的，由免疫活性细胞和免疫器官完成。

（一）细胞免疫

胚胎的肝和骨髓的淋巴样干细胞在胸腺内继续发育，形成 T 细胞，新生儿 T 细胞数量虽已达到成人水平，但分类、比例和功能均低于成人。T 细胞需在较强抗原刺激下，与多种抗原接触后才会趋于完善。新生儿 CD4$^+$/CD8$^+$ T 细胞比值为 3 ～ 4，2 岁时达到成人水平（为 2）；新生儿 CD4$^+$ T 细胞辅助功能较低，6 个月时达到成人水平；新生儿 T 细胞产生的 γ- 干扰素和白细胞介素 -4 为成人的 10% ～ 20%，3 岁时达到成人水平。

（二）体液免疫

B 细胞发育较为迟缓，在抗原刺激下可产生 IgM 类抗体；有效的 IgG 类抗体 3 个月出现。足月儿 B 细胞数量略高于成人，小于胎龄儿 B 细胞的数量则低于成人。B 细胞最终分化为浆细胞的产物即免疫球蛋白（Ig），主要功能是参与体液免疫。胚胎 12 周已能合成 IgM，但 IgM 不能通过胎盘，因此新生儿体内 IgM 含量较低，3 ～ 4 个月为成人的 50%，1 岁时为成人的 75%。胚胎 12 周开始合成 IgG，后者也是唯一可通过胎盘的免疫球蛋白，6 个月龄来自母体的 IgG 消失，3 个月龄自身合成的 IgG 逐渐增加，6 ～ 7 岁时接近成人水平。胎儿期不产生 IgA，故血清中 IgA 含量极少，青春后期达成人水平。婴儿可从母乳中获得 SIgA，但含量较低，2 ～ 4 岁时达成人水平。新生儿期 IgD 含量极少，5 岁时达成人水平的 20%。IgE 含量最低，7 岁达成人水平。

免疫器官的结构和功能在儿童时期特别是婴幼儿及新生儿时期发展变化极大，多种免疫细胞和免疫因子从无到有，从少到多，从幼稚到成熟。

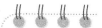

　　实际上，新生儿的免疫器官和免疫系统均已相当成熟，免疫功能低下的可能原因是未接触抗原，尚未建立免疫记忆。

第二节　免疫缺陷病

案例 14-1

　　患儿，女，14 个月，因反复咳嗽、发热 6 个月入院。患儿于半年前被诊断为"支气管炎"，经治疗好转之后经常感冒，每月 2 次左右。3 天前再次咳嗽、发热来院就诊。自出生 6 个月后皮肤经常患脓疱疮，左耳流脓性分泌物 2 个月余。查体：T 38.6℃，P 118 次／分，R 44 次／分，体重 8.2 kg。发育迟缓，营养较差，神志清，全身皮肤可见陈旧性瘢痕；方颅，前囟未闭，毛发稀疏、枯黄，左耳道可见有淡黄色黏稠分泌物流出，有臭味；咽充血，扁桃体未见发育；双肺呼吸音粗，可闻及散在干啰音。辅助检查结果：WBC 14.2×10^9/L，L 30%，N 70%，百日咳及白喉特异性 IgG 抗体滴度阴性；血清 IgG 0.064 g/L，IgM < 0.05 g/L，IgA < 0.02 g/L；X 线片示双肺纹理增粗，可见斑片状阴影。

　　请回答：

　　1．该患儿最可能的临床诊断及依据是什么？

　　2．该患儿重点的护理措施有哪些？

一、原发性免疫缺陷病

　　原发性免疫缺陷病（primary immunodeficiency diseases，PID）是指免疫系统先天发育不全，免疫应答障碍，导致一种或多种免疫功能缺陷的疾病。主要特征是反复、严重的感染，伴有免疫监视和免疫稳定功能异常，出现自身免疫性疾病、过敏性疾病和恶性肿瘤。本病有遗传倾向。

　　【病因】

　　病因目前尚不清楚，可能与遗传和宫内因素有关，如基因突变或基因复制过程中出现异常所致。研究表明，风疹病毒、巨细胞病毒、疱疹病毒等可引起胎儿免疫系统发育障碍。

　　【分类】

　　原发性免疫缺陷病涉及病种很多，根据 B 淋巴细胞和 T 淋巴细胞的功能缺乏或障碍分为两大类：①特异性免疫缺陷病：包括抗体免疫缺陷病、细胞免疫缺陷病、抗体和细胞联合免疫缺陷病，约占到总发病数的 90%，其中抗体免疫缺陷病发病率最高。②非特异性免疫缺陷病：包括吞噬细胞功能缺陷病和补体缺陷病。

　　【临床表现】

　　1. 共同表现　由于免疫缺损的不同，临床表现差异较大，共同表现包括以下几种。

　　（1）反复和慢性感染：最常见的症状是感染，表现为反复、持久、严重的感染，病原体为少见、致病力低的细菌，患儿常持续使用抗菌药物。

1）年龄：1岁以下者占40%，1～5岁占40%，6～16岁占15%。

2）部位：最常见的是呼吸道感染，其次为胃肠道和皮肤感染。

3）病原体：化脓性细菌、病毒、结核分枝杆菌、沙门菌属、真菌和原虫等。

4）过程：反复发作或迁延不愈，治疗效果欠佳。

（2）自身免疫性疾病和恶性肿瘤：严重感染患儿，随年龄增长易发生自身免疫性疾病和恶性肿瘤，淋巴系统肿瘤多见。

（3）伴随症状：先天性心脏病、胸腺发育不全的特殊面容、难控制的低钙惊厥等。

（4）遗传：常染色体隐性遗传、X-连锁遗传多见。

2．特殊表现

（1）X-连锁无丙种球蛋白血症（X-linked agammaglobulinaemia，XLA）：仅男孩发病，半数有家族史。出生后6个月发病，淋巴结和扁桃体缺如或很小，临床表现为中耳炎、眼部感染、皮肤感染、肺炎、脑膜炎、败血症等，常见病原菌包括肺炎链球菌、流感嗜血杆菌等，常伴有恶性淋巴瘤、类风湿关节炎等。如不积极治疗，50%的患儿于10岁前死亡。

（2）婴儿暂时性低丙种球蛋白血症：属自限性疾病，偶有家族史，免疫球蛋白总量 < 4 g/L，IgG < 2.5 g/L。患儿产生免疫球蛋白的时间推迟到生后9～18个月，IgG低下期间，易患细菌感染，但病情较轻。

（3）胸腺发育不全（DiGeorge anomaly，DA）：多为非遗传性，表现为胸腺和甲状腺发育不良，伴有心血管等其他组织结构的异常。临床表现为下颌骨发育不全、眼睛下拉等特殊面容，以及心血管畸形等。

【辅助检查】

1．实验室检查

（1）迟发皮肤过敏试验和淋巴母细胞转化试验：测定细胞免疫的功能。

（2）血清免疫球蛋白含量的测定：以判断体液免疫功能。

（3）基因突变分析：基因测定能提高诊断准确率，以及提供遗传咨询、产前诊断。

2．影像学检查 X线检查缺少胸腺影，提示T细胞功能缺陷。

【治疗原则】

1．控制感染的同时，积极纠正免疫缺陷。使用抗生素控制感染，静脉注射丙种球蛋白等替代治疗。通过骨髓移植、胎肝移植或胸腺移植、脐血干细胞移植等进行免疫重建与基因治疗。

2．避免与病原体的接触，对患儿进行保护性隔离，注意有无自身免疫性疾病和肿瘤的发生。

3．免疫缺陷患儿不能接种活疫苗或活菌苗，防止发生严重的疫苗或菌苗性感染。不宜为T细胞免疫缺陷的患儿输入新鲜血制品，以免发生抗宿主反应。慎用免疫抑制类药物，一般不做扁桃体、淋巴结切除术，禁忌脾切除术。

【常见护理诊断 / 问题】

1．有感染的危险 与免疫功能缺陷有关。

2．焦虑 与反复感染、预后较差有关。

3．知识缺乏： 缺乏疾病相关的预防、护理知识。

【护理措施】

1．预防感染 病室定期消毒，定时通风换气，避免受凉和感冒。与患儿接触的所有用物需严格消毒，禁止患有感染性疾病的人员接触患儿，给予保护性隔离。

2．病情观察及用药 密切观察患儿的病情变化，定时监测体温，观察有无感染征象。抗体缺陷患儿需终生应用免疫球蛋白治疗，用药过程中注意有无过敏反应。禁忌为免疫缺陷患儿接种活疫苗或活菌苗。

随堂测 14-1

3．提供充足营养　指导患儿进食易消化饮食，提供必需的能量、蛋白质和其他营养素，增强机体的免疫力。

4．生活及心理护理　指导患儿做好口腔护理、皮肤护理。患儿自幼多病、反复感染，易出现孤独、恐惧的心理，护士应认真倾听患儿及家长的心声，鼓励其诉说内心的不安、恐惧等，帮助其克服困难，减轻负性情绪，促进患儿的康复。

5．健康教育　向患儿及家长讲解本病的病因、临床表现、治疗方案及护理措施，帮助其树立战胜疾病的信心。对曾生育过免疫缺陷病患儿的孕妇应做好羊水检查，产前遗传咨询，以检出致病基因携带者。

二、继发性免疫缺陷病

继发性免疫缺陷病（secondary immunodeficiency diseases，SID）是某些不利因素导致的出生后暂时的免疫功能障碍，当不利因素纠正后，免疫功能可恢复正常。机体在某一特定时期或环境下可能发生一过性 SID，其发病率远高于 PID。

【病因】

1．营养紊乱　是儿童时期最常见的病因，包括蛋白质 - 热能营养不良，微量元素锌、镁和铁缺乏，以及亚临床维生素 A、维生素 B 族和维生素 D 缺乏，脂肪、糖类摄入过多等营养障碍。

2．感染　是免疫缺陷的临床表现之一，也是导致 SID 的原因。人类免疫缺陷病毒（HIV）感染致获得性免疫缺陷综合征是感染引起 SID 的典型案例。事实上任何一次感染都可能在不同的程度上引起暂时性免疫损伤。

3．其他　使用免疫抑制剂（如放射线、抗体、糖皮质激素、环孢素）、遗传病（如染色体异常、血红蛋白病）、肿瘤和血液病等都是可能引起 SID 的原因。

【临床表现】

共同表现是反复感染，多为机会性感染。包括上呼吸道感染、支气管炎和肺炎、胃肠道感染等，症状较轻，但反复发作。胃肠道的反复感染可加重营养不良，感染亦可直接引起免疫功能恶化，形成"营养不良 - 免疫功能降低 - 感染 - 加重营养不良"的恶性循环。

【治疗原则】

积极治疗原发性疾病，去除诱发因素。对于体液免疫缺陷患儿可肌内注射丙种球蛋白。

三、获得性免疫缺陷综合征

获得性免疫缺陷综合征（acquired immunodeficiency syndrome，AIDS），又称艾滋病，是由人类免疫缺陷病毒（human immunodeficiency virus，HIV）所引起的一种传播迅速、病死率极高的感染疾病。

知识链接

联合国艾滋病规划署发布 2019 年全球艾滋病报告

报告称，2018 年全世界大约有 170 万人感染 HIV，比 2010 年减少 16%，主要归功于非洲南部和东部国家在对抗疾病方面取得的进展。全球目前约有 3790 万人感染 HIV，其中 2330 万人接受了治疗，创历史最高值。2018 年新感染病例仅较 2010 年减少 16%，远未达到至 2020 年下降 75% 的全球目标。同时报告中表明，近 10 年间，受艾滋病影响最严重的非洲地区相关死亡人数急剧下降，但东欧的死亡人数增加了 5%，新感染率上升 29%。2018 年全球新增 16 万儿童感染艾滋病，虽较 2010 年下降 41%，但与此前制定的每年新增不超过 4 万的目标存在明显差距。

【病因及发病机制】

1. 病因 HIV 属 RNA 反转录病毒，直径 100 ～ 200 nm；56℃ 下 30 min 可被灭活；50% 乙醇、0.3% 过氧化氢、0.2% 次氯酸钠和 10% 漂白粉，10 min 可将其灭活；对热敏感，但对甲醛溶液、紫外线和 γ 射线不敏感。

2. 发病机制 HIV 产生的逆向转录酶以病毒 RNA 为模板，产生 cDNA，整入宿主细胞 DNA 链中，随 DNA 复制而繁殖。病毒感染靶细胞后 1 ～ 2 周内芽生脱落侵入新靶细胞，CD4+ T 淋巴细胞被破坏。研究表明，HIV 侵入 CD4+ T 淋巴细胞，借助融合素，使 CD4+ T 淋巴细胞融合，未受 HIV 侵犯的 CD4+ T 淋巴细胞与被破坏的 CD4+ T 淋巴细胞融合而直接被破坏。CD4+ T 淋巴细胞大量被破坏，丧失辅助 B 淋巴细胞分化的能力，使体液免疫功能异常，出现高免疫球蛋白血症、自身抗体，同时对新抗原反应性降低。由于抗体反应缺陷，患儿易患严重化脓性病变，细胞免疫功能低或衰竭，引起各种机会性感染，如结核分枝杆菌、肺孢子菌、李斯特菌、巨细胞病毒感染等常是致死的原因。

【传播途径】

病毒主要存在于血液、精子、子宫和阴道分泌物中，唾液、眼泪和乳汁等体液中亦含有病毒，且均具有传染性。患者和无症状病毒携带者是本病的传染源。儿童感染的主要途径是母婴传播，孕妇可通过胎盘、产程、产后分泌物和乳汁等传播给婴儿；其次是血源传播（输血、注射、器官移植等）。目前尚未证实空气、水、食物、昆虫等或一般接触（握手、游泳、衣物等）会造成传播。

【临床表现】

1. 潜伏期 2 ～ 10 年，平均 5 年。胎儿期感染 1 岁内发病，可无临床表现。

2. 发病后的临床表现

（1）一般表现：如发热、多汗、体重下降、疲乏无力等；口腔真菌感染、中耳炎、上呼吸道感染等；全身浅表淋巴结肿大；生长发育障碍。

（2）典型表现：主要是反复或持续的感染，尤其是机会性感染。最常见的机会性感染是肺孢子菌肺炎，主要表现为发热、缺氧、呼吸困难，肺部 X 线检查示间质浸润、弥漫性肺泡结节或大叶浸润等，可导致患儿死亡。

（3）先天性 HIV 感染：通常为足月小样儿，可有淋巴结肿大，患儿 9 个月左右才能确诊。

（4）其他表现

1）HIV 脑病：主要表现为生长发育停滞，语言或运动功能障碍，智力低下、痴呆、昏迷等。

2）淋巴细胞间质性肺炎：是气管、支气管上皮结节性淋巴结增殖，慢性间质性过程，肺泡破裂，临床表现为呼吸困难、缺氧、肺部可闻及啰音。

3）肿瘤：约 2% 的患儿合并恶性病变，如非霍奇金淋巴瘤、多发性软组织瘤等。

【辅助检查】

1. 病原学初筛试验是血清或尿的酶联免疫吸附试验；蛋白印迹试验或免疫荧光检测试验为确认试验；18 个月内儿童不适宜采用病毒抗体检查；感染后 1 ～ 2 周可检出病毒核心抗原 P24，PCR 或连接酶链反应（LCR）技术可检出微量病毒核酸。

2. 免疫缺陷血淋巴细胞亚群显示 CD4+/CD8+ 倒置，自然杀伤细胞活性降低，皮肤迟发型变态反应减退或消失，抗淋巴细胞抗体和抗精子抗体、抗核抗体阳性。$β_2$ 微球蛋白增高，尿中新蝶呤升高。

【治疗原则】

1. 抗病毒治疗

（1）核苷类反转录酶抑制剂：包括齐多夫定（zidovudine，AZT）、二脱氧肌苷（DDI）、拉米夫定（lamivudine，STC）和司他夫定（stavudius，d4T），选择性与HIV反转录酶结合，渗入DNA链中，使DNA链合成中止，抑制HIV的复制和转录。

（2）非核苷类反转录酶抑制剂：包括奈韦拉平（nevirapine，NVP）、地拉韦啶（delavirdine，DLR），作用于HIV反转录酶的位点，使其失去活性，抑制HIV复制。

（3）蛋白酶抑制剂：包括沙奎那韦（saquinavir）、茚地那韦（indinavir，IDV）、奈非那韦（nelfinavir）和利托那韦（ritonavir），抑制蛋白酶，阻断HIV复制和成熟过程中必需的蛋白质合成，抑制HIV的复制。

2．免疫学治疗　IL-2与抗病毒药物联合可改善患儿的免疫功能，IL-12可增强免疫细胞杀伤被HIV感染细胞的功能。

3．支持及对症治疗　抗感染、抗肿瘤、输血、营养支持，补充维生素 B_{12}、叶酸等。

> **科研小提示**
>
> 已确诊的 AIDS 患儿应转入指定医院接受治疗，提倡两种药物联合使用，药物最佳搭配仍待研究。

【常见护理诊断 / 问题】

1．有感染的危险　与机体免疫功能缺陷有关。

2．营养失调：低于机体需要量　与疾病消耗和感染有关。

3．恐惧　与 AIDS 病情重、治疗效果差、预后不良及担心受歧视有关。

4．社交孤立　与 AIDS 不易被社会接受有关。

5．知识缺乏：患儿及家长缺乏本病相关的护理知识。

【护理措施】

1．预防和控制感染　预防和控制感染是缓解患儿病情、减轻患儿痛苦、延长患儿生命的重要措施。

（1）保护性隔离，减少接触病原的机会，观察有无真菌或继发病毒感染。

（2）营养支持疗法。给予患儿富含维生素和锌的清淡、易消化饮食，不能进食的患儿可给予肠外营养，做好口腔护理，保持患儿口腔清洁、舒适。

（3）对于肺孢子菌感染的患儿，密切观察其呼吸频率、深度的变化，保持呼吸道通畅，给予吸氧、排痰，指导患儿放松，减少氧消耗。遵医嘱给予抗感染药。

（4）观察腹泻患儿肛周情况，有无表皮脱落或发炎。便后用温水清洗肛周皮肤，用软布擦干，涂凡士林防止糜烂。遵医嘱给予止泻剂。

2．密切观察病情

（1）观察患儿一般情况，包括精神状态、营养状况等。每周测量体重1～2次，每天测量生命体征2～4次。

（2）观察患儿皮肤、口腔和生殖道黏膜的情况，如有无皮肤斑丘疹、疱疹，口腔黏膜白斑、溃疡等。

（3）观察患儿呼吸道症状和痰液的情况，如有无咳嗽、咳痰、胸痛等。

（4）观察患儿神经系统症状，如有无头痛、呕吐、意识障碍等。

（5）观察患儿有无感染、腹泻等。

3．用药护理　齐多夫定等抗病毒药物的毒副作用较强，有30%的患儿不能耐受其骨髓抑制、头痛、恶心等反应；IL-2、干扰素、胸腺刺激素等虽可改善免疫功能，但需观察其药物副作用。

4．生活护理　保持皮肤清洁、干燥，及时翻身、按摩，避免压疮。轻症患儿可户外活动，

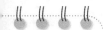

重症患儿需限制活动或卧床休息。患儿如有意识障碍，应注意安全，防止坠床等意外伤害。

5．心理护理　给予患儿及家长更多的帮助和同情，满足合理要求，鼓励面对现实，解除其孤独、恐惧和压抑的不良情绪，使其配合治疗。

6．健康教育　开展 AIDS 的宣传教育和综合治理，了解其病因、感染途径、自我防护措施、性教育等。防止医源性感染，避免血液传播，严格管理血源，安全、合理使用血制品，注意无菌操作原则，如对手术、精液提供者进行筛查，慎用血制品及生物制品。建立 AIDS 监测网络，加强高危人群监测、检疫等。

儿童 AIDS 的预防应特别注意以下几点：

（1）普及艾滋病知识，减少育龄期女性感染 HIV。

（2）HIV 感染者应该避免妊娠，对于 HIV 感染或 AIDS 孕妇应规劝其终止妊娠或尽量进行剖宫产。

（3）HIV 抗体阳性母亲应服用齐多夫定（zidovudine，AZT），以降低母婴传播的概率。

第三节　风　湿　热

案例 14-2

　　患儿，女，7 岁，因"低热 2 周，游走性关节肿痛 1 周"入院。患儿于半月前无明显原因出现发热，体温波动在 38～39℃，以上午发热为主，无咳嗽、呕吐、腹泻等，伴有精神不振、易出汗，有时腹痛，以脐周为多，反复发作；近期出现胸闷、心慌、乏力明显。4 周前曾患扁桃体炎。查体：T 38.4℃，HR 120 次/分，R 30 次/分，神清，皮肤苍白，躯干部可见环形红斑；咽部充血，扁桃体Ⅱ度肿大，两肺无异常；颈部浅表淋巴结轻度肿大，肝、脾肋下未及；膝、肘、腕关节游走性疼痛，肿胀；主动脉瓣可闻及舒张期杂音。辅助检查结果：WBC $12×10^9$/L，ASO 800U，血沉 30 mm/h，CRP（+）。心电图示：P-R 间期延长。

　　请回答：

　　1. 该患儿最可能的临床诊断及依据是什么？

　　2. 该患儿主要的护理诊断是什么？

　　3. 该患儿主要的护理措施有哪些？

风湿热（rheumatic fever）是常见的风湿性疾病，主要累及心脏和关节，皮肤、血管、神经系统等亦可累及，主要表现为心脏炎、游走性关节炎、发热、皮疹、皮下结节、舞蹈病等，心脏损害最为严重。急性期可危及患儿生命，反复发作可致永久性心瓣膜病变。好发年龄为 6～15 岁，冬春季节多见，无性别差异。

【病因及发病机制】

风湿热与 A 组 β 型溶血性链球菌咽峡炎感染密切相关，0.3%～3% 罹患链球菌性咽炎后的患儿于 2～4 周后发生风湿热。风湿热发病的主要机制是机体抗链球菌免疫反应与组织器官发生免疫交叉反应，循环免疫复合物沉积于心肌、心瓣膜、关节滑膜等产生炎性病变，导致组织器官损害。

患儿淋巴细胞对链球菌抗原的增殖反应增强、T 淋巴细胞对心肌细胞的损害、淋巴细胞母细胞化和增殖反应降低、扁桃体单核细胞对链球菌抗原的免疫反应异常、遗传等均与本病发生有关。

【病理生理】

病理过程可分为渗出、增生和硬化三期，但各期病变可同时存在。

1.急性渗出期　受累部位如心脏、关节、皮肤等出现结缔组织变性和水肿，淋巴细胞和浆细胞浸润；心包膜纤维素性渗出，关节腔内浆液性渗出。本期持续约1个月。

2.增生期　特点为风湿小体或风湿性肉芽肿的形成。好发部位为心肌、心内膜、心外膜、关节处皮下组织和腱鞘，是诊断风湿热的病理依据，表示风湿活动。本期持续3～4个月。

3.硬化期　风湿小体中央变性和坏死物质被吸收，炎症细胞减少，纤维组织增生和瘢痕形成。二尖瓣最常受累，其次为主动脉瓣。此期持续2～3个月。

【临床表现】

多数患儿发病前1～5周有链球菌咽峡炎病史，多呈急性起病，亦可为隐匿性进程。未经治疗的急性风湿热发作患儿病程＜6个月，未进行防治的患儿常反复发作。

1.一般表现　急性起病患儿发热在38～40℃，热型不一；隐匿性起病患儿仅为低热或无发热，伴有面色苍白、多汗、厌食、精神萎靡、关节疼痛等。

2.心脏损害　是儿童风湿热最重要的表现。

(1)心肌炎：患儿可无症状，重者可伴心力衰竭；心动过速与体温升高不成比例；可心律失常；心尖部可闻及轻度收缩期吹风样杂音，主动脉瓣区可闻及舒张中期杂音。

(2)心内膜炎：主要累及二尖瓣、主动脉瓣，造成关闭不全；急性期多为瓣膜充血、水肿，恢复期可逐渐消失，多次复发心瓣膜可形成永久性瘢痕，导致风湿性心瓣膜病。

(3)心包炎：积液量很少时可有心前区疼痛，心底部可闻及心包摩擦音。积液量多时可出现心包填塞的表现。患儿出现心包炎提示心脏炎严重，易发生心力衰竭。有5%～10%的初次发作风湿性心脏炎患儿发生充血性心力衰竭。

(4)关节炎：发生于50%～60%的患儿，典型病例为游走性多关节炎，主要累及膝、踝、肘、腕等大关节，表现为红、肿、热、痛和功能障碍。受累关节持续数日后自行消退，无畸形。

(5)舞蹈病：发生于3%～10%的患儿，表现为部分或全身肌肉无目的、不自主、不协调地快速运动，如挤眉弄眼、耸肩缩颈、语言障碍、细微动作不协调等，兴奋或注意力集中时症状加剧，入睡后消失。常在其他症状出现后数周至数月出现。少数患儿遗留神经精神后遗症，如性格改变、偏头痛等。

(6)皮肤症状：5%的患儿于肘、腕、踝、膝等关节伸侧出现坚硬、无痛的皮下结节，直径0.1～1cm，与皮肤不粘连，2～4周消退。四肢近端和躯干常见一过性边界明显、大小不等、中心苍白的环形或半环形淡红色红斑，时隐时现，可持续数周。

【辅助检查】

1.血液检查　白细胞增多，血沉增快、C反应蛋白增高、黏蛋白增高为疾病活动的重要标志。

2.血清抗链球菌溶血素O（ASO）测定　链球菌感染1周后80%患儿ASO滴度上升，2个月后逐渐下降。抗脱氧核糖核酸酶B（Anti-Dnase B）、抗链球菌激酶（ASK）、抗透明质酸酶（AH）测定阳性率可达95%。

【治疗原则】

1.一般治疗　卧床休息，根据患儿心脏受累程度和心功能状态决定卧床休息的时间；加强营养，补充维生素等。

2.抗链球菌感染　大剂量青霉素静脉滴注，持续2周。青霉素过敏者可用红霉素。

3.抗风湿热治疗　心肌炎早期使用糖皮质激素，疗程8～12周。无心肌炎者宜用阿司匹

随堂测 14-2

317

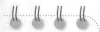

林，疗程 4 ~ 8 周。

4．对症治疗 充血性心力衰竭患儿给予大剂量静脉注射糖皮质激素，慎用或不用洋地黄制剂，以免洋地黄中毒。舞蹈病可用苯巴比妥、地西泮等镇静剂。

【护理评估】

1．健康史 询问患儿发病前有无上呼吸道感染的表现，有无发热、关节疼痛，是否伴有皮疹等，有无精神异常或不自主的动作表现；既往有无心脏病或关节炎病史；家庭居住的气候、环境条件如何，家族成员中有无该类疾病发生。

2．身体状况 测量生命体征，注意心率加快与体温升高是否成比例，听诊有无心音减弱、奔马律及心脏杂音；检查四肢大、小关节有无红、肿、热、痛表现，有无活动受限；有无皮疹，尤其应注意躯干和关节伸侧。同时了解心电图、辅助检查结果。

3．心理社会状况 因风湿热常反复发作，出现心脏损害，易导致慢性风湿性心脏病，严重影响患儿生命质量。评估家长有无焦虑，及其对该病的预后、预防、护理、药物副作用等知识的认识程度。对年长儿注意评估有无因长期休学产生的担忧，以及舞蹈症带来的自卑等。了解患儿家庭环境及家庭经济状况等。

【常见护理诊断/问题】

1．心输出量减少 与心脏受损有关。

2．疼痛 与关节受累有关。

3．体温过高 与感染的病原体毒素有关。

4．焦虑 与疾病反复发作有关。

【护理措施】

1．活动与休息 急性期卧床休息2周，活动量根据患儿心率、心音、呼吸等调节；轻度心肌炎的患儿绝对卧床4周，重症心肌炎的患儿绝对卧床6 ~ 12周，至急性症状消失、血沉接近正常可下床活动；心力衰竭患儿待心功能恢复仍需卧床3 ~ 4周；无心脏受累患儿需1个月，轻度心脏受累患儿需2 ~ 3个月，严重心肌炎伴心力衰竭患儿需6个月恢复至日常正常活动量。密切观察患儿病情变化，如出现呼吸急促、面色苍白、多汗、烦躁不安等心力衰竭的表现，立即处理。

2．减轻关节疼痛 热敷可缓解关节疼痛，避免寒冷、潮湿，注意保暖。避免关节受压，移动时动作轻柔，保持舒适体位。

3．维持体温正常 密切观察体温变化，高热时可给予物理降温和药物降温。

4．用药护理 遵医嘱给予抗风湿药物，有心力衰竭的患儿给予洋地黄制剂，对症治疗。注意观察阿司匹林、肾上腺糖皮质激素、洋地黄等药物的副作用。

5．饮食护理 给予营养丰富、易消化的食物，心力衰竭患者限制水、盐摄入量，详细记录液体出入量，保持排便通畅。

6．健康教育 讲解疾病的有关知识和护理要点，使家长学会观察病情、预防感染和防止疾病复发。

（1）关爱患儿，争取患儿及家长的合作，积极调整负性情绪，增强其战胜疾病的信心。

（2）积极锻炼身体，增强体质，预防上呼吸道感染；避免寒冷、潮湿。在疾病流行期，尽量少带儿童到公共场所。一旦发生链球菌感染，应及时彻底治疗。

（3）合理安排患儿的日常生活，避免剧烈活动。

（4）定期到医院门诊复查。预防首选长效青霉素120万U肌内注射，每月1次，持续5年，有条件者到25岁。风湿性心脏病的患儿宜终生采取药物预防。

知识链接 ∙∙∙➤

风湿热的预后

风湿热的预后主要决定于是否发展为风湿性心脏病和决定风湿性心脏病预后的主要因素如何，包括初发心脏炎的严重程度、是否复发和复发次数。急性期有轻度、中度二尖瓣反流的患儿约半数在恢复期杂音可完全消失，而主动脉瓣反流一旦出现，常持续存在。复发两次以上者风湿性心脏病发病率可高达 90%。一旦出现慢性风湿性心脏病，则可能合并房性心律失常、肺水肿、肺栓塞、感染性心内膜炎、血栓形成及体循环栓塞等心脏相关并发症，影响生存质量。多发性关节炎预后良好，不遗留畸形。舞蹈病如经抗风湿治疗及抗 GAS 预防治疗后，预后良好，症状经 4 ~ 10 周可自然痊愈，其风湿热复发率亦可由 50% 降至 10%。仅少数患者遗留神经精神症状。

第四节　幼年特发性关节炎

案例 14-3

患儿，女，3 岁，因持续高热 2 周余，伴皮疹 10 天入院。患儿 2 周前无明显原因出现发热，体温达到 39 ~ 40℃，发热时精神不振、食欲差、乏力，有时出现膝关节、踝关节疼痛，伴有关节肿胀，1 ~ 2 天后可自行消退，近 7 天发热时出现红色斑丘疹，大小不等，以胸背部多见，发热时膝关节疼痛加剧。查体：T 39.3℃，P 132 次 / 分，R 34 次 / 分。发育正常，营养良好，神清，呼吸急促，未见三四征，颈部淋巴结轻度肿大，关节活动正常，病理反射未引出。化验检查结果：WBC 22×10^9/L，L 14%，N 86%，RBC 3.5×10^{12}/L，PLT 414×10^9/L，HGB 100 g/L，血沉 96 mm/h，类风湿因子（RF）阴性，抗核抗体阳性，CRP 升高。

请回答：

1. 该患儿最可能的临床诊断及依据是什么？
2. 该患儿目前的护理重点是什么？

幼年特发性关节炎（juvenile idiopathic arthritis，JIA）是以慢性关节滑膜炎为特征的、全身性自身免疫性疾病，主要表现为长期不规则发热及关节肿痛，伴皮疹、肝脾大、淋巴结肿大，发病年龄多小于 16 岁，男孩多见于女孩。

【病因及发病机制】

病因尚未明确，可能与免疫遗传的易感性和外源性因素有关，外源性因素可能有感染、外伤及环境因素。

1. 免疫遗传因素　许多证据表明遗传因素在 JIA 发病中可发挥作用，如单卵双胎的儿童其疾病发生情况高度一致。有研究表明，JIA 患儿的一级亲属患自身免疫性疾病的概率远高于正常对照组。

2. 外源性因素　微生物感染、关节外伤和创伤，潮湿与气候变化等环境影响，以及心理刺激等均可成为本病的诱因。

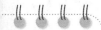

科研小提示

幼年特发性关节炎发病机制据推测可能与感染有关，如细菌、病毒、支原体和衣原体感染等，但还不能证实其是直接原因，部分患儿血清和关节滑液中存在类风湿因子和抗核抗体，需要进一步深入进行相关功能基因组学和遗传学的研究。

【病理生理】

关节的病变以慢性非化脓性滑膜炎为特征，受累滑膜的绒毛肥大，滑膜细胞增生；滑膜下组织充血水肿，通常有大量血管内皮细胞增生以及淋巴细胞和浆细胞浸润，从而导致血管翳形成及关节软骨出现进行性侵蚀和破坏。皮疹是 JIA 的重要特征之一，其病理学改变为皮下组织的毛细血管和小静脉周围的淋巴细胞浸润。在主要腔隙结构的浆膜层表面可发生非特异性纤维素性浆膜炎，临床表现为疼痛、浆膜腔渗出和积液。

知识链接

血管翳

病变晚期，滑膜细胞增生，滑膜增厚。增生的滑膜细胞有 A 型、B 型细胞，但以 A 型细胞为主，形成许多绒毛样突起，突向关节腔内，或侵入到软骨和软骨下的骨质。这种绒毛样突起就是血管翳。血管翳具有很强的破坏性，是造成关节破坏、关节畸形和功能障碍的病理基础。

【临床表现】

1. 全身型 约占 20%，幼年期多见。发热呈弛张热型，持续数周至数月，体温高达 40℃以上。约 95% 的患儿出现一过性淡红色斑点或环形红斑皮疹，分布于躯干及四肢近侧，可有瘙痒。多数患儿出现一过性关节炎，约 25% 的患儿最终转变为慢性多关节炎，导致关节畸形。约 85% 的患儿有肝、脾大及淋巴结肿大。偶有中枢神经系统症状，长期反复发作可致发育延迟。

2. 多关节型 占 30% ~ 40%，病变关节在 5 个以上，女孩多见，先累及膝、踝、肘、腕等大关节，呈对称性，表现为关节肿、痛。随病情进展逐渐累及指、趾等小关节，表现为晨僵及梭形肿胀；疾病晚期最终发生关节强直变形，影响关节运动功能。

3. 少关节型 占 40% ~ 50%，病变关节在 4 个以内，主要累及膝、踝、肘、腕等大关节，呈非对称性。分为两个亚型，Ⅰ型以幼年女孩多见，虽有反复慢性关节炎，但较少发生后遗症。约半数发生单侧或双侧慢性虹膜睫状体炎，后期可致永久性视力障碍甚至失明。Ⅱ型以男孩多见，好发年龄一般在 8 岁以后，累及膝、踝等下肢大关节。部分患儿发生自限性虹膜睫状体炎，少有永久性视力损害。

【辅助检查】

1. 血液检查 轻度或中度贫血，多数患儿白细胞和中性粒细胞增高，血沉加快，C 反应蛋白增高。

2. 免疫检查 免疫球蛋白 IgG、IgM、IgA 均增高，部分患儿类风湿因子和抗核抗体阳性。

3. X 线检查 早期可见关节附近软组织肿胀，晚期可见骨质疏松、关节腔狭窄、关节面融合、关节半脱位。

【治疗原则】

1．一般治疗 控制病变活动度，减轻或消除关节疼痛和肿胀，预防感染和关节炎症，预防关节功能不全和残疾，恢复关节功能和生活与劳动能力。可采用理疗方法保持关节活动和肌力强度。待病情好转后鼓励患儿进行功能锻炼，减轻关节强直和软组织挛缩，根据病情选择功能锻炼的方式或夹板固定等手段防止或校正残疾。

2．药物治疗 应用非甾体类抗炎药（阿司匹林、萘普生、布洛芬等）、免疫抑制剂、肾上腺糖皮质激素等。

【常见护理诊断 / 问题】

1．体温过高 与非化脓性炎症有关。

2．疼痛 与关节炎症和肿胀有关。

3．躯体活动障碍 与关节疼痛、畸形有关。

4．焦虑 与发生关节强直畸形有关。

5．潜在并发症：药物副作用。

【护理措施】

1．维持体温正常 密切观察体温变化，高热时给予物理降温和药物降温，保持皮肤清洁、干燥，更换衣服，及时擦干汗液，防止受凉。观察有无脱水征，有无皮疹、眼部受损及心功能不全的表现。补充水分，给予高蛋白质、高热量、高维生素、易消化的饮食。

2．减轻关节疼痛 急性期卧床休息，维持关节功能体位，注意观察关节症状。用夹板、沙袋固定患肢于舒适位置。

3．用药护理 非甾体类抗炎药常见副作用有胃肠道反应和凝血功能异常，以及对肝、肾、神经系统的损害，长期用药应每隔 2 ～ 3 个月随访血常规和肝肾功能。

4．康复锻炼 急性期热敷能减轻关节的炎症和疼痛，指导患儿放松、分散注意力的方法，控制疼痛，促进舒适和运动。急性期过后应尽早康复锻炼，帮助患儿被动训练和按摩，指导患儿治疗性运动，如游泳、踢球等，鼓励患儿进行适宜的日常活动，恢复关节功能，防止畸形。

5．心理护理 肢体功能的限制会影响社会活动，增加患儿的社会隔离，由此引发很多心理问题，如易激动、敌视、沟通不畅等。关心患儿，多与患儿及其家长沟通，了解病情，给予精神和情感支持，增强其战胜疾病的信心，帮助患儿克服因疾病造成的自卑心理。

6．健康教育 指导父母不要过度保护患儿，鼓励患儿参加正常的活动和学习，促进其身心健康发展。避免引发本病的诱因，如寒冷、潮湿、疲劳、营养不良、外伤、精神因素等，介绍本病的治疗进展和有关康复的信息等。

随堂测 14-3

第五节　过敏性紫癜

案例 14-4

患儿，女，8 岁，因"双下肢皮疹 10 天，水肿 5 天，腹痛 1 天"入院，2 周前有上呼吸道感染病史。查体：体温 36.9℃，脉搏 82 次 / 分，呼吸 18 次 / 分，体重 24 kg。神志清，双下肢皮肤可见紫红色斑丘疹，高出皮肤，压之不褪色，呈对称分布；两肺呼吸音清，心音有力，腹软，脐周围有轻度压痛，双下肢轻度凹陷性水肿。辅助检查：WBC 18×10^9/L，N 72%，PLT 412×10^9/L。尿蛋白（+），红细胞（++），白细胞（++）。

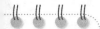

案例 14-4（续）

请回答：

1. 该患儿最可能的临床诊断及依据是什么？
2. 目前对该患儿的护理重点是什么？

过敏性紫癜（anaphylactoid purpura）是以全身小血管炎为主要病变的血管炎综合征，主要表现为血小板不减少性紫癜，伴关节肿痛、腹痛、消化道出血、血尿和蛋白尿等，以学龄期儿童多见，男孩多于女孩，四季均有发病，以春秋季多见。

【病因及发病机制】

本病的病因尚不清楚，少数患儿与食物（鱼虾、蛋、乳类等）、药物（磺胺类、抗生素等）、感染（细菌、病毒、寄生虫等）、花粉、预防接种、虫咬等过敏原导致机体产生变态反应有关，大多数患儿查不到接触的过敏原。研究表明，患者体内辅助性T淋巴细胞及B淋巴细胞活性增强，产生IgA免疫复合物沉积于小血管壁而导致广泛的血管炎。

【病理生理】

基本病理变化为广泛的急性、无菌性小血管炎，以毛细血管为主，亦可波及小动脉和小静脉。血管壁可见灶性坏死，纤维沉积，中性粒细胞浸润，周围散在核碎片。间质水肿，有浆液性渗出，同时可见渗出的红细胞。内皮细胞肿胀，可有血栓形成。病变累及皮肤、肾、关节和胃肠道，少数累及心、肺等器官。

【临床表现】

发病多急骤，发病前1～3周常有上呼吸道感染史，伴低热、乏力、食欲减退等全身症状。

1. 皮肤紫癜 常为首发症状，多见于下肢远端伸侧、踝关节等负重部位，其次见于臀部，躯干部少见。皮损对称分布，成批出现，容易复发，初起为针头至黄豆大小瘀点、瘀斑或荨麻疹样皮疹，高出皮肤，压之不褪色，开始呈紫红色，数日后转为暗紫色，最终呈棕褐色消退。少数患儿皮损部位可融合形成出血性水疱、坏死。皮肤紫癜一般在4～6周后消退，部分患儿间隔数周、数月后再次复发。

2. 消化道症状 大部分患儿可出现消化道症状，腹痛常位于脐周或下腹部，伴恶心、呕吐，部分患儿出现血便，少见肠套叠、肠穿孔或肠梗阻等。

3. 肾脏症状 30%～60%患儿出现肾损害，可出现血尿、蛋白尿及管型，伴血压升高和水肿。患儿是否出现肾损害及其程度将决定其远期预后。

4. 关节症状 少数患儿出现关节疼痛或关节炎，常累及膝、踝、肘、腕等大关节，多数患儿数日内关节症状消失，无关节畸形。

5. 其他 偶见中枢神经系统症状，如昏迷、蛛网膜下腔出血等。极少数患儿出现鼻出血、肺出血、肺炎、心肌炎等。

【辅助检查】

1. 实验室检查 血小板计数正常或升高；白细胞计数正常或增高，伴核左移；出血时间和凝血时间正常，血块退缩试验正常，部分患儿毛细血管脆性试验阳性；血沉可增快；急性期血清IgA、IgM升高；粪便隐血试验可阳性；肾受损可出现血尿、蛋白尿、管型尿。

2. 影像学检查 早期X线仅显示软组织肿胀，关节周围骨质疏松，关节附近呈现骨膜炎。晚期可见关节面破坏，以手腕关节多见。腹部超声检查有利于早期诊断肠套叠。

知识链接

过敏性紫癜的诊断标准

1. 皮肤紫癜　分批出现的可触性紫癜，或下肢明显的瘀点，无血小板减少。

2. 腹痛　急性弥漫性腹痛，可出现肠套叠或胃肠道出血。

3. 组织学检查　以 IgA 免疫复合物沉积为主的白细胞碎裂性血管炎，或以 IgA 沉积为主的增殖性肾小球肾炎。

4. 关节炎或关节痛　①关节炎：急性关节肿胀或疼痛，伴有活动受限；②关节痛：急性关节疼痛，不伴有关节肿胀或活动受限。

5. 肾脏受累　①蛋白尿：> 0.3 g/24 h，或晨尿样本白蛋白肌酐比 > 30 mmol/mg。②血尿，红细胞管型：每高倍镜视野红细胞 > 3 个，或尿潜血 ≥ 2+，或尿沉渣见红细胞管型。

注：其中第 1 项为必要条件，加上 2 ~ 5 中的至少一项即可诊断为 HSP；非典型病例，尤其在皮疹出现之前已出现其他系统症状时易误诊，须注意鉴别诊断。

【治疗原则】

急性期卧床休息，寻找和避免各种过敏原；应用肾上腺糖皮质激素和免疫抑制剂缓解症状；应用阿司匹林等阻止血小板聚集和血栓形成；对症支持治疗。

1. 一般治疗　卧床休息，积极寻找和去除致病因素，如控制感染等。

2. 肾上腺皮质激素和免疫抑制剂　泼尼松每日 1 ~ 2 mg/kg，分次口服，症状缓解后即可停药。重症过敏性紫癜肾炎可加用免疫抑制剂如环磷酰胺等。

3. 抗凝治疗　应用抗血小板聚集和抗血栓形成的药物，阿司匹林每日 3 ~ 5 mg/kg；双嘧达莫（潘生丁）每日 3 ~ 5 mg/kg，分次服用。以过敏性紫癜性肾炎为主要病变时，可选用肝素治疗。

4. 对症治疗　出血患儿应卧床休息，给予镇静剂；有消化道症状时限制粗糙饮食，有大量出血时要考虑输血并禁食；抗组胺药及钙剂等可减轻过敏反应强度，恢复毛细血管内壁完整性，缓解部分患儿的腹痛症状。

科研小提示

过敏性紫癜在临床上缺乏特异性的检查手段，主要依靠患儿症状及体征来诊断。目前国内外尚无统一性及特异性的治疗方案，病情轻者多以对症治疗为主，病情严重者多采用激素进行个体化治疗。相关的治疗方案还需大样本以及循证医学验证。

【常见护理诊断/问题】

1. 皮肤完整性受损　与血管炎有关。

2. 疼痛　与关节肿痛、肠道炎症有关。

3. 潜在并发症：消化道出血、紫癜性肾炎。

4. 知识缺乏：患儿及家长缺乏本病相关的护理知识。

【护理措施】

1. 维持皮肤完整性　观察并记录皮疹形态、颜色、分布，是否反复等，保持皮肤清洁，避免患儿擦伤、抓伤，如有破溃及时处理，防止出血和感染。患儿衣服宽松、柔软、清洁、干燥。避免接触可能的各种致敏原，同时按医嘱使用止血药、脱敏药等。

2. 缓解关节疼痛 观察患儿关节疼痛及肿胀的程度，选择合适体位，保持关节功能位置。可采用放松、娱乐等方法减轻疼痛。按医嘱使用肾上腺皮质激素，以缓解关节疼痛和解除痉挛性腹痛。

3. 密切观察病情 观察有无腹痛等消化道症状，并及时给予处理，有消化道出血时，应卧床休息，限制饮食，给予无渣流食，出血量大时应禁食。观察尿量、尿色，定期做尿常规检查。若有血尿和蛋白尿，提示紫癜性肾炎，按肾炎护理。

4. 肾炎的护理 为患儿提供优质的病房环境，急性期卧床休息，能减少刺激，增加肾血流量和尿量，减轻水肿，减少蛋白尿，当症状好转后可适当下床活动；制订合理的饮食计划，患病初期暂禁食动物蛋白，如鱼虾、蛋类、牛奶等，进食营养丰富且易消化、高维生素的少渣饮食，限制食盐的摄入量，每日小于 3 g，水的摄入量每日小于 1500 ml。

5. 健康教育

（1）本病易反复发作，并发多器官系统损害，患儿及家长易出现焦虑、痛苦等反应，需为其做好解释工作，帮助其建立战胜疾病的信心。

（2）近年来研究表明，A 组溶血性链球菌感染是导致过敏性紫癜的重要原因，本病以春、秋季好发，故应在春、秋季节向儿童及家长宣传预防感染的重要性，避免到人群集中的公共场所，防止受凉。

（3）指导患儿和家长观察病情，合理饮食，避免接触各种过敏原，遵医嘱应用药物，定期复诊。本病多数患儿预后良好，少数会出现肾功能不全。

随堂测 14-4

第六节　皮肤黏膜淋巴结综合征

案例 14-5

　　患儿，女，2 岁，5 天前出现发热，体温高达 40℃，伴皮疹，给予抗生素治疗无效。查体：T 40.0℃，P 140 次 / 分，R 50 次 / 分。发育正常，营养良好，神志清，全身皮肤可见淡红色斑丘疹，压之褪色，躯干部多见；左颈旁可触及数个肿大淋巴结，如花生米大小；结膜充血，口唇干燥、皲裂，口腔黏膜充血，"草莓舌"，咽明显充血，双肺呼吸音粗，心音有力；四肢活动正常，关节无肿痛，手足弥漫性红肿，手指、脚趾肿胀，拒触，触之有发硬的感觉，部分指（趾）有膜状脱皮。辅助检查结果：WBC 18×10^9/L，N 83%，ESR 110 mm/h，CRP 280 mg/L。心电图示窦性心动过速，ST 段压低、T 波稍低平；心脏彩色多普勒超声示右冠状动脉入口处内径约 4.5 mm，左冠状动脉内径 3.5 mm。

　　请回答：

　　1. 该患儿最可能的临床诊断是什么？

　　2. 该患儿目前主要的护理诊断和护理措施是什么？

皮肤黏膜淋巴结综合征（mucocutaneous lymph node syndrome，MCLS）又称川崎病（Kawasaki disease，KD），是一种以全身中、小动脉炎性病变为主要病理改变的急性发热出疹性疾病，主要表现为急性发热、皮肤黏膜病损和淋巴结肿大。该病由日本川崎富作医生于1967 年首次发现，有 15% ～ 20% 未经治疗的患儿发生冠状动脉损害，后者是本病最严重的并

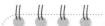

发症。本病高发年龄为 5 岁以下婴幼儿，男孩多于女孩，四季均可发病。

【病因及发病机制】

病因尚不明确，有资料表明，反转录病毒、丙酸杆菌（短棒菌苗）、链球菌、葡萄球菌、支原体等病原体与本病有关，但均未得到证实。发病机制尚不清楚，目前认为川崎病是易患宿主对多种病原体感染触发的一种免疫介导的全身性血管炎。

【病理生理】

本病病理变化为全身性血管炎，好发于冠状动脉。病理过程可分为四期，以冠状动脉为例，各期变化如下。

Ⅰ期：1 ～ 9 天，小动脉周围炎症，冠状动脉主要分支血管壁上的小营养动脉和静脉受到侵犯，心包、心肌间质及心内膜炎症浸润。

Ⅱ期：12 ～ 25 天，冠状动脉主要分支全层血管炎，血管内皮水肿、血管壁平滑肌层及外膜炎性细胞浸润。弹力纤维和肌层断裂，可形成血栓和动脉瘤。

Ⅲ期：28 ～ 31 天，动脉炎症逐渐消退，血栓和肉芽形成，纤维组织增生，内膜明显增厚，导致冠状动脉部分或完全阻塞。

Ⅳ期：数月至数年，病变逐渐愈合，心肌瘢痕形成，阻塞的动脉可能再通。

【临床表现】

1．主要表现

（1）发热：常见持续性发热 1 ～ 2 周以上，39 ～ 40℃，呈稽留热或弛张热型，抗生素治疗无效。

（2）皮肤表现：发热 2 ～ 3 天可出现向心性、多形性红斑和猩红热样皮疹，无疱疹及结痂，1 周后消退。急性期手足硬性水肿，手掌和足底潮红，掌跖红斑，指、趾关节呈梭形肿胀；恢复期指、趾端甲床皮肤交界处出现膜状脱皮，重者指（趾）甲脱落。20% 的患儿可出现会阴、肛周皮肤潮红、脱屑。接种过卡介苗的部位再现红斑或硬肿。

（3）黏膜表现：起病 3 ～ 4 天出现双侧球结合膜充血，无脓性分泌物，热退后消散。口唇潮红、皲裂或出血，口腔黏膜充血，舌乳头充血、突起呈"草莓舌"。咽部充血，扁桃体可肿大或渗出。

（4）颈淋巴结肿大：发热 3 天内出现颈部淋巴结肿大，质硬、有压痛，表面不红，无化脓，热退时消散。

2．心脏受累表现　可于 1 ～ 6 周出现心肌炎、心包炎和心内膜炎等，发生冠状动脉瘤或狭窄者，可无临床表现，少数有心肌梗死表现。冠状动脉损害多发生于病程 2 ～ 4 周，也可见于疾病恢复期。心肌梗死和冠状动脉瘤破裂可致心源性休克甚至猝死。

‖ 知识链接 ▸---▶

川崎病并发冠状动脉瘤（CAA）的高危因素

了解川崎病并发冠状动脉瘤的高危因素，早期预测冠状动脉损害发生的可能性，尽早治疗和干预，以避免严重心血管疾病并发症的发生。川崎病并发冠状动脉瘤的高危因素有：①男性，年龄 > 1 岁；②热程大于 16 天或反复发热；③白细胞 > 30×10⁹/L；④血沉和 C 反应蛋白增加大于 30 天；⑤血沉和 C 反应蛋白反复增加；⑥心电图异常，表现为Ⅱ、Ⅲ、aVF 导联和（或）心前区导联异常 Q 波；⑦有心肌梗死症状和体征。

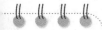

3．其他表现 可有间质性肺炎、无菌性脑膜炎、腹痛、肝大、黄疸等，以及关节疼痛和肿胀。

【辅助检查】

1．血液检查 50%的患儿出现贫血，急性期白细胞计数和中性粒细胞升高，伴核左移，第2周血小板升高。血沉明显增快，C反应蛋白和免疫球蛋白升高，为炎性活动指标。

2．免疫学检查 血清 IgG、IgM、IgA、IgE 和血循环免疫复合物升高，总补体升高。

3．心电图 心电图可见 ST 段和 T 波改变、P-R 间期和 Q-T 间期延长。

4．超声心动图 50%的患儿超声心动图可见心血管病变，如心包积液、冠状动脉扩张或动脉瘤。急性期和亚急性期患儿每周做 1 次超声心动图，是监测冠状动脉瘤的可靠的无创检查方法。

5．冠状动脉造影 是观察和诊断冠状动脉病变的准确方法，可确定冠状动脉瘤的部位、类型和分级，以指导治疗。

【治疗原则】

1．阿司匹林 剂量为 30 ～ 100 mg/（kg·d），分 3 ～ 4 次，连续 14 天。如有冠状动脉病变，根据血小板调整剂量、疗程，直至冠状动脉病变恢复正常。

2．丙种球蛋白 静脉注射丙种球蛋白可明显降低急性期冠状动脉病变的发生率，对已形成的冠状动脉瘤可使其早期退缩，剂量为 1 ～ 2 g/kg，8 ～ 12 h 静脉滴注，宜于发病早期应用。

3．肾上腺糖皮质激素 静脉注射丙种球蛋白无效者可考虑使用肾上腺糖皮质激素，后者有较强的抗炎作用，可缓解症状。也可与阿司匹林和双嘧达莫合并使用，剂量为每日 2 mg/kg，使用 2 ～ 4 周。

4．其他治疗 根据病情可给予对症支持治疗，如抗血小板聚集、补充液体、保肝、控制心力衰竭、心肌梗死时积极溶栓治疗等。

随堂测 14-5

科研小提示

中医、西医对于川崎病血管损伤的发病机制均有不同的认识，近年来一些学者采用中西医结合的方法治疗本病，标本兼治，效果显著。由于该病临床例数限制，尚缺乏系统研究，未来可以在此方面进行深入探讨，为临床治疗和护理川崎病血管损伤提供新方法。

【常见护理诊断 / 问题】

1．**体温过高** 与感染、免疫反应等因素有关。

2．**皮肤完整性受损** 与小血管炎有关。

3．**口腔黏膜受损** 与小血管炎有关。

4．**潜在并发症**：心肌梗死、冠状动脉瘤破裂。

5．**知识缺乏**：患儿及家长缺乏本病相关的护理知识。

【护理措施】

1．维持体温正常 急性期绝对卧床休息，保持病室适宜的温、湿度。监测体温变化，观察热型及伴随症状，及时采取必要的降温措施。

2．用药护理 遵医嘱用药，阿司匹林可阻碍血小板聚集，减轻冠状动脉病变，必须与免疫球蛋白联合应用才能达到抗炎作用，伴发冠状动脉瘤的患儿应延长阿司匹林的使用时间。应用阿司匹林的患儿应注意观察有无出血倾向，应用丙种球蛋白的患儿应注意观察有无发生过敏反应。应用丙种球蛋白的患儿 9 个月内不宜进行风疹、麻疹、腮腺炎等疫苗的预防接种。

3．皮肤黏膜护理 选择质地柔软的衣被，保持皮肤清洁，便后清洗臀部，剪短指甲，避免抓伤和擦伤。半脱的痂皮用消毒剪刀剪除，切忌强行撕脱，防止结痂部位出血和感染。保持口腔清洁，观察口腔黏膜破损情况，口腔护理每日 2～3 次，防止口腔感染。口唇干裂者涂润唇膏，禁食生、辛、硬的食物。保持眼部清洁，每日用生理盐水洗眼 1～2 次，可涂眼膏。

4. 病情观察　密切监测患儿有无心血管损害的表现，如精神状态、心脏检查等，定期检测心电图、超声心动图等，根据心血管损害的不同程度采取相应的护理措施。

5. 饮食护理　给予清淡、易消化、营养丰富的流质或半流质饮食，鼓励患儿多饮水，必要时静脉补液。

6. 心理护理　家长易因患儿的心脏损害及猝死危险产生紧张不安等心理，应给予心理支持和精神安慰，减少各种不良刺激。

7. 健康教育　指导家长观察病情，定期带患儿复查。无冠状动脉损害的患儿于出院后 1、3、6、12 个月进行全面体格检查 1 次；有冠状动脉损害的患儿长期密切随访，每 3～6 个月做 1 次超声心动图。

小　结

　　原发性免疫缺陷病是机体免疫功能障碍的一组综合征，临床以反复发生严重的感染为主要特征，伴有免疫监视和免疫稳定功能异常，出现自身免疫性疾病、过敏性疾病和恶性肿瘤。预防感染是本病护理的重点，包括隔离患儿、监测病情、耳部护理和生活护理。

　　获得性免疫缺陷综合征（艾滋病，AIDS）是由人类免疫缺陷病毒引起的一种传播迅速、病死率极高的感染性疾病。一般表现为发热、体重下降、疲乏无力、感染、全身浅表淋巴结肿大、生长发育障碍。典型表现主要是反复或持续的感染。主要治疗和护理措施：①抗病毒治疗和免疫学治疗；②预防和控制感染；③密切观察病情；④生活护理；⑤健康教育。

　　风湿热是一种与 A 组 β 型溶血性链球菌感染密切相关的自身免疫性疾病，临床表现为发热、心脏炎、游走性关节炎、皮下结节和环形红斑等。主要的护理措施：①急性期卧床休息；②减轻关节疼痛；③降低体温；④用药护理；⑤饮食指导；⑥健康教育。

　　过敏性紫癜是以全身小血管炎为主要病变的血管炎综合征，主要表现为非血小板减少性紫癜，伴关节肿痛、腹痛、消化道出血、血尿和蛋白尿等。主要的护理措施：①促进皮肤正常形态和功能的恢复；②缓解关节疼痛；③密切观察病情；④肾炎的护理；⑤健康教育。

 思考题

1. 简述防止风湿热发生心功能损害的护理措施。

2. 简述过敏性紫癜患儿皮肤紫癜的临床特点。

3. 患儿，女，40 个月。因"间断发热 9 天"入院，诊断"皮肤黏膜淋巴结综合征"。患儿经过治疗和相关检查，炎性指标较前好转，冠状动脉超声未见明显异常，病情平稳，准予出院。

请回答：

作为责任护士，应对该患儿及家长给予哪些出院指导？

（李　敏）

第十五章数字资源

内分泌系统疾病患儿的护理

第十五章

导学目标

通过本章内容的学习，学生应能够：

◆ **基本目标**

1. 列举内分泌疾病的分类。
2. 解释先天性甲状腺功能减退症、儿童 1 型糖尿病的发病机制。
3. 复述生长激素缺乏症、先天性甲状腺功能减退症、儿童期糖尿病的临床表现、治疗原则、护理诊断及护理措施。

◆ **发展目标**

1. 评估先天性甲状腺功能减退症、性早熟、儿童期糖尿病患儿，并为其制订护理计划。
2. 能够为儿童期糖尿病患儿进行健康教育。
3. 为长期甲状腺素治疗的先天性甲状腺功能减退症患儿进行用药指导。

◆ **思政目标**

1. 树立文化自信，培养家国情怀。
2. 提高职业素养，激发社会责任感。

第一节 概 述

内分泌系统是由人体内分泌腺和某些脏器中的内分泌组织所组成的一个体液调节系统。现代医学研究发现：内分泌系统与神经系统、免疫系统的联系日益紧密，构成神经 - 内分泌 - 免疫网络，调控生物功能，以保持机体代谢稳定，脏器功能协调，促进人体生长发育、性成熟和生殖等生命过程。内分泌是人体的一种特殊分泌方式，由多数内分泌细胞聚集形成经典的内分泌腺体，如垂体、甲状腺、甲状旁腺、胰岛、肾上腺和性腺等，共同组成传统的内分泌系统。除此之外，有一些非经典的内分泌组织器官，如心血管、肝、胃肠道、皮肤、免疫等，亦具有内分泌功能。

激素是由一系列高度分化的内分泌细胞所合成和分泌的化学信使，是一种参与细胞内外联系的内源性信息分子和调控分子，在血液或细胞之间传递信息。因某种原因使激素的合成、释放与调节及靶细胞的反应各环节出现异常时，均可导致内分泌疾病的发生。内分泌疾病包括两大类：①内分泌功能亢进，即激素分泌增多，如甲状腺功能亢进、性早熟等；②内分泌功能低下，即激素分泌不足，如甲状腺功能减低、生长激素缺乏等。

儿童的生长发育与内分泌系统的功能密切相关，内分泌功能障碍常可导致生长迟缓、性早熟、甲状腺疾病、糖尿病等，严重影响儿童的智能和体格发育，易造成残疾甚至死亡。因此，早发现、早诊断、合理治疗、加强护理是挽救患儿的关键。

第二节　生长激素缺乏症

生长激素缺乏症（growth hormone deficiency，GHD）是由于腺垂体合成和分泌生长激素（growth hormone，GH）部分或完全缺乏，或由于 GH 分子结构异常、受体缺陷等所致的生长发育障碍，致使儿童身高低于同年龄、同性别正常身高均数减 2 个标准差或在生长曲线第 3 百分位数以下。发生率为 20/10 万～25/10 万，男女比例为 3∶1。

案例 15-1A

患儿，男，12 岁，足月顺产，出生体重 2.6 kg，身长 50 cm，头围 32 cm，母乳喂养。自 1 岁起，生长发育速度减慢，每年低于 5 cm，明显低于同年龄、同性别儿童身高，但智力发育正常。查体：T 36.5℃，P 72 次/分，R 20 次/分，体型匀称，身高 112 cm，上下部量比例相等，神志清，心音有力，律齐，腹软，肝、脾未及。左手正斜位 X 线片：左手腕部骨化中心 8 个，尚无第二性征。

请回答：

1. 该患儿可能的诊断是什么？其诊断依据有哪些？
2. 做哪些检查有助于确诊？

【**病因**】

导致生长激素缺乏的原因有原发性、继发性和暂时性三种。

1. 原发性　又可分为遗传性生长激素缺乏和下丘脑-垂体功能障碍。后者包括垂体发育异常和下丘脑功能缺陷。遗传性生长激素缺乏常由于生长激素基因缺陷、垂体 Pit-1 转录因子缺陷所致。少数患儿的病因是 GH 分子结构异常、GH 受体缺陷或胰岛素样生长因子（IGF-1）受体缺陷。

2. 继发性　多为器质性，常继发于下丘脑、垂体或其他颅内肿瘤、感染、头颅创伤等。

3. 暂时性　由于不良刺激（如父母离异或遭受虐待）使儿童遭受精神创伤，长期情绪压抑，可引起暂时性 GH 分泌功能低下，当不良刺激消除后，这种功能障碍即可恢复。

【**发病机制**】

GH 是含 191 个氨基酸的肽类激素，由腺垂体前叶的生长激素细胞（嗜酸细胞）合成与分泌。GH 可直接发挥作用，亦可通过胰岛素样生长因子发挥作用。生长激素的释放受到下丘脑分泌的生长激素释放激素和生长激素释放抑制激素的调节。GH 的生理作用主要有：①促生长效应：促进人体各种组织细胞增大和增殖，使身高长高，骨骼、肌肉和各器官系统生长发育；②促代谢效应：促进蛋白质合成，对脂肪有降解作用。可减少外周组织对糖的利用，促进肝糖原分解，使血糖升高。当下丘脑和垂体功能障碍或靶细胞对生长激素无反应时，促生长效应下降，人体组织细胞增大和增殖减缓，身高增长缓慢，可造成生长落后。蛋白质合成减少，脂肪降解减少，患儿脂肪较多，脸型多圆而胖。

【临床表现】

1. 原发性生长激素缺乏症

(1) 生长障碍：患儿出生时的身高和体重均正常，1岁以后呈现生长缓慢，身高每年增长速度低于5 cm，但智力发育正常。随着年龄增长，其外观明显落后于实际年龄。身体各部比例正常，体型匀称，手足较小。

(2) 骨成熟延迟：出牙及囟门闭合延迟，由于下颌骨发育欠佳，恒齿排列不齐。骨化中心发育迟缓，骨龄小于实际年龄2岁以上。

(3) 青春发育期推迟：多数患儿至青春期，性器官不发育，第二性征缺如。

2. 继发性生长激素缺乏症 可发生于任何年龄，病后生长发育开始减慢并伴有原发疾病的相应症状。颅内肿瘤患者多有头痛、呕吐、视野缺损等颅内压增高和视神经受压迫的症状和体征。

【辅助检查】

1. 生长激素刺激试验 生长激素缺乏症的诊断依靠GH水平。正常人血清GH值很低，且呈脉冲式分泌，受各种因素影响，故随机采血测GH无诊断价值。临床上常采用GH刺激试验判断垂体分泌GH的功能。刺激试验分为生理性和药物性两种。生理性刺激试验包括运动试验和睡眠试验，多作为初筛检查。药物性刺激试验常用的药物有胰岛素、可乐定、L-多巴、精氨酸等。各种药物刺激反应途径不同，敏感性和特异性也有差异，故常用两种作用不同的药物进行刺激试验以辅助判断结果。一般认为两种刺激试验GH的峰值 < 10 µg/L 即为分泌功能不正常。GH峰值 < 5µg/L，为GH完全缺乏；GH峰值 5 ~ 10 µg/L，为GH部分缺乏。

2. IGF-1的测定 IGF-1主要以蛋白结合的形式即胰岛素样生长因子结合蛋白（IGFBPs）存在于血液循环中，其中以IGFBP-3为主，IGFBP-3有运送和调节IGF-1的功能，其合成也受GH-IGF轴的调控，因此，IGF-1和IGFBP-3都是检测该轴功能的指标。两者分泌模式与GH不同，呈非脉冲式分泌，较少出现昼夜波动，血中浓度稳定，其浓度在5岁以下儿童体内甚低，且随年龄及发育变化较大，到青春期达高峰。一般可作为5岁到青春发育期前儿童GHD的筛查手段。

3. X线检查 常用左手腕掌指骨片评定骨龄。GHD患儿骨龄落后于实际年龄2岁或2岁以上。

4. CT扫描或MRI检查 已确诊为GHD的患儿，根据需要选择头颅CT或MRI检查，以了解下丘脑-垂体有无器质性病变，尤其对检测肿瘤有重要意义。

5. 其他内分泌检查 如TSH、T_4以及促甲状腺素释放激素（TRH）刺激试验和促黄体生成素释放激素（LHRH）刺激试验，以判断下丘脑-垂体-甲状腺轴和性腺轴的功能。

6. 染色体检查 对身材矮小、具有体态发育异常的患儿应进行核型分析，排除常见的染色体疾病，如Turner综合征等。

案例 15-1B

该患儿临床诊断为原发性生长激素缺乏症，进一步检查发现患儿同时伴有性腺轴功能障碍。医生开医嘱予基因重组生长激素替代治疗。

请回答：

1. 如何告知患儿及家长此类药物的使用方法、副作用和随诊注意事项？

2. 列出主要的护理问题及制订针对该患儿的护理措施。

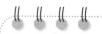

【治疗原则】

采用激素替代治疗。

1．GH替代治疗　人工合成的基因重组人生长激素（rhGH）已被广泛应用，大多采用0.1 U/（kg·d）每晚睡前皮下注射1次，或每周总剂量为6～7次注射的方案，持续治疗至骨骺愈合为止。

2．性激素治疗　对同时伴有性腺轴功能障碍的GHD患儿，在骨龄达12岁时即可开始用性激素治疗，以促使第二性征发育。男孩用长效庚酸睾酮，起始剂量25 mg，每月肌内注射1次，每3个月增加剂量25 mg，直至100 mg。女孩用妊马雌酮，剂量自0.3 mg/d起，逐渐增加，同时监测骨龄。

【护理评估】

1．健康史　详细询问患儿发病情况、出生史、喂养史；了解其出牙及囟门闭合的时间等；了解有无颅内外伤史，有无其他内分泌疾病史；是否按时接种疫苗；家庭成员是否有矮身材病史，如父母的身高、体重等。

2．身体状况　测量体重、身高，并与同年龄、同性别健康儿童正常标准相比较，观察其面容是否呈"娃娃脸"，是否头大而圆，测定患儿的智力水平等。了解各项辅助检查的结果及临床意义。

3．心理社会状况　评估家长及患儿对本病的认识程度，有无因形象产生自卑心理等。

【常见护理诊断/问题】

1．生长发育迟缓　与生长激素缺乏，影响身体发育有关。

2．长期低自尊　与生长发育迟缓，身材矮小有关。

【护理措施】

1．观察生长发育指标　定期监测儿童生长发育指标，如身高、体重等，观察骨骼系统发育情况。

2．合理用药，促进生长发育　教会家长或儿童皮下注射生长激素的技术，并且每日更换注射部位。生长激素替代疗法在骨骺愈合前均有效，第一年效果最佳，身高增长可达到10～12 cm，以后生长速度逐渐下降。治疗中应每3个月随访1次，检测甲状腺功能和空腹血糖等，及时发现治疗引起的甲状腺功能低下和代谢异常；检测血清IGF-1和IGFBP-3水平，评估rhGH治疗的疗效和安全性。若使用促合成代谢激素，应注意毒副作用，此类药物有一定的肝毒性和雄激素作用，有促使骨骺提前愈合而使身高过矮的可能，因此，需定期复查肝功能，严密随访骨龄发育情况。

3．心理护理　运用沟通交流技巧，与患儿及其家人建立良好的信任关系。鼓励患儿树立信心，坚持治疗，真实表达自己的情感和想法，克服自卑心理，正确看待自我形象的改变，树立正向的自我概念。提供其与他人及社会交往的机会，以适应社会，真正做到自强、自立。

4．健康教育　向患儿及家长解释疾病的有关知识。指导患儿及家长观察激素替代治疗的疗效及药物副反应，严格掌握药物的用法、用量，做好生长发育监测。

随堂测 15-1

第三节　性　早　熟

性早熟（precocious puberty，PP）是指性发育启动年龄显著提前，即女孩在8岁前，男孩在9岁前呈现性发育征象（包括生殖器官的形态、功能发育和第二性征的发育）。性早熟女孩多见，男女之比约为1：4。近年来，性早熟的发病率呈明显上升趋势，已成为儿童常见内分

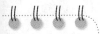
泌疾病之一，正受到医学界的广泛关注。

【病因】

性早熟的病因复杂多样，按照下丘脑 - 垂体 - 性腺轴（HPGA）功能是否提前启动，可分为中枢性性早熟和外周性性早熟两大类。

1. 中枢性性早熟　中枢性性早熟（central precocious puberty，CPP）又称真性性早熟，是由于下丘脑 - 垂体 - 性腺轴功能提前启动，下丘脑提前增加了促性腺激素释放激素（GnRH）的分泌和释放，从而激活性腺轴功能，导致性腺发育和分泌性激素，使内、外生殖器官发育和第二性征出现。CPP 又称为 GnRH 依赖性性早熟，其过程呈进行性发展，直至生殖系统发育成熟。主要包括：

（1）特发性性早熟（idiopathic precocious puberty，IPP）：也称体质性性早熟；是由下丘脑对性激素负反馈的敏感性下降，使促性腺激素释放激素过早分泌所致，是 CPP 最常见的原因，约 80% 的女孩和 40% 的男孩性早熟属于此种类型。

（2）继发性性早熟：源于中枢神经系统的器质性病变，如下丘脑肿瘤或占位性病变、中枢神经系统感染、外伤、先天发育异常等，男孩多见，约占男孩 CPP 的 60%。

2. 外周性性早熟　外周性性早熟（peripheral precocious puberty，PPP）又称假性性早熟，是由于性腺中枢以外的因素而产生的性激素增多，只有第二性征发育，而无生殖细胞同步成熟，无生育能力。常见的原因有性腺肿瘤、肾上腺肿瘤以及摄入含有性激素的药物、食物所致。

【发病机制】

正常性发育过程受下丘脑 - 垂体 - 性腺轴（HPGA）的控制，下丘脑以间歇性脉冲形式分泌促性腺激素释放激素（GnRH），刺激垂体前叶细胞分泌促性腺激素（Gn），包括黄体生成激素（LH）和卵泡刺激素（FSH），促使卵巢和睾丸发育，并分泌雌二醇或睾酮，这些激素组成了复杂的网络系统，调节人体性腺、性器官的发育以及生殖功能的成熟。目前认为青春期发动过程是分泌 GnRH 的神经元受多种细胞因子网络性激活的结果。青春期前分泌的 GnRH 少，以 FSH 增高为主，青春期发育（10 岁左右）时，GnRH 分泌增加，其分泌脉冲和分泌峰值在睡眠时逐渐增加，LH 和 FSH 分泌脉冲峰值亦在夜间增高，随后白天和夜间分泌均增加，且以 LH 增高为主。下丘脑发育成熟的早晚与遗传、营养、生长、应激、物理活动及疾病等有关。

【临床表现】

性早熟可开始于性发育前的任何年龄，性征发育的次序与正常青春期发育程序相同，但发育提前、速度加快。男孩先有睾丸、阴茎增大，继之面部有粉刺、声音低沉，喉结突出，汗腺、皮质腺增大，并可能发生第一次射精。女孩有乳房发育，阴毛、腋毛出现，月经初潮等。患儿身高、体重和骨骼成熟加快，但以骨龄加快最为明显，并有骨骺早期愈合。早期患儿身高较高，但成人后反而身材矮小。

【辅助检查】

1. GnRH 刺激试验　也称黄体生成素释放激素（LHRH）刺激试验。静脉注射 LHRH，于注射前（0 min）和注射后 30 min、60 min、90 min、120 min 分别采血，测定血清 LH 和 FSH。用放射免疫法测定时，LH 峰值在女童 > 12.0 U/L，在男童 > 25.0 U/L；用免疫化学发光法（ICMA）测定时，FSH 峰值 > 5.0 U/L 或 LH/FSH 峰值 > 0.6 ~ 1.0，可认为其性腺轴功能已启动，对鉴别中枢性与外周性性早熟具有重要意义。

2. 骨龄（bone age，BA）测定　骨龄是提示成熟度最简易、可信的诊断及治疗监测指标，根据手和腕部 X 线评定骨龄，判断骨骼发育是否提前。骨龄超过实际年龄 1 岁以上可视为提前。

3. 超声检查　经腹部超声观察子宫和卵巢形态是判断女孩性腺发育及探查卵巢肿瘤和囊肿的最佳手段。双侧卵巢增大是诊断特发性性早熟的重要依据之一，卵巢不大而子宫显著增大是诊断外源性假性性早熟的有力证据，从而间接推断 HPGA 是否启动。此外，超声检查对睾丸肿瘤诊断亦有重要意义。

4. CT 或 MRI 检查 对疑有颅内肿瘤或肾上腺皮质病变患儿应选择脑部或腹部扫描，以排除颅内占位性病变。

【治疗原则】

本病治疗依病因而定，中枢性性早熟的治疗目标：①减缓骨龄进展，逐渐使其与实际年龄相一致；②控制和减缓第二性征的成熟程度和速度，预防初潮早现，治疗潜在病因；③改善成人期最终身高，恢复其实际年龄下应有的心理行为。

1. 病因治疗 肿瘤引起者应通过手术摘除或进行化疗、放疗；甲状腺功能低下者给予甲状腺素治疗；先天性肾上腺皮质增生者采用皮质激素治疗。

2. 药物治疗

（1）促性腺激素释放激素类似物（GnRHa）：GnRHa 可有效抑制生长速率和骨龄增长，延缓骨骺闭合，除与性激素分泌受抑制有关外，还可能与下丘脑 GH-IGFI 轴受抑制有关。停药后下丘脑 - 垂体 - 性腺轴功能恢复正常。

（2）性腺激素：环丙氯地孕酮有较强的抗雄激素作用，与双氢睾酮竞争结合靶细胞受体而起拮抗作用。此外，还可反馈抑制垂体分泌促性腺激素，使性激素水平降低，性征消退。

【护理评估】

1. 健康史 详细询问发病史，了解近期生长发育情况，有无接触含雌激素的药物（如避孕药）、食品、化妆品；询问出生时身高、体重；是否按时接种疫苗；家庭成员是否有性早熟病史。

2. 身体状况 测量身高、体重，评估女童乳房发育分期，测量男童睾丸容量，注意阴茎长度。骨龄检查是否大于生理年龄，女孩卵巢是否发育，有无滤泡；了解 GnRH 兴奋试验、骨龄测定、超声检查、CT 或 MRI 检查等结果。

3. 心理社会状况 评估家长和患儿对本病相关知识的了解程度。了解家长有无焦虑和自责；了解患儿有无因自己体型、外表与周围小伙伴不同而产生自卑、恐惧和不安。

【常见护理诊断 / 问题】

1. 生长发育改变 与下丘脑 - 垂体 - 性腺轴功能失调有关。

2. 体象紊乱 与性早熟有关。

【护理措施】

1. 指导合理用药 促性腺激素释放激素类似物治疗可延缓骨骺愈合，应尽早使用，注意掌握用药剂量。告知药物的作用、副作用以及使用方法，避免随意停药。患儿使用 GnRHa 后会出现生长速率下降，当生长速率过度下降时，可考虑加用生长激素。另外，有些患儿还会出现局部反应（红斑、硬化、水肿）、头痛、乏力、潮红等副作用；部分女孩可出现首次注射后撤退性阴道出血，应告知家长及患儿不要惊慌。性腺激素（如达那唑）的副作用有声音粗、毛发增多及出现痤疮等。

2. 监测生长发育指标 一般宜每 3 ～ 6 个月监测性发育的状态、生长速率、身高、性器官发育、性激素水平。每年或每半年进行骨龄评估。根据患儿的性征发育情况、生长速率、骨龄变化、性激素水平等综合判断治疗效果。

3. 心理支持 与患儿沟通，鼓励患儿表达情感，帮助其正确面对自身的形象紊乱，树立正向的自我意识。

4. 健康教育 预防性早熟应从多方面着手，包括家庭、父母、社会等都应该对其提高认识。指导家长及儿童注意科学饮食，不要给儿童滥用滋补药品，饮食要注意营养均衡，不要偏食或过食，避免接触不健康的书刊、影视，以免影响儿童的身心健康。

随堂测 15-2

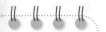

第四节　先天性甲状腺功能减退症

先天性甲状腺功能减退症（congenital hypothyroidism，CH），简称甲低，以往称克汀病或呆小病，是儿童最常见的内分泌疾病。该病是由于多种原因导致的甲状腺功能障碍，引起甲状腺激素合成或分泌不足或甲状腺激素受体功能缺陷。本病根据病因不同，可分为散发性和地方性两种，前者主要由先天性甲状腺发育不良、异位或甲状腺激素合成过程中酶缺陷所致，临床较常见，发病率为1/7000；后者是由水、土和饮食中缺碘所致，多见于甲状腺肿流行的山区。随着新生儿疾病筛查的推广和碘化盐在我国的广泛食用，甲低的发病率已明显下降。

案例 15-2A

患儿，男，1岁，因吃奶差、腹胀、便秘12个月，面部水肿3个月入院。患儿出生后不久即出现喂养困难，吃奶少，少哭少动，哭声嘶哑，经常便秘，近3个月出现面部眼睑水肿。至今不能独站，不能认识亲人与陌生人。入院查体：T 35.3℃，P 68次/分，R 24次/分，表情呆滞，反应不灵活，皮肤粗糙，毛发稀少，眼距宽，眼睑水肿，舌头常伸出口外，心音低钝，腹部膨隆，四肢肌张力低下。

请回答：

1. 该患儿最可能的诊断是什么？为明确诊断，应首选何种检查？
2. 作为护士，应从哪些方面进行护理评估？

【病因】

1. 散发性甲低

（1）甲状腺不发育、发育不良或异位：占先天性甲低的90%，是先天性甲低最主要的原因。患儿的甲状腺在宫内即不发育或发育不良（有少量甲状腺组织）或形成异位甲状腺。这类甲状腺已完全或部分丧失分泌功能，导致大多数患儿在出生时即存在甲状腺激素缺乏。其原因可能与遗传因素或免疫介导机制有关。

（2）甲状腺激素合成途径缺陷：为先天性甲低的第2位常见原因，甲状腺激素合成过程中任何一个步骤缺陷均可造成甲状腺功能低下，大多数为常染色体隐性遗传，常有家族史。

（3）激素缺乏：因垂体分泌TSH障碍而造成甲状腺功能低下，常见于特发性垂体功能低下或下丘脑、垂体发育缺陷。单独TSH缺乏者极少（不足先天性甲低的1%），TSH缺乏常与生长激素（GH）、黄体生成素（LH）等其他垂体激素缺陷并存。因此，临床常出现多种垂体激素缺乏的症状。

2. 地方性甲低　流行地区水、土和食物中缺乏碘，孕妇饮食中缺碘，致使胎儿在胚胎期即因碘缺乏而出现甲状腺功能低下，使甲状腺激素合成障碍，从而造成不可逆的神经系统损害。

【发病机制】

甲状腺的主要功能是合成甲状腺素（thyroxine，T_4）和三碘甲腺原氨酸（triiodothyronine，T_3）。甲状腺激素的主要原料为碘和酪氨酸。食物中的无机碘经胃肠道吸收入体内，并被甲状腺滤泡上皮细胞选择性吸收，经甲状腺过氧化氢酶氧化为活性碘，与甲状腺球蛋白分子上的酪氨酸结合后生成单碘酪氨酸（MIT）和双碘酪氨酸（DIT），进一步偶联生成T_3、T_4。甲状腺激素的合成与释放受下丘脑分泌的促甲状腺激素释放激素（TRH）和垂体分泌的促甲状腺激素（TSH）控制，而血清 T_4 则可通过负反馈作用降低垂体对 TRH 的反应性，减少 TSH 的分泌。血液中的 T_3、T_4 约 70% 与甲状腺结合球蛋白结合，少量与甲状腺结合前白蛋白（TTR）和白蛋白结合，仅有微量的 T_3 和 T_4 处于游离状态。T_3 的代谢活性为 T_4 的 3 ～ 4 倍，机体所需的 T_3 约 80% 是在周围组织中经 5'- 脱碘酶的作用由 T_4 转化而成的。

甲状腺激素几乎参与机体所有组织的代谢，对儿童生长发育有重要影响。甲状腺激素的主要生理作用包括：加速细胞内氧化过程，促进新陈代谢，提高基础代谢率；促进蛋白质合成，增加酶活性；提高糖的吸收和利用；加速脂肪分解、氧化；促进细胞、组织的分化、成熟；促进钙、磷在骨质中的合成代谢和骨、软骨的生长；促进肌肉、循环、消化系统的功能；更重要的是促进中枢神经系统的生长发育。因此，当甲状腺功能低下时，可引起代谢障碍、生理功能下降、生长发育落后、智力低下等临床症状。

【临床表现】

患儿症状出现的早晚及轻重程度与残留的甲状腺组织多少及功能下降程度有关。先天性甲状腺缺如或酶缺陷常于新生儿期发病，甲状腺异位或发育不良的患儿于婴儿期发病，少数患儿可延至出生后数年发病。主要表现是生长发育落后，智力低下，基础代谢率降低。

1. 新生儿症状　生理性黄疸持续达 2 周以上，同时伴有反应迟钝、哭声低、声音嘶哑、喂养困难、腹胀、便秘、脐疝等；可出现末梢循环差、体温低、四肢凉、皮肤斑纹或硬肿等体征。

2. 婴幼儿症状

（1）特殊面容：头大、颈短，毛发稀疏，面部黏液水肿，表情淡漠，眼睑水肿，鼻梁宽平，舌大而宽厚、常伸出口外，皮肤苍黄而干燥。

（2）生长发育落后：身材矮小，躯干长、四肢短，上部量与下部量之比 > 1.5，囟门闭合延迟，骨骼发育落后等。

（3）生理功能低下：精神、食欲差，安静少哭，不爱活动；畏寒、体温低；脉搏及呼吸缓慢，心音低钝；肠蠕动弱，常有腹胀和便秘；全身肌张力低下，第二性征出现晚等。

（4）神经系统表现：智力低下，表情呆板，反应迟钝，记忆力和注意力均下降，动作发育迟缓，感觉迟钝等。

3. 地方性甲低的表现　因胎儿期缺碘而不能合成足量的甲状腺激素，以致影响神经系统的发育。

（1）"神经型"症候群：以共济失调、痉挛性瘫痪、聋哑和智力低下为特征。但身材正常且甲状腺功能正常或轻度减低。

（2）"黏液水肿型"症候群：以显著的生长发育和性发育落后、黏液水肿、智力低下为特征，血清 T_4 降低、TSH 增高。

上述两组症状交叉重叠，称混合型。

【辅助检查】

1. 新生儿筛查　采用出生后 2 ～ 3 天的新生儿干血滴纸片检查 TSH 浓度作为初筛，当 TSH 浓度 > 15 ～ 20 mU/L 时，再采集血标本检测血清 T_4 和 TSH 以确诊。

2. 甲状腺功能检查　测定血清 T_3、T_4、TSH，若血清 TSH 明显增高，且 T_4 降低，即可确诊。

3. 骨龄测定　通过 X 线片，观察手腕、膝关节（1 岁以内）等部位的骨化中心，以判断发育情况。先天性甲低患儿骨的生长和成熟延迟。

4. 甲状腺扫描　可检查甲状腺先天缺如或异位。

5. 基础代谢率测定　患儿基础代谢率低下。

> **案例 15-2B**
>
> 　　患儿入院后，经完善辅助检查，诊断为"先天性甲状腺功能减退症"。在治疗过程中患儿出现烦躁、多汗、消瘦、腹痛和腹泻等症状，推测可能是药物剂量过大所致。
> 　　请回答：
> 　　1. 该患儿的治疗原则是什么？其症状是何种药物剂量过大所致？
> 　　2. 针对患儿目前存在的问题，应提供哪些护理措施？
> 　　3. 当该患儿出院时，应对家长进行哪些健康教育？

【治疗原则】

先天性甲低患儿一经确诊，无论何种原因，应立即给予甲状腺激素替代治疗，且应终身用药。在用药期间需定期复查，调整用药剂量，以维持正常的生理功能。甲状腺激素替代药物有：①左旋甲状腺素钠（L-T$_4$，优甲乐）：从小剂量开始，初始剂量为 8 ~ 9 μg/（kg·d），大剂量为 10 ~ 15 μg/（kg·d）；②甲状腺片：来源为畜类甲状腺，长期服用可致血清 T$_3$ 升高，临床效果常不稳定，现已基本不用。

治疗开始时间越早越好，一般在出生 3 个月内即开始治疗者，不致遗留神经系统损害。药物治疗必须个体化，用药量应根据甲状腺功能和临床表现进行适当调整。

【护理评估】

1. 健康史 了解居住地是否为流行地区、是否有家族史；询问其母亲孕期的饮食习惯及用药情况；评估患儿身体及智力发育情况；评估患儿精神、食欲、活动、喂养等情况。

2. 身体状况 观察患儿是否有特殊面容，测量身高、体重、头围、计算上部量与下部量之比，测验其智力水平，评估生理功能是否低下。分析血清 T$_3$、T$_4$、TSH 水平，基础代谢率等检查结果，拍摄手腕和膝关节 X 线片，评估是否有骨的生长和成熟迟缓。

3. 心理社会状况 了解患儿及家长对本病相关知识的掌握程度，是否掌握了服药方法及对副作用的观察方法；了解其家庭经济状况、心理承受能力以及是否有焦虑等。

【常见护理诊断/问题】

1. 体温过低 与新陈代谢率低下有关。

2. 营养失调：低于机体需要量 与喂养困难、食欲差有关。

3. 便秘 与活动量减少、肠蠕动减弱有关。

4. 生长发育迟缓 与甲状腺激素合成不足有关。

5. 知识缺乏：患儿及家长缺乏本病相关知识。

【护理措施】

1. 提供有效保暖措施 患儿基础代谢率低，活动量少，营养不足，导致体温低，怕冷。要注意保持室内温度适宜，适时增减衣服，避免受凉。加强皮肤护理，勤洗澡，勤换内衣，预防皮肤感染。

2. 合理供给营养，改善营养状况 指导患儿家长正确的喂养方法，对吸吮困难、吞咽缓慢者要耐心喂养，提供充足的进餐时间；对不能吸吮者可用滴管喂养或鼻饲。饮食以高蛋白质、高维生素、富含钙剂和铁剂的易消化食物为主，以保证患儿生长发育所需。

3. 保持排便通畅，预防便秘 向患儿家长讲解预防和处理便秘的措施。提供充足的液体摄入量；多吃富含粗纤维的食物，如水果、蔬菜等；适当增加活动量，每日顺肠蠕动方向手法按摩腹部数次，以刺激肠蠕动，促进排便；教育患儿养成定时排便的习惯；必要时采用缓泻剂、软化剂或灌肠。

4. 加强行为训练，提高自理能力　通过各种方法加强智力、行为训练，以促进患儿生长发育，使其掌握基本生活技能。加强患儿日常生活护理，防止意外伤害发生。

5. 指导合理用药　使家长及患儿了解终身用药的必要性，应坚持长期服药治疗，并掌握药物服用方法及注意疗效观察。甲状腺制剂作用缓慢，用药 1 周左右方可达最佳效力，故服药后要密切观察患儿食欲、活动量及排便情况，定期监测体温、脉搏、体重及身高。用药剂量随儿童年龄增长而逐渐增加。如药量过小，则疗效不佳，患儿身高及骨骼生长迟缓；药量过大时，可引起烦躁、多汗、消瘦、腹痛和腹泻等症状。药物发生副作用时，轻者有发热、多汗、体重减轻、神经兴奋性增高；重者有呕吐、腹泻、脱水、高热，甚至痉挛及心力衰竭。服药期间应定期监测血清 T_3、T_4 和 TSH 的变化，随时调整剂量。

6. 健康教育　宣传新生儿筛查的重要性，应从围生期保健做起，重视新生儿筛查。本病在遗传、代谢性疾病中发病率最高，危害大，所以早期诊断至关重要。一经确诊，在出生后 1 ～ 2 个月即开始治疗者，可避免严重神经系统功能损害。

第五节　中枢性尿崩症

尿崩症（diabetes insipidus，DI）是由于患儿完全或部分丧失尿液浓缩功能，主要表现为多饮、多尿、烦渴、排出低比重尿。造成尿崩症的原因很多，其中较多见的是下丘脑、垂体病变引起的抗利尿激素（antidiuretic hormone，ADH），又名精氨酸加压素（arginine vasopressin，AVP）分泌或释放不足所致，称为中枢性尿崩症（central diabetes insipidus，CDI）。

【病因】
中枢性尿崩症可分为继发性尿崩症和特发性尿崩症两类。

1. 继发性尿崩症　凡能引起下丘脑、垂体发生病变的各种疾病均可引起继发性尿崩症。常见病因有：颅内肿瘤、组织细胞增生症、白血病细胞浸润、颅脑损伤、中枢神经系统感染、畸形等。

2. 特发性尿崩症　因下丘脑视上核或室旁核神经细胞发育不全或退行性变性所致。绝大多数为散发性；少数患儿有家族史，一般为常染色体显性遗传。

【发病机制】
抗利尿激素（ADH）是含 9 个氨基酸的肽类激素，主要由下丘脑的视上核和室旁核合成、分泌并储存于神经垂体。当下丘脑视上核和室旁核兴奋后，ADH 释放。ADH 的分泌受多种因素影响，主要由血浆渗透压和体液容量调节。ADH 的主要生理作用是提高肾远曲小管和集合管上皮细胞对水的渗透性，使水的重吸收增加，使尿液浓缩，尿量减少，即发生抗利尿作用，保留水分，使血浆渗透压相对稳定并维持在正常范围。ADH 也能增加肾髓质部集合管对尿素的渗透性，并能使肾小血管收缩，减少髓质血流量，这些均有利于尿液浓缩。ADH 缺乏时，肾远曲小管和集合管对水的渗透性降低，流经远曲小管和集合管的低渗小管液不能有效被重吸收，因而排出大量低渗尿。由于水的大量丢失，使体液减少，血浆渗透压升高，刺激口渴中枢出现烦渴症状，故而多饮。

【临床表现】
本病可发生于任何年龄，以儿童期多见。大多数患儿起病急，也可渐进发病。主要表现为多饮、多尿、烦渴。每日饮水量可达 300 ～ 400 ml/kg（可 > 3000 ml/m²），夜间常起来饮水，尿量与饮水量相当。由于多饮、多尿、烦渴而影响日常生活和睡眠，可出现厌食、体重下降等症状。婴幼儿多尿是最早发生的症状，口渴多不明显，喜饮水甚于母乳，因饮水不足常可出现发热、烦躁不安、呕吐等症状，严重者可影响其生长发育。若限制饮水或婴幼儿不能自我调节饮水，则烦渴难忍，但尿量不减少，常有烦躁、头痛、心率加快、疲倦、发热、皮肤干燥、体重下降等高渗脱水表现。严重者可因高热、高钠血症引起神志模糊、谵妄甚至惊厥、昏迷。此外，继发性尿崩症还常伴有原发病的表现。

【辅助检查】

1．监测血、尿渗透压　自由饮水情况下血浆渗透压多正常，尿渗透压 < 200 mmol/L，明显降低，尿比重为 1.001 ~ 1.005。

2．禁水试验　本试验旨在观察患儿在细胞外液渗透压增高时的尿液浓缩能力。当日晨 8 时开始禁饮，试验前首先排空膀胱，测量体重、尿量、尿比重、血钠及血、尿渗透压。禁水 6 ~ 8 h，每小时排尿 1 次，测尿量、比重、渗透压及体重，禁水结束前采血检测血钠和渗透压。如无明显尿量减少，尿比重 < 1.010，尿渗透压 < 280 mmol/L，血钠 > 145 mmol/L，血浆渗透压 > 300 mmol/L，体重下降 3% ~ 5%，即可确诊为完全性尿崩症。如尿量减少，尿比重可达 1.015，血浆渗透压最高值 < 300 mmol/L，尿渗透压 > 血浆渗透压，即可诊断为部分性尿崩症。试验过程中，必须严密观察患儿，如患儿烦渴加重并出现严重脱水症状或体重下降超过 5% 或血压明显下降，一般情况恶化时，需迅速终止试验并给予饮水。

3．加压素试验　试验前测尿比重和血、尿渗透压，皮下注射垂体后叶素 5U（或精氨酸加压素 0.1U/kg），注射后 2 h 内每 30 min 排尿一次，记录尿量、尿比重和渗透压，结束时测血浆渗透压。观察用药前后血、尿渗透压的变化，中枢性完全性尿崩症者尿量减少，比重和渗透压上升，渗透压超出给药前的 50%。部分性尿崩症者尿渗透压增加 9% ~ 50%。如用加压素后尿渗透压低于 9%，尿比重和尿量无明显变化，可诊断为肾性尿崩症。

4．血浆 ADH 测定　直接测定血浆 ADH，中枢性尿崩症明显减低或缺乏，禁水后无明显升高；肾性尿崩症升高或正常。由于测定方法比较复杂，特异性、灵敏性都不高，因此需动态观察。

【治疗原则】

1．病因治疗　治疗各种原发病，如切除中枢神经系统肿瘤等。

2．药物治疗

（1）激素替代治疗：常用药物有：①鞣酸加压素：即长效尿崩停，为混悬液，用前须稍加温并摇匀，进行深部肌内注射，开始注射剂量为 0.1 ~ 0.2 ml，疗效可持续 3 ~ 7 天，须待多饮多尿症状再出现时方可用药，可根据疗效调整剂量。用药期间应注意观察患儿的饮水量，以免发生水中毒；②1- 脱氧 -8 右旋精氨酸血管加压素（DDAVP）：为合成的 AVP 类似物，有口服片剂（弥凝）、针剂（肌内或皮下）、鼻腔吸入剂三种剂型。片剂为目前较理想的治疗药物，从每日 50 ~ 100 μg 开始，分 2 ~ 3 次口服，根据尿量调整剂量。

（2）非激素类药物：主要作用是刺激 ADH 分泌，使肾小管重吸收作用增强。常用药物有：氢氯噻嗪（双氢克尿噻）、氯磺丙脲、氯贝丁酯（安妥明）、酰胺咪嗪（卡马西平）。

【护理评估】

1．健康史　了解患儿有无颅脑外伤史，是否有中枢神经系统占位性病变、先天性畸形、脑血管病变等；评估患儿有无中枢神经系统感染的症状和体征，家族中有无此类患儿等。

2．身体状况　观察患儿每日的饮水量和尿量，注意有无高渗性脱水的表现；评估患儿的生长发育情况；分析血、尿各种检查结果及其临床意义。

3．心理社会状况　了解患儿及家长对本病的认识，能否积极配合治疗和护理，是否存在恐惧、焦虑等心理因素及家庭经济状况等。

【常见护理诊断/问题】

1．排尿障碍：多尿　与机体抗利尿激素缺乏有关。

2. 有体液不足的危险 与多尿、饮水不足有关。

3. 潜在并发症：药物副作用、惊厥发作。

4. 知识缺乏：患儿及家长缺乏本病相关知识。

【护理措施】

1. 加强基础护理 患儿因多饮、多尿影响睡眠，故应创造良好的睡眠环境，保证患儿休息。饮食应以营养丰富的低盐饮食为主，餐前少饮水，代以有营养的流食。注意安全，防止跌伤。备好夜间便器，夜间定时唤醒患儿排尿。保持皮肤、衣裤、床单的清洁干燥，防止尿频引起的皮肤糜烂。

2. 严密观察病情变化 注意观察患儿的神志情况，口渴有无加重，每日测体重。准确记录出入量，保持出入量平衡。监测尿比重、血清钠、血清钾的水平。如患儿出现高渗性脱水的表现，应立即通知医生，并及时处理。

3. 药物治疗护理 鞣酸加压素药物应避光、低温保管，应用前须摇匀，清除结晶。用1 ml注射器抽取药液，剂量要准确，注射部位宜深，且每次注射时要更换注射部位，使药液易吸收并可防止局部硬结形成。精氨酸血管加压素滴鼻剂抗利尿作用强，效果持久，可达12 h以上，宜逐渐调整剂量至疗效满意。用药期间应注意监测患儿摄入水量，以防水中毒的发生。偶尔可见头痛、血压增高等不良反应。氯磺丙脲、氯贝丁酯、卡马西平等药物可引起恶心、呕吐、厌食、肝功能损害等不良反应，要注意观察。

4. 健康教育 向患儿及家长解释尿崩症及其治疗方案。说明本病需终身药物替代治疗。家长或患儿应熟悉所用药物的名称、剂量、用法，了解药物的副作用、药物过量或不足的症状，定期复查，在医师指导下用药。

第六节 儿童期糖尿病

糖尿病（diabetes mellitus，DM）是由于胰岛素相对或绝对缺乏、以高血糖为主要特征，伴有糖、脂肪和蛋白质代谢紊乱的全身慢性代谢性疾病。糖尿病可分为：①胰岛素依赖型（insulin-dependent diabetes mellitus，IDDM）糖尿病，即1型糖尿病；②非胰岛素依赖型（non insulin-dependent diabetes mellitus，NIDDM）糖尿病，即2型糖尿病。我国15岁以下儿童糖尿病发病率呈逐年上升趋势，无显著性别差异，发病高峰在5～7岁和青春期。其表现为多饮、多食、多尿和体重降低。98%的儿童期糖尿病是胰岛素依赖型糖尿病，故本节重点介绍IDDM。

案例 15-3A

患儿，男，10岁，因感冒治疗1周，不见好转。今日在早饭后突然出现恶心、呕吐、腹痛、厌食、口渴、烦躁，呼气中带有烂苹果味，继而昏迷不醒，现急诊收入院。其母诉患儿经常夜间尿床，精神状态不好，体重下降但饭量不少，学习成绩有所下降。查体：T 39.2℃，P 102次/分，R 28次/分，体重24 kg，皮肤干燥，咽部充血，脉搏细速，呼吸有酮味。

请回答：

1. 该患儿最可能的诊断是什么？

2. 为确诊，还需要进一步做哪些检查？

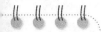

【病因】

1型糖尿病的发病机制迄今尚未完全阐明，目前认为与遗传、自身免疫反应及病毒感染等多因素有关。

1. 遗传易感性　1型糖尿病存在遗传易感性。①单卵双胎先后发生1型糖尿病的一致性为30%～50%；②若双亲之一患胰岛素依赖型糖尿病，其子女发生糖尿病的危险增加；③组织相容性抗原 HLA-DQβ 链 57 位为非门冬氨酸及 HLA-DQα 链 52 位为精氨酸者易感性增加。

2. 自身免疫反应　研究证实，体液免疫和细胞免疫均与糖尿病的发病密切相关。IDDM 发病的主要原因是免疫诱导的胰岛 β 细胞损伤。在患儿体内可检测到多种自身抗体，这类抗体在补体和 T 淋巴细胞的协同下具有胰岛细胞的毒性作用。免疫系统对自身组织的攻击可认为是发生 IDDM 的病理生理基础。

3. 环境因素　除遗传、自身免疫因素外，尚有外来激发因子的作用。①病毒感染：如风疹病毒、腮腺炎病毒、柯萨奇病毒等感染，常发生于春、秋季节。②饮食：如酪蛋白为牛乳中的主要抗原片段，可使机体产生相应交叉抗体。③化学毒素：如亚硝胺以及胰腺遭到缺血损伤等因素的触发。

【发病机制】

人体中有6种涉及能量代谢的激素：胰岛素、胰高血糖素、肾上腺素、去甲肾上腺素、皮质醇和生长激素。其中胰岛素是唯一能促进能量储存的激素，其他5种激素在饥饿状态时可促进能量的释放，称为反调节激素。1型糖尿病患儿 β 细胞被破坏，致使胰岛素分泌不足或完全丧失，是造成代谢紊乱的主要原因，同时由于胰岛素不足而使反调节激素分泌增加，更加剧了代谢紊乱。

胰岛素具有促进葡萄糖、氨基酸和钾离子的膜转运，促进糖的利用和蛋白质合成，促进肝、肌肉和脂肪组织贮存多余的能量，抑制肝糖原和脂肪分解等作用。当胰岛素分泌不足时，葡萄糖的利用减少，而增高的反调节激素如胰高血糖素、生长激素、皮质醇等又促进肝糖原分解和糖异生作用，脂肪和蛋白质分解加速，使血糖和细胞外液渗透压增高，导致渗透性利尿，患儿出现多尿症状，可造成电解质紊乱和慢性脱水；作为代偿，患儿渴感增加，饮水增多；同时由于组织不能利用葡萄糖，能量不足而产生饥饿感，引起多食；又由于蛋白质合成减少，使生长发育延迟和抵抗力降低，易继发感染。胰岛素不足和反调节激素的增高也促进了脂肪分解过程，使血循环中脂肪酸增高，大量的中间代谢产物不能进入三羧酸循环，导致乙酰乙酸、β-羟丁酸和丙酮酸等酮体长期在血中堆积，形成酮症酸中毒。酸中毒时，CO_2 严重潴留，为了排出较多的 CO_2，呼吸中枢兴奋而出现不规则的深快呼吸，呼气中的丙酮产生特异的气味（腐烂水果味）。水、电解质紊乱及酮症酸中毒等代谢失衡最终可损伤中枢神经系统功能，严重者可导致意识障碍或昏迷。

【临床表现】

儿童期糖尿病起病急剧，多有感染或饮食不当等诱因。主要表现为多尿、多饮、多食和体重下降，即"三多一少"的典型症状。婴幼儿可有遗尿或夜尿增多。部分患儿起病缓慢，表现为精神不振、疲乏无力、体重逐渐减轻等。约有40%患儿首次就诊即表现为糖尿病酮症酸中毒，常由于急性感染、过食、诊断延误或突然中断胰岛素治疗等而诱发，且年龄越小者发生率越高。此时患儿除有多尿、多饮、体重减轻外，还有恶心、呕吐、腹痛、食欲减退，并迅速出现脱水和酸中毒征象：皮肤黏膜干燥、呼吸深长、呼气中有酮味、脉搏细速、血压下降，随即可出现嗜睡、昏迷甚至死亡。儿童糖尿病有其特殊的自然病程。

1. 急性代谢紊乱期　从出现症状到临床确诊，时间多在1个月以内。约20%患儿表现为糖尿病酮症酸中毒；20%～40%为糖尿病酮症，无酸中毒；其余仅为高血糖、糖尿和酮尿。

2. 暂时缓解期　约75%的患儿经胰岛素治疗后，临床症状消失、血糖下降、尿糖减少或转阴，即进入缓解期。此时胰岛β细胞恢复分泌少量胰岛素，对外源性胰岛素需要量减至 0.5 U/（kg·d）以下，少数患儿甚至可以完全不用胰岛素。这种暂时缓解期一般持续数周至半年以上。此期应定期监测血糖、尿糖水平。

3. 强化期 经过缓解期后，患儿出现血糖增高和尿糖不易控制的现象，胰岛素用量逐渐或突然增多，称为强化期。在青春发育期，由于性激素增多等变化，增强了对胰岛素的拮抗，因此，该期病情不甚稳定，胰岛素用量较大。

4. 永久糖尿病期 青春期后，病情逐渐稳定，胰岛素用量比较恒定，称为永久糖尿病。

案例 15-3B

患儿入院行进一步检查。实验室检查结果：尿糖阳性，空腹血糖 8.8 mmol/L，随机血糖 12.4 mmol/L，诊断为儿童糖尿病。

请回答：
1. 护士如何为患儿进行饮食护理？
2. 护士如何为患儿和家长进行健康教育？

【辅助检查】

1. 血液检查

（1）血糖：符合下列任一标准即可诊断为糖尿病：①有典型糖尿病症状，且餐后任意时刻血糖水平 ≥ 11.1 mmol/L；②空腹血糖（FPG）≥ 7.0 mmol/L；③2 h 口服葡萄糖耐量试验（OGTT）血糖水平 ≥ 11.1 mmol/L。

（2）糖化血红蛋白：生理状态下，红细胞的血红蛋白可与血糖在不需要酶的作用下相结合，称为糖化血红蛋白（HbA）。糖化血红蛋白是 HbA_{1a}、HbA_{1b}、HbA_{1c} 的总和，检测 HbA_{1c} 可反映红细胞半衰期，即 8 ~ 12 周内血糖的平均水平，可用于了解较长时间内血糖的状况，对于判断糖尿病患儿血糖控制情况是一个可靠、客观、稳定的指标。正常人 HbA_{1c} < 7%，如 > 9%，则表示血糖控制不理想。

（3）血气分析：对糖尿病酮症酸中毒的诊断和治疗有指导作用。如果 pH < 7.30，HCO_3^- < 15 mmol/L，即证实有代谢性酸中毒存在。

（4）其他：血胆固醇、甘油三酯及游离脂肪酸均增高，胰岛细胞抗体可呈阳性。

2. 尿液检查 尿糖定性一般阳性，根据其呈色强度可粗略估计血糖水平。通常分段收集一定时间内的尿液以了解 24 h 内尿糖的动态变化，如晨 8 时至午餐前；午餐后至晚餐前；晚餐后至次晨 8 时等。餐前半小时内的尿糖定性更有助于胰岛素剂量的调整。尿酮体阳性提示有酮症酸中毒。尿蛋白阳性提示可能有肾的继发损害。

3. 胰岛β细胞功能检查和胰岛素水平测定

（1）糖耐量试验（OGTT）：仅用于无明显临床症状、尿糖偶尔阳性而血糖正常或稍增高的患儿。通常采用口服葡萄糖法：试验当日自 0 时起禁食，在清晨按 1.75 g/kg 口服葡萄糖，最大量不超过 75 g，每克加水 2.5 ml，于 3 ~ 5 min 口服完，于口服前（0 min）和口服后 60 min、120 min 和 180 min，分别取静脉血测定血糖和胰岛素含量。正常人 0 min 血糖 < 6.7 mmol/L，口服葡萄糖后 60 min 和 120 min 时血糖分别低于 10.0 mmol/L 和 7.8 mmol/L，糖尿病患儿的 120 min 血糖值 > 11.1 mmol/L，且血清胰岛素峰值低下。

（2）血清胰岛素和 C 肽：首次就诊的患儿需检测血液中的胰岛素水平，血清胰岛素降低有助于糖尿病分型，1 型糖尿病患儿如果已经注射过外源性胰岛素，可通过测定血浆 C- 肽的

水平了解胰岛 β 细胞分泌胰岛素的功能。

【治疗原则】

糖尿病是终身内分泌代谢性疾病，故应采取综合性治疗方案，包括胰岛素治疗、饮食管理、运动和精神心理治疗。其治疗目的是：消除高血糖引起的临床症状；积极预防并及时纠正酮症酸中毒；纠正代谢紊乱，防止糖尿病引起的血管损害，使患儿维持正常生长发育，保证其正常的生活活动。

【护理评估】

1. 健康史　了解患儿的家族史，特别是父母中有无糖尿病患者；询问患儿发病前是否有病毒感染或饮食不当史等；患儿有无多饮、多食、多尿、体重降低、遗尿等现象。

2. 身体状况　了解患儿神志是否清楚，有无酸中毒表现，测量生命体征，呼吸中是否有烂苹果味，测量体重，婴儿前囟是否凹陷，有无脱水、休克及昏迷等症状。了解血糖、尿糖、尿酮体、血气分析、电解质等辅助检查结果。

3. 心理社会状况　了解患儿及家长对本病的认识程度和需求，是否存在焦虑和恐惧，能否正确使用胰岛素，是否了解胰岛素的副作用等。

【常见护理诊断 / 问题】

1. 营养失调：低于机体需要量　与胰岛素缺乏所致代谢紊乱有关。

2. 有感染的危险　与蛋白质代谢紊乱所致抵抗力降低有关。

3. 潜在并发症：酮症酸中毒、低血糖、高血糖。

4. 知识缺乏：患儿及家长缺乏糖尿病控制的相关知识和技能。

【护理措施】

1. 饮食护理　合理的饮食是治疗糖尿病的基础。儿童期糖尿病每日食物的热量应适合患儿的年龄、体重、日常活动，满足生长发育的需要。每日所需热量（卡）为1000+ 年龄 ×（80 ~ 100）。对年龄偏低、体重较轻、活动量较大的患儿，每日热量需要相对偏高。应用过程中，应根据血糖浓度至少每 3 个月进行一次热量再评估，随时调整以保证血糖稳定。饮食中能源的分配比：糖类占 50% ~ 55%，蛋白质占 15% ~ 20%，脂肪占 25% ~ 30%。全日热量分三餐，早、午、晚分别占 1/5、2/5、2/5，每餐留少量食物作为餐间点心。当患儿活动增多时可给少量加餐或适当减少胰岛素的用量。食物应富含蛋白质和纤维素，限制纯糖和饱和脂肪酸。禽、鱼类、各种瘦肉类为较理想的动物蛋白质来源；糖类则以含纤维素高的糙米或玉米等粗粮为主；脂肪应以含多价不饱和脂肪酸的植物油为主，限制动物脂肪的摄入；蔬菜应选用含糖较少者。每日进食应定时、定量，勿吃额外食品。饮食控制以能保持正常体重、减少血糖波动、维持血脂正常为原则。

2. 运动疗法　运动疗法对控制体重，降低血脂、血糖，促进生长发育，改善心血管功能等有重要作用。应鼓励患儿每日进行适当运动，运动的种类和强度应根据年龄和病情进行安排，但注意运动时间以进餐 1 h 后、2 ~ 3 h 以内为宜，不在空腹时运动，运动后有低血糖症状时可适当加餐。

3. 预防感染　患儿应保持良好的卫生习惯，避免皮肤破损，预防泌尿系感染等。坚持定期进行身体检查，特别是对口腔、牙齿的检查，维持良好的血糖控制。

4. 胰岛素治疗时的护理

（1）胰岛素治疗方案：可分为短效、中效、长效胰岛素以及长效胰岛素类似物。新诊断糖尿病的患儿一般用量为每日 0.5 ~ 1.0 U/kg。目前多采用每日皮下注射 2 次的方案：将全日所需胰岛素总量的 2/3 在早餐前 30 min 注射，1/3 在晚餐前 30 min 注射；每次注射用中效的珠蛋白胰岛素（NPH）和短效胰岛素（RI）按 2∶1 或 3∶1 混合 [或将 RI 和长效的鱼精蛋白胰岛素（PZI）按 3∶1 或 4∶1 混合使用]。

（2）胰岛素的注射：每次注射时尽量选用同一型号的 1 ml 注射器，以保证剂量的绝对准确。注射时，短效胰岛素应占胰岛素全天需要量的 2/3，中效或中长效胰岛素应占胰岛素全天需要量的 1/3，抽吸药液时，应先抽取短效胰岛素，再抽取中效或长效胰岛素，混匀后皮下注射，也有混合胰岛素制剂可直接使用。注射部位可选用股前部、腹壁、上臂外侧、臀部，每次注射须更换部位，注射点相隔 1 ~ 2 cm，避免 1 个月内同一部位注射 2 次，以防止注射部位皮下脂肪萎缩硬化，影响胰岛素的吸收。

（3）胰岛素用量的调节：在保证饮食和运动量相对固定的基础上，可根据用药日血糖或尿糖监测结果调整次日胰岛素的剂量，以维持每日血糖的稳定，一般每 2 ~ 3 天调整一次，直至尿糖呈色试验不超过 "++"。

（4）注意事项

1）防止胰岛素过量或不足：胰岛素过量会发生 Somogyi 现象，即在午夜至凌晨发生低血糖，随即反调节激素分泌增加，使血糖快速升高，以致凌晨血糖、尿糖异常增高，只需减少胰岛素用量即可消除。当胰岛素用量不足时可发生 "清晨现象"，患儿不发生低血糖，却在清晨 5 ~ 9 时呈现血糖和尿糖增高，这是因为晚间胰岛素用量不足所致，可增加晚间胰岛素注射剂量或将 NPH 注射时间稍往后移即可。

2）根据病情发展调整胰岛素剂量：儿童糖尿病有特殊的临床过程，应在不同病期调整胰岛素用量。①急性代谢紊乱期：自症状出现到临床确诊，约数日至数周，一般不超过 1 个月，除血糖增高外，部分患儿表现为酮症酸中毒，需积极治疗。②暂时缓解期：多数患儿经确诊和适当治疗后，临床症状消失、血糖下降、尿糖减少或转阴时，即出现暂时缓解期，此时胰岛 β 细胞恢复分泌少量胰岛素，患儿对外源性胰岛素的需要量减少，这种暂时缓解一般持续数周，最长可达半年以上；③强化期：经过缓解期后，患儿出现血糖增高、尿糖不易控制现象，必须注意随时调整胰岛素用量，直至青春期结束为止。在青春发育期，由于体内激素变化，增强了对胰岛素的拮抗，因此该期病情不稳定。④永久糖尿病期：青春发育期后，病情渐趋稳定，胰岛素用量亦较固定。

知识拓展

胰岛素泵

人工胰腺又称胰岛素闭环泵系统，由胰岛素泵、血糖监测装置和微电脑三部分组成。人工胰腺可以模仿人体胰腺的功能，根据人体内血糖的水平释放人体所需的胰岛素。在使用人工胰腺时，糖尿病患者可以根据自己的血糖水平调整胰岛素的用量和注射的速率，从而使血糖获得平稳的控制。2010 年，在美国召开的全美第 69 届糖尿病年会上，全球的医学专家达成共识，他们指出："为糖尿病患者尽早使用人工胰腺疗法，能够有效降低糖毒性和脂毒性对脏器的损害，是避免出现糖尿病并发症的有效手段"。而且，患者使用人工胰腺进行治疗，可以避免使用血糖仪反复监测血糖和每天注射胰岛素带来的痛苦。美国专家表示，使用人工胰腺治疗糖尿病具有安全、可靠、方便、灵活等优点，是最有前途、最有效率的糖尿病疗法之一。

5. 糖尿病酮症酸中毒的护理

（1）密切观察病情变化：监测血气、电解质以及血液和尿液中糖和酮体的变化。

（2）纠正水、电解质和酸碱平衡的紊乱：酮症酸中毒时细胞外液容量减少，脱水量约为 100 ml/kg，多为等渗性脱水，制订补液计划常以此为依据。注意调整输液速度，补液开始的第 1 h，按 20 ml/kg（最大量 1000 ml）自静脉快速输入，以扩充血容量，改善微循环，以后补液速度可减慢，要求在首个 12 h 内至少补足累积损失量的 1/2，在此后的 12 h 内，可视情况补充生理需要量和继续损失量。

（3）协助胰岛素治疗：多采用小剂量胰岛素滴注，先静脉推注 0.1 U/kg 胰岛素，然后按每小时 0.1U/kg 计算，将胰岛素 25U 加入等渗盐水 250 ml 中（0.1 U/ml），用微量泵自静脉缓慢输入，严密监测血糖波动，随时调整胰岛素用量。

（4）控制感染：酮症酸中毒常并发感染，必须在急救的同时按医嘱应用有效的抗生素治疗。

6．健康教育

（1）心理支持：针对患儿不同年龄发展阶段的特征，提供长期的心理支持，帮助患儿保持良好的营养状态、适度的运动，并建立良好的人际关系以减轻心理压力。指导家长避免过于溺爱或干涉患儿的行为，应帮助患儿逐渐学会自我护理，以增强其战胜疾病的自信心。

（2）鼓励和指导患儿及家长独立进行血糖、尿糖的监测和掌握胰岛素的自我注射方法，掌握食物中所含热量的计算方法；识别酸中毒、昏迷及低血糖的症状及预防方法。

随堂测 15-3

小 结

　　生长激素缺乏症是由腺垂体合成和分泌的生长激素部分或完全缺乏，或由于结构异常、受体缺陷等所致的生长发育障碍，临床表现为身高发育滞后，身材矮小，但身体各部分比例正常，体型匀称，智力正常。本病治疗的关键是早期诊断和使用生长激素替代疗法，生长激素替代治疗应持续至骨骺愈合为止。护理措施包括指导合理用药、促进生长发育和消除患儿自我概念紊乱，做好心理护理。

　　先天性甲状腺功能减退症是由于甲状腺激素合成或分泌不足所引起的生长发育迟缓、生理功能低下和智能发育障碍，是儿童内分泌系统疾病中发病率最高的疾病。应早期进行新生儿筛查，一旦确诊应立即治疗，采用甲状腺激素替代疗法，需要坚持终生用药，注意观察药物的反应，服药期间应定期监测血清 T_3、T_4 和 TSH 的变化，随时调整用药剂量。

　　儿童期糖尿病是由于胰岛素绝对分泌不足而引起的血糖升高、尿糖增加，表现为多饮、多尿、多食和体重下降，临床以合并糖尿病酮症酸中毒为首发症状，若治疗不及时可危及生命。治疗原则为合理应用胰岛素，进行自我血糖监测、饮食管理、运动锻炼的综合治疗。护理重点是控制饮食、预防感染、心理护理和正确用药。

思考题

1．描述原发性生长激素缺乏症的临床表现。

2．简述儿童糖尿病的饮食护理要点。

3．生长激素缺乏症的患儿用药护理方面有哪些注意事项？

4．儿童糖尿病可由哪些原因引起？

5．在糖尿病儿童的生长发育过程中应给予哪些相应指导？

（晋溶辰）

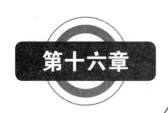

第十六章 遗传性疾病患儿的护理

导学目标

通过本章内容的学习，学生应能够：

◆ **基本目标**

1. 说明遗传性疾病的种类、遗传方式和预防措施。

2. 记住苯丙酮尿症的发病机制。

3. 复述 21-三体综合征和苯丙酮尿症的病因和典型临床表现。

4. 明确 21-三体综合征的筛查人群及筛查方法。

◆ **发展目标**

1. 综合运用本章内容对 21-三体综合征、苯丙酮尿症患儿进行整体护理。

2. 为遗传性疾病高风险的家庭提供常见的遗传咨询。

◆ **思政目标**

1. 培养创新精神，激发科学强国的志向及社会责任感。

2. 关注国家政策方针，增强文化自信和制度自信。

第一节 概 述

遗传性疾病是指遗传物质发生改变或由致病基因控制所引起的疾病，具有先天性、家族性和终身性的特点。近年来，随着遗传性疾病诊治水平的进步，由 DNA 水平上的基因突变、拷贝数变异以及甲基化异常等所致的疾病不仅可以通过基因分析获得诊断，还能预测到疾病的严重程度。遗传性疾病涉及全身各个系统，能够导致机体畸形、代谢异常，神经和肌肉功能障碍，根据在线人类孟德尔遗传数据库（Online Mendelian Inheritance in Man，OMIM）统计显示，遗传性疾病的种类超过 26 000 余种，临床表型和致病基因都明确的遗传性疾病有 6000 余种。随着新生儿疾病筛查、产前筛查和产前诊断的进步，遗传性疾病的早期诊断和预防有了较大的进展，饮食治疗和药物治疗的发展也使患儿的预后得到了改善。

【分类】

1. 单基因遗传性疾病 是指单个基因突变所致的遗传性疾病，根据孟德尔遗传规律又可以分为常染色体显性遗传、常染色体隐性遗传、X 连锁显性遗传、X 连锁隐性遗传以及 Y 连锁遗传。

（1）常染色体显性遗传：致病基因在常染色体上，为显性。父母双方只要有一方患病，

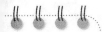

子代就有 50% 的患病概率；父母双方都患病，则子代有 75% 的概率患病。父母都无病，则子代也无病。该类疾病男女得病机会均等，没有携带者，常见的有遗传性红细胞增多症、多指畸形等。

（2）常染色体隐性遗传：致病基因在常染色体，纯合时致病，仅有一个致病基因属杂合，不发病。近亲婚配因纯合概率高，因此发病率高，常见的如苯丙酮尿症、白化病等。

（3）X 连锁显性遗传：致病基因定位于 X 染色体上，随 X 染色体传递发病，男女均可患病。女性患者可将疾病传给子和女，患病概率各为 1/2。男性患者可将疾病传给女，但不传给子，因此，女患病，子正常。这类遗传性疾病比较少见。如抗维生素 D 佝偻病、遗传性肾炎等。

（4）X 连锁隐性遗传：致病基因在 X 染色体上，女性有两个 X 染色体，纯合时才发病，可以是携带者，传递给下一代。男性只有一个 X 染色体，只要 X 染色体上有致病基因，就可发病。常见的如血友病。

（5）Y 连锁遗传：致病基因定位于 Y 染色体上，随 Y 染色体传递疾病。只有男性发病，由父传子，故又称为全男性遗传，如外耳道多毛的遗传。

2. 多基因遗传性疾病　由多个基因共同作用，加上环境因素影响等引起的遗传性疾病，每对基因作用不大，但当多对基因作用积累起来，达到一定的效应时，就会导致疾病的发生。如家族性的 2 型糖尿病、高血压、神经管缺陷等。

3. 染色体疾病　染色体畸变是临床最常见的遗传性疾病之一，是指染色体的数目增多或减少，形态、结构的改变，如缺失、易位、畸形使染色体上的基因发生数量或排列顺序上的改变而引发疾病，其中常见类型为各种三体综合征、多 X 染色体、染色体部分缺失或增多，主要是细胞减数分裂或有丝分裂过程中，出现局部或整条染色体分配不平衡所致。如 21- 三体综合征、猫叫综合征等。

4. 线粒体病　人类细胞中一部分 DNA 存在于细胞质的线粒体内，称为线粒体 DNA，按母系遗传。目前已发现 60 余种疾病与线粒体基因突变有关，如呼吸链酶缺陷、线粒体肌病等。

5. 基因组印记　基因组印记又称遗传印记，是指基因根据亲代的不同而有不同的表达。控制某一表型的一对等位基因因亲源不同而呈差异性表达，即等位基因的表达，如来自父源的 15 号染色体长臂 15q11-13 缺失，患者表现为身材矮小、肥胖、智力轻度障碍；而来自母源的 15 号染色体长臂 15q11-13 缺失，患者表现为重度智力障碍、癫痫和步态异常。

【诊断】

早期诊断有利于对遗传性疾病进行及早治疗，避免严重症状的发生，同时有助于亲属的中早期检查，从而尽早干预。此外，对于已诊断的遗传性疾病的家庭可以进行遗传咨询等。

诊断遗传性疾病常从以下几个方面进行。

1. 病史采集　询问患儿是否存在新生儿期持续黄疸不退、腹泻、惊厥、酸中毒、特殊体味，是否有生长发育落后、畸形、特殊面容等病史。是否进行过进一步的检查，并对此类患儿母亲的妊娠史、孕期用药史、自然流产史等进行采集。

2. 家族史　进行家族谱系分析，可以了解患者家族成员的患病情况，有助于区分患者是否患有遗传性疾病。

3. 体格检查　染色体病的共同特征是多发性先天畸形，常伴体格及智能障碍。在体格检查时，应注意头面部头围大小、耳位高低、眼距是否正常、有无唇裂等，注意躯干及四肢有无特殊皮纹，皮肤、毛发颜色，有无指（趾）畸形，肝、脾大小等，有无异常体征，有助于遗传性疾病的诊断。

4. 实验室诊断　根据临床特征选择相应的实验室检查协助诊断。

（1）染色体核型分析：染色体核型分析是将一个处于有丝分裂中期的细胞中全部染色体，

按大小及形态特征有秩序地配对排列，观察有无染色体数目或结构异常，此技术是经典的细胞遗传检测技术。

（2）荧光原位杂交（FISH）技术：此技术是用荧光素标记的特定 DNA 作为探针进行原位杂交，来检测患者样本中目的 DNA 的序列。通过显微镜实时观察探针信号的有无及在染色体的位置。主要用于染色体的微小缺失检测。

（3）基因芯片技术：此技术通过一次实验对某一样本的整个基因组进行检查。具有检测高通量、分辨率高的特点，是遗传学检测的重大进展。

（4）DNA 分析：是在 DNA 水平上对受检者的某一特定致病基因进行分析和检测，达到对疾病进行特异性分子诊断的目的。基因诊断能够在基因水平诊断遗传性疾病及其携带者，在临床诊断和产前诊断中占有很重要的位置。

（5）生物化学检查：应用串联质谱分析（MS/MS）、气相色谱 - 质谱分析（GC/MS）等技术，测定血和尿中的氨基酸、肉碱 / 酰基肉碱、脂肪酸、酶的功能，以及对血乳酸、嘌呤等进行检测。

（6）分子学诊断：应用聚合酶链反应（PCR）技术、印记杂交等进行基因病变检测。

【预防】

1．遗传咨询　遗传咨询是预防遗传病患儿出生的有效方法，可以帮助遗传病患者及家属了解所患遗传病的发病机制、遗传方式、预后、再发风险、可选择的治疗及预防方法。遗传咨询的指征包括：高龄、有遗传病家族史、智力低下、夫妻双方家族中有智力低下者、多次自然流产史、有死胎、畸胎分娩史、近亲结婚等孕龄妇女。

2．产前诊断　在遗传咨询的基础上，对可能生育遗传病患儿的妇女在孕期进行胚胎或胎儿生长和功能状况的检测。目前采用的方法常见有胎儿成像（超声波、胎儿镜），通过对母亲血清或子宫内羊水做染色体检查或生化测定，进行基因分析或其表达产物测定等。

3．新生儿筛查　我国《新生儿疾病筛查管理办法》明确提出，我国新生儿疾病筛查病种应包括先天性甲状腺功能减退症、苯丙酮尿症等新生儿遗传代谢病和听力障碍。新生儿遗传代谢病的筛查程序包括血片采集、送检、实验室检测、阳性病例确诊和治疗。新生儿听力筛查程序包括初筛、复筛、阳性病例确诊和治疗。不具备开展新生儿疾病筛查血片采集、新生儿听力初筛和复筛服务条件的医疗机构，应当告知新生儿监护人到有条件的医疗机构进行新生儿疾病筛查血片采集及听力筛查。医疗机构发现新生儿患有遗传代谢病和听力障碍的，应当及时告知其监护人，并提出治疗和随诊建议。

第二节　21- 三体综合征

案例 16-1

　　患儿，男，1 岁半，因至今不会独立行走，智力发育落后于同龄儿而就诊。父母诉患儿体质差，易发生感染。患儿系 G1P1，足月顺产，母为 37 岁初产，父母非近亲结婚。该患儿生后智力、运动发育较正常同龄儿落后，因此患儿父母非常焦虑。查体：体格发育落后，眼距增宽，眼裂小，鼻梁平，腭弓高，舌常伸出口外，小指向内侧弯曲，通贯掌，面部无水肿，皮肤细嫩；无异常气味。

　　辅助检查：血液中电解质含量正常，血液和尿液中有机酸、氨基酸代谢分析未发现异常。

案例 16-1（续）

请回答：
1. 患儿最可能的诊断是什么？为明确诊断还需要进行什么检查？
2. 如何指导家长护理该患儿？
3. 对该家庭之后的生育计划，从优生优育的角度应给予哪些指导？

21- 三体综合征（21-trisomy syndrome）又称唐氏综合征（Down syndrome），属常染色体畸变，是儿童最常见的一种染色体疾病，主要特征包括智力低下、特殊面容、体格发育迟缓，可伴有先天性心脏病或其他畸形。发病率约为 1：700，发病率随母亲怀孕年龄的增加而升高。

【病因】

21- 三体综合征的发病与多种因素有关。母亲妊娠时的年龄、遗传因素、妊娠时应用化学制剂、放射线照射及病毒感染等均可为诱发因素，其中母亲的生育年龄与 21- 三体综合征的发病率密切相关，妊娠年龄越大，21- 三体综合征的发病率越高。母亲大于 35 岁妊娠时，其子代发病率为 0.3%；母亲妊娠年龄大于 45 岁时，其子代发病率高达 5%。

【分型及发病机制】

21- 三体综合征的细胞遗传学特征是第 21 号染色体呈三体征，主要是由于亲代之一的生殖细胞在减数分裂形成配子时，21 号染色体发生不分离，致使胚胎体细胞内存在一条额外的 21 号染色体。根据染色体核型可分为：标准型、易位型、嵌合型。

1. **标准型** 约占本病的 95%。患儿体细胞有 47 条染色体，核型为 47 XY（XX）+21，其发生机制是亲代（常见母系）的生殖细胞在减数分裂过程中不分离，由此多产生了 1 条 21 号染色体的配子，导致受精后的合子多 1 条 21 号染色体。其双亲外周血染色体核型正常。

2. **易位型** 占 2.5% ～ 5%。患儿体细胞内染色体总数为 46 条，增多的 21 号染色体不像标准型那样独立存在，而是易位到另一近端着丝粒染色体（13、14、15、21 或 22）上，也称丝粒融合，分为 D/G 和 G/G 易位两种，其中以 D/G 异位最常见，D 组中以 14 号染色体为主，即核型为 46 XY（XX）-14，+t（14q21q）。

3. **嵌合型** 约占 2%，体细胞有两种以上的核型，其发病机制是受精卵在早期分裂过程中染色体不分离，体内一部分为正常细胞，一部分为 21- 三体细胞，其临床表现随正常细胞所占百分比而定。

【临床表现】

21- 三体综合征的临床表现多种多样，但主要表现为特殊面容、智能低下及生长发育迟缓。

1. **特殊面容** 患儿脸形圆扁，眼裂小，眼距宽，外眼角上斜，内眦赘皮，鼻梁低平，硬腭窄小，故舌常伸出口外。外耳小，颅骨缝较宽，前囟增大，头发细软且较少；颈短、宽，颈周皮肤松弛。

2. **智能低下** 患儿有程度不等的智能发育障碍，随年龄的增大逐渐明显。其智商通常在 25 ～ 50，常有语言发育障碍，抽象思维能力差。

3. **生长发育迟缓** 身材矮小，头围小于正常，骨龄常落后，出牙延迟，且常有错位，四肢短，肌张力低，韧带松弛，关节可过度屈伸，手宽、手指粗短等。

4. **皮肤纹理** 一侧或双侧手掌有通贯纹，atd 角增大，斗纹少，箕纹多，踇趾胫侧有弓形纹等。

5. **其他表现** 约 75% 的患儿出现听力减退或丧失，且容易发生中耳炎；约 50% 的患儿

随堂测 16-1

伴有先天性心脏病，以室间隔缺损多见；同时因患儿免疫功能低下，易感染。

【辅助检查】

1．染色体核型分析　外周血淋巴细胞或羊水细胞染色体检查发现患儿第 21 号染色体异常，绝大部分为 21- 三体畸变，少数为嵌合型。

2．分子细胞遗传学检查　采用外周血中的淋巴细胞或羊水细胞与荧光素标记的 21 号染色体的相应片断进行原位杂交，多数可见患者细胞中出现 3 条 21 号染色体。

整合小提示

游离 DNA（cell free DNA，cfDNA）检测是最敏感的针对胎儿 21、18、13 三体综合征的产前筛查手段，详见 2021 年《中国科学》杂志中"分子时代产前筛查和产前诊断技术及理念的变迁及发展"。

【治疗原则】

目前尚无有效治疗方法，主要是进行功能训练和生活技能培训；如伴有畸形，可行手术矫正；如有感染，进行抗感染治疗等。

【护理评估】

1．健康史　了解家族中是否有类似疾病，父母是否近亲结婚，母亲妊娠年龄，母孕期是否接触过放射线、化学制剂及患感染性疾病等，患儿是否有智力低下及体格发育落后等。

2．身体评估　观察患儿有无特殊面容，皮纹特点，有无通贯纹，测身高、体重、头围，心脏有无杂音，分析染色体核型检查结果等。

3．心理社会状况　评估家长是否了解有关本病的遗传学方面的知识；家长心理状态，父母角色是否称职，经济状况，家庭、社会支持情况等。

【常见护理诊断 / 问题】

1．有受伤的危险　与智力低下有关。

2．自理缺陷　与智力低下有关

3．感染的危险　与免疫力低下有关。

4．焦虑　与儿童智力低下有关。

5．知识缺乏：患儿及家长缺乏遗传性疾病相关知识。

【护理措施】

1．加强生活护理

（1）基本生活照顾：由于此类患儿进食能力差，应根据患儿的吞咽能力缓慢添加，尤其婴儿期添加辅食时应更加注意由软到硬，由细到粗，由稀到稠，防止呛咳、窒息及吸入性肺炎等。随着年龄的增长，逐步适应正常儿童饮食，注意进食能力的培养和训练，训练患儿自己进食的能力，照顾者要有足够耐心，患儿每一个动作的成功都比正常儿童需要更多的时间，而且要及时鼓励。

（2）逐步训练：逐步训练穿衣、脱衣；训练自己排二便。

（3）皮肤护理：患儿长期流涎，下颌及颈部皮肤需保持清洁、干燥，适当涂护肤油，以免刺激引起皮肤破溃。

（4）安全教育和照顾：因患儿智力低下，对危险认知能力差，应加强对患儿的安全教育，并做好日常生活中的防护，避免受外伤、走失等。

2．预防感染　患儿免疫力低下，易感染，尤以呼吸道感染多见，注意进行适当的户外活动，增强体育锻炼，避免到人员密集的地方，增强体质；也可考虑接种肺炎疫苗等，预防感染。

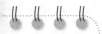

3．生活技能培训和功能训练　此病因无特殊治疗方法，因此对患儿进行生活技能培训和功能训练更为重要，应帮助患儿家长制订培训和训练方案，或通过特殊技能培训学校等的培训，使患儿逐步达到生活自理并能从事简单的劳动。

4．家庭、社会支持　家长得知自己的孩子患有 21- 三体综合征，会表现出悲哀、自责、焦虑等情绪，护士应给予耐心开导，提供有关患儿的养育、家庭照顾方面的知识，使家长尽快适应家庭生活的改变。同时，作为医务人员，有义务做好学校、社会等的宣传工作，使学校、社会等给予患儿和家庭更多的理解和尊重，提供一定的支持。

5．健康教育

（1）对于确诊的患儿，家属应正确认识该病，21- 三体综合征为先天性遗传疾病，将持续终身且无有效治疗方法。功能训练对于患儿非常重要，力争通过生活技能训练逐步达到生活自理并能从事简单劳动的目标，指导并协助患儿家长制订有效的训练计划或进入特殊的技能培训学校进行学习、训练。

（2）遗传咨询：本病患病率随孕母年龄的增加而增加，建议妊娠年龄大于 35 岁的妇女，有习惯性流产、不良孕产史、家族史、毒物和放射线接触史等的高危妇女在准备怀孕前，进行遗传咨询，并做产前诊断。

第三节　苯丙酮尿症

苯丙酮尿症（phenylketonuria，PKU）是一种常见的氨基酸代谢疾病，为常染色体隐性遗传病，是由于苯丙氨酸代谢酶活性降低，从而使苯丙氨酸及其代谢产物在体内蓄积引起的疾病。苯丙氨酸是体内合成蛋白质所必需的氨基酸。当患儿体内缺乏苯丙氨酸羟化酶时，其血、脑脊液、尿液中就会有大量的苯丙酮酸等代谢产物，引起患儿智力低下，尿中苯丙氨酸排出增多等。本病发病率因种族而异，在我国的平均发病率为 1∶11 000，南方地区发病率稍低，北方高，西北地区尤其是甘肃省发病率较高。

【病因及发病机制】

苯丙氨酸（phenylalanine，Phe）是体内合成蛋白质所必需的氨基酸之一，食入体内的苯丙氨酸一部分用于蛋白质的合成，另一部分通过肝细胞中苯丙氨酸羟化酶（phenylalanine hydroxylase，PAH）的作用转化为酪氨酸，仅有少量的 Phe 经过次要代谢途径在转氨酶作用下转变为苯丙酮酸。苯丙氨酸羟化过程中除了苯丙氨酸羟化酶外，还必须有辅酶四氢生物蝶呤（tetrahydrobiopterin，BH_4）的参与。

PKU 按酶缺陷不同分为经典型 PKU 和非经典型 PKU 两种。经典型 PKU 是由于患儿体内的肝细胞缺乏苯丙氨酸羟化酶，不能将苯丙氨酸转化为酪氨酸，从而导致苯丙氨酸在血液、脑脊液、各种组织中和尿液中的浓度增高，同时由于苯丙氨酸的正常代谢途径受阻，次要代谢途径增强，产生大量的苯丙酮酸，其经氧化作用生成苯乙酸、苯乳酸和对羟基苯丙酮酸等旁路代谢产物并自尿中排出。高浓度的苯丙氨酸及其旁路代谢产物蓄积在脑脊液中，使脑细胞受损及脑功能发育受累，患儿出现智力低下。同时，酪氨酸的来源减少，使甲状腺、肾上腺和黑色素等合成不足，患儿的皮肤、毛发色素减少，头发黄，皮肤白。当苯乙酸代谢产物从尿中排出时，尿液会产生"鼠尿味"。非经典型 PKU（也称 BH_4 缺乏型）患儿体内缺乏 BH_4，BH_4 是苯丙氨酸羟化酶、酪氨酸羟化酶和色氨酸羟化酶的辅酶，缺乏时会导致这三种羟化酶功能下降，苯丙氨酸、酪氨酸和色氨酸降解障碍，不仅会导致苯丙氨酸蓄积，而且会造成脑内多巴胺、5- 羟色胺等重要神经递质的合成受阻，加重神经系统功能损害。故 BH_4 缺乏型 PKU 的临床症状更重、治疗更困难。

【临床表现】

1．神经系统 苯丙酮尿症的重要危害是神经系统损害，未经治疗的患儿在生后数月就会出现不同程度的智力发育落后，近半数患儿合并癫痫。大多数患儿有烦躁、易激惹、抑郁、多动、孤独症倾向等精神行为异常，最终造成中度及极重度智力低下。特别注意此病患儿在新生儿期和婴儿早期多无明显异常，部分患儿可有呕吐、喂养困难、烦躁等非特异性症状，且临床表现个体差异大，很容易漏诊或误诊，只有通过新生儿筛查才能早期发现。BH_4 缺乏型 PKU 患儿的神经系统症状出现较早且比较严重，常见肌张力减低、嗜睡和惊厥，智能落后明显；如不经治疗，常在幼儿期死亡。

2．异常体征 由于黑色素缺乏，患儿生后毛发逐渐变黄，皮肤较白，虹膜颜色浅。血中蓄积的苯丙氨酸经旁路代谢后转化为苯丙酮酸、苯乙酸，自尿液、汗液中大量排出，因此，患儿常有鼠尿样体味。

3．其他 患儿易合并湿疹、呕吐、腹泻等非特异症状。

上述症状大部分是可逆的。经过饮食控制后，癫痫可得到控制，行为异常可好转，脑电图转为正常，毛发渐变为正常色，特殊气味消失。但智力低下很难转变，只有出生后早发现、早治疗才能预防智力发育障碍。

随堂测 16-2

【辅助检查】

该病的确诊主要依据血苯丙氨酸浓度的测定，可根据枯草杆菌增殖抑制试验、化学发光法、高效液相色谱、氨基酸分析、串联质谱分析等技术进行测定。

1．新生儿筛查 常用 Guthrie 细菌生长抑制试验，此法是应用最早、最经济实用的血苯丙氨酸半定量方法。一般在新生儿喂奶 3 天后，采集足部末梢血，置于厚滤纸上，待晾干后送检。当苯丙氨酸含量 > 0.24 mmol/L（4 mg/dl）时，应进一步检查和确诊。

2．尿三氯化铁试验 只用于较大的婴儿和儿童的筛查。尿检易受其他因素影响，稳定性差，假阳性和假阴性率高，易造成漏诊，只作为参考。

3．苯丙氨酸浓度测定 临床根据苯丙氨酸浓度分度。正常苯丙氨酸浓度 < 120 μmol/L（2 mg/dl）；轻度：苯丙氨酸浓度 120 ~ 360 μmol/L；中度：苯丙氨酸浓度 > 360 μmol/L。经典型 PKU：苯丙氨酸浓度 > 1200 μmol/L。

4．尿蝶呤图谱分型 主要用于 BH_4 缺乏症的鉴别诊断，应用高压液相层析测定尿液中新蝶呤和生物蝶呤的含量。

5．酶学诊断 PAH 仅存在于肝细胞内，需要通过肝活检测定，因此不适用于临床诊断。其他酶可以采用外周血中红细胞、白细胞或皮肤成纤维细胞测定。

6．DNA 分析 该技术近年来广泛用于 PKU 诊断、杂合子检出和产前诊断。但由于基因的多态性，分析结果时须谨慎。

【治疗原则】

本病是少数可治疗的遗传代谢性疾病之一，一旦确诊，应立即治疗，治疗开始得越早，效果越好。低苯丙氨酸饮食治疗是目前国内外治疗苯丙酮尿症唯一有效的方法。苯丙氨酸是人体的必需氨基酸，治疗中既要限制苯丙氨酸摄入量，以防苯丙氨酸及其代谢物的异常蓄积，又要满足机体需要，从而保障患儿的正常发育。

1．限制饮食中苯丙氨酸的含量，给予低苯丙氨酸食物。

2．定期监测血浆苯丙氨酸、血色素、血清蛋白水平及体格智力发育情况。

3．治疗越早，对智力损害越小，低苯丙氨酸饮食目前主张至少应用到 12 岁，最好终身治疗，成年后可适当放宽饮食标准。

【护理评估】

1．健康史 了解家族中是否有类似疾病，询问父母是否为近亲结婚，患儿是否有智力低下及体格发育落后。

2. 身体评估 观察患儿皮肤、毛发的颜色，尿及汗液的气味，测量身高、体重、头围。评估患儿智能发育情况。

3. 心理社会状况 评估家长是否掌握了与本病有关的饮食治疗相关知识；家长有无焦虑、自责，父母角色是否称职，评估患儿的家庭经济状况等。

> **整合小提示**
>
> 研究提示苯丙酮尿症患者有"终身饮食治疗"的必要性，详见 2020 年《中华医学遗传学杂志》中"苯丙酮尿症的临床实践指南"。

【常见护理诊断/问题】

1. 生长发育迟缓 与苯丙氨酸代谢障碍有关。

2. 有皮肤完整性受损的危险 与尿液、汗液刺激有关。

3. 焦虑（家长） 与患儿病情有关。

【护理措施】

1. 饮食管理 给予低苯丙氨酸饮食，将每种食物的蛋白质、苯丙氨酸含量及热量列表，按患儿的月龄、体重计算出患儿的需要量，定出食谱。饮食治疗原则是既限制苯丙氨酸的摄入，又保证患儿的生长发育和体内代谢的最低需要，使血中苯丙氨酸含量接近正常浓度（3～15 mg/dl）。低苯丙氨酸饮食至少需要持续到青春期后，最好终身治疗。

饮食治疗应有详细计划，出生后要尽早给予饮食限制，最好给婴儿母乳喂养，因母乳中苯丙氨酸含量明显低于牛乳，故对于人工喂养儿应给予特制的低苯丙氨酸奶粉。苯丙氨酸主要来自蛋白质，故应限制蛋白质的摄入，为满足生长发育的需求，可给予低苯丙氨酸水解蛋白（去除苯丙氨酸的蛋白）。添加辅食可选择低苯丙氨酸的食物，如籼米、小麦、小米、白薯、马铃薯、藕粉等。表 16-1 为各年龄组苯丙酮尿症患者苯丙氨酸推荐摄入量。

表16-1 各年龄组苯丙酮尿症患者苯丙氨酸推荐摄入量

年龄	苯丙氨酸摄入量 mg/（kg·d）
0～3 个月	50～70
3～6 个月	40～60
6～12 个月	30～50
1～2 岁	20～40
2～3 岁	20～35
3 岁以上	15～35

2. 皮肤护理 及时更换尿布、衣服，保持皮肤清洁、干燥，减少对皮肤的刺激。有湿疹时注意调整饮食，并及时进行皮肤护理。

3. 病情观察 ①注意患儿情绪的变化，如出现情绪波动较大，应分析原因，如饮食控制不理想、用药等，对因分析，并对症处理；②注意苯丙酮尿症疾病自身的病情变化，如患儿智力发育情况，可根据饮食控制情况，定期进行评估，评价智力发育情况；如合并癫痫，注意癫痫发作的控制情况，做好病情记录，并注意抗癫痫药物的不良反应；③注意观察低苯丙氨酸饮食可能出现的不良反应，如低血糖、低蛋白血症、巨细胞贫血等，定期门诊监测，发现问题及时干预，减少因饮食治疗引起的不良反应；④定期监测血清中苯丙氨酸的浓度，6 个月内每周测苯丙氨酸浓度两次，正常以后每月测两次。

4. 健康教育 宣传优生优育的知识，避免近亲结婚，对有阳性家族史或父母一方为杂合子者，在准备生育前，建议行孕前咨询，并遵医嘱在孕期进行产前检查。

如已经确诊，应从新生儿期开始，严格控制饮食，摄入低苯丙氨酸的食物，对患儿及家属做好知识宣传，使其严格遵守饮食要求，减少神经系统功能损害，降低患儿智力低下的发生。

知识拓展

肠内营养粉剂

苯丙酮尿症是少数可治疗的遗传代谢性疾病之一，但饮食管理对于患儿和家属都是长期的过程，有效的饮食管理对患儿的预后非常重要，在一些发达国家，对可治疗的代谢性疾病已经有成熟的治疗饮食产品，随着医疗水平和人们经济水平的提高，一些在国外已上市的产品在我国陆续得到应用。肠内营养粉剂（AA—PKU1）是不含 Phe 的氨基酸混合粉剂，遵照临床医师或营养师的指导剂量服用本品并结合适当的低 Phe 饮食，理论上可完全将血 Phe 水平控制在治疗目标内。周雪莲、赵正言等于 2009 年开展的多中心对 AA—PKU1 的有效性与安全性临床研究的结果分析证明，AA—PKU1 能有效控制 0～1 岁患儿血 Phe 水平在 360 plmol/L 以下，满足 0～1 岁患儿正常生长发育的需要，并可有效控制患儿血 Phe 水平，可避免患儿发育商水平进一步下降；同时，AA—PKU1 还能满足患儿的营养需求，并改善患儿的营养状况；且产品的安全性良好。目前，该产品在国内一些治疗苯丙酮尿症的专科门诊可以买到，是治疗少数代谢性疾病的有效的饮食管理途径。

小 结

21-三体综合征是最常见的常染色体疾病，母亲年龄越大，本病的发病率越高。患儿的主要临床特征为智能低下、体格发育迟缓和特殊面容。目前尚无有效治疗方法，临床上采用唐氏筛查或羊水细胞染色体核型检查进行产前诊断，可以有效预防和减少 21-三体综合征患儿的出生。

苯丙酮尿症是一种常见的氨基酸代谢疾病，为常染色体隐性遗传。本病最常见的是经典型 PKU，主要是由于患儿体内缺乏苯丙氨酸羟化酶，不能将苯丙氨酸转化为酪氨酸，从而导致苯丙氨酸在血、脑脊液、各种组织中和尿液中的浓度增高，使脑细胞受损及脑功能发育受累。最突出的临床表现是智力落后，且伴有皮肤、毛发颜色变浅和鼠尿味。本病是少数可治疗的遗传代谢性疾病之一，治疗越早，效果越好。因此应重视产前诊断，早期进行新生儿筛查，早发现，早治疗，最主要的治疗手段是为患儿提供低苯丙氨酸饮食。最主要的护理措施是为患儿制订科学的低苯丙氨酸饮食计划。

思考题

1. 如何做好唐氏综合征的三级预防？
2. 如何为苯丙酮尿症患儿制订合理的饮食方案？

（任利华）

感染性疾病患儿的护理

第十七章

导学目标

通过本章内容的学习，学生应能够：

◆ **基本目标**

1. 概括儿童传染性疾病的流行过程及特征。

2. 描述麻疹、水痘、流行性腮腺炎、手足口病、传染性单核细胞增多症、中毒型细菌性痢疾、猩红热、原发型肺结核、结核性脑膜炎、蛔虫病、蛲虫病的流行病学特征及治疗原则。

3. 列举麻疹、水痘、流行性腮腺炎、手足口病、传染性单核细胞增多症、中毒型细菌性痢疾、猩红热、原发型肺结核、结核性脑膜炎、蛔虫病、蛲虫病的临床表现和防治措施。

◆ **发展目标**

1. 结合麻疹、水痘、流行性腮腺炎、手足口病、传染性单核细胞增多症、中毒型细菌性痢疾、猩红热、原发型肺结核、结核性脑膜炎、蛔虫病、蛲虫病的疾病及流行病学特征，采取科学的预防及护理措施。

2. 能运用儿童感染性疾病护理及防控相关知识，积极参与儿童感染性疾病或突发公共卫生事件的防控工作。

◆ **思政目标**

1. 树立民族文化自信，培养家国情怀。

2. 提升生命认知，激发社会责任感。

第一节　概　述

感染性疾病（infectious diseases）是由病原体感染所致的疾病，包括传染病和非传染性感染性疾病。感染性疾病均由特异性病原体感染所致，病因基本明确，但部分疾病目前尚无针对病原体的有效药物，如缺乏敏感的抗病毒药物，抗生素的耐药菌株增多；部分感染性疾病有不同程度的传染性，可通过一定的传播途径传播，造成疾病在人群中的流行，因此，对感染性疾病的预防尤为重要。

一、感染的定义

感染（infection）是指各种病原体，如细菌、病毒、支原体、真菌、螺旋体和寄生虫等侵入人体所引起的局部组织和全身性炎症反应。引起感染的病原体可来自宿主体内或宿主体外，来自宿主体外的病原体引起的感染称为传染。构成感染过程需具备3个因素：病原体、人体及其所处的环境，感染是病原体与人体之间相互作用和斗争的过程。

二、感染的表现形式

根据人体宿主的防御功能与病原体数量及其毒力强弱的相互作用结果，感染过程可出现以下5种表现形式：病原体被清除、隐性感染、显性感染、病原携带状态及潜伏性感染。其中隐性感染最常见，各种表现形式可在一定条件下发生相互转变，呈现动态变化过程。病原体侵入人体是否引起疾病，取决于病原体的致病能力与机体免疫功能的相互作用。

儿童由于免疫功能低下，成为多种感染性疾病的高发人群。儿童感染性疾病往往起病急骤、症状不典型、病情发展较快，容易合并多种并发症，严重影响儿童的生长发育和身心健康。新中国成立后，卫生条件明显改善，医疗水平显著提高，在"预防为主、防治结合"的卫生方针指引下，围生期保健工作不断完善，免疫接种率大幅度提高，部分传染病接近被消灭，多种传染病的发病率显著下降。但部分传染病仍广泛存在，新发感染病多次流行，对儿童健康造成严重危害，儿童感染性疾病的防控管理工作仍需加强。护理人员需要掌握儿童常见感染性疾病的临床表现、发病机制及主要防治措施，及时采取预防和护理措施，积极参与疾病的防控工作。

知识拓展

新发感染病

根据世界卫生组织（WHO）的定义，新发感染病（emerging infectious diseases，EID）是指由新种或新型病原微生物引起的感染病，及近年来导致地区性或国际性公共卫生问题的感染性疾病，包含新发现的感染病和再发感染病两大类。

新发现的感染病是指造成地区性或国际性公共卫生问题、新识别的，且为以往未知的感染病，主要包括某些以往确实不存在，因病原体发生适应性变异和进化并感染人类所致的疾病，如获得性免疫缺陷综合征（AIDS）、冠状病毒感染所致重症急性呼吸综合征（SARS）、2019新型冠状病毒（2019-nCoV）所致新型冠状病毒肺炎等；以及某些早已存在但未被认为是感染病或既往病因不清晰、近年被证实的感染性疾病，如幽门螺杆菌所致消化性溃疡、戊型病毒性肝炎等。

再发感染病是指那些已被人们所知，并得到较好控制，发病率已降至极低水平后，现在又重新流行并威胁人类健康的感染病，如结核病、疟疾等。

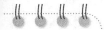

第二节　病毒感染性疾病

一、麻疹

麻疹（measles）是由麻疹病毒引起的急性传染病，在我国属于乙类传染病。临床上以发热、上呼吸道炎症、结膜炎、口腔麻疹黏膜斑（又称柯氏斑，Koplik's spots）、全身斑丘疹及疹退后遗留色素沉着伴糠麸样脱屑为主要表现。麻疹传染性强，儿童是主要易感人群，病后大多数可获得终生免疫。我国自广泛开展为婴幼儿接种麻疹减毒活疫苗后，麻疹的发病率及死亡率已显著下降。

【病原学】

麻疹病毒为RNA病毒，属副黏液病毒科，仅有一种血清型，人是唯一宿主。麻疹病毒在外界生存能力弱，不耐热，耐寒冷和干燥，低温下可生存较久，55℃ 15 min即被破坏，在0℃时可存活约1个月，在流通空气中或日光下约半小时即失去活力，对紫外线和一般消毒剂敏感。

【发病机制】

麻疹病毒进入易感儿的上呼吸道或眼结膜，在局部上皮细胞内复制，病毒大量复制后入血，并侵入局部淋巴组织。病毒感染后第2~3天，形成第一次病毒血症。随后，病毒在单核-巨噬细胞系统中复制活跃，感染后第5~7天再次入血，形成第二次病毒血症，并随血流至全身各组织器官引起一系列临床表现，出现全身广泛性损害，导致高热、皮疹等临床表现。随着机体特异性免疫应答清除病毒，疾病进入恢复期，器官内病毒快速减少至被消除。感染麻疹病毒后，机体可产生抗体。

【病理】

麻疹的病理特征是感染部位数个细胞融合成多核巨细胞，分布在皮肤、眼结合膜、鼻咽部、呼吸道和胃肠道黏膜及全身淋巴结及肝、脾器官中。真皮和黏膜下层毛细血管内皮细胞肿胀、增生，真皮淋巴细胞浸润、充血而形成麻疹皮疹和麻疹黏膜斑。疹退后，表皮细胞坏死、角化形成糠麸样脱屑。由于皮疹处红细胞裂解，疹退后遗留棕色色素沉着。口腔黏膜内血管内皮细胞肿胀、坏死、淋巴细胞浸润导致口腔麻疹黏膜斑。病理改变以呼吸道最严重。

【流行病学】

1. 传染源 患者是唯一的传染源。发病前2天至出疹后5天内均有传染性。病毒主要存在于患者的口、鼻、咽、眼结膜分泌物中。

2. 传播途径 经呼吸道飞沫传播是主要的传播途径。密切接触者可经被病毒污染的手传播，通过衣物、玩具等间接传播者少见。

3. 易感人群和免疫力 人群对麻疹病毒普遍易感。6个月内的婴儿可从母体获得抗体而很少患病，6个月至5岁儿童的发病率最高。近20年来，我国8月龄以下及15岁以上人群的发病数有增加趋势。该病全年均可发病，以冬、春季为主。感染后可获得持久免疫力。

【临床表现】

1. 典型麻疹

(1) 潜伏期：6~21天，一般为10天左右，接受过被动免疫者潜伏期可延长至21~28天。在潜伏期可出现低热，患儿精神欠佳和烦躁不安。

(2) 前驱期：3~4天，主要表现为上呼吸道感染及眼结膜炎相关症状。发热：多为中度以上发热，热型不定。发热同时出现咳嗽、喷嚏、咽部充血等症状，并出现流涕、结膜充血、眼睑水肿、流泪畏光等眼鼻部卡他症状。麻疹黏膜斑（柯氏斑）：为本病早期特征性体征。一般在出疹前1~2天出现于第二磨牙相对应的颊黏膜上，呈散在灰白色小点（0.5~1 mm），周围有红晕，迅速增多、融合，可扩散至整个颊黏膜，形成表浅糜烂，2~3天后可完全消失。非特异性症状：厌食、呕吐、腹泻等。部分患者可在颈、胸、腹部等处出现一过性皮疹，数小时即疹退。

(3) 出疹期：一般3~5天。体温持续升高，可达39~40℃，感染中毒症状明显。皮疹：先见于耳后、发际，渐及前额、面、颈，自上而下至胸、腹、背及四肢，2~3天内遍及全身，最后达手掌、足底。皮疹初为细小淡红色斑丘疹，压之褪色，疹间可见正常皮肤。随即皮疹可融合成片，颜色转暗，部分可有出血性皮疹，压之不褪色。出疹同时可有精神萎靡或嗜睡、谵妄、抽搐等症状。可伴表浅淋巴结肿大及肝、脾肿大。并发肺炎者可闻及肺部少量啰音。

(4) 恢复期：皮疹达高峰并持续1~2天后，病情迅速好转，体温逐渐降至正常，全身症状明显改善，皮疹按出疹先后顺序依次消退，疹退后留有棕色色素沉着，表皮有糠麸样脱屑。无并发症患者的病程一般为10~14天。

2. 非典型麻疹 体内有一定免疫力人群感染后可表现为轻型麻疹，症状轻、皮疹不典型。全身状况差、免疫力低下，或继发严重感染者可表现为重型麻疹，全身中毒症状重；疹出不透或骤退、周围循环衰竭，可很快出现循环衰竭或心力衰竭；或表现为出血性皮疹，可有内脏出血。

3. 常见并发症

(1) 肺炎：为麻疹最常见的并发症，多见于5岁以下儿童，是麻疹患儿最主要的死因。麻疹本身引起的肺炎多不严重，继发的肺部感染较严重，病原体可为细菌或病毒。表现为病情突然加重，咳嗽、咳脓痰，可出现鼻翼扇动、呼吸困难、发绀，肺部有明显啰音。

(2) 喉炎：多见于2~3岁以下婴幼儿，喉部易发生严重水肿，导致喉梗阻。表现为声音嘶哑、犬吠样咳嗽、呼吸困难，面色青紫、烦躁不安等。

(3) 心肌炎：多见于2岁以下婴幼儿，轻者仅心音低钝，心率增快，出现一过性心电图改变，重者可出现心力衰竭，甚至心源性休克。

(4) 脑炎：麻疹脑炎发生率为0.01%~0.5%。主要是由于病毒直接侵犯中枢神经系统所致，临床表现类似于其他病毒性脑炎，可表现为抽搐、意识障碍甚至昏迷，并有脑膜刺激症状。多数可恢复正常，部分出现智力低下、癫痫等后遗症。

（5）麻疹与其他儿童出疹性疾病的鉴别要点见表17-1所列。

表17-1　麻疹与其他儿童出疹性疾病的鉴别要点

病名	病原体	全身症状及其他特征	发热与皮疹的关系	皮疹特点
麻疹	麻疹病毒	呼吸道卡他症状，结膜炎，早期口腔麻疹黏膜斑	发热3～4天，出疹期体温更高	红色斑丘疹，自耳后、发际→额面→颈→躯干→四肢，退疹后有色素沉着及细小脱屑
风疹	风疹病毒	全身症状轻，耳后、枕部淋巴结肿大并触痛	发热半天至1天出疹	斑丘疹，自面部→躯干→四肢，疹退后无色素沉着及脱屑
幼儿急疹	人疱疹病毒6型	一般情况好，高热时可有惊厥，耳后枕部淋巴结可肿大	高热3～5天，热退疹出	红色斑丘疹，颈及躯干多见，1天出齐，次日消退
猩红热	乙型溶血性链球菌	高热，中毒症状重，咽峡炎、杨梅舌、扁桃体炎，有口周苍白圈	发热1～2天出疹，伴高热	皮肤弥漫性充血，上有密集针尖大小丘疹，持续2～3天疹退，疹退后全身大片脱皮
肠道病毒感染	埃可病毒、柯萨奇病毒	发热、咽痛、流涕、结膜炎、腹泻，全身或颈、枕后淋巴结肿大	发热时或热退后出疹	散在斑疹或斑丘疹，很少融合，1～3天消退，不脱屑，可呈紫癜样或水疱样皮疹
药物疹		服药史，表现为原发病症状	发热多为原发病所致	皮疹有痒感，摩擦及受压部位多，与用药有关，斑丘疹、疱疹、猩红热样皮疹、荨麻疹

随堂测 17-1

【辅助检查】

1. 血常规　白细胞减少，淋巴细胞相对增多。如中性粒细胞增加，提示继发细菌感染。

2. 血清学检查　多采用酶联免疫吸附试验（ELISA）进行麻疹特异性 IgM 抗体检测，出疹早期即可出现阳性。

3. 病原学检查　早期可从患者眼、鼻、咽分泌物或血、尿标本中分离出麻疹病毒，或用免疫荧光或免疫酶法检测麻疹病毒抗原，可早期诊断。采用反转录聚合酶链反应（RT-PCR）从标本中扩增麻疹病毒 RNA，对免疫力低下而不能产生特异性抗体的患者具有较高的诊断价值。

【治疗原则】

麻疹为自限性疾病，目前尚无特异性药物，宜采取对症治疗，预防和治疗并发症，加强护理。

1. 一般治疗　患者按呼吸道传染病隔离至出疹后5天。卧床休息，保持室内适当的温、湿度。保持水、电解质及酸碱平衡。保持口、眼、鼻部清洁。WHO 推荐，生活在维生素 A 缺乏地区的麻疹患儿应补充维生素 A。

2. 对症治疗　高热者可酌情使用少量退热剂，但应避免急骤退热。频繁剧咳可用镇咳祛痰剂或雾化吸入。继发细菌感染可用抗生素治疗。出疹期可用中药清热、解毒、透疹。烦躁者可适当给予镇静剂。

3. 并发症的治疗　有并发症者给予相应治疗，并发喉炎患者雾化吸入，使用抗菌药，必要时行气管切开。合并肺炎治疗同一般肺炎。合并心肌炎者应及早静脉注射强心药物。麻疹脑炎的处理同一般病毒性脑炎。

【护理评估】

1. 健康史　仔细询问患儿麻疹疫苗初次接种和复种时间，有无麻疹接触史，此次发病经过，咳嗽、流涕、打喷嚏等上呼吸道感染症状及结膜充血、畏光、流泪等结膜炎症状；发热与皮疹的关系，出疹顺序及伴随症状；近期用药史及既往史。

2．身体状况　测量体温、脉搏、呼吸，观察患儿精神状况，必要时测量血压。注意观察出疹前有无发热，发热的程度和热型、咳嗽、打喷嚏、畏光、流泪及口腔黏膜改变等；评估出疹顺序及皮疹性状，发热与皮疹的关系；有无麻疹黏膜斑和皮疹，注意皮疹的特点，有无色素沉着和脱屑，肺部有无啰音等。评估患儿营养状况及实验室检查结果。

3．心理社会状况　评估家长对疾病的心理反应及认识程度、对疾病的应对态度及措施等；评估患儿家庭的居住环境、经济状况、卫生习惯等。

【常见护理诊断／问题】

1．体温过高　与病毒血症、继发感染有关。

2．皮肤完整性受损　与麻疹病毒引起的皮损有关。

3．营养失调：低于机体需要量　与病毒感染引起消化吸收功能下降、高热消耗增多有关。

4．有感染传播的危险　与麻疹病毒可经呼吸道或直接接触传播有关。

5．潜在并发症：肺炎、喉炎、心肌炎、脑炎。

【护理措施】

1．高热的护理　监测体温，观察热型，处理高热时需兼顾透疹，禁用冷敷、乙醇拭浴，以免皮肤血管收缩、末梢血管循环障碍，使皮疹不易透发或突然隐退。高热时，可遵医嘱用小量退热药，使体温稍降以免惊厥。建议卧床休息至皮疹消退，体温正常。保持室内空气新鲜，温、湿度适宜，每日通风 2 次（避免患儿直接吹风以防受凉）。衣被穿盖适宜，忌捂汗，出汗后及时更换衣被。

2．保持皮肤黏膜的完整性

（1）加强皮肤的护理：保持皮肤清洁干燥，勤剪指甲，防抓伤皮肤导致继发感染。及时评估透疹情况，如透疹不畅，可用鲜芫荽煎水服用并涂抹身体。

（2）加强对口、眼、耳、鼻部的护理：室内光线宜柔和，常用生理盐水清洗双眼，再滴入抗生素眼液或眼膏（动作应轻柔，防止损伤眼部），可加服维生素 A 预防干眼病。及时清除眼部分泌物，防止呕吐物或泪水流入外耳道引发中耳炎。及时清除鼻痂，翻身拍背助痰排出，保持呼吸道通畅。加强口腔护理，多饮水。

3．保证营养摄入　给予营养丰富、高维生素、清淡易消化的流质及半流质饮食，少量多餐。补充充足的水分，利于排毒、退热、透疹。恢复期应添加高蛋白质、高维生素的饮食。无需忌口。

4．预防感染传播

（1）隔离患者：对麻疹患者应早发现、早隔离、早治疗，及时上报疫情。一般隔离至出疹后 5 天，并发肺炎者应隔离至出疹后 10 天。对接触过麻疹的易感儿，应隔离观察直至第 21 天，并给予被动免疫。被动免疫只能维持 3 ~ 8 周，以后应采取主动免疫。

（2）切断传播途径：将患儿衣被及玩具暴晒 2 h 以上，居住处宜通风换气每天 2 次，并用紫外线照射；采用呼吸道隔离措施，轻症患儿居家隔离，重症患儿住院隔离。

（3）保护易感儿：流行期间不带易感儿童到公共场所，托幼机构暂不接纳新生。对 8 个月以上儿童，凡未患过麻疹者都应接种麻疹减毒活疫苗，18 至 24 月龄的儿童要完成第 2 剂次接种。对体弱多病和未接种麻疹疫苗的婴幼儿，于接触麻疹后 5 天内肌内注射人丙种球蛋白可预防发病，如接触 5 天后注射，可减轻症状。

5．病情观察　密切观察病情，及早发现并配合医师进行处理。监测生命体征，注意体温与出疹的关系，是否透疹，有无皮疹隐退等。出疹期如透疹不畅、疹色暗紫、持续高热、咳嗽加剧、鼻扇喘憋、发绀、肺部啰音增多，为并发肺炎的表现，重症肺炎尚可致心力衰竭。注

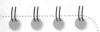

意心音低钝、心电图改变、心肌酶谱异常为心肌炎表现。患儿出现频咳、声嘶，甚至哮吼样咳嗽、吸气性呼吸困难、三凹征，为并发喉炎的表现。患儿出现嗜睡、惊厥、昏迷为脑炎表现。病期还可导致原有结核病的恶化。

6. 健康教育 麻疹传染性较强，应加强对疫苗安全性及有效性的宣传，提高疫苗接种率。向患儿家长介绍麻疹的主要临床表现、治疗过程、常见并发症和预后，说明隔离的重要性，使其能积极配合治疗。无并发症的轻症患儿可在家中隔离，居家隔离期间限制探视，指导家长做好消毒隔离、皮肤护理等，防止继发感染。

二、水痘

水痘（varicella，chickenpox）是由水痘 - 带状疱疹病毒（varicella-zoster virus，VZV）引起的一种传染性较强的儿童期出疹性疾病。临床特征为皮肤黏膜相继或同时出现丘疹、水疱和结痂。本病一年四季均可发生，以冬、春季高发。

【病原学及发病机制】

水痘 - 带状疱疹病毒属疱疹病毒科，仅有一个血清型，人是已知自然界中的唯一宿主。病毒对外界抵抗力弱，不耐热和酸，不能在痂皮中存活，对乙醚敏感。水痘 - 带状疱疹病毒具有潜伏 - 活化特性，原发感染（水痘）后可潜伏在三叉神经节后脊髓背神经节内，激活后引起再发感染（带状疱疹）。

水痘病毒经上呼吸道侵入机体，在呼吸道黏膜细胞中复制，而后进入血液，形成病毒血症，接着在单核 - 巨噬细胞内增殖后再次入血，形成第二次病毒血症，引起各器官病变。主要损害部位在皮肤和黏膜，偶可累及内脏。水痘皮疹分批出现与病毒间歇性入血有关。皮肤病变主要在表皮棘细胞层，细胞肿胀伴气球样变性，组织液渗入形成脓疱，疱液内含大量病毒。水疱疱液初始透明，继之上皮细胞脱落、炎性细胞浸润，疱液变浊并减少，随后下层上皮细胞再生，形成结痂，结痂脱落后一般不留瘢痕。免疫功能缺陷者可发生播散性水痘，导致多个器官受累，出现局灶性坏死、炎性细胞浸润等。

【流行病学】

1. 传染源 患者是唯一的传染源。发病前 1 ～ 2 日至疱疹全部结痂期间均有传染性。

2. 传播途径 主要是通过飞沫和直接接触传播，亦可通过污染的用具传播。

3. 易感人群 水痘传染性很强，人群对水痘普遍易感，易感儿童接触后 90% 可发病，6 个月以下的婴儿较少见。若孕妇患水痘，胎儿和新生儿可被感染而发病。易感儿童接触带状疱疹患者后亦可发生水痘。感染水痘后可获持久免疫，再患水痘者极少，但可反复发生带状疱疹。

【临床表现】

典型水痘临床表现可分为以下几期：

1. 潜伏期 12 ～ 21 天，平均 14 天。

2. 前驱期 婴幼儿常无症状或症状轻微，可表现为全身不适、低热、乏力、咳嗽和咽痛等。年长儿可有畏寒、低热、头痛、乏力、咳嗽、食欲减退等症状，持续 1 ～ 2 天后出疹。

3. 出疹期

（1）皮疹首发于躯干部，随后延及头面部和四肢。皮疹呈向心性分布，躯干多，头面部次之，四肢相对较少。部分患儿可于鼻、咽、口腔、外阴处发现皮疹，易形成溃疡，伴有痛感。

（2）皮疹初为红色斑疹，数小时后变为丘疹并发展成疱疹。疱疹为单房性，椭圆形，直径 3 ～ 5 mm，周围可有红晕，疱液由透明转为混浊，常伴瘙痒。1 ～ 2 天后疱疹开始结痂，1 周左右痂皮脱落、愈合，一般不留瘢痕。如有继发感染，则形成脓疱，结痂、脱痂时间延长。水痘皮疹多分批出现，故同一部位可同时出现斑丘疹、水疱和结痂。水痘为自限性疾病，10 天左右可自愈。儿童患者症状和皮疹均较轻。

（3）免疫功能低下者，可发生播散性水痘，皮疹融合成大疱。疹内出血的出血型水痘，全身症状重，皮肤黏膜可出现瘀点、瘀斑，发生内脏出血，病情极严重，病死率高。因继发细菌感染所致的坏疽型水痘，导致皮肤大片坏死，患儿可因脓毒症而死亡。妊娠期感染水痘，可致胎儿畸形、早产或死胎。新生儿水痘，病情往往较危重。

4．常见并发症

（1）继发皮肤细菌感染：如皮肤化脓性感染、丹毒、蜂窝织炎等。

（2）肺炎：儿童患者并发肺炎常为继发细菌感染所致继发性肺炎，轻者可无明显临床表现，重者出现咳嗽、胸痛、呼吸困难、发绀等症状，严重者可短期内发生呼吸衰竭。

（3）脑炎：发生率较低，常发生于出疹后 1 周左右，症状与一般病毒性脑炎相似。

（4）肝炎：多表现为转氨酶轻度升高，严重者可发生肝性脑病。

随堂测 17-2

【辅助检查】

1．血常规 血白细胞总数正常或稍高。

2．血清学检查 常用酶联免疫吸附法、补体结合试验等检测特异性抗体。补体结合抗体于出疹 1 ～ 4 天后出现，2 ～ 3 周后滴度增高 4 倍以上即可确诊。

3．病原学检查 病变皮肤刮取物，用荧光染色法检查病毒抗原，快速、敏感，且可与单纯疱疹病毒感染进行鉴别。取病程 3 ～ 4 天的疱疹液种于人胚成纤维细胞，可进行病毒分离。采用聚合酶链反应（PCR）检查患者呼吸道上皮细胞和外周血白细胞内的特异性病毒 DNA，是敏感且快速的早期诊断方法。

【治疗原则】

1．一般治疗和对症治疗 患者隔离至全部疱疹结痂为止。急性期卧床休息，注意水分和营养补充，加强皮肤护理，避免因抓伤而继发细菌感染。皮肤瘙痒可局部使用炉甘石洗剂，疱疹破裂后可视病情用抗生素软膏。

2．抗病毒治疗 首选阿昔洛韦，早期使用有一定疗效。每天 600 ～ 800 mg，分次口服，疗程 10 天。糖皮质激素有可能导致病毒播散，不宜使用。

【护理评估】

1．健康史 评估患儿一般情况，有无水痘或带状疱疹接触史及接触方式，疫苗接种情况。初步评估患儿的营养状况及饮食习惯，及既往健康状况。

2．身体评估 评估症状、体征，包括患儿的生命体征，皮疹的性质、分布、颜色等，有无发热、咳嗽等表现；询问出疹顺序及皮疹性状、发热与皮疹的关系；评估有无并发症的表现。及时了解实验室检查结果。

3．心理社会状况 评估家长对该病护理知识的了解程度，所需健康指导的内容及方式，以提高家庭护理水平。

【常见护理诊断 / 问题】

1．皮肤完整性受损 与水痘病毒引起的皮疹及继发感染有关。

2．有感染传播的危险 与水痘 - 带状疱疹病毒可经飞沫或直接接触传播有关。

3．潜在并发症：皮肤化脓性感染、丹毒、蜂窝织炎、脓毒症、肺炎、脑炎等。

【护理措施】

1．生活护理 保持室内空气新鲜，温、湿度适宜，及时更换汗湿衣服，衣被不宜过厚，以免造成患儿不适，增加痒感。

2．皮肤护理 保持皮肤清洁、干燥。剪短指甲，婴幼儿可戴并指手套，以免抓伤皮肤，引起继发感染。皮疹部位可局部涂 0.25% 冰片炉甘石洗剂或 5% 碳酸氢钠溶液，继发感染者遵医嘱局部用抗生素软膏，或遵医嘱使用抗生素。遵医嘱使用抗病毒药物。

3．饮食及口腔护理 给予富含营养的清淡饮食，注意补充足够的液体和电解质，保证机

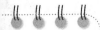

体足够的营养。有口腔黏膜疹者每日用温盐水或朵贝尔液进行口腔护理 2 ~ 3 次，保持口腔清洁。

4．预防感染的传播

（1）管理传染源：一般水痘患儿居家隔离，合并感染需住院者采用呼吸道隔离至疱疹全部结痂，易感儿接触后应隔离观察 3 周。

（2）切断传播途径：居室定时通风换气并消毒，物品可用煮沸或暴晒等方法消毒，限制探视，病房保持通风并定时采取紫外线照射消毒；戴口罩，接触患儿前后应洗手。

（3）保护易感者：1 ~ 13 岁未患病儿童可接种水痘减毒活疫苗，保护期在 10 年以上。对正在使用大剂量激素、免疫功能受损者、接触过患儿的孕妇及患水痘母亲所产新生儿，在接触水痘 72 h 内肌内注射水痘 - 带状疱疹免疫球蛋白，可起到被动免疫作用。托幼机构做好晨间检查、空气消毒。

5．病情观察　观察体温、神志及食欲等，及时发现病情变化。高热患儿可遵医嘱采用药物降温。水痘为自限性疾病，偶可发生播散性水痘，应注意观察，及早发现，并予以相应的治疗及护理。

6．健康教育　对患儿家长进行护理及隔离知识教育，介绍水痘的护理要点及隔离的重要性，取得其配合。对社区人群进行疾病预防知识教育，如及时接种疫苗、流行期间避免易感儿到公共场所。

三、流行性腮腺炎

流行性腮腺炎（epidemic parotitis，mumps）是由腮腺炎病毒引起的急性呼吸道传染病，其临床表现以腮腺非化脓性肿痛为特征，可累及其他腺体组织、神经系统。该疾病传染性较强，好发于儿童及青少年，感染后可获得持久免疫力。

【病原学及发病机制】

腮腺炎病毒属副黏液病毒，为单股 RNA 病毒，仅有一个血清型，自然界中人是该病毒的唯一宿主。腮腺炎病毒在外界抵抗力弱，紫外线照射可迅速使其灭活，对乙醇、甲醛敏感，加热至 55 ~ 60℃时 10 ~ 20 min 就失去活性，一般室温下 2 ~ 3 天即可失去传染性。

腮腺炎病毒从呼吸道侵入人体后，在局部黏膜上皮细胞和淋巴结中复制后进入血液，播散至腮腺和中枢神经系统，引起腮腺炎和脑膜炎。病毒进一步繁殖复制后，再次入血形成第二次病毒血症，并侵犯第一次病毒血症时未受累的腺体，如下颌下腺、舌下腺、胰腺、性腺等，可引起相应临床表现。所以，腮腺炎实质上是一种多器官受累的疾病，临床表现形式多样。

腮腺炎的主要病理改变是腮腺非化脓性炎症，腺体肿胀发红，可见渗出物、出血性病变、白细胞浸润，腮腺导管肿胀，导管周围及腺体壁有淋巴细胞浸润，周围间质组织水肿等引起腮腺导管阻塞，唾液淀粉酶排出受阻后经淋巴管入血，导致血液、尿液中的淀粉酶增高。睾丸、卵巢、胰腺等受累也可产生非化脓性炎症改变。本病易累及成熟睾丸，年幼患儿较少发生睾丸炎。

【流行病学】

1．传染源　传染源包括患者和隐性感染者。患者腮腺肿胀前 7 天至肿后 2 周均具有高度传染性。

2．传播途径　主要通过飞沫经呼吸道传播，也可通过接触受污染的物品传播。孕妇在妊娠早期感染腮腺炎可经胎盘传至胚胎，导致胎儿发育畸形。

3．易感人群　人群普遍易感，90% 以上发生在 1 ~ 15 岁人群，冬春季高发。

【临床表现】

潜伏期为 8 ~ 30 天，平均约 18 天。大部分患儿无明显前驱症状，部分可表现为发热、头

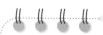

痛、无力、食欲下降等。

1．腮腺肿胀 该病最具特异性的表现。发病 1 ～ 2 天后出现耳区疼痛，唾液腺肿大，并累及腮腺。腮腺肿大以耳垂为中心，向前、后、下蔓延，通常一侧腮腺肿大后 1 ～ 4 天累及对侧，少数病例为单侧发病。覆盖在腮腺上的皮下组织水肿致局部皮肤发亮、肿痛，有触痛，触及表面灼热，一般不发红；进食酸性食物时疼痛加剧；腮腺管口（位于上颌第二臼齿相对颊黏膜上）早期可见红肿。腮腺肿大同时可有下颌下腺、舌下腺肿大，影响吞咽功能。

2．发热 可有不同程度发热，持续时间不一。可伴有头痛、乏力、食欲减退等。

3．并发症

（1）脑膜炎和脑膜脑炎：少数患者可出现发热、嗜睡和脑膜刺激征等症状，常在腮腺炎高峰时出现，也可出现在腮腺肿大前。症状一般在 1 周内消失，预后一般良好。

（2）睾丸炎、附睾炎：一般见于 10 岁以上男性患者，表现为发热、寒战、下腹痛，睾丸及附睾肿大、疼痛及压痛，急性症状 4 天左右开始消退，部分患者可出现睾丸萎缩，一般不影响生育。

（3）卵巢炎：可见于青春期后女性患者，表现为发热、呕吐、下腹疼痛及压痛，发生率较低，一般不影响生育。

（4）其他：少部分患者有上腹部轻度疼痛，可能与病毒累及胰腺有关。部分病例可并发心肌炎、乳腺炎、甲状腺炎等。

随堂测 17-3

【辅助检查】

1．血常规 白细胞数正常或稍降低。

2．淀粉酶测定 早期血清和尿液淀粉酶增高，有助于早期诊断，并发胰腺炎者显著增高。增高程度与腮腺肿大程度大致成正比。

3．血清学检查 血清中特异性 IgM 抗体一般在病程第 2 周可检出，用特异性抗体或单克隆抗体检查腮腺炎病毒抗原，可进行早期诊断。

4．病毒分离 在发病早期取患儿唾液、尿液、血液或并发脑膜炎患者的脑脊液标本，进行病毒分离试验，有助于诊断。

【治疗原则】

本病为自限性疾病，无特殊疗法，主要采用对症和支持治疗。发病早期可用抗病毒药利巴韦林。腮腺肿痛可用镇痛药，高热可用退热剂。睾丸肿痛可局部冷敷或用丁字带托起阴囊。重症或并发脑膜炎患者，可用地塞米松治疗，合并急性胰腺炎者按急腹症处理。

【护理评估】

1．健康史 评估有无腮腺炎接触史及疫苗接种史。

2．身体状况 评估患儿发热情况；腮腺局部肿大及疼痛情况；有无头痛、呕吐、抽搐、脑膜刺激征；有无睾丸肿大和疼痛等。了解实验室检查结果。

3．心理社会状况 评估患儿及家长的心理状况，对本病的认识程度及健康教育需求，以提高家庭护理水平。

【常见护理诊断 / 问题】

1．疼痛 与腮腺非化脓性炎症有关。

2．体温过高 与病毒感染有关。

3．有感染传播的危险 与腮腺炎病毒可经呼吸道或直接接触传播有关。

4．潜在并发症：脑膜脑炎、睾丸炎、胰腺炎。

【护理措施】

1．减轻疼痛 进行疼痛评估，及时发现疼痛症状，严重者及时采取措施缓解疼痛。保持口腔清洁，进食后用温盐水漱口，以防继发感染。给予清淡、易消化的半流质饮食或软食，忌

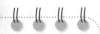

酸、辣、硬而干燥的刺激性食物，以免引起唾液分泌增多，肿痛加剧。肿痛处可采用局部冷敷，或遵医嘱用青黛散调食醋敷于患处，减轻炎症充血程度及疼痛。

2. 降温　监测体温，发热伴有并发症者建议卧床休息。高热者给予物理或药物降温。

3. 预防感染的传播

（1）管理传染源：及早隔离患者至腮腺肿大完全消退后 5 天。易感儿接触后隔离观察 3 周。

（2）切断传播途径：居室定时通风并进行消毒；物品暴晒消毒；限制探视；接触患儿前后应洗手；流行期间不带易感儿到人多密集的公共场所。学校、幼儿园等机构的室内保持空气流通，定期消毒。

（3）保护易感者：可接种腮腺炎减毒活疫苗，或麻疹 - 风疹 - 腮腺炎三联疫苗。流行期间应加强托幼机构的晨检。

4. 病情观察　监测生命体征，注意体温、脉搏、呼吸、血压和意识状态的变化。监测腮腺肿痛的表现及程度，评估口腔黏膜的受损程度及疼痛情况，观察其他腺体、器官有无受累的临床表现，及时治疗和护理。

5. 健康教育　无并发症的患儿可居家隔离，指导家长做好隔离、发热护理、清洁口腔、用药及饮食护理。学会观察病情，在病情恢复过程中如患儿体温再度升高，并伴有并发症相应的表现，应立即就诊。指导患儿及家长减轻疼痛的方法。

四、手足口病

> **案例 17-2**
>
> 　　患儿，女，2 岁，因"口腔溃疡 5 天"就诊。5 天前无明显诱因发生口腔黏膜溃疡，疼痛明显，影响进食。继而手掌、足底出现红色斑疹，伴痒感。T 37.5℃，上腭、下唇均可见散在米粒大小溃疡面，覆有黄色假膜，周边红润。两侧颌下淋巴结触之肿大。实验室检查：血红蛋白 120 g/L，白细胞 10.6×10^9/L。
>
> 　　请回答：
>
> 1. 写出该患儿的临床诊断及依据。
>
> 2. 护理评估时还需补充哪些内容？

手足口病（hand-foot-mouth disease，HFMD）是由肠道病毒引起的常见急性传染病，多见于学龄前儿童，以手、足、口腔等部位的皮肤黏膜丘疹、疱疹、溃疡为主要临床表现，多数症状较轻，1 周左右自愈。少数病例可出现无菌性脑膜炎、脑炎、脑脊髓炎、肺水肿和循环障碍等严重并发症并导致死亡。

【病原学及发病机制】

引起手足口病的肠道病毒主要以柯萨奇 A 组 16 型（CoxA16）、肠道病毒 71 型（EV71）最多见，其他肠道病毒如柯萨奇病毒 A 组 4、5、6、9、10 型和 B 组 2、5、13 型及埃可病毒 11 型等也可致病。

手足口病的致病病毒对外界环境的抵抗力较强，适合在湿、热的环境下生存与传播，对乙醚、去氧胆酸盐等有抵抗力，75% 乙醇和 5% 甲酚皂溶液不能将其灭活，但对紫外线、干燥、多种氧化剂（高锰酸钾、漂白粉等）、甲醛、碘酊敏感。病毒在 50℃条件下可被迅速灭活，在 4℃可存活 1 年，在 −20℃可长期存活。

人肠道病毒从呼吸道或消化道侵入人体，在局部黏膜上皮细胞和淋巴组织中繁殖，并由口咽分泌物或粪便排出。继而病毒又侵入局部淋巴结，并由此进入血液循环导致第一次病毒血症。随后，病毒经血液循环侵入带有病毒受体的靶组织，如网状内皮组织、深层淋巴结、肝、脾、骨髓等处大量繁殖，并再次入血导致第二次病毒血症。病毒可随血流播散至全身各器官，如中枢神经系统、皮肤黏膜、心脏等处，进一步繁殖并引起病变，从而出现系列临床表现。其中 EV71 具有高度嗜神经性，可侵入中枢神经系统引起病变。

【流行病学】

1．传染源　患者和隐性感染者均为本病的重要传染源。发病前数天，感染者咽部与粪便中就可检出病毒，通常以发病后 1 周内传染性最强。

2．传播途径　主要经粪 - 口途径传播，其次可经呼吸道或密切接触传播。污染的手是关键的传播媒介。

3．易感人群　人群对引起手足口病的肠道病毒普遍易感，5 岁及以下儿童最为易感，尤以 3 岁及以下儿童的发病率最高。显性感染和隐性感染后均可获得特异性免疫力，可对同血清型病毒产生一定免疫力，但不同血清型间鲜有交叉免疫。

4．流行特征　该病流行无明显的地区性，世界各地均有病例报道。全年均可发病，一般 5 ～ 7 月为发病高峰。可在托幼机构内造成暴发流行。肠道病毒传染性强、隐性感染比例高、传播途径复杂、传播速度快、控制难度大，容易出现暴发和短时间内较大范围的流行。

【临床表现】

潜伏期多为 2 ～ 10 天，平均 3 ～ 5 天。根据病情的轻重程度分为普通病例和重症病例。

1．普通病例表现　急性起病，发热，口腔黏膜出现散在疱疹，手、足、臀等部位出现斑丘疹、丘疹、疱疹，疱疹周围有炎性红晕，疱内的液体较少。可伴有流涕、咳嗽、食欲下降等。多在 1 周内痊愈，预后良好。部分病例皮疹表现不典型，仅表现为单一部位的皮疹。

2．重症病例表现　少数病例（尤其是＜ 3 岁者）病情进展迅速，在发病 1 ～ 5 天出现脑膜炎、脑炎（以脑干脑炎最为凶险）、脑脊髓炎、肺水肿、循环障碍等，极少数病例病情危重，可致死亡，存活病例可留有后遗症。

【辅助检查】

1．血常规检查　轻症病例一般无明显改变，白细胞正常或轻度增高，以淋巴细胞增多为主。重症病例白细胞可明显升高或显著降低。

2．血生化检查　部分病例可有轻度 ALT、AST、CK-MB 升高，重症病例可出现血氨、血肌酐、尿素氮等升高，病情危重者可有肌钙蛋白、血糖升高。

3．病原学检查　咽拭子、粪便或肛拭子、血液等标本，肠道病毒特异性核酸阳性或分离到肠道病毒。

4．脑脊液检查　中枢神经系统受累时，脑脊液外观清亮，压力增高，白细胞计数增多，蛋白正常或轻度增多，糖和氯化物正常。

5．血气分析　重症患儿呼吸系统受累时可出现动脉血氧分压降低、血氧饱和度下降、二氧化碳分压升高和酸中毒表现。

6．影像学检查　重症患儿胸部 X 线检查可表现为双肺纹理增粗模糊，并发神经源性肺水肿时可表现为双肺野透亮度降低，磨玻璃样改变，局限或广泛分布的斑片状阴影，且进展迅速。并发肺水肿、肺出血等严重并发症时，肺部 CT 可检出异常。神经系统受累者，磁共振可有异常改变，以脑干、脊髓灰质损害为主。

【治疗原则】

1．一般治疗　目前无特异性治疗方法，可采用广谱抗病毒药物治疗。绝大多数患者可自愈。患儿需隔离至体温正常、皮疹消退，一般需 2 周左右。注意休息，多饮水，进食清淡、易

随堂测 17-4

消化、富含维生素的食物。加强对症治疗。口腔糜烂处可涂金霉素软膏、鱼肝油，口咽、手足皮肤疱疹可用冰硼散、珠黄散等外敷，疱疹破裂处可局部涂抗生素软膏。

2. 对症治疗 体温超过 38.5℃者，可用解热镇痛药；咳嗽、咳痰者可用镇咳、祛痰药；呕吐、腹泻者，可予补液，及时纠正水、电解质紊乱；注意保护心、肝、肺、脑等重要脏器功能。

3. 重症病例

（1）神经系统受累的治疗：甘露醇，每次 0.5～1 g/kg，间隔 4～8 h，以控制颅内高压。酌情应用糖皮质激素治疗，甲泼尼龙 1～2 mg/（kg·d），病情稳定后尽早停药。酌情静脉注射免疫球蛋白，总量 2 g/kg，分 2～5 天给药。注意镇静、止惊、降温等对症治疗，并行心电监护，密切观察病情变化。

（2）呼吸、循环衰竭的治疗：保持呼吸道通畅，吸氧，必要时行辅助呼吸；在血压稳定情况下限制液体入量；视病情需要给予米力农、多巴胺、多巴酚丁胺等药物；保护主要脏器功能，维持内环境稳定；监测血糖变化，抑制胃酸分泌，保护胃黏膜；使用抗生素预防感染。

4. 预防 我国研发的 EV-A71 灭活疫苗对 EV-A71 所致手足口病具有较好的预防效果，对 EV-A71 所致重症手足口病的保护效果可达 100%。

【护理评估】

1. 健康史 评估患儿的手足口病接触史及接触方式，疫苗接种史。

2. 身体状况 评估生命体征、意识状态及皮疹特征；观察有无呼吸、心率增快；有无出冷汗、末梢循环不良；有无脑膜刺激征及病理反射等。评估患儿的病原学检测结果、肺部及神经系统等检查结果。

3. 心理社会状况 评估患儿及家长对本病的认识程度，所需健康教育内容及方式，以提高家庭护理水平。

【常见护理诊断／问题】

1. 体温过高 与病毒感染有关。

2. 皮肤完整性受损 与病毒引起的皮损有关。

3. 有感染传播的危险 与肠道病毒可经消化道、呼吸道或直接接触传播有关。

4. 潜在并发症：脑膜炎、肺水肿、呼吸衰竭、心力衰竭。

【护理措施】

1. 发热的护理 密切监测体温，高热者遵医嘱给予药物降温，并观察降温效果，建议患儿卧床休息，注意营养及液体的补充。

2. 皮肤护理 保持患儿衣服、被褥清洁，床铺平整、干燥，及时更换汗湿衣服。剪短指甲以防抓破皮疹，引起感染。避免用肥皂、沐浴露清洁皮肤，以免刺激皮肤。皮疹或疱疹已破溃者，局部皮肤可涂抹炉甘石洗剂或抗生素药膏；臀部有皮疹时要保持臀部干燥、清洁，便后用温水清洗，及时清理二便。

3. 口腔及饮食护理 鼓励患儿饮水，保持口腔清洁，加强口腔护理，每次进食前后嘱患儿用温水或生理盐水漱口；已有溃疡者可给予西瓜霜喷剂局部喷雾，以消炎、止痛，促进溃疡面愈合。进食清淡、易消化、富含维生素的流质或半流质饮食，禁食刺激性食物。因口腔溃疡疼痛拒食、拒水造成脱水、酸中毒者，给予补液，及时纠正水和电解质紊乱。

4. 消毒隔离 住院患儿行床边隔离，轻症患儿居家隔离，至体温正常、皮疹消退，一般 2 周左右。房间每天开窗、通风 2 次，并定时空气消毒。接触患儿前后均要消毒双手。用具消毒、暴晒处理，呕吐物及粪便用含氯消毒液处理后倾倒。

5. 病情观察 密切观察患儿生命体征和神志变化，如发现烦躁不安、嗜睡、肢体抖动、呼吸及心率增快等表现，提示有神经系统受累或心肺功能衰竭，及时通知医生并配合抢救，给予相应护理。保持呼吸道通畅，积极控制颅内压。使用脱水剂等药物治疗时，应观察药物的作用及不良反应。

6. 健康教育 做好个人、家庭和托幼机构的卫生是预防本病传播的关键。向家长介绍手足口病的临床表现及预防措施，指导家长培养婴幼儿良好的卫生习惯，如饭前便后、外出后洗手，不喝凉饮、不吃生冷食物；疾病流行期间不到人群聚集、空气流通差的公共场所，注意保持家庭环境卫生，居室要经常通风，勤晒衣被。托幼机构及小学等集体单位应每日进行晨检，及时发现和隔离患者，活动场所要保持良好通风，对设施和物品进行清洗、消毒等。确诊者需立即隔离，其中不需住院治疗者可居家隔离，教会家长做好口腔护理、皮肤护理及病情观察，如出现病情变化，及时到医院就诊。

五、传染性单核细胞增多症

传染性单核细胞增多症（infectious mononucleosis，IM）是由 EB 病毒（Epstein-Barr virus，EBV）感染所致的急性传染病，以发热、咽峡炎、淋巴结肿大为特征。本病多见于学龄儿童与青少年，常呈自限性，预后良好。

【病原学及发病机制】

EB 病毒属于疱疹病毒科嗜淋巴细胞病毒属，主要侵犯 B 淋巴细胞。该病毒有 5 种抗原成分，均能产生各自相应的抗体：衣壳抗原（viral capsid antigen，VCA）、早期抗原（early antigen，EA）、核抗原（nuclear antigen，EBNA）、淋巴细胞决定的膜抗原（lymphocyte determinant membrane antigen，LYDMA）及膜抗原（membrane antigen，MA）。各抗原产生的抗体出现及持续时间不一，分别提示疾病的不同病程或感染状态。

本病的发病机制尚未完全明确。EB 病毒进入口腔后，在咽部淋巴组织复制，导致渗出性咽扁桃体炎，局部淋巴管受累，淋巴结肿大，之后进入血液，导致病毒血症，继而累及全身淋巴系统。B 淋巴细胞表面有 EBV 受体，B 细胞感染后将特异性抗原表达在 B 细胞膜上，引起 T 淋巴细胞的强烈免疫应答，直接破坏携带 EBV 的 B 细胞。患儿血液中大量异常的淋巴细胞就是这种细胞毒性 T 淋巴细胞（CTL）。CTL 一方面杀伤携带 EBV 的 B 细胞，另一方面破坏组织器官而出现相应临床症状。本病的基本病理特征是淋巴细胞的良性增生，淋巴结肿大、无化脓。

【流行病学】

1. 传染源 患者和 EBV 携带者为传染源。EBV 感染后，排毒时间可持续数周至数月，长期病毒携带者的排毒时间可达数年。

2. 传播途径 病毒主要通过唾液进行传播，经口密切接触传播（口 - 口传播）为主要传播途径。

3. 易感人群 多见于儿童和青少年，发病后可获得持久免疫力。

【临床表现】

儿童的潜伏期一般为 9 ~ 11 天，成人可达 4 ~ 7 周。起病轻重缓急不一，可有头痛、乏力、畏寒、鼻塞、恶心、食欲缺乏和轻度腹泻等前驱期症状。典型临床表现有以下几种。

1. 发热 多数患儿有发热，体温 38.5 ~ 40℃，无固定热型，持续数天至数周，一般中毒症状较轻。

2. 咽峡炎 多数患儿出现咽痛及咽峡炎症状，咽部、扁桃体、悬雍垂充血肿胀，少数可形成假膜或溃疡。咽部肿胀严重者可出现呼吸及吞咽困难。

3. 淋巴结肿大 大部分患儿有明显淋巴结肿大，病程早期即可出现，常在热退后数周消退。浅表淋巴结均可受累，以颈部淋巴结肿大最为常见，腋下和腹股沟次之。肠系膜淋巴结肿大时可引起腹痛等症状。

随堂测 17-5

4. 肝、脾大 部分患儿可见肝大，常伴有肝功能异常或轻度黄疸。约 50% 患儿可见脾大，伴有脾区疼痛或触痛，偶可发生脾破裂。

5. 皮疹 少部分患儿出现皮疹，呈多形性，包括丘疹、斑丘疹、猩红热样皮疹、荨麻疹等。多见于躯干，持续 1 周左右消退。

6. 其他 重症患儿可并发神经系统疾病，如脑膜脑炎、周围神经炎等。偶可见心包炎和心肌炎等。脾破裂较为少见。

【辅助检查】

1. 血常规 血象改变是本病的重要特征。早期血白细胞总数正常或减少，以后逐渐升高。异型淋巴细胞超过 10% 或绝对值超过 1.0×10^9/L 时具有诊断意义。

2. 血清学检查 抗 CA-IgM 阳性是原发 EBV 感染的诊断依据。嗜异性凝集试验检测效价高于 1∶64 有诊断意义，青少年原发性 EBV 感染中其阳性率达 80% ~ 90%，5 岁以下儿童该试验多呈阴性。

3. 病毒核酸检查 实时荧光定量 PCR 检测标本中的 EBV DNA 有较高的敏感性和特异性。

【治疗原则】

本病为自限性疾病，预后大多良好。主要采取抗病毒治疗和对症治疗。更昔洛韦、干扰素早期治疗可缓解症状及减少口咽部排毒量。抗菌药物仅用于有继发感染者，注意避免使用氨苄西林或阿莫西林，以免增加多形性皮疹的产生。重型患儿可考虑使用糖皮质激素。

【护理评估】

1. 健康史 评估传染性单核细胞增多症接触史及既往史。

2. 身体状况 评估生命体征、咽部症状，有无淋巴结肿大、肝脾肿大、皮疹等。及时了解实验室检查结果。

3. 心理社会状况 评估患儿及家长对本病的认识程度、个人卫生习惯，所需健康教育内容及方式等。

【常见护理诊断/问题】

1. 体温过高 与病毒感染有关。

2. 疼痛 与咽部炎症、肝脾大有关。

3. 潜在并发症：肝功能受损、心包炎等。

【护理措施】

1. 维持正常体温 严密观察患儿体温的变化，高热者遵医嘱使用药物降温。药物降温后注意观察并记录患儿的生命体征、尿量的变化。应及时更换衣物，保持皮肤清洁，鼓励患儿多饮水。

2. 疼痛护理 及时评估咽部疼痛程度、性质及对患儿的影响。加强口腔护理，进食易消化、营养丰富的食物，少量多餐。疼痛严重者遵医嘱采用药物对症治疗。给予心理支持，鼓励采用分散注意力的方法缓解疼痛。

3. 环境与休息 保持室内空气新鲜，温、湿度适宜。每天进行空气消毒，实施呼吸道隔离，防止交叉感染。加强生活护理，保持床单位及衣物整洁。急性期建议卧床休息，伴脾大的患儿应避免剧烈运动，以防脾破裂。

4. 密切观察病情 密切观察患儿的呼吸、脉搏、血压等生命体征及意识、面色和四肢末梢循环等情况，及时发现病情变化并处理。定期监测肝功能等检查结果。

5. 健康教育 住院期间向患儿家长介绍患儿病情、治疗及护理措施，取得其理解并能积极配合治疗。嘱出院后定期到门诊复查血常规及肝、肾功能等。

儿童 2019 冠状病毒病（COVID-19）的临床特点

　　2019 冠状病毒病（coronavirus disease 2019，COVID-19）的病原体为严重急性呼吸综合征冠状病毒 2（severe acute respiratory syndrome coronavirus 2，SARS-CoV-2）。该病的主要传染源为 COVID-19 患者，传染性极强，主要传播途径为呼吸道传播，亦可通过密切接触等途径传播。儿童 COVID-19 感染的临床分型包括：轻型、普通型、重型、危重型，其中轻型和普通型一般不需要抗病毒治疗，重型和危重型需加强对症支持治疗。儿童对 COVID-19 普遍易感。目前尚无有效抗病毒药物，接种新型冠状病毒疫苗（2019-nCoV vaccine）可达到一定的保护效果。现已研发的疫苗包括新冠病毒灭活疫苗、腺病毒载体疫苗、重组蛋白疫苗、mRNA 疫苗等，其安全有效性已得到验证，但疫苗保护力的持续时间尚有待证实。我国已开展 12 岁以上儿童及青少年新冠疫苗的接种工作。该疾病强调早识别、早隔离、早诊断及早治疗。一旦发现疑似病例，立即采取医学隔离，将确诊病例收治定点医院。严格按照标准预防原则，做好医院感染控制及个人防护。

第三节　细菌感染性疾病

一、中毒型细菌性痢疾

　　中毒型细菌性痢疾（bacillary dysentery，toxic type）是急性细菌性痢疾的危重型，是由志贺菌引起的肠道传染病。起病急骤，突发畏寒、高热，病势凶险，全身中毒症状严重，可有抽搐、嗜睡、昏迷，迅速发生呼吸衰竭和（或）循环衰竭，肠道症状轻或缺如。多见于 3～7 岁儿童。

【病原学及发病机制】

　　本病病原体为痢疾杆菌，属志贺菌属，分为 A、B、C、D 四群（痢疾志贺菌、福氏志贺菌、鲍氏志贺菌、宋内志贺菌）和 47 个血清型或亚型，各群、型之间无交叉免疫。国内以福氏和宋内志贺菌为主。该菌对阳光敏感，经照射 30 min 即死亡；不耐热，60℃加热 10 min 可被灭活；对酸和一般消毒剂敏感，在粪便中数小时内死亡；在蔬菜、水果、患者接触过的物品及 10℃水中能存活 1～2 周。

　　志贺菌经口进入消化道，侵袭结肠黏膜上皮细胞并在其中繁殖、释放毒素，引起炎症反应和微循环障碍，导致肠黏膜炎症、坏死、溃疡，形成黏液脓血便。志贺菌内毒素入血后，引起发热、毒血症及急性微循环衰竭，进而引起感染性休克、DIC 及重要脏器功能衰竭，临床表现为中毒性菌痢。

【流行病学】

　　1．传染源　急、慢性痢疾患者和带菌者是传染源。

　　2．传播途径　主要通过粪 - 口途径传播。志贺菌随粪便排出体外，通过被污染的手、食品、水而经口感染。生活接触传播也是本病的传播途径之一。

　　3．易感人群　人群普遍易感，病后可获得一定免疫力，但持续时间短，且不同菌群及血清型间无交叉保护性免疫。

【临床表现】

潜伏期 1～2 天，短者数小时。起病急，发展迅速，高热可达 40℃ 以上，也有少数体温不高者。精神萎靡、嗜睡、反复惊厥、昏迷，甚至发生呼吸、循环功能衰竭。肠道症状轻微，症状多不明显，甚至无腹痛、腹泻。也有在发热、腹泻 2～3 天后发展为中毒型者。根据临床表现分为以下 4 型。

1. 休克型（皮肤内脏微循环障碍型）　此型多见，因皮肤内脏微循环障碍，大量血液淤滞，有效循环血量不足，以感染性休克为主要表现。轻度者神志尚清楚，但有烦躁、精神萎靡，面色灰白，唇周青灰，四肢冷，指（趾）甲发白，脉细速，心率增快。重度表现为神志模糊或昏迷，末梢循环更差，面色苍灰，口唇发绀，四肢湿冷、皮肤花斑，脉细速或细弱，甚至不能触及，少尿或无尿，血压明显下降或测不出。可伴有心、肺、肾等多器官功能障碍。

随堂测 17-6

2. 脑型（脑微循环障碍型）　以中枢神经系统症状为主要表现。因脑缺氧、水肿而发生反复惊厥、昏迷和呼吸衰竭。轻者表现为面色发灰、口唇发绀、萎靡或烦躁、嗜睡。严重者频繁或持续惊厥，瞳孔大小不等，对光反射消失，呼吸节律不齐，甚至呼吸停止，如不及时抢救，可因突然呼吸停止而死亡。

3. 肺型（肺微循环障碍型）　以肺微循环障碍为主，常在前两型基础上发展而来，病情危重，病死率高。

4. 混合型　上述两型或三型同时或先后出现，为最严重的一种类型，病死率极高。

【辅助检查】

1. 血常规　白细胞总数及中性粒细胞增加。

2. 粪便常规　病初可正常，以后有脓血，镜检可见大量白细胞、红细胞及巨噬细胞。无腹泻的早期病例，用生理盐水灌肠后行粪便检查，必要时可多次复查。

3. 粪便培养　病初在应用抗生素前取新鲜脓血便标本，做细菌培养和药物敏感试验。

4. 免疫学检查　免疫荧光抗体检查有助于早期诊断。

5. 特异性核酸检测　具有早期快速诊断的优点，适合应用抗生素治疗后患儿标本的检测。

【治疗原则】

病情凶险，早期采取综合急救措施是提高存活率的关键。

1. 降温止惊　高热者采取物理、药物降温或亚冬眠疗法。惊厥不止者可静脉注射地西泮，每次 0.3 mg/kg（最大不超过 10 mg），或水合氯醛保留灌肠，或苯巴比妥肌内注射。

2. 抗休克治疗　迅速扩充血容量，纠正酸中毒，维持水与电解质平衡。积极改善微循环，可用山莨菪碱、酚妥拉明、多巴胺等药物，改善重要脏器血流灌注。保护心、脑、肾等重要脏器功能。可用糖皮质激素。有早期 DIC 表现者可用肝素抗凝治疗。

3. 防治脑水肿和呼吸衰竭　20% 甘露醇快速静脉注入，以减轻脑水肿。使用血管活性药物改善脑部微循环，可用肾上腺皮质激素改善症状；保持呼吸道通畅，吸氧，必要时应用呼吸机。

4. 控制感染　选用对痢疾杆菌敏感的抗生素，如环丙沙星、左氧氟沙星等喹诺酮类或三代头孢菌素静脉用药，病情好转后改为口服。

【护理评估】

1. 健康史　评估有无痢疾患者接触史、不洁饮食史，粪便的颜色、性状、次数等。

2. 身体状况　评估患儿的生命体征，包括体温、呼吸、心率、血压；神志和精神状态，有无烦躁、抽搐、嗜睡、昏迷等情况。评估是否出现面色苍白、四肢厥冷等休克表现，有无腹痛、呕吐及脓血便等胃肠道症状，有无呼吸困难的表现。及时了解辅助检查结果。

3. 心理社会评估　评估家长及患儿有无焦虑、恐惧情绪；家长对疾病的认知程度；个人及家庭卫生状况、居住环境等。

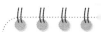

【常见护理诊断／问题】

1. 组织灌注量不足 与微循环障碍有关。

2. 体温过高 与痢疾杆菌内毒素血症有关。

3. 有受伤的危险 与惊厥、休克有关。

4. 有传播感染的危险 与消化道排出病原体有关。

5. 潜在并发症：脑水肿、呼吸衰竭、休克等。

6. 焦虑、恐惧 与病情凶险、愈后差有关。

【护理措施】

1. 维持有效血液循环 密切监测生命体征、神志、面色、肢端温度、尿量等变化，有条件者监测中心静脉压。迅速建立并维持两条静脉通道，扩容同时遵医嘱使用改善微循环及血管活性药物等。患儿取平卧位或头高脚低位，适当保暖，积极配合进行抗休克治疗。记录每日出入量。

2. 高热的护理 密切监测体温，综合应用物理降温、药物降温或亚冬眠疗法，防止高热惊厥加重病情。遵医嘱使用抗菌药物。

3. 防治脑水肿和呼吸衰竭 绝对卧床休息，密切观察病情变化，保持室内安静，减少刺激。遵医嘱使用镇静剂、脱水剂、利尿剂等。抽搐患儿注意安全，防止外伤。保持呼吸道通畅，予以氧气吸入，必要时行人工呼吸、气管插管、气管切开，遵医嘱使用呼吸机治疗。

4. 病情观察 严密监测并详细记录患者病情变化，注意观察有无休克早期征象，有无反复惊厥或持续昏迷，有无瞳孔改变和呼吸节律异常。做好抢救准备。

5. 安全护理 置患儿于平卧位或休克体位，适当保暖。专人护理，治疗、护理操作尽量集中进行，减少不必要的刺激。注意患者安全，严防舌咬伤和坠床事件发生。

6. 预防感染传播

（1）管理传染源：对患儿给予彻底治疗，消化道隔离至临床症状消失后1周或3次粪便培养阴性。

（2）切断传播途径：做好消毒隔离，加强患儿粪便、便器、尿布等的消毒及工作人员手的消毒。患儿食具煮沸消毒15 min，粪便用1%含氯消毒液处理，尿布和衬裤煮后或用沸水浸泡后再洗。加强饮食、个人及环境卫生管理，培养良好的卫生习惯，如饭前便后洗手，不饮生水，不吃不洁的变质食物等。

（3）保护易感儿：疾病流行期间，为易感儿口服多价痢疾减毒活菌苗，保护率可达85%～100%，免疫期可维持6～12个月。

7. 心理护理 评估家长对病情，尤其是疾病预后的了解程度和心理准备情况，有无恐惧心理，多与家长沟通，提供心理支持。

8. 健康教育 加强社区及家长的健康教育，讲解疾病防治知识，如疾病的传播方式和如何预防等。对餐饮及托幼机构的从业人员须定期做粪便培养，及早发现带菌者并积极治疗。加强饮水、饮食、粪便卫生管理及灭蝇工作，搞好个人卫生及环境卫生，如不随地大小便，饭前便后洗手，不饮生水，不吃变质不洁食物等。

二、猩红热

猩红热（scarlet fever）是由A组β溶血性链球菌引起的急性呼吸道传染病，临床以发热、咽峡炎、全身弥漫性红色皮疹及疹退后皮肤脱屑为特征。近年来猩红热症状趋于轻微和不典型。

【病原学及发病机制】

病原菌为A组β溶血性链球菌，对热及干燥敏感，经56℃处理30 min可全部灭活，对各种消毒剂也较为敏感，但在痰和脓液中可存活数周，0℃环境中可存活几个月。

该菌能产生 A、B、C 三种抗原性不同的红疹毒素，均能致发热和猩红热皮疹。该菌从上呼吸道侵入，引起咽峡炎和扁桃体炎，并向周围组织扩散，少数可引起败血症。其红疹毒素可导致皮肤、黏膜的血管弥漫性充血，形成点状充血样皮疹，重者出现出血样皮疹，表皮坏死、角化、脱落，形成特征性脱皮。舌乳头黏膜充血，红肿突起，形成杨梅舌。肝、脾、淋巴结、心肌、关节滑膜等有单核细胞浸润，并有不同程度充血和脂肪变性。细菌的致热性外毒素可引起发热、头痛等全身中毒症状。

【流行病学】

1. 传染源 患者及带菌者是主要传染源。

2. 传播途径 主要通过空气飞沫传播，或可经皮肤伤口传染。

3. 易感人群 人群普遍易感，儿童多见。

【临床表现】

潜伏期一般为 1 ~ 7 天，平均 2 ~ 3 天。

猩红热的典型临床表现为：①高热：体温可高达 39℃ 左右，可伴头痛、呕吐、全身不适等；②急性咽峡炎、扁桃体炎：咽痛、吞咽痛，咽部明显充血、水肿，扁桃腺充血、肿胀，颈及颌下淋巴结肿大，有压痛；③皮疹：发热 24 h 内出现皮疹，始见于耳后、颈及上胸部，迅速蔓延至全身。典型皮疹为猩红色弥漫细小斑丘疹，压之变白，去压后经数秒恢复充血，抚摸有砂纸感，可在顶端出现粟粒样小疱疹，称为"粟粒疹"。面部皮肤充血，但无皮疹，口、鼻周围充血不明显，形成"环口苍白"征。在腋下、肘窝、腹股沟等皮肤皱褶处，皮疹密集或因摩擦出血呈紫色线状，形成横线状，称为"帕氏线"。病程初期，舌苔厚白，舌乳头红肿凸出于白苔之上，称为"草莓舌"，2 ~ 3 天后白苔消退，舌面光滑呈肉红色，乳头仍凸起，称为"杨梅舌"。一般皮疹于 48 h 达高峰，接着按出疹先后顺序消退，2 ~ 3 天退尽，重者可持续 1 周左右。疹退后皮肤脱屑，皮疹愈多，脱屑愈明显。手、足掌、指、趾部大片脱皮，可呈套状，面部、躯干部常为糠屑状。近年来轻症患者较多，皮疹常不典型，或仅有稀疏皮疹。

临床还有脓毒型猩红热，表现为咽峡炎的化脓性炎症，渗出物多，形成脓性假膜，局部黏膜可坏死形成溃疡，细菌扩散后形成化脓性中耳炎、鼻窦炎、颈淋巴结炎等，甚至引起败血症。中毒型猩红热的毒血症临床表现明显，高热、头痛、剧烈呕吐，甚至出现神志不清、中毒性心肌炎及感染性休克。病死率高。发生率极低。

该病的并发症主要有风湿病、肾小球肾炎和关节炎等。近年由于早期应用抗生素使病情得以控制，故并发症少见。

【辅助检查】

1. 血常规 白细胞总数增高，中性粒细胞比例常在 80% 以上，严重者可出现中毒颗粒。

2. 血清学检查 可用荧光免疫法检测咽拭子涂片进行快速诊断。

3. 病原学检查 咽拭子或其他病灶的分泌物培养可见 A 组 β 溶血性链球菌。

【治疗原则】

1. 一般治疗 呼吸道隔离。急性期建议卧床休息。

2. 抗菌治疗 首选青霉素。对青霉素过敏者，可用红霉素等其他敏感抗菌药。

【护理评估】

1. 健康史 评估有无猩红热接触史，有无咽峡炎、扁桃体炎病史，以及发热、咽痛、皮疹出现的时间。

2. 身体状况 测量体温、呼吸、心率，评估患儿精神状态，评估有无厌食、头痛、乏力、全身不适等症状；检查咽部有无充血、水肿及脓性分泌物；检查皮疹，观察皮疹特点及分布；有无关节疼痛；颈部淋巴结有无肿大。了解辅助检查结果。

3. 心理社会状况 评估家长及患儿有无焦虑情绪，家长对疾病的认知程度，家庭居住环境，社区、学校有无猩红热流行。

【常见护理诊断／问题】

1. 体温过高 与溶血性链球菌引起的毒血症有关。

2. 疼痛 与咽部炎症、化脓有关。

3. 皮肤完整性受损 与猩红热皮疹脱皮有关。

4. 有感染传播的危险 与致病菌主要经飞沫传播或直接密切接触传播有关。

【护理措施】

1. 降低体温 监测体温，高热时遵医嘱使用退热剂。有皮疹的患儿禁用乙醇拭浴。大量出汗时及时更换汗湿衣物。保持室内空气流通，温、湿度适宜。

2. 减轻疼痛 保持口腔清洁，鼓励患儿多饮水，做好口腔护理。咽部疼痛明显患儿可用氯己定或硼酸液漱口，口含溶菌酶含片，亦可指导家长帮助患儿通过分散注意力的方式缓解疼痛。进流质、半流质或软食，避免刺激性食物。

3. 皮肤护理 及时评估患儿出疹情况，保持患儿皮肤清洁，衣着宽松，勤换衣物，被褥应保持松软、平整。勤剪指甲，避免患儿抓破皮肤造成继发感染。洗浴时避免水温过高，避免使用刺激性强的肥皂或沐浴液，以免加重皮肤瘙痒感。向患儿及家长讲解该病的临床表现及相应的病程，告知患儿在恢复期脱皮时，应等待皮屑自然脱落，不宜剥离，以免损伤皮肤。

4. 预防感染传播 隔离期限至少1周，至咽拭子培养3次阴性方可解除隔离。病情不需住院患儿，行居家隔离治疗。对密切接触的易感染者需检疫1周，对可疑病例及时采取隔离措施。

5. 健康教育 向患儿及家长讲解疾病的相关知识，加强卫生宣教，平时注意个人卫生，勤晒被褥，勤通风换气，流行季节避免带儿童到人群密集的公共场所，接触患者时应做好防护措施。

随堂测 17-7

第四节 儿童结核病

结核病（tuberculosis）是由结核分枝杆菌（简称结核杆菌）引起的一种慢性传染病，可累及全身各器官。儿童结核病以原发型肺结核最常见，结核性脑膜炎是儿童结核病致死的主要原因。近年来，由于耐药菌株和人类免疫缺陷病毒（HIV）感染的增加，结核病的发病率明显上升。据2018年世界卫生组织（WHO）估算，2017年全球约有1000万人罹患结核病，儿童结核病新发病约100万，死亡人数高达23万。我国结核病年发病数居世界第三，儿童结核病负担也较重，据2010年的统计数据，我国14岁以下儿童结核分枝杆菌感染率达4.0/10万。

一、儿童结核病总论

【病原学】

结核分枝杆菌属于分枝杆菌属，进一步分为人结核分枝杆菌、牛结核分枝杆菌、非洲分枝杆菌和田鼠分枝杆菌，其中人结核分枝杆菌为人类结核病的病原体。结核分枝杆菌对干燥、冷、酸、碱等抵抗力较强，在干燥环境中可存活数月至数年。结核分枝杆菌对紫外线较敏感，阳光直射2～7 h、紫外线照射30 min有明显杀菌作用，湿热68℃ 20～30 min、干热100℃ 20 min以上可将其灭活，痰内结核分枝杆菌用5%苯酚或20%漂白粉处理需24 h方可将其灭活。

【发病机制】

儿童初次感染结核分枝杆菌后是否发病，主要与机体的免疫力（尤其细胞免疫）、细菌的毒力和数量有关。机体感染结核分枝杆菌后，在产生免疫力的同时，也产生变态反应，均为致

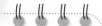
敏 T 细胞介导的，是同一细胞免疫过程的两种不同表现。一方面，细胞介导的免疫反应对初次感染结核分枝杆菌者具有保护作用，主要表现为淋巴细胞致敏和巨噬细胞的功能增强。巨噬细胞吞噬和消化结核分枝杆菌，并将特异性抗原传递给辅助 T 淋巴细胞（CD4+ 细胞），促进对细胞内结核分枝杆菌的吞噬和杀灭。少数患者的细胞免疫不足以控制感染，从而进展为活动性的结核病。另一方面，结核分枝杆菌侵入人体 4 ~ 8 周后，机体对结核分枝杆菌及其代谢产物可产生迟发型变态反应，在抗原量少时，有利于清除结核分枝杆菌，但也会直接或间接导致细胞坏死及干酪样改变，或形成空洞。由 T 细胞介导的细胞免疫对结核病发病、演变及转归起决定性影响，迟发性变态反应是机体对结核分枝杆菌形成免疫应答的标志。

感染结核分枝杆菌后机体可获得免疫力，90% 可终身不发病，5% 因免疫力低下当即发病，为原发性肺结核，是儿童肺结核的主要类型。另 5% 仅于日后机体免疫力降低时才发病，称为继发性肺结核，是成人肺结核的主要类型。

【流行病学】

1. 传染源 开放型肺结核患者是主要传染源。

2. 传播途径 以呼吸道传播为主，儿童吸入带结核分枝杆菌的飞沫或尘埃后可引起感染，形成肺部原发病灶。经消化道也可导致感染，经胎盘途径、皮肤伤口感染者极少。

3. 易感人群 社会经济落后、居住环境拥挤、营养不良、机体抵抗力低下等均是人群易感结核病的原因。新生儿对结核分枝杆菌非常易感，儿童结核病的感染率随年龄的增长而升高，而发病率则随年龄减小而增高。

【临床表现】

1. 全身症状 发热为肺结核最常见的症状之一，一般为长期低热，午后或傍晚开始升高，至次日晨降至正常，可伴消瘦、乏力、夜间盗汗、食欲下降等，或无明显不适。部分病例可表现为短时间内高热。

2. 呼吸系统症状 主要表现为咳嗽，可为轻咳、干咳或有少量黏液痰。如合并感染，痰液呈脓性。合并支气管结核可出现刺激性呛咳，伴局限性哮鸣或喘鸣。部分患者可出现咯血、气急等症状。

3. 肺外结核的表现 结核病是一个全身性疾病，肺结核是结核病的主要类型，结核分枝杆菌也可侵犯肺部以外的组织和器官而致病，如淋巴结结核、骨关节结核、消化系统结核、泌尿系统结核、中枢神经系统结核等而出现相应的临床表现。

【辅助检查】

1. 结核菌素试验 结核分枝杆菌感染 4 ~ 8 周后，结核菌素试验即可呈阳性反应。

（1）试验方法：于左前臂掌侧中下 1/3 处皮内注射含结核菌素 5 个单位（0.1ml）的纯蛋白衍化物（protein purified derivative，PPD），使之形成直径 6 ~ 10 mm 的皮丘。

（2）结果判断：注射 48 ~ 72 h（一般取 72 h）后观察反应。以局部硬结直径为判断依据，取硬结纵、横径的平均值判断反应强度（表 17-2）。注意记录时需填写硬结直径而非强度等级。

表17-2 结核菌素试验反应强度判断表

局部反应及硬结平均直径	反应强度
无红肿硬结或硬结直径 < 5 mm	阴性（-）
硬结平均直径 5 ~ 9 mm	弱阳性（+）
硬结平均直径 10 ~ 19 mm	中度阳性（++）
硬结平均直径 > 20 mm	强阳性（+++）
有硬结，局部伴水疱、坏死、溃疡或淋巴结炎	极强阳性（++++）

（3）临床意义：阳性反应见于：①接种卡介苗后；②年长儿无临床表现而呈中度或弱阳性反应者，提示曾经感染过结核分枝杆菌；③3岁以下儿童，尤其是未接种卡介苗者，中度阳性反应提示体内有新的结核病灶，年龄越小，活动性结核可能性越大；④强阳性和极强阳性反应者，提示有活动性结核；⑤由阴转阳或反应强度由原来的直径小于10 mm增加至大于10 mm，且增加的幅度大于6 mm，提示新近有感染。

阴性反应见于：①未感染过结核分枝杆菌；②初次结核感染的早期（4～8周内）；③机体免疫反应受抑制者，如重症结核、急性传染病、重度营养不良、体质极度衰弱、长期使用糖皮质激素或其他免疫抑制剂等；④技术误差或结核菌素制剂效价下降。

PPD因与卡介苗存在交叉反应，故特异性较低，对于免疫缺陷或免疫功能受抑制的患者，其灵敏度较低。

2. 实验室检查

（1）痰结核分枝杆菌检查：是确诊肺结核最具特异性的方法。从胃液、脑脊液、胸腔积液等标本中找结核分枝杆菌也是确诊本病的重要手段，但阳性率较低。

（2）免疫学、分子生物学诊断：如通过聚合酶链反应（PCR）快速检测结核分枝杆菌、通过酶联免疫吸附试验或酶联免疫电泳技术检测标本中的抗结核抗体等，均可协助临床诊断。

（3）特异性结核抗原多肽刺激后的全血或细胞IFN-γ测定：以T细胞为基础的γ-干扰素释放试验比结核菌素试验的敏感性和特异性更高。

3. 影像学检查　X线检查是结核病检查的重要手段之一，其结果取决于病变的类型和性质。原发性肺结核的典型表现是由肺内原发灶、淋巴管炎和肿大的肺门或纵隔淋巴结构成的哑铃状病灶。急性血行播散性肺结核表现为散布于两肺野、分布较均匀的粟粒状阴影。继发性肺结核的X线影像结果复杂多变。必要时可进行计算机断层扫描（CT），有助于发现隐蔽性病灶。

4. 其他检查　纤维支气管镜检查可用于协助诊断支气管内膜结核和支气管淋巴结结核；周围淋巴结穿刺涂片可发现特异性结核改变等。

【预防】

1. 管理传染源和普及卡介苗接种是有效预防结核病的关键　及早发现、及时并彻底治疗结核分枝杆菌感染患者，以有效降低感染率和发病率。我国计划免疫要求新生儿出生时即接种卡介苗，目前研究认为卡介苗虽尚不足以预防感染，但可以显著降低儿童发病率及其病情严重性。下列情况禁止接种卡介苗：急性传染病恢复期患者、原发性或继发性免疫缺陷症患者、患全身性皮肤病或注射局部有湿疹者、结核菌素试验阳性者。

2. 预防性抗结核治疗　口服异烟肼或异烟肼联合利福平进行预防性抗结核治疗，主要用于受结核分枝杆菌感染易发病的高危人群，如长期使用糖皮质激素或免疫抑制剂者、营养不良者、儿童青少年结核菌素试验硬结直径 ≥ 15 mm者等。儿童用量为异烟肼4～8 mg/kg，顿服6～9个月。须结合检查结果、临床资料综合分析是否需要预防性化疗。

【治疗原则】

1. 一般治疗　居住环境应阳光充足，空气流通。注意营养，选用富含蛋白质和维生素的食物。有明显结核中毒症状及高度衰弱者需卧床休息。避免传染麻疹、百日咳等疾病。

2. 抗结核药物治疗（简称化疗）　是结核病最主要的基础治疗，化疗的目的在于完全杀灭结核分枝杆菌，防止复发。

（1）化疗原则：早期、联合、适量、规律、全程。

（2）常用的抗结核药物：根据药物效力和不良反应分为两类：①一线（类）抗结核药物：疗效好，不良反应小，如异烟肼（INH，H）、利福平（RFP，R）、吡嗪酰胺（PZA，Z）、乙胺丁醇（EMB，E）、链霉素（SM，S）；②二线（类）抗结核药物，效力或安全性不如一线药物，在一线药物耐药或不良反应不能耐受时选用，如卡那霉素（Km）、阿米卡星（Amk）、对氨基水杨酸（PAS）、左氧氟沙星（Lvx）、莫西沙星（Mfx）等。

1）异烟肼（INH）：是治疗结核病的基本药物之一，杀菌作用强、价格低、副作用少。异烟肼对胞内、胞外代谢，持续活跃繁殖和近乎静止的结核分枝杆菌均有杀菌作用，且能通过血-脑屏障，进入胸腔积液和干酪样病灶。

2）利福平（RFP）：为利福霉素的半合成衍生物，通过抑制 RNA 聚合酶，阻止 RNA 合成而发挥杀菌活性，对胞内和胞外代谢旺盛及偶尔繁殖的结核分枝杆菌均有杀菌作用。正常情况下不易通过血-脑屏障，在组织中的浓度高，能穿透干酪样病灶进入巨噬细胞内。利福平主要通过肝代谢，经胆汁排出，主要不良反应为胃肠道不适、肝功能损害和药物热等。

3）吡嗪酰胺（PZA）：能杀灭巨噬细胞内，尤其是酸性环境中的结核分枝杆菌，是结核病短期化疗的主要药物之一。该药胃肠道吸收率高，易通过血-脑屏障。常见不良反应有药物性肝炎、高尿酸血症等。

4）乙胺丁醇（EMB）：通过抑制结核菌 RNA 合成发挥抗菌作用，不易通过血-脑屏障，常见不良反应有球后视神经炎、过敏反应、药物性皮疹、皮肤黏膜损伤等。

（3）标准化的抗结核治疗

1）初治方案：对于既往未接受抗结核治疗、正在接受标准化疗方案而治疗短于疗程者、不规则化疗不足 1 个月的初治病例，标准化治疗方案分 2 个阶段，包括 2 个月强化期和 4 个月的巩固治疗期，如新涂阳肺结核患者治疗至 2 个月末痰菌检查仍为阳性，则延长 1 个月的强化期治疗。标准方案为 $2H_3R_3Z_3E_3/4H_3R_3$（右下角数字表示每周服药次数，斜杠前的"2"表示强化期 2 个月，斜杠后的"4"表示巩固期继续治疗 4 个月）或 2HRZE/4HR。

2）复治方案：复治标准方案为 $2H_3R_3Z_3E_3S_3/1H_3R_3Z_3E_3/5H_3R_3E_3$ 或 2HRZES/1HRZE/5HRE。复治方案主要适用于初治失败患者、规则用药满疗程后痰菌又转阳者、不规则化疗超过 1 个月者及慢性排菌患者。

耐药肺结核的治疗：耐药结核病，尤其是 MDR-TB（至少耐异烟肼和利福平）及耐多药结核病（XDR-TB）（除耐异烟肼和利福平外，还耐二线抗结核药物）对结核病防控构成严峻挑战。其治疗方案需要在详细了解患者用药史、药敏试验的基础上，严格避免只添加一种新药到原失败方案，WHO 推荐尽可能用新一代的氟喹诺酮类药物，不用交叉耐药的药物，治疗方案至少含 4 种二线敏感药物，药物剂量依体重计算，加强期为 8 个月，总治疗期 20 个月或更长。监测治疗效果以痰培养为准。

知识拓展

直接督导下的短程化疗

直接督导下的短程化疗（directly observed treatment，short-course，DOTS），指排菌肺结核患者（传染源）在整个治疗过程中，每次用药都必须在医务人员的直接面视下进行，若未能按时用药，则在 24 小时内采取补救措施予以补上，全部药品由医务人员掌握。对于全疗程由医务人员督导有困难的患者，亦可采用部分督导，即强化期督导化疗，在治疗的前 2～3 个月（强化治疗期），每次用药在医务人员直接面视下进行，其后 4～6 个月（继续治疗期）在志愿督导员（经培训的家属、学校老师、同事等）观察下服药并记录。

DOTS 是对非住院患者的一种治疗管理方法，也是预防耐药结核发生的最佳策略。

二、原发性肺结核

案例 17-3

患儿，女，5岁。因"发热、咳嗽、食欲减退1个月"入院。

患儿1个月前无明显诱因出现发热（自测体温37.9～38.5℃），午后为主。经常咳嗽，无痰，多汗，尤以夜间为著。门诊以"肺结核？"收入院。患儿发病以来食欲明显下降，二便无异常。查体：T 38.4℃，P 140次/分，R 34次/分，体重13 kg。神志清，消瘦。呼吸稍促，口周及皮肤黏膜无发绀，咽部无充血。心、肺、腹部、神经系统检查未见明显异常。

辅助检查：结核菌素试验强阳性。红细胞沉降率60 mm/h。X线胸片：肺门影增大，右上肺靠近肺门处有小片状阴影。

请回答：

1. 该患儿确诊"肺结核"还需做哪些检查？病史中还应收集什么资料？
2. 患儿存在的主要护理诊断/问题有哪些？
3. 对患儿应采取的护理措施有哪些？

原发性肺结核（primary pulmonary tuberculosis）是儿童肺结核的主要类型，是结核分枝杆菌初次侵入肺部后的原发感染。包括原发综合征（primary complex）和支气管淋巴结结核（tuberculosis of trachebronchial lymphonodues）。

【发病机制】

结核分枝杆菌吸入肺引起结核性细支气管炎，继而形成结核结节或结核性肺炎。原发灶多见于胸膜下，在肺上叶底部和下叶上部，右侧多见。其基本病变是渗出、增殖、坏死。渗出性改变以炎症细胞、单核细胞与纤维蛋白为主；增殖性改变以结核结节及结核性肉芽肿为主；坏死则多为干酪样改变，常出现在渗出性病变中。病变最终完全吸收，钙化或形成硬结，但亦可进展，导致干酪性肺炎、结核性胸膜炎，或恶化血行播散致急性粟粒性结核或结核性脑膜炎。

【临床表现】

儿童肺结核的临床表现不典型，起病隐匿，轻重不一。呼吸道症状有轻有重，小的婴幼儿呼吸道症状往往不典型，可仅表现为吐沫等非典型咳嗽症状，也可表现为急性高热，2～3周后转为持续低热。结核中毒症状，包括不规则低热、厌食、消瘦、盗汗、疲乏、体重下降、生长缓慢等在儿童患者中不典型。咳嗽是最常见的症状。周围淋巴结可有不同程度肿大，若有淋巴结高度肿大，可产生压迫症状，压迫支气管分叉处可出现类似百日咳样痉咳、压迫支气管导致阻塞者可出现喘鸣、压迫喉返神经可出现声音嘶哑。肺部体征不明显，与肺内病变不一致。部分患儿可有疱疹性结膜炎、皮肤结节性红斑，或多发性、一过性关节炎等结核变态反应表现。

【辅助检查】

1. **实验室检查**　结核分枝杆菌培养、涂片镜检、分子生物学检查等均有助于诊断。

2. **结核菌素试验**　呈强阳性或由阴性转为阳性者，应做进一步检查。

3. **胸部 X 线检查**　可同时行正、侧位胸片检查。局部炎性淋巴结相对较大而肺部的初染灶相对较小是原发性肺结核的特征。

4. **胸部 CT**　有助于发现隐匿病灶。

5. **支气管镜检查**　有助于支气管淋巴结结核的诊断。

【治疗原则】

对于无明显症状的原发性肺结核患者，一般选用标准化疗方案；活动性患者常用方案为2HRZ/4HR。

【护理评估】

1．健康史 重点了解患儿的生活环境（尤其居住条件）、卡介苗接种史、开放性肺结核患者接触史、既往病史等。

2．身体状况 患儿年龄、生长发育情况；本次起病经过及目前的主要症状、体征，如起病缓急、有无结核中毒症状、全身浅表淋巴结是否肿大（尤其是颈部）、有无咳嗽或痉挛性咳嗽、有无声音嘶哑或喘鸣等，及时了解实验室检查结果。

3．心理社会状况 患儿及其照顾者的心理状态，对本病防治知识的认知水平，家庭经济情况及家庭、社区的支持等。

【常见护理诊断/问题】

1．营养失调：低于机体需要量 与长期发热、摄入不足及消耗增加有关。

2．体温过高 与结核分枝杆菌感染有关。

3．知识缺乏：患儿及其照顾者缺乏结核病防治的相关知识。

4．潜在并发症：抗结核药物副作用。

5．有执行治疗方案无效的危险 与疗程长、药物副作用、患儿及其照顾者缺乏相关的信息有关。

【护理措施】

1．生活护理 保持室内空气新鲜、定时通风。保证患儿足够的休息，病情稳定期可进行适当的户外活动，多饮水。做好皮肤护理，及时更换汗湿的衣裤。预防继发感染，避免与开放性肺结核患者和感染性疾病如麻疹、百日咳等急性传染病患者接触，以防止病情恶化。

2．保证营养摄入 给予高蛋白质、高热量、高维生素、富含钙质的食物，如牛奶、鸡蛋、瘦肉、鱼、新鲜蔬菜和水果等。与患儿及其照顾者共同制订膳食方案。通过选择患儿喜爱的食物和烹调方法、少食多餐等措施，增进患儿食欲，增加摄入量。

3．监测体温，加强病情观察 定时测量体温，并准确记录，如有高热症状，遵医嘱对症处理；注意保暖，嘱患儿适当饮水；结核病患儿出汗多，应保持皮肤清洁；指导患儿正确的咳嗽方法，注意观察咳嗽的性质，咽喉部有无充血、化脓等病变，保持呼吸道通畅；根据病情采取合适的体位，避免剧烈活动。监测治疗效果。

4．消毒隔离 结核病活动期应进行呼吸道隔离。患儿不随地吐痰，痰液、痰杯、餐具、生活用品等应定时消毒处理。

5．指导合理用药 向患儿及家长讲解抗结核药物的作用及使用方法，强调规律、全程化疗是治愈肺结核的关键，对于居家治疗的患儿，可采用直接督导下的短程化疗（DOTS）；部分抗结核药物有胃肠道反应及肝、肾毒性，需注意患儿食欲变化，观察有无恶心、巩膜黄染等表现，指导患儿定期检查尿常规、肝功能等；患儿如出现不适，需及时就诊。

6．健康教育 向患儿及其照顾者宣传本病的病因、流行病学特点、临床表现及其治疗隔离、预防等知识。对适宜人群进行卡介苗接种。指导照顾者本病治疗和护理的方法，如消毒隔离措施、生活护理、饮食护理、病情观察和药物疗效、副作用观察等。指导患儿定时复查。

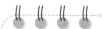

三、结核性脑膜炎

　　结核性脑膜炎（tuberculous meningitis）简称结脑，是儿童结核病中最严重的类型，1 ~ 3岁婴幼儿多见。常在结核原发感染后3 ~ 6个月内发生，如不及时治疗，病死率及后遗症发生率较高，早期诊断、合理治疗是改善预后的关键。

【发病机制】

　　结核性脑膜炎常是全身性粟粒型结核病的一部分，与儿童神经系统发育不成熟、血-脑屏障功能差、免疫功能不完善导致入侵的结核分枝杆菌易经血行播散有关。少数由靠近脑表面的结核瘤或微小结核结节直接蔓延而来。亦可由脊柱、中耳或乳突的结核病灶直接蔓延所致，但极罕见。本病可引起脑膜、脑实质、脑神经和脑血管出现炎症病变，尤以颅底部最明显。严重者炎症可蔓延至脊髓引起脊髓病变。

【临床表现】

　　典型结脑起病多较缓慢，根据临床表现，其病程大致可分为三期。

　　1. 早期（前驱期） 持续1 ~ 2周。主要表现为性格改变，如烦躁喜哭、易怒、易倦；或精神呆滞、少言不动等。可伴低热、盗汗、食欲下降、呕吐、便秘、消瘦等症状，年长儿可诉头痛，婴儿则可表现为蹙眉皱额，或凝视、嗜睡等。

　　2. 中期（脑膜刺激期） 持续1 ~ 2周。颅内压增高致剧烈头痛、喷射状呕吐、嗜睡或惊厥等，出现明显脑膜刺激征，表现为颈强直、Kernig征、Brudzinski征阳性。幼婴儿则表现为前囟膨隆，可致颅缝裂开。此期还可有脑神经功能障碍，主要为面神经瘫痪，也可出现动眼神经、展神经瘫痪，导致相应临床症状。部分患儿出现脑炎症状和体征，眼底检查可见视神经乳头水肿等异常表现。

　　3. 晚期（昏迷期） 持续1 ~ 3周，上述症状逐渐加重，由意识模糊、浅昏迷进入完全昏迷。频繁惊厥甚至可呈强直状态。患儿极度消瘦，常伴水、电解质代谢紊乱。明显颅内高压及脑积水时，呼吸不规则或变慢，颅缝裂开，头皮静脉怒张，最终可因脑疝而死亡。

　　婴幼儿结脑起病急、病情进展快，临床分期多不明显，有时以烦躁、惊厥为首发症状，或表现为萎靡嗜睡、双目凝视。颅内高压常因前囟门未闭和骨缝裂开而缓解，故可无剧烈呕吐。

【辅助检查】

1. 脑脊液检查 本病确诊的重要依据。脑脊液压力增高，外观透明或呈毛玻璃样，可呈黄色，静置 12 ~ 24 h 后可有网状薄膜形成，脑脊液沉淀物行涂片抗酸染色检查，结核分枝杆菌镜检阳性率达 30%。白细胞总数（50 ~ 500）× 10^6/L，淋巴细胞为主。糖和氯化物含量均降低为结脑的典型改变。蛋白量增加，一般为 1.0 ~ 3.0 g/L。

2. 结核分枝杆菌抗原、抗结核抗体检测 酶联免疫吸附试验（ELISA）检测脑脊液结核分枝杆菌抗原是敏感、快速诊断结脑的辅助方法，或以 ELISA 法测定患者脑脊液抗结核抗体水平，可协助早期临床诊断。

3. 结核菌素试验 约 50% 结脑患儿结核菌素试验可呈假阴性。

4. 脑脊液结核分枝杆菌培养 诊断结脑的可靠依据。

5. 影像学检查 约 85% 结脑患儿的胸片有结核病改变，其中 90% 为活动性病变。胸片证明有血行播散性结核病对确诊结脑很有意义。头颅 CT 对明确颅脑病变、估计预后、指导治疗有重要意义。

【治疗原则】

1. 一般治疗 卧床休息、保证足够的营养摄入、加强护理，以防止压疮、坠积性肺炎等并发症。

2. 抗结核治疗 联合应用易透过血 - 脑屏障的抗结核杀菌药物，分阶段治疗。

（1）强化治疗：联合应用 INH、RFP、PZA 及 SM。其中 INH 15 ~ 25 mg/（kg·d），RFP 10 ~ 15 mg/（kg·d）（< 450 mg/d），PZA 20 ~ 30 mg/（kg·d）（< 750 mg/d），SM 15 ~ 20 mg/（kg·d）（< 750 mg/d）。开始治疗的 1 ~ 2 周，将 INH 全日量的一半加入葡萄糖液中静脉滴入，余量口服，待病情好转后改全日量口服，疗程 3 ~ 4 个月。

（2）巩固治疗：用 INH、RFP 或 EMB，疗程 9 ~ 12 个月。RFP 或 EMB 9 ~ 12 个月。抗结核药物总疗程不少于 12 个月，或待脑脊液恢复正常后继续治疗 6 个月。早期患者可采用 9 个月短疗程治疗方案（3HRZS/6HR）。

3. 降低颅内压

（1）脱水剂：常用 20% 甘露醇，一般剂量每次 0.5 ~ 1 g/kg，于 30 min 内快速静脉滴注，4 ~ 6 h 一次。脑疝时可加大剂量至每次 2 g/kg。2 ~ 3 天后逐渐减量，7 ~ 10 天后停用。

（2）利尿剂：一般于停用甘露醇前 1 ~ 2 天加用乙酰唑胺，每日 20 ~ 40 mg/kg（< 0.75 g/d）。根据颅内压情况，可服用 1 ~ 3 个月或更长。

（3）其他：根据病情可行侧脑室穿刺引流、腰椎穿刺减压及鞘内注药、侧脑室小脑延髓池分流手术等。

4. 糖皮质激素 可抑制炎症渗出，降低颅内压，减轻中毒症状及脑膜刺激症状，减轻或防止脑积水的产生。泼尼松每日 1 ~ 2 mg/kg（< 45 mg/d），1 个月后逐渐减量，疗程 8 ~ 12 周。

5. 对症治疗 积极处理惊厥，水、电解质紊乱等。

6. 随访观察 停药后随访观察至少 3 ~ 5 年。当临床症状消失、脑脊液正常、疗程结束后 2 年无复发时，方可认为治愈。

【护理评估】

1. 健康史 患儿年龄、生长发育情况，有无结核病史、结核病用药史、卡介苗接种史等。

2. 身体状况 起病经过及目前的主要症状和体征，有无精神性格改变、结核中毒症状，有无颅内压增高的表现、神志情况等。及时了解脑脊液、结核菌素试验、影像学检查等结果。

3. 心理社会状况 了解患儿及其照顾者的心理状态，有无焦虑、恐惧等负性情绪，对本病相关知识的认知程度，家庭经济及社会支持水平。

【常见护理诊断 / 问题 】

1．潜在并发症：颅内压增高、脑疝、水和电解质紊乱等。

2．营养失调：低于机体需要量　与摄入不足、消耗增多有关。

3．有皮肤完整性受损的危险　与惊厥、长期卧床、排泄物刺激等有关。

4．有感染的危险　与机体免疫力下降、呕吐等有关。

5．焦虑　与病情危重、预后差有关。

6．知识缺乏：家长及患儿缺乏疾病相关知识。

【护理措施 】

1．密切观察病情变化，维持生命体征稳定　患儿绝对卧床休息，各项诊疗、护理操作尽量集中进行，减少对患儿的刺激。密切监测体温、脉搏、呼吸、血压、神志、惊厥、双侧瞳孔大小及对光反应，及时发现颅内高压、脑疝，积极配合抢救：①保持呼吸道通畅。呼吸道分泌物增多者取仰卧位，头偏向一侧，解松衣领，清除口鼻咽喉分泌物；呕吐的患儿应取侧卧位，及时清除呕吐物，防误吸导致窒息或发生吸入性肺炎；惊厥发作时齿间置牙垫，防止舌咬伤。必要时人工辅助呼吸。②吸氧。③遵医嘱使用脱水剂、利尿剂、肾上腺皮质激素、呼吸兴奋剂等，注意药物疗效及其副作用。④配合医生做好腰椎穿刺、侧脑室引流等治疗技术，并加强术后护理。

2．改善营养状况，保持水、电解质平衡　评估患儿的进食及营养状况，为患儿提供足够的热量、蛋白质及维生素。少量多餐，耐心喂养。对昏迷及不能吞咽者可鼻饲或由静脉补液，维持水、电解质平衡。鼻饲时压力不可过大，以免呕吐。

3．维持皮肤、黏膜完整性，预防感染　保持皮肤清洁干燥，及时更换汗湿或污染衣物。加强口腔护理，及时清除呕吐物和二便，保持床单整洁。对于昏迷及瘫痪患儿，定时翻身、拍背、温水拭浴。按摩受压部位皮肤，骨突处垫气垫或软垫。昏迷、眼不能闭合者可涂眼膏并用纱布覆盖，保护角膜。在床上进行四肢被动活动等功能锻炼，帮助肢体功能恢复，防止肌挛缩。

4．心理护理　结脑病情重、病程长。应加强与患儿及其照顾者、亲属的沟通，及时了解其心理状态和需求，给予耐心解释、指导和帮助，及时解除患儿不适，使其克服负性心理，主动配合治疗护理。

5．健康教育

（1）向家长解释该病坚持长期治疗的重要性，指导病情观察要点及遵医嘱用药等，有长期治疗的思想准备，坚持全程、合理用药。向家长强调消毒隔离措施的必要性，对伴有肺部结核病灶的患儿，采取呼吸道隔离措施，对患儿呼吸道分泌物、餐具、痰杯等进行消毒处理。

（2）给予家庭护理指导，强调出院后坚持服药、定期复查的重要性。指导患儿及家长严格执行治疗计划；做好病情及药物副作用的观察，定期门诊复查。结核病复发一般发生在停药后 2～3 年内，多与营养不良、使用免疫抑制剂等因素有关。因此，抗结核治疗停药后 2～3 年内仍应定时随访。

（3）为患儿制订良好的生活制度，保证休息和睡眠时间，适当进行户外活动，供给充足的营养。

（4）避免与开放性结核患者接触，以防重复感染。积极预防和治疗各种急性传染病，防止疾病复发。

（5）留有后遗症的患儿，应尽早开展并坚持进行康复锻炼，如对瘫痪肢体可进行针灸、理疗，对失语和智力低下者进行语言康复训练和适当教育等。

随堂测 17-8

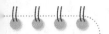

第五节 寄生虫病

寄生虫病（parasitic disease）是儿童时期最常见的一类疾病。尤以蛔虫和蛲虫感染率高，对儿童健康危害较大，应予以积极防治。

一、蛔虫病

蛔虫病（ascariasis）系由似蚓蛔线虫（简称蛔虫）寄生于小肠或其他器官所致的疾病，流行广泛，儿童发病率较高。仅限于肠道者，可引起消化不良、腹痛等消化道症状。一旦蛔虫进入胆管、胰腺、阑尾、肝，或幼虫移行至肺、眼、脑等器官，可引起相应的病变，并导致严重并发症。

【病原学及发病机制】

蛔虫是寄生于人体内最大的线虫，雌雄异体。成虫虫体为圆柱形，长 15 ～ 35 cm，寄生于人体小肠内，雌虫每天可产卵 20 万个。虫卵随粪便排出体外，在外界适宜的条件下发育为感染性虫卵，被吞食后可致感染。幼虫在小肠孵出经第一次蜕皮后，从肠壁进入血液循环，经门静脉至肝、右心、肺。在肺泡及支气管经第 2、3 次蜕皮后发育成熟。感染后 8 ～ 10 天向上移行，随唾液或食物吞入，在空肠经第 4 次蜕皮发育为童虫，再经数周发育为成虫。移行过程中，幼虫可随血流到达其他器官，造成器官损害。成虫有移行或钻孔的习性，可导致胆道蛔虫病、蛔虫性肠梗阻、阑尾炎等，或造成气管、支气管阻塞导致窒息死亡。自人体感染至雌虫产卵有 60 ～ 75 天，雌虫寿命有 1 ～ 2 年。

【流行病学】

1．传染源 蛔虫病患者及带虫者粪便内含受精卵，是主要的传染源。

2．传播途径 感染性虫卵污染食物或手，经口吞入可致感染；感染性虫卵亦可随灰尘吸入咽部吞下而致感染。

3．易感人群 人群普遍易感。儿童发病率较高，其中 3 ～ 10 岁年龄组感染率最高。

【临床表现】

1．成虫引起的临床表现 成虫寄生于肠道，以半消化食物为食。临床症状与虫量、寄生部位有关。轻者可无任何不适。大量蛔虫寄生可导致食欲缺乏或多食易饥、异嗜癖、腹痛（多为脐周阵发性疼痛，喜按压），部分患儿出现磨牙、睡眠不安、夜惊等，严重者可致营养不良、贫血、生长发育缓慢。

2．幼虫移行所致症状 幼虫移行至肺可引起蛔蚴性肺炎或蛔虫性嗜酸性粒细胞性肺炎，表现为咳嗽、胸闷、血丝痰或哮喘样发作，严重者出现呼吸困难、发绀。X 线检查可见肺部点片状或絮状阴影，病灶易变或很快消失。血嗜酸性粒细胞明显增加。幼虫偶可移行至肝、脑、眼等部位，产生相应的临床表现。

3．并发症

（1）胆道蛔虫症：是最常见的并发症。虫体钻入胆道导致胆总管括约肌痉挛及胆道阻塞，典型表现为阵发性右上腹剧烈绞痛、弯腰屈体、恶心、呕吐，可吐出胆汁或蛔虫，可伴黄疸、发热、外周血白细胞增高。腹部查体无明显阳性体征或仅有右上腹压痛，一般无反跳痛。部分患儿可诱发胆道感染或胆囊炎。

（2）蛔虫性肠梗阻、肠穿孔及腹膜炎：大量蛔虫扭结成团阻塞肠道，造成肠梗阻，多见于回肠下段。起病急，脐周或右下腹阵发性剧痛，伴腹胀、呕吐，肠鸣音亢进，腹部可见肠型及肠蠕动波，可扪及条索状包块。腹部 X 线片可见液平面和肠充气。严重者出现高热、脱水、酸中毒，甚至继发肠穿孔、弥漫性腹膜炎。

（3）蛔虫性阑尾炎或胰腺炎：蛔虫钻入阑尾或胰腺导管引起相应部位的炎症或阻塞症状。

【辅助检查】

1. 血常规　白细胞、嗜酸性粒细胞可增多。

2. 病原学检查　粪便直接涂片或盐水漂浮法可找到蛔虫卵。

3. 影像学检查　超声检查有助于胆、胰、阑尾蛔虫病的诊断，X线检查对胃肠道蛔虫病的诊断有一定帮助。

【治疗原则】

1. 驱虫治疗　甲苯达唑是治疗蛔虫病的首选药物之一。2岁以上患儿每次口服100 mg，每日2次，或每日200 mg顿服，连服3日，虫卵转阴率90% ～ 100%。枸橼酸哌嗪、左旋咪唑、阿苯达唑也是常用的驱虫药物。

2. 并发症治疗　胆道蛔虫症一般采取解痉止痛、驱虫及防治感染等内科治疗措施。并发肠梗阻时采取禁食、胃肠减压、解痉、补液、止痛等内科保守治疗，症状缓解后给予驱虫治疗。内科治疗无效及蛔虫性阑尾炎、腹膜炎一旦明确诊断，则应及早行手术治疗。

【护理评估】

1. 健康史　了解患儿的生活环境，尤其是居住环境；饮食卫生习惯，有无做到饭前便后及睡前洗手、不饮生水、不吃不洁食物等；有无不当使用驱虫药物史等。

2. 身体状况　了解患儿的生长发育、营养状况；有无食欲缺乏或多食易饥、恶心、呕吐、腹胀；有无异嗜癖、腹痛，腹痛的部位及其特点；有无睡眠不安、夜惊、夜间磨牙等表现。注意观察有无胆道蛔虫症、肠梗阻、肠穿孔及腹膜炎等并发症的早期表现。结合粪便虫卵检查结果，及时诊断、掌握病情。

3. 心理社会状况　了解患儿及其照顾者对本病相关知识的认知程度以及患病后的心理状况等。

【常见护理诊断／问题】

1. 疼痛　与蛔虫导致肠道和胆道平滑肌痉挛有关。

2. 营养失调：低于机体需要量　与蛔虫寄生导致食欲低下、机体消化吸收功能下降等因素有关。

3. 潜在并发症：胆道蛔虫症、蛔虫性肠梗阻、肠穿孔及腹膜炎、蛔虫性阑尾炎、蛔虫性胰腺炎等。

4. 知识缺乏：患儿及其照顾者缺乏蛔虫病的相关防治知识。

【护理措施】

1. 减轻疼痛　及时评估疼痛程度，密切观察疼痛的性质、部位、程度、发作时间及伴随症状，有无压痛及肌紧张。遵医嘱使用解痉镇痛药，注意观察疗效。

2. 加强营养　给予易消化吸收、富含蛋白质、热量及维生素的食物。通过变换食物种类、选择患儿喜欢的烹调方式或服用助消化药物等措施促进患儿食欲。遵医嘱使用驱虫药，观察药物疗效及副作用，观察粪便内有无虫体排出。必要时遵医嘱给予静脉补液，以纠正水、电解质及酸碱平衡紊乱。

3. 密切观察病情　注意监测患儿生命体征及临床症状的变化，预防并及时发现并发症。如出现右上腹剧烈的阵发性绞痛、发热、黄疸，表明胆道受累；如出现肠型、肠蠕动波及腹胀、肠鸣音亢进等，提示并发肠梗阻。一旦有上述征象出现，应及时报告医生并配合处理。

4. 健康教育　向患儿及其照顾者宣传蛔虫病的预防和治疗知识。指导个人、环境、饮食卫生，并养成良好的卫生习惯，如饭前便后洗手、不饮生水、不吃不洁食物、不随地排尿便。宣传对粪便进行无害化处理后再作为肥料使用，污水处理设施对预防该病的重要意义。

二、蛲虫病

蛲虫病（enterobiasis）是由蛲虫（又称蠕形住肠线虫）寄生于人体肠道所致的疾病，常见于幼儿期。夜间肛周及会阴部皮肤瘙痒、睡眠不安是其主要临床特征。

【病原学及发病机制】

蛲虫成虫呈细小乳白色线状，虫体长约 1 cm，雌雄异体。成虫主要寄生在人体结肠、盲肠及回肠下段。成虫头部附着于肠黏膜或黏膜深层，吸取营养，并吞食肠内容物。交配后雄虫很快死亡，雌虫则随肠蠕动下行。宿主入睡后，肛门括约肌松弛，雌虫从肛门爬出至肛周，大量产卵于肛周及会阴黏膜皱褶处，约 6 h 后即发育成感染性虫卵。蛲虫不需要中间宿主，虫卵随污染的手、食物等进入肠道并发育成成虫。这种自身感染是蛲虫病的特征，也是该病需多次治疗才能治愈的原因。虫卵也可在肛周孵化，幼虫经肛门逆行进入肠内发育为成虫。虫卵在外界的抵抗力较强，在自然环境中可存活 3 周。5% 苯酚、10% 来苏、煮沸可杀灭虫卵。

【流行病学】

1. 传染源 蛲虫感染者是唯一的传染源。

2. 传播途径 主要经消化道传播。通过肛 - 手 - 口而直接感染（自身感染），虫卵也可因散落在被褥、衣裤、玩具或食物上，经吞食或空气吸入而感染。

3. 易感人群 人群普遍易感，儿童是主要感染人群，农村、托幼机构的感染率较高，有家庭聚集性。

【临床表现】

主要症状为肛周和会阴部皮肤瘙痒，以夜间为甚，并因此而影响睡眠，伴烦躁不安。局部皮肤抓破后可继发感染、破溃和疼痛。少数患儿可出现恶心、呕吐、食欲缺乏等胃肠激惹症状。偶有因异位寄生而出现阴道炎、盆腔炎、腹膜炎、尿道炎及阑尾炎等。轻症者可无明显症状。

随堂测 17-9

【辅助检查】

1. 成虫检查 患者入睡后 1～3 h，可在其肛门、会阴、内裤等处找到成虫确诊。

2. 虫卵检查 可在清晨便前，采用肛周透明胶纸法或棉签拭子法检查虫卵，连续检查 3～5 次，查出虫卵亦可确诊。

【治疗原则】

1. 驱虫治疗 可选用甲苯达唑、阿苯达唑、噻嘧啶、左旋咪唑等药物，联合用药，重复治疗 1～2 次可提高治愈率。

2. 外用药物 肛周、会阴部皮肤清洁。局部涂擦 10% 氧化锌软膏或蛲虫软膏，亦可连用 3～5 天噻嘧啶栓剂塞肛，以杀虫止痒。

【护理评估】

1. 健康史 了解患儿的生活环境，尤其是居住环境、饮食卫生习惯、既往病史等。

2. 身体状况 了解患儿有无肛周瘙痒、烦躁、睡眠不安等不适；观察肛周、会阴部皮肤有无抓痕、破溃、感染；是否有继发阴道炎、尿道炎、阑尾炎等疾病的早期表现。结合粪便虫卵、成虫检查等结果，以便全面了解患儿身体状况。

3. 心理社会状况 了解患儿及其照顾者对本病相关知识的认知程度、患病后的心理状况，患儿所在幼儿园的卫生情况和蛲虫病的防治情况等。

【常见护理诊断 / 问题】

1. 舒适的改变 与肛周、会阴部皮肤瘙痒有关。

2. 知识缺乏 患儿及其照顾者缺乏蛲虫病防治的相关知识。

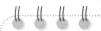

【护理措施】

1. 局部皮肤护理 每晚睡前及每次便后均用温水清洗会阴和肛周皮肤,遵医嘱局部用药。勤剪指甲,防止抓伤皮肤。

2. 健康教育

(1)指导照顾者配合病情观察:可在夜间患儿入睡后 1～3 h,观察肛周、会阴部皮肤皱褶处有无乳白色小线虫,并用透明胶纸或蘸过生理盐水的棉花获取虫卵。

(2)向患儿及其照顾者宣传本病的有关防治知识:包括传染源、传播途径及其治疗方法。强调本病须防治结合才能根治。指导培养患儿良好的卫生习惯,如饭前、便后及睡前洗手,勤剪指甲,不吮指;不穿开裆裤。患儿的衣裤、被褥需勤换洗;图书、玩具及日常用品定时紫外线消毒或日光暴晒6～8 h。其他与患儿有密切接触者亦应进行治疗,避免交叉感染。患儿内衣裤需煮沸消毒或开水浸泡、阳光暴晒连续10天以上,以彻底杀灭虫卵。

小 结

感染是病原体与机体相互作用、相互斗争的过程。感染性疾病的主要临床表现包括发热、皮疹、疲乏、食欲下降、头痛、全身不适等毒血症状,以及肝、脾、淋巴结肿大等单核 - 吞噬细胞系统反应症状等。儿童常见的感染性疾病包括病毒感染性疾病如麻疹、水痘、腮腺炎、手足口病、传染性单核细胞增多症等;细菌感染性疾病如中毒型细菌性痢疾、猩红热等,由结核分枝杆菌感染所致结核病是儿童常见传染性疾病之一,以原发性肺结核最常见,结核性脑膜炎是儿童结核病中最严重的类型;寄生虫病如蛔虫病、蛲虫病等。感染性疾病的防控需要针对构成传染病流行的三个基本环节采取综合防治措施。针对疾病症状及临床特点采取护理措施,积极开展免疫接种、培养良好的手卫生习惯及健康行为,改善生活环境的卫生状况,加强健康教育是儿童感染性疾病护理的重要内容。

思考题

1. 儿童常见出疹性疾病有哪些?如何鉴别?

2. 如何有效预防儿童感染性疾病的流行?

3. 因急性传染病导致的突发公共卫生事件中,如何做好儿童的防控管理工作?

(张利峰)

危重症患儿的护理

第十八章

导学目标

通过本章内容的学习，学生应能够：

◆ **基本目标**

1. 叙述 PICU 设备和人员配置的要求。
2. 解释急性颅内压增高的发病机制、急性呼吸衰竭的病理生理。
3. 归纳心搏呼吸骤停、急性颅内压升高、急性呼吸衰竭的临床表现、治疗原则及护理措施。

◆ **发展目标**

1. 运用理论知识，结合实际对儿科重症监护单元进行合理安排。
2. 运用心肺复苏技术对心搏呼吸骤停患儿进行有效心肺复苏。
3. 综合运用护理程序对心搏呼吸骤停、急性颅内压增高、急性呼吸衰竭患儿进行整体护理。

◆ **思政目标**

1. 培养救死扶伤的人道主义精神和职业责任感。
2. 通过提高抢救意识和能力，传递正能量。

第一节 儿科重症监护单元

案例 18-1

患儿，女，3 岁。因"犬吠样咳嗽、呼吸困难 1 天"急诊入院。入院后查体：T 37.8℃，R 32 次 / 分，HR 160 次 / 分，患儿呼吸困难进行性加重，出现口唇发绀，出汗及烦躁不安。精神差，咽部充血，双肺呼吸音明显减低，心率增快，心音低钝，无呕吐、腹泻。

请回答：

1. 该患儿的治疗需要配备哪些仪器设备？
2. 该患儿可能需要哪些急救处置？

儿科重症监护单元（pediatric intensive care unit，PICU）是一个集中先进的医疗仪器设备，配备有丰富经验的医生和护士，进行危重患儿抢救治疗的病房。我国自 20 世纪 80 年代开始建立 PICU，PICU 的出现对提高危重患儿的抢救质量和护理水平、降低死亡率、避免并发症和后遗症发挥着重要作用。

PICU 的工作人员包括临床、基础等各种专业技术人员，其中的医生和护士要求经受过严格的专业训练，有丰富的临床经验，并有良好的医德医风，富有同情心和爱心。护士与患儿的比例约为 2.5 : 1，可进行一日三班特护，各级医师人数的总和与患儿的比例约为 1 : 1，除住院医师外，要求 24 h 有主治医师值班，并配备有呼吸治疗师、化验员和仪器维修人员。

PICU 应配备各种电子监护仪、各类呼吸器、气管插管、加压给氧设备，氧气和压缩空气来源、除颤器、临时起搏器、床旁 X 线机、心电图记录仪、经皮测氧仪、输液泵，各种电源插座、抢救药品车等，还应设专用化验室，能随时分析血气、电解质等指导临床治疗。收治危重新生儿的新生儿重症监护室（neonatal intensive care unit，NICU）还应备有婴儿暖箱、远红外线辐射热床、光疗用的蓝光灯等。

PICU 收治的对象包括休克、呼吸衰竭、心力衰竭、心搏呼吸骤停、急性颅内压增高、急性肾衰竭、昏迷、惊厥持续状态等病情危急的患儿；遭受外科危重创伤、烧伤、意外事故患儿；心、肺、脑重大手术后的患儿。

知识链接

PICU 护士应具备的五种能力

1. 有效获取知识的能力　PICU 护士应不断学习，钻研业务，更新知识，扩充知识领域，使自己具有一定的基础医学与危重症监护医学理论，以及娴熟的护理与操作技能。

2. 敏锐精细的观察力　能有效运用仪器设备，有目的、有计划地主动对病情变化，尤其是对转瞬即逝的变化进行周密监视，并能准确、及时记录。同时，能运用自身的视、听、触、嗅等感官，观察患者的身体功能及心理变化，为医疗和护理工作提供依据。

3. 突出的应变能力　在掌握病情动态信息的同时，能采取果断的护理救治措施，敏捷而正确地应对突然发生的危急情况，以赢得抢救和治疗时机，使患者转危为安。

4. 非语言交流能力　对于机体极度衰弱、病情危重或使用呼吸机等情况的患儿，可能暂时无法用语言表达，护士应善于观察其面部表情、体态、眼神、手势等，从中理解其情感活动与需求。

5. 情绪的调节与自控能力　护士应善于调节患者的情绪，以良好的服务态度，严谨的工作作风，熟练的操作技能，使患者感到亲切、安全、舒适。同时，护士应对自己的情绪和态度进行合理调节和控制，始终坚持以热情饱满、沉着稳定的情绪完成 PICU 工作。

PICU 在医院中的位置应当适中，离通道或电梯较近，与普通病房、产房或手术室邻近，便于运送患儿。PICU 的医师办公室、护士办公室、工作人员休息室、储藏室、会议室等均应设在 PICU 内或附近。如有条件，在 PICU 外面最好设一个家属休息室。病房的设置最好是环型环绕或双走廊式分布，护士站在中央，使每个病床与护士站的距离都不远，便于护士观察和管理患儿。

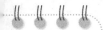

第二节　心搏呼吸骤停

心搏呼吸骤停（cardiopulmonary arrest，CPA）为儿科最严重的危重急症，表现为呼吸及循环功能停止，意识丧失或抽搐，脉搏消失，血压测不出。心电图示心动极缓－停搏型或心室颤动，后者较少。此时患儿面临死亡，需及时抢救，进行心肺复苏（cardiopulmonary resuscitation，CPR）。目前因对存活者生活质量的认识和技术的提高，更强调复苏早期脑功能的恢复，故有人认为应称其为心肺脑复苏（cardiopulmonary cerebral resuscitation，CPCR）。心肺脑复苏过程可分为 3 个阶段：基础生命支持、高级生命支持及复苏后稳定。

【病因】

1. 呼吸道梗阻、窒息　占第一位，包括上呼吸道和下呼吸道的梗阻，各种原因所致的新生儿窒息、气管异物、痰液堵塞；喉炎、过敏、喉痉挛；重症肺炎、新生儿肺透明膜病、新生儿胎粪吸入综合征等，引起呼吸道梗阻、窒息。

2. 感染　败血症、感染性休克、颅内感染等。

3. 心脏病　病毒性心肌炎、心肌病、先天性心脏病、严重心律失常、完全性房室传导阻滞和急性心包填塞等。

4. 药物中毒和过敏　洋地黄、奎尼丁、锑剂、氟乙酰胺类灭鼠药等药物中毒、氯化钾使用不当、青霉素过敏等。

5. 水、电解质和酸碱平衡紊乱　血钾过高或过低、严重酸中毒、低钙喉痉挛、严重脱水等。

6. 意外伤害　电击、溺水、严重创伤大出血，药物、食物及有害气体中毒等。

7. 医源性因素　心导管检查、心血管造影术、气管插管或切开、心包穿刺、麻醉意外等，可能与手术过程中机械性刺激、迷走神经过度兴奋、缺氧等有关。

8. 婴儿猝死综合征（sudden infant death syndrome，SIDS）。

> **知识链接**
>
> **婴儿猝死综合征（SIDS）**
>
> 1969 年在北美西雅图召开的第二次国际 SIDS 会议规定其定义为：SIDS 系指外表似乎完全健康的婴儿突然意外死亡，死后虽经尸检亦未能确定其致死原因者。发病率一般为 1‰～ 2‰，其分布呈世界性，是 2 周～ 1 岁婴儿最常见的死亡原因，占该年龄组死亡率的 30%。一般在半夜至清晨发病为多，几乎所有婴儿猝死综合征都发生在婴儿睡眠中，常见于秋季、冬季和早春时分。发病原因虽然不清楚，但目前认为以下措施可以预防婴儿猝死的发生。
>
> 1. 平时保持仰卧睡觉　许多研究结果显示，俯卧位睡眠是发生婴儿猝死的高危因素。
> 2. 注意妊娠期孕妇及胎儿保健　注意合理营养，不吸烟，降低早产和低体重儿的风险。
> 3. 避免使婴儿吸入二手烟。
> 4. 避免婴儿过热。
> 5. 避免婴儿接触传染源。
> 6. 婴儿床稳固、平坦，不要过软。

【病理生理】

心搏一旦停止，血流携氧的作用随即终止，呼吸停止即产生缺氧和二氧化碳潴留，可导致一系列病理生理的改变。复苏重建血液灌注，又会发生缺血后再灌注损伤。

1．缺氧和二氧化碳潴留　缺氧是心搏呼吸骤停最突出的问题。心搏停止时，氧合血循环中断，即出现供氧终止。随之发生无氧代谢致代谢性酸中毒，同时二氧化碳潴留和呼吸性酸中毒。能量供给锐减和细胞内钾离子释放，抑制心肌收缩力和传导。心肌缺血 3 ～ 10 min，ATP 减少 50% 以上，心肌即失去复苏的可能。脑对缺氧更敏感，供氧停止 10 ～ 20 s 内就会出现惊厥、意识丧失，脑血管扩张，通透性增强，出现脑水肿。常温下心搏呼吸停止 4 ～ 6 min，大脑即存在不可逆损害。无氧代谢产生大量酸性产物，使 pH 下降，影响各种酶的活性，加重细胞功能紊乱，最终导致死亡。

2．缺血后再灌注损伤及氧自由基损伤　缺血一定时间的组织器官，在重新获得血液灌注后，不仅功能没有恢复，其结构损伤和功能障碍反而加重，这种损伤被称为缺血再灌注损伤。可见于脑、心、肺、肝、肾等脏器，其中脑的缺血再灌注损伤表现尤为突出。心脏复搏后早期脑血流量增多，使脑水肿和颅内压进一步加重，压迫脑血管床，降低脑灌注压。再灌注后细胞内钙离子超载和氧自由基增多，进一步损害脑细胞，导致细胞水肿、死亡。

【临床表现】

1．意识突然丧失，可有一过性抽搐。

2．呼吸停止或严重呼吸困难（表浅、缓慢、倒气）。

3．大动脉（颈动脉、股动脉）搏动消失，血压测不出。

4．心音消失或心动严重过缓，心率＜ 60 次 / 分，心音极微弱，此时心排血量不能满足机体所需，需要时进行心脏按压。

以上四项为诊断 CPA 的主要条件，此外，瞳孔散大、发绀亦可作为参考依据。

【辅助检查】

心电图可表现为：①呈等电位表现；②无脉性室性心动过速、心室颤动，严重心律失常；③电机械分离，即心脏机械活动消失，但仍有电活动。心电图检查也只作参考依据。

【治疗原则】

心肺复苏全过程可分为 3 个阶段。基础生命支持主要措施为胸外心脏按压、开放气道、口对口人工呼吸；高级生命支持是在基础生命支持的基础上，应用辅助器械与特殊技术、药物等建立起通气和血液循环；复苏后的治疗即延续生命支持，包括保护脑功能、防止继发器官损害、寻找病因等。

1．基础生命支持（basic life support，BLS）　施救者发现患儿倒下后，可立即用 5 ～ 10 s 时间确定患儿有无反应和呼吸，可轻拍患儿双肩，并大声呼叫"你怎么了"，对婴儿可拍其足底，观察其反应。同时观察呼吸，如未看到患儿有呼吸动作或仅有叹息样呼吸，须在大声呼救的同时，启动紧急反应系统，获得自动体外除颤仪（automatic external defibrillator，AED），准备开始 CPR。

（1）C（circulation）维持循环：对于确定为呼吸停止的无意识患儿，立即开始胸外按压。将患儿平卧于硬板上，抢救者以手掌根部压心前区胸骨处。胸外按压时，按压部位应考虑儿童年龄与心脏位置的关系，通常在双侧乳头连线与胸骨交界处下方一横指（图 18-1），不要压在剑突上，每次按压后允许胸廓充分回弹。①双手环抱胸外按压法：用于新生儿和较小婴儿。操作者两手掌和双侧四个手指托住患儿两侧背部，双大拇指重叠

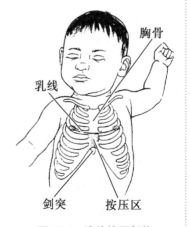

图 18-1　胸外按压部位

与其余四指同时相对按压（图 18-2）；②双指胸外按压法：适用于婴儿，即用一手托住患儿背部，另一手示指和中指按压胸骨中、下 1/3（图 18-3）；③单掌胸外按压法：对于幼儿可用一手固定患儿头部，另一手掌部置于胸骨下段，掌根的长轴与胸骨长轴一致进行按压（图 18-4）；④ 对 8 岁以上的儿童，胸外按压方法同成人，施救者可用双手重叠按压胸骨下段（图 18-5）。快速按压（每分钟 100 ~ 120 次的速率），保证胸廓充分回弹和胸外按压间歇最短化。按压通气比：单人操作 30 ∶ 2；双人操作 15 ∶ 2。深度达到胸廓前后径的 1/3（婴儿约 4 cm，儿童约 5 cm）。

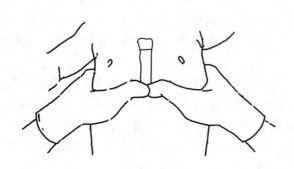

图 18-2　双手环抱胸外按压

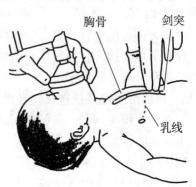

图 18-3　双指胸外按压

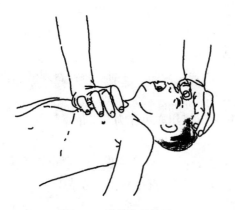

图 18-4　单掌胸外按压

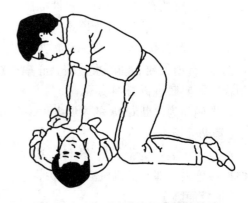

图 18-5　8 岁以上儿童双掌胸外按压

（2）A（airway）保持气道通畅：在进行人工呼吸前，患儿取仰卧位，肩背部稍垫高，使头颈伸展，伸直气道，在无头、颈部损伤情况下，用仰头抬颏法；如怀疑存在头颈部损伤，可用托下颌法打开气道。注意避免舌根后坠，迅速清除口、咽腔和气管内分泌物、呕吐物及异物后立即做人工呼吸。

（3）B（breathing）人工呼吸：气道通畅后立即做人工呼吸，可根据情况采用下列两种方法：① 口对口人工呼吸：术者一手将下颌向前上方托起，另一手捏紧患儿鼻孔，张大嘴完全封闭患儿口腔，平静呼吸后对患儿口内吹气，停止吹气后，立即开放鼻孔使肺部气体排出，同时观察患儿胸部起伏情况。如为婴儿，可用嘴完全覆盖患儿口鼻吹气。吹气时用力不宜过猛，以防肺泡破裂。② 使用人工呼吸器械：可采用球囊 - 面罩通气，通过挤压呼吸囊进行正压通气。使用面罩时，面罩需与患儿面部呈密闭状态，避免压迫双眼，亦可气管插管后接复苏器或呼吸机。无论是口对口、口对面罩、球囊 - 面罩或球囊对高级气道，每次人工呼吸均应持续吹气 1 s 以上，以保证有足够量的气体进入并使胸廓有明显抬高。

（4）快速除颤：在复苏过程中出现心室颤动、无脉性室性心动过速时可行直流电电击除颤，电除颤是用较高电压的弱电流短时间非同步电击心脏，使大多数心肌纤维同时发生除极，心脏于瞬间停搏，并迅速恢复窦性心律。应按年龄、体重选择适当大小的电极，一般体重 10 kg 以上选用成人用直径 8.0 cm 电极板，体重 10 kg 以下儿童选用直径 4.5 cm 电极板。电极

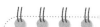

板与皮肤接触处用前需涂导电膏，若使用 AED，充电后即可除颤。将两个电极分别置于右锁骨下和左乳头外腋前线处，放电前所有人员远离患儿及其病床。首次用 2 J/kg，无效时依次增加至 4 J/kg 和 5 J/kg。除颤前应保证供氧，纠正酸中毒。应用 3 次无效时应配合药物治疗。施救者不应在电击后立即检查心搏或脉搏，而是应该重新进行心肺复苏，先行心脏按压，心搏检查应在实施 5 组心肺复苏（约 2 min）后进行。

2. 高级生命支持（advanced life support，ALS） 高级生命支持是指在基础生命支持的基础上，应用辅助设备和特殊技术，如心电监护、除颤仪、人工呼吸器和药物等，建立和维持更有效的通气和血液循环。高级生命支持包括高质量不间断的 CPR 和尽早对心室颤动和无脉性室性心动过速实施除颤。而建立血管通路、用药和高级气道设施安置等措施应在不干扰胸外按压或延搁除颤的前提下开展。

（1）全面监护：在到达医院后可使用心电监护、连接呼吸机，连续实时地观察患儿的心电图、血压、血气及呼吸机参数，根据病情调整各种治疗。

（2）吸氧及高级气道通气：包括放置气管插管、食管 - 气管联合导气管、喉面罩通气道及口咽或鼻咽气道等。

（3）药物治疗

1）给药途径：①静脉滴入（IV）：任何静脉均可用，以中心静脉最佳；②气管内滴入（ET）：若已行气管插管或气管切开，某些药物如肾上腺素、阿托品、利多卡因、纳洛酮可经气管滴入；③骨髓腔注入（IO）：静脉穿刺困难时可予骨髓穿刺，建立骨髓输液通路。穿刺点可选在胫骨粗隆下 1 ～ 1.5 cm 处，垂直进针，或进针方向略向足部倾斜，有落空感后固定并拔出针芯，连接生理盐水注射器，抽吸可见骨髓被抽出则证明穿刺成功，注入生理盐水无外渗，可连接输液器输液。所输液体种类同静脉输液，晶体液、胶体液、血液及复苏药物均可通过此途径输入；④心内注射：应尽量避免使用，仅在以上方法均失败时使用。

2）常用药物

①肾上腺素：有正性肌力和正性频率作用，可兴奋窦房结和房室结，加速房室传导，增加心肌收缩力，还可使细小心室颤动变为粗大心室颤动，提高电除颤成功率。可静脉注射或气管内滴注。心搏停止时常用 1 : 10 000 肾上腺素每次 0.1 ml/kg，每隔 3 ～ 5 min 可重复 1 次。3 次用药无效或心脏复搏后心动过缓、血压低、心脏收缩无力，可以 0.1 ～ 1 μg/（kg·min）的速度持续静脉给药。

②异丙肾上腺素：适用于心动过缓者，每次 0.002 mg/kg 静脉或气管滴入，也可 0.1 ～ 1 μg/（kg·min）维持静脉给药。

③腺苷：用于室上性心动过速者，每次 0.1 ～ 0.2 mg/kg，静脉注射，可重复使用。

④利多卡因：用于心室颤动和室性心动过速者，用法为 1 mg/kg 静脉注射，无效时 5 ～ 10 min 重复 1 次，至心动过速停止或总量已达 5 mg/kg 为止，并根据病情以每分钟 20 ～ 50 μg/kg 持续静脉滴注。

⑤胺碘酮：可用于室上性心动过速、室性心动过速、心室颤动、无脉型室性心动过速。每次 5 mg/kg，IV/IO，可重复至总量 15 mg/kg。

⑥阿托品：不再主张无脉性电活动和心脏停搏时使用阿托品。主要是在有机磷中毒时使用，或无胺碘酮时可用，首剂 1 mg/kg。

⑦纳洛酮：为阿片受体拮抗剂，用于乙醇、麻醉剂、镇痛剂中毒时使用。年龄 < 5 岁或体重 ≤ 20 kg 者：0.1 mg/kg，IV/IO/ET；年龄 ≥ 5 岁或体重 > 20 kg 者：0.2 mg/kg，IV/IO/ET。

⑧碳酸氢钠：心搏停止超过 10 min 者，在建立有效通气后可给予碳酸氢钠纠正酸中毒，首次剂量 1 mmol/kg，稀释成等渗液静脉滴注，以后每 10 min 可再重复半量，有条件的根据血气和血生化结果酌情应用。

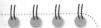
⑨多巴胺和多巴酚丁胺：多巴胺用于复苏后低血压，剂量 10 ~ 20 μg/（kg·min）静脉滴入；多巴酚丁胺用于心肌收缩无力，剂量 2 μg/（kg·min）开始，最大可到 20 μg/（kg·min），两者可同时使用。

3. 复苏后的治疗 经过心脏按压、人工呼吸及药物治疗心搏恢复并能维持者，可视为一期复苏成功。心脏复苏成功的标志：①扪及大动脉搏动，测得血压 > 60 mmHg（8 kPa）②听到心音，心律失常转为窦性心律；③散大的瞳孔收缩，这是组织灌流量和氧供给量足够的最早指征；④口唇、甲床颜色转红；⑤肌张力恢复或有不自主运动。但心脏复搏只是心肺复苏成功的第一步，此后还可能出现心、脑、肺、肾等重要器官因严重缺氧和代谢紊乱所带来的严重后果。

心搏恢复后仍需严密监护患儿，维持各种高级生命支持，维持有效循环，维持水和电解质平衡，维持肾功能，加强呼吸道管理，预防感染，给氧维持呼吸功能，病情严重者应行气管插管或气管切开，必要时接呼吸机，争取尽早恢复自主呼吸。积极寻找病因、治疗原发病和进行脑复苏。

对心脏复搏而神志未恢复之前的患儿，可考虑亚低温疗法，即头部低温和全身低体温（32 ~ 34℃），从而减少脑耗氧量，减轻因脑缺氧造成的脑损伤，有利于脑功能恢复。有脑水肿情况存在时，应使用脱水剂和皮质激素，降低颅内压，减轻脑水肿，在病情稳定后，有条件者可进行高压氧治疗。

4. 停止心肺复苏的指征 经过 30 min 的基础生命支持和高级生命支持的救治后，心电监护显示心电图仍为等电线，可考虑停止复苏。意识和自主呼吸未恢复不能作为停止复苏的指征。只要心脏对各种刺激有反应（包括药物），心脏按压至少要持续 1 h。在复苏期间不做脑死亡的判断，必须待心血管功能恢复后再做判断。

【常见护理诊断/问题】

1. 心排出量减少 与呼吸、循环衰竭有关。

2. 气体交换受损 与呼吸、循环衰竭有关。

3. 潜在并发症：心律失常。

4. 有感染的危险 与免疫功能下降或长期机械通气有关。

5. 有受伤的危险 与原发疾病及心肺复苏的实施有关。

6. 恐惧 与死亡的威胁有关。

【护理措施】

配合医生有条不紊地进行抢救，共同按前述步骤完成复苏。心肺复苏成功后要做好复苏后的护理。

1. 心搏呼吸恢复后，重要器官因受缺氧性损伤的影响，患儿面临脑缺氧、心律失常、低血压、电解质紊乱和继发感染等问题。护理工作中应密切观察病情变化，积极配合医生做好复苏后处理，寻找病因及治疗原发病。

2. 密切监测生命体征，安排专人护理和使用监护仪，做好重病记录。

3. 加强呼吸道管理，定时湿化气道、及时吸痰，保持气道通畅，防止肺部感染。如使用呼吸机，应有专人管理。

4. 维持水、电解质和酸碱平衡，准确记录出入量，控制高血糖，保证热量供应。

5. 做好口腔和鼻部清洁护理，定时翻身，防止压疮，昏迷的患儿要用油纱布遮盖眼睛，定时涂眼药以防止暴露性角膜炎，避免角膜损伤和感染。

6. 备好一切急救用品，以备急需。判断患儿是否能维持有效循环和呼吸平稳、有无因抢救所致的外伤发生，根据情况，配合医生完成急救。

7. 心理护理 根据患儿心搏呼吸骤停的原因，向家长介绍安全防护知识。耐心做好病情解释工作，帮助患儿树立信心，并鼓励其与医护人员积极配合。

2020 版《美国心脏协会心肺复苏与心血管急救指南》（简称 2020 版指南）

2020 版指南对儿童心肺复苏提出了新的意见和建议，主要包括：对于有脉搏但呼吸动力缺乏或不足的婴儿和儿童，每 2 ～ 3 s 通气 1 次（通气 20 ～ 30 次 / 分）。

注重早期肾上腺素给药，建议在开始胸外按压后 5 min 内给予初始剂量的肾上腺素。

接受心肺复苏的新生儿，如果仍无心率且已执行所有复苏步骤，可经与家属讨论，停止复苏，此变更治疗目标的合理时间范围为出生后约 20 min（图 18-6）。

随堂测 18-1

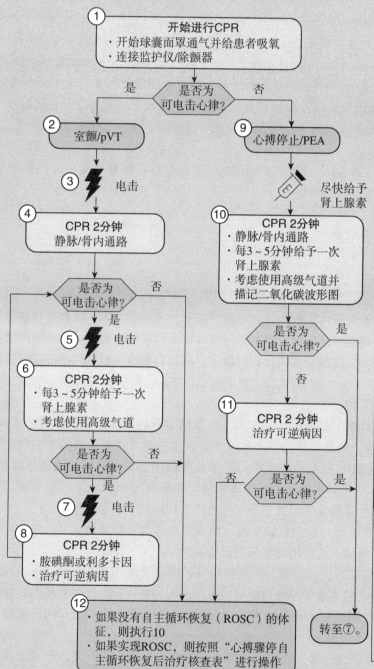

图 18-6　儿童心搏骤停抢救流程图

图片选自 2020 年版《美国心脏协会心肺复苏与心血管急救指南》

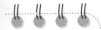
第三节 急性颅内压增高

急性颅内压增高（acute intracranial hypertension），简称颅内高压，是指由于各种病因引起颅内容物（脑实质和液体）体积增加和重量增大所致颅内压力急剧增高而出现严重临床表现的一种综合征，重者可导致神经系统后遗症，甚至危及生命。

案例 18-2A

患儿，男，4岁，昨起高热、呕吐2次，今早惊厥发作1次，继而神志不清，来院急诊后收入院。查体：昏睡状，T 39.3℃，P 104次/分，R 28次/分，BP 100/70 mmHg，瞳孔等大等圆，对光反射稍弱，心律齐，心脏未闻及杂音。两肺及腹部未见异常，颈有抵抗，克尔尼格征（+），巴宾斯基征（+）。脑脊液检查：外观稍混，压力 220 mmH$_2$O，WBC 800×10^6/L，分类以中性粒细胞为主，蛋白质 1 g/L，糖 1 mmol/L，氯化物 80 mmol/L。二便正常。

辅助检查：血常规 Hb 125 g/L，WBC 15×10^9/L，分类中性粒细胞 80%，淋巴细胞 20%。入院诊断为病毒性脑炎。

请回答：

该患儿现已发生什么合并症？

【**病因及发病机制**】

头颅由一个封闭的骨性容器加颅内容物构成。正常情况下，颅内脑实质、脑脊液和脑血流量保持相对恒定，使颅内压维持在正常范围。当其中任何一种内容物的容积在一定范围内增加时，其余内容物容积则相应减少，以维持颅内压相对稳定。当其容积增加超过代偿范围时，则导致颅内压增高。

颅内高压的原因包括以下几种。

1. 脑水肿 脑细胞组织间隙中游离液体的蓄积，以及脑细胞内液体增多，称为脑水肿。常见原因包括：① 感染、中毒、缺氧和外伤等多种因素可使血管通透性增加或脑细胞内能量代谢障碍、钠泵失常而导致细胞内、外液量增多；② 各种原因引起的细胞外液渗透压降低，也可致水分向脑细胞内转移，造成脑水肿、脑组织体积增大和颅内压升高；③ 呼吸衰竭、窒息、一氧化碳中毒、溺水、休克和癫痫持续状态等可导致严重脑缺氧，引起脑水肿。

2. 脑脊液循环障碍 脑脊液循环障碍致脑积水、脑脊液量增加，严重高血压、PaCO$_2$ 升高致脑血管扩张而使脑血流量增加，这些均可使颅内压增高。

3. 颅内占位病变 脑肿瘤如神经胶质瘤、颅咽管瘤等；脑血管疾病和脑血管畸形引起脑栓塞和脑血栓等；外伤引起的硬膜下或硬膜外血肿等，可使颅内容物体积增加导致颅内高压。

4. 其他 多种原因所致的脑病如中毒性脑病、高血压脑病、脑积水、颅缝早闭等都可致颅内高压。

颅内高压影响脑血液供给和脑代谢，加重脑水肿，而使颅内压进一步升高，形成恶性循环，最终导致脑功能衰竭。严重颅内高压时可压迫部分脑组织嵌入孔隙而形成脑疝，常见的有小脑幕切迹疝和枕骨大孔疝。

【临床表现】

1. 症状和体征 与颅内压增高的速度和程度、年龄、有无占位病变和部位均有密切关系。早期临床表现缺乏特异性，晚期常合并生命体征改变。主要表现如下。

（1）头痛：开始为阵发性，逐渐发展为持续性，以前额及双颞侧为主，轻重不等，晨起尤甚，当咳嗽、喷嚏、改变头位时加重。婴幼儿由于前囟未闭，头痛不如儿童明显，常表现为烦躁不安，或用手拍打头部。新生儿则常表现为睁眼不眠和脑性尖叫。

（2）呕吐：常为喷射性，多不伴恶心，与饮食无关。后颅窝肿瘤时呕吐更严重。

（3）意识障碍：当中脑和网状结构受累时，出现淡漠、嗜睡、昏睡和昏迷等意识障碍。

（4）惊厥和四肢肌张力增高：大脑皮质受刺激时出现惊厥发作。脑干网状结构、大脑皮质受压时可有肌张力增高。

（5）生命体征变化：延髓受累时表现为血压增高、脉搏减慢、呼吸节律不整或暂停而致中枢性呼吸衰竭。下丘脑体温调节中枢受累时可致高热。

（6）眼部表现：双侧视神经盘水肿是颅内高压的重要标志之一，但在婴儿期因前囟和颅缝未闭代偿，视神经盘水肿少见。除视神经盘水肿外，眼底检查还可发现小动脉痉挛和静脉扩张。部分病例可见复视。眼球突出、球结膜充血水肿、眼睑下垂、落日眼和视野缺损。瞳孔改变有重要意义，可忽大忽小、形状不规则或两侧大小不等。

（7）头部体征：可见前囟隆起和张力高、颅缝分离、头围增大、头皮浅表静脉怒张、破壶音阳性等。

2. 脑疝表现 颅内高压严重伴呼吸节律异常、瞳孔大小不等，以及颈项强直时，应立即考虑脑疝的可能。常见脑疝有两种。

（1）小脑幕切迹疝：见于小脑幕上病变所致颅内高压，病变侧颞叶海马回疝入小脑幕切迹，而致中脑受压（图18-7）。除原有颅内高压症状外，尚有：① 两侧瞳孔大小不等，表现为患侧瞳孔先缩小或忽大忽小，继而扩大。对光反射减弱或消失，患侧眼睑下垂，眼外斜、凝视或固定；② 意识障碍加深，常为深昏迷；③ 单侧或双侧肢体瘫痪；④ 延髓受压时出现中枢性呼吸衰竭的症状。

（2）枕骨大孔疝：多见于后颅窝病变，致小脑扁桃体疝入枕骨大孔压迫延髓生命中枢，（图18-8）。表现为：① 颈项强直和头后仰；② 四肢强直性抽搐；③ 两侧瞳孔呈对称性缩小，继而扩大，对光反射消失，瞳孔和眼球固定；④ 昏迷程度加深；⑤ 呼吸节律不整，甚至呼吸停止；⑥ 心率先快后慢，直至心搏停止。

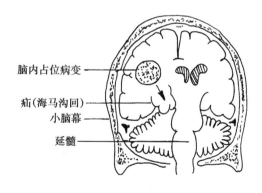

图18-7 小脑幕切迹疝

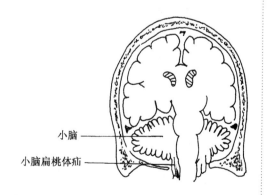

图18-8 枕骨大孔疝

案例 18-2B

　　患儿入院后行腰椎穿刺，脑脊液检查确诊为病毒性脑炎，经阿昔洛韦治疗 2 天，病情尚未好转，第 3 天早上患儿出现呼吸不规整，昏迷加深，血压上升至 130/90 mmHg，HP 64 次 / 分，瞳孔双侧不等大，对光反射消失。

　　请回答：

　　1．患儿出现了什么新问题？

　　2．此时对患儿该如何进行抢救？护士应如何应对？

【辅助检查】

　　1．影像学检查　常用超声、CT、磁共振等检查手段。颅脑超声检查可协助临床判断颅内高压程度；颅脑 CT 扫描可观察局部脑血流情况；磁共振检查较 CT 更为敏感，可观察到脑疝的形成。其他检查还包括：脑电图可了解脑功能紊乱情况；颅骨透照适用于婴儿，有助于脑积水、硬脑膜下积液的诊断；头颅 X 线检查，颅内高压可表现为颅骨指压痕增加，蝶鞍扩大，婴幼儿可见颅骨缝增宽，因 CT 和磁共振检查更灵敏，现 X 线检查应用较少。

　　2．实验室检查　血、尿、便常规检查。脑脊液检查，适用于硬脑膜下血肿、积液、积脓等，对于颅内出血、颅内感染有诊断价值。但对于颅内高压者检查应慎重，避免诱发脑疝。

　　3．颅内压监测　临床常用的测定方法为脑脊液压力的直接测定，包括脑室穿刺和腰椎穿刺测压法。颅内压测定是确诊颅内高压的重要手段。腰椎穿刺测压时，颅内压增高的患儿有诱发脑疝的危险，因此要慎重操作，必须做腰椎穿刺时，术前可先静脉注射甘露醇，术中控制脑脊液滴速和量。正常颅内压：新生儿 30 ～ 80 mmH$_2$O（0.29 ～ 0.78 kPa），儿童 70 ～ 200 mmH$_2$O（0.69 ～ 1.96 kPa）。小儿侧卧位在安静状态下测脑脊液压力 ≥ 200 mmH$_2$O 即为颅内高压。

【治疗原则】

　　1．降低颅内压

　　（1）脱水利尿疗法：常选用渗透性利尿剂甘露醇和强力利尿剂呋塞米。① 20% 甘露醇：一般剂量为每次 0.5 ～ 1 g/kg，4 ～ 8 h 1 次，发生脑疝时可加大至每次 2 g/kg，2 ～ 4 h 1 次，静脉注射或快速静脉滴注。用药后 10 min 开始起效，30 ～ 90 min 达最大效果，可维持 3 ～ 8 h。心、肾功能障碍和颅内出血者慎用。②呋塞米：剂量为每次 1 ～ 2 mg/kg，静脉注射或快速静脉滴注，必要时 8 ～ 12 h 给药 1 次。静脉注射后 2 ～ 5 min 开始利尿，维持 2 ～ 3 h。

　　（2）侧脑室引流：是降低颅内压的有效措施，可采用控制性引流。速度为 2 ～ 3 滴 / 分，根据病情需要可持续 1 ～ 2 天甚至 1 周。

　　（3）控制性过度通气：用人工呼吸机增加通气量，降低 PaCO$_2$，可使脑血管收缩，脑血流量下降而减低颅内压，是对进展迅速的颅内高压的有效抢救措施。

　　（4）肾上腺皮质激素：常用地塞米松，每次 0.2 ～ 0.5 mg/kg，每 6 h 1 次，用药后 6 ～ 8 h 起效，4 ～ 5 天达最大效果，可维持 6 ～ 9 天。

　　2．低温疗法　体温每下降 1℃，颅内压可下降 5.5%。用氯丙嗪，每次 1 ～ 2 mg/kg，并辅以物理降温，在大血管走行部位，如头部、腋下、腹股沟等处放置冰袋，使体温降到 32 ～ 34℃。

　　3．液体疗法　液体入量既要防止脑水肿加重，又要避免电解质紊乱。最好保持患儿于轻度脱水状态。注意纠正水和电解质紊乱。

　　4．防治呼吸衰竭　常出现中枢性呼吸衰竭，应积极抢救，可交替给予呼吸兴奋剂与镇静剂。

5. 病因治疗　降低颅内压的同时要积极寻找原发病，并针对原发病进行有效的治疗，如抗感染、纠正休克与缺氧、改善通气状况、解除 CO_2 潴留、清除颅内占位性病变等。

6. 其他　根据患儿病情变化给予对症治疗，如维持正常体温及血压，供给氧气、控制惊厥，纠正酸碱和电解质紊乱，促进脑细胞功能恢复等。

【护理评估】

1. 健康史　询问有无相关遗传性疾病及家族史；了解患儿生长发育情况；了解有无颅脑外伤、颅内感染、脑肿瘤、高血压等；了解有无营养不良、先天性心脏病、呼吸道梗阻、癫痫等病史。询问患儿有无头痛、呕吐、肌张力增高、意识障碍等症状。

2. 身体状况　评估患儿的意识状态、生命体征、头围变化、肌张力；检查患儿感知、瞳孔、肌力、语言反应等；了解实验室检查结果、影像学检查结果、颅内压检测结果。

3. 心理社会状况　评估患儿和家长可能出现的恐惧和焦虑症状，了解家长对疾病病因和防护知识的掌握情况，评估家庭居住环境和经济状况。

【常见护理诊断 / 问题】

1. 疼痛：头痛　与颅内压增高有关。

2. 有意识障碍的危险　与颅内压增高有关。

3. 有窒息的危险　与意识障碍及呕吐有关。

4. 潜在并发症：脑疝。

5. 有皮肤黏膜完整性受损的危险　与意识障碍、不能自主变更体位、局部组织受压有关。

6. 营养失调：低于机体需要量　与呕吐、吞咽障碍、进食困难有关。

7. 焦虑 / 恐惧　与患儿父母担心患儿病情及预后有关。

【护理措施】

1. 维持正常颅内压　安静卧床、床头抬高30°，有利于颅内血液回流。有脑疝前驱症状时应平卧或使头部处于略低位。保持绝对安静，避免剧烈咳嗽，不要突然快速挪动患儿头颈。

2. 预防感染　对昏迷患儿要用油纱布覆盖眼球和定时涂眼药，以防止暴露性角膜炎。定时翻身、按摩骨突起部位、注意皮肤清洁、重压部位可放置气垫预防压疮。注意耳、鼻、口腔的护理，防止中耳炎、口腔炎、吸入性肺炎等的发生。

3. 密切观察病情　观察神志、体温、呼吸、瞳孔改变以及神经系统体征变化，以便及时发现病情变化。应监测血气、电解质等，以避免体温过高、缺氧、CO_2 潴留、酸中毒等使脑水肿加重的因素。

4. 维持正常颅内压相关治疗的护理

（1）脱水疗法：应用呋塞米时应注意有无水、电解质紊乱。使用甘露醇时要注意出现结晶时先加温使结晶溶解；应在20 min 内快速静脉滴入，以免速度过慢影响疗效；一定要避免药液漏出血管外，以免引起组织坏死。

（2）激素：注意观察其副作用，监测血压，预防感染，遵医嘱使用钙剂。

（3）侧脑室引流：注意严密监测引流速度。

（4）控制性过度通气：治疗过程中维持 $PaCO_2$ 在 25 ~ 30 mmHg（3.33 ~ 4.0 kPa）、PaO_2 在 90 ~ 150 mmHg（12 ~ 20 kPa）为宜。应每4 h 测血气1次，并依此调整呼吸机参数。

（5）低温疗法：注意在物理降温前，先给予冬眠药氯丙嗪，以免冷敷出现寒战，反而引起体温上升。

5. 营养支持　根据患儿年龄和疾病状况，提供均衡营养，耐心喂养，必要时予以管饲或静脉营养支持。

6. 心理护理　根据患儿及家长情况，给予心理支持，提供疾病相关知识，帮助家长增强治愈信心。

随堂测 18-2

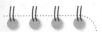

第四节　急性呼吸衰竭

急性呼吸衰竭（acute respiratory failure，ARF）是儿童时期的常见急症之一。由于各种原因使呼吸中枢和（或）呼吸器官发生病变而引起呼吸功能［通气和（或）换气］严重障碍，出现缺氧（低氧血症）、二氧化碳潴留（高碳酸血症）和呼吸性酸中毒等一系列生理功能和代谢紊乱的临床综合征。通常血气分析 $PaO_2 \leq 60$ mmHg（8.0 kPa），和（或）$PaCO_2 \geq 50$ mmHg（6.67 kPa）可诊断为呼吸衰竭，但是婴幼儿的 PaO_2 和 $PaCO_2$ 较年长儿低，因此，具体诊断还应考虑年龄及治疗的情况。

呼吸衰竭的分类方法很多，根据原发病变部位可将呼吸衰竭分为中枢性呼吸衰竭和周围性呼吸衰竭；根据呼吸功能改变的性质可分为通气功能障碍和换气功能障碍；根据血气分析结果可分为Ⅰ型呼吸衰竭（低氧血症性呼吸衰竭）和Ⅱ型呼吸衰竭（同时伴有低氧血症和高碳酸血症）。

【病因】

引起急性呼吸衰竭的原因很多，根据原发病变的部位不同将病因总结如下。

1. 肺衰竭（lung failure） 又称周围性呼吸衰竭，由肺实质病变所致，首先出现低氧血症，$PaCO_2$ 正常，继而由于气道阻塞或中枢衰竭而出现高碳酸血症。常见的疾病有以下几种。

（1）上呼吸道感染：如急性喉炎、喉头水肿。

（2）下呼吸道感染：如呼吸窘迫综合征、细支气管炎、肺炎、哮喘、肺气肿、肺不张等。

（3）其他：声带麻痹、喉部异物梗阻、支气管异物、肺囊性纤维病等。

2. 泵衰竭（pump failure） 即中枢性呼吸衰竭，是由呼吸中枢病变、呼吸肌疲劳或麻痹、胸廓或胸壁病变所致。表现为 $PaCO_2$ 升高，继而出现低氧血症。常见的疾病有以下几种。

（1）中枢神经系统感染或损伤：如脑炎、脑膜炎、脊髓灰质炎（延髓型）、中毒性脑病、颅脑损伤和脑血管疾病等。

（2）脑水肿：如颅内占位性病变。

（3）中毒：如吗啡或巴比妥药物中毒、重度酸中毒、一氧化碳中毒等。

（4）其他：如急性传染性多发性神经根炎、脊髓灰质炎伴呼吸肌麻痹、重症肌无力、脓胸和气胸、胸部创伤等。

【发病机制】

呼吸衰竭的基本病理生理变化为低氧血症和高碳酸血症，并由此引起机体代谢紊乱和重要脏器功能障碍。

1. 低氧血症和高碳酸血症

（1）通气障碍：造成通气障碍的机制包括限制性和阻塞性两种。具体包括：① 中枢病变致呼吸动力减弱；② 死腔通气量增加；③ 胸廓和肺扩张受限；④ 气道阻力增加。由于通气障碍使肺泡有效通气量减少，CO_2 排出受阻，肺泡气氧分压降低，故特征为低氧血症和高碳酸血症，此时低氧血症较易被吸氧纠正。

（2）换气障碍：① 通气血流比率失调；② 弥散障碍；③ 肺内动静脉分流。由于二氧化碳的弥散能力明显高于氧的弥散能力，二氧化碳的排出不受阻，故其特征为低氧血症，二氧化碳分压正常或稍低，且低氧血症多不易被吸氧纠正。

2. 低氧血症和高碳酸血症对机体的影响

（1）低氧血症：当机体严重缺氧时，机体出现一系列改变，包括：① 糖无氧酵解而乳酸堆积，引起代谢性酸中毒；能量供给锐减而钠泵失灵，使 Na^+ 和 H^+ 进入细胞内而 K^+ 移向细胞外，加重电解质和酸碱平衡紊乱。② 早期心率增快、心排血量增加，血压升高。严重时心肌收缩力减弱，心律不齐，心排血量减少，肺动脉压增高，可致右心衰竭。③ 由于 Na^+ 和水

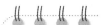

向细胞内转移，可出现脑水肿、颅内高压和脑功能障碍。④肾动脉收缩，肾缺血而发生肾功能障碍，甚至肾衰竭。⑤肝细胞功能障碍，严重者肝小叶中心坏死，还可造成胃肠道黏膜损害、消化道出血。

（2）高碳酸血症：①直接抑制大脑皮质，当 $PaCO_2 > 80$ mmHg（10.64 kPa）时可致二氧化碳麻醉。$PaCO_2$ 升高还可使脑血管扩张和脑血流量增加而致颅内高压。②$PaCO_2$ 轻度升高可兴奋呼吸中枢而使呼吸增快，但当 $PaCO_2 > 80$ mmHg（10.64 kPa）时反而抑制呼吸。③$PaCO_2$ 轻度增高可使心率、心排血量和血压升高；但在 $PaCO_2$ 严重升高时，则心率、心排血量和血压均下降，并可出现心律不齐。

【临床表现】

除原发病的表现外，主要是低氧血症和 CO_2 潴留引起的脏器功能紊乱。

1. 呼吸系统症状

（1）中枢性呼吸衰竭：早期无明显呼吸窘迫表现，可出现呼吸节律和频率的改变，呼吸快慢、深浅不均，出现各种异常呼吸，如潮式呼吸、比奥呼吸、双吸气和下颌式呼吸，最后呼吸停止。

（2）周围性呼吸衰竭：常有呼吸窘迫的表现，如呼吸急促、鼻翼煽动、胸壁吸气性凹陷、喘息、呼吸困难等。主要体征包括发绀、三凹征、鼻翼煽动等，但呼吸节律整齐，严重时呼吸由浅快变为缓慢，可出现点头样呼吸，最后呼吸停止。

2. 低氧血症和高碳酸血症的表现

（1）低氧血症：可表现为：①发绀：口周、口唇和甲床等处明显，此时 $PaO_2 < 45 \sim 50$ mmHg（6.0 ～ 6.7 kPa）、氧饱和度（SaO_2）低于80%；②神经系统：早期烦躁不安、易激惹，严重时神志模糊、嗜睡、昏迷，可有惊厥发作，颅内压增高甚至出现脑疝；③循环系统：中等程度的低氧和高碳酸血症可引起心率和心排血量增加，血压增高；而严重低氧血症可导致心排血量降低，出现心音低钝、心率减慢和心律失常，并可导致右心衰竭；④肾功能障碍：早期尿中可有蛋白、管型、红细胞等，严重时可出现少尿、无尿、血尿素氮和肌酐增高，甚至肾衰竭；⑤消化系统：可有恶心、纳差等胃肠道表现，也可出现消化道出血和转氨酶增高等肝功能损害表现。

（2）高碳酸血症：随着 $PaCO_2$ 升高，可有头痛、烦躁、多汗、呼吸和心率增快，进而出现嗜睡、昏迷、颅内压增高、心率减慢、血压降低，因毛细血管扩张可有皮肤潮红、多汗、唇红、眼结膜充血和水肿等。

【辅助检查】

动脉血气分析测定 PaO_2、$PaCO_2$、SaO_2 等，以判断呼吸衰竭类型。$PaO_2 < 80$ mmHg（8.0 kPa）、$PaCO_2 > 45$ mmHg（6.0 kPa），$SaO_2 < 0.91$ 为呼吸功能不全；$PaO_2 \leq 60$ mmHg（6.67 kPa），$PaCO_2 \geq 50$ mmHg（6.67 kPa），$SaO_2 \leq 0.85$ 为呼吸衰竭。

Ⅰ型呼吸衰竭，即低氧血症呼吸衰竭，$PaO_2 \leq 50$ mmHg（6.67 kPa），$PaCO_2$ 正常，常见于呼吸衰竭早期或轻症。Ⅱ型呼吸衰竭，即高碳酸血症型呼吸衰竭，$PaO_2 \leq 50$ mmHg（6.67 kPa），$PaCO_2 \geq 50$ mmHg（6.67 kPa），常见于呼吸衰竭的晚期和重症。

【治疗原则】

治疗原则是改善呼吸道功能，提高 PaO_2 和降低 $PaCO_2$，及时进行辅助呼吸，维持重要脏器功能，纠正电解质和酸碱平衡紊乱，积极治疗原发病和并发症。

1. 一般治疗　给予患儿舒适卧位；通过翻身、拍背、吸痰等操作，保持气道通畅，减少气道阻力和呼吸做功；给予合理的营养支持，维持机体液体平衡。

2. 改善呼吸功能

（1）加强气道管理：①气道湿化；②应用支气管扩张剂和地塞米松等；③协助排痰。

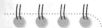

（2）给氧：积极纠正缺氧是治疗的关键环节，低氧血症较高碳酸血症危害更大，可在呼吸衰竭早期给予吸氧。根据患儿疾病特点，综合判断氧疗方法，重症患儿可考虑体外膜肺、液体通气、高频通气、吸入 NO、吸入氦气、使用肺泡表面活性物质等特殊呼吸疗法。

（3）呼吸兴奋剂的应用：呼吸道通畅而呼吸不规则或浅表者，必要时使用呼吸兴奋剂，如尼克刹米、洛贝林等。

（4）机械通气：严重的呼吸衰竭常常需要机械通气，使用机械通气的指征包括：①经综合治疗后病情加重；②急性呼吸衰竭，$PaCO_2 > 60$ mmHg（8.0 kPa），pH < 7.3，经治疗无效；③吸入纯氧时 $PaO_2 < 50$ mmHg（65 kPa）；④呼吸骤停或即将停止；⑤新生儿呼吸暂停 > 20 s，经内科治疗仍反复发作。但在肺大疱、张力性气胸以及支气管异物取出之前禁用或慎用。

停用呼吸机指征：①原发病已基本治愈或控制；②呼吸系统功能已稳定，能够维持气道通畅和保证有效通气；③循环和中枢神经功能稳定；④吸入氧气浓度 $< 40\%$ 时，$PaO_2 > 50 \sim 60$ mmHg（6.65 ～ 8 kPa）；⑤在间歇强制通气（intermittent mandatory ventilation，IMV）等辅助通气条件下，能以较低的通气条件维持血气正常。

3. 治疗原发病 尽快治疗诱发呼吸衰竭的原发疾病，如哮喘持续状态诱发心力衰竭的患儿，应用抗炎、解除气道痉挛等措施；如肺部感染，选用合理的抗感染治疗等。

【护理评估】

1. 健康史 询问既往有无反复上呼吸道感染、哮喘、中毒等病史；了解患儿生长发育情况。有无营养不良、佝偻病、先天性心脏病、免疫功能低下等病史。询问患儿有无发热、咳嗽、咳痰、气促等症状。

2. 身体状况 评估意识状态、面色、呼吸频率和节律；检查患儿有无口唇发绀、鼻翼扇动、三凹征、心率异常等体征；注意有无循环、神经、消化、代谢等系统受累的表现。了解动脉血气分析结果。

3. 心理社会状况 评估患儿和家长可能出现的恐惧和焦虑症状，了解家长对疾病病因和相关知识的掌握情况，评估家庭居住环境和经济状况。

【常见护理诊断 / 问题】

1. 气体交换受损 与呼吸中枢或呼吸器官病变有关。

2. 清理呼吸道无效 与呼吸道分泌物增多和黏稠、积聚有关。

3. 有感染的危险 与机体免疫力下降和（或）长期使用呼吸机有关。

4. 营养失调：低于机体需要量 与摄入不足有关。

5. 恐惧 与知识缺乏和病情危重有关。

【护理措施】

1. 改善呼吸功能

（1）合理给氧：给氧的目的是提高血氧分压和氧饱和度，解除严重缺氧对机体的威胁。应低流量持续吸氧，以维持 PaO_2 在 65 ～ 85 mmHg（8.67 ～ 11.33 kPa）为宜。吸入氧浓度，中度缺氧为 $30\% \sim 40\%$，严重缺氧为 $50\% \sim 60\%$，如吸入 60% 的氧仍不能改善缺氧时可用纯氧，但应注意吸入纯氧时间不宜超过 6 h，以免氧中毒。

（2）吸氧的方法：可选用鼻导管、面罩和头罩等。鼻导管吸氧时氧浓度与氧流量的关系大致为：吸入氧浓度（%）＝氧流量（L/min）×4 + 21。开放式面罩吸氧时婴幼儿氧流量为 2 ～ 4 L/min、新生儿为 1 ～ 2 L/min，儿童 3 ～ 5 L/min，氧浓度可达 $40\% \sim 60\%$。头罩吸氧流量 7 L/min 时氧浓度可达 $50\% \sim 60\%$，通常为 4 ～ 6 L/min。

2. 保持呼吸道通畅

（1）协助排痰：鼓励清醒患儿用力咳痰，帮助患儿每 2 h 翻身 1 次，轻拍胸背部以促进排痰，边拍背边鼓励患儿咳嗽，使痰易于排出。

（2）湿化呼吸道和吸痰：可用40℃左右加温湿化器，亦可用超声雾化器，湿化呼吸道，每次15～20 min，缓解支气管痉挛和气道黏膜水肿，有利于痰液排出。气管插管或气管切开者可用生理盐水每次3～5 ml气道滴入。无力咳嗽、昏迷、气管插管或气管切开的患儿，定时给予吸痰，用导管吸除鼻咽和口腔分泌物；气管切开或气管插管者应每小时吸痰1次。吸痰前充分吸氧，吸痰时注意无菌操作，取仰卧位，动作需轻柔，负压不宜过大，吸痰时间不宜过长，以防继发感染和损伤气道黏膜。

（3）解除支气管痉挛和水肿：可在雾化液中加入支气管扩张剂（如沙丁胺醇）、抗感染药物和地塞米松等。

3．应用呼吸机时的护理要点　使用呼吸机时的护理注意事项：①应有专人监护：使用过程中经常检查呼吸机各项参数是否符合要求；注意胸部起伏，患儿面色和周围循环状况，注意防止脱管、堵管和可能发生气胸等情况；若患儿有自主呼吸，应观察是否与呼吸机同步，否则应设法调整。②防止继发感染：每日更换加温湿化器滤纸，雾化液要新鲜配制，以防污染。同时认真做好口腔和鼻腔的护理。③撤离呼吸机的准备：对长期使用呼吸机的患儿，虽进入恢复期，但由于辅助呼吸较自主呼吸省力而有依赖心理，应耐心做好解释工作，从而根据病情逐步撤离呼吸机，即先于白天间歇撤离，若自主呼吸良好，逐渐安全撤离，同时帮助患儿进行呼吸肌锻炼。④做好呼吸机的消毒和保管：呼吸机管道、呼吸活瓣、雾化罐和各种零件用苯扎溴铵溶液浸泡消毒后，用清水冲洗洁净，晾干后用环氧乙烷消毒。对于特殊细菌感染者，如铜绿假单胞菌等，管道应专用。长期使用呼吸机者，管道应每周消毒1次，治疗停止后应及时消毒备用。⑤呼吸机应有专人负责管理，建立使用登记本，并应注意防高温、防寒、防尘和防震。

4．营养支持　适当的营养支持、合理的液体平衡对原发病恢复、气道分泌物排出和保证呼吸肌正常做功有重要意义。危重患儿可通过鼻饲法供给营养，选择具有高热量、高蛋白质、易消化、少刺激和富含维生素的饮食，以防产生负氮平衡。

5．用药护理　按医嘱用洋地黄类药、血管活性药等维持心血管功能。积极处理肾衰竭，维持肾功能。控制脑水肿，降低颅内高压。纠正水、电解质和酸碱平衡紊乱，供给足够的热量和液量。对其原发病和诱因进行有效治疗。

使用呼吸兴奋剂时，注意下列情况不宜使用：①呼吸道梗阻或分泌物潴留者；②严重广泛肺部病变或神经肌肉疾病者；③心搏骤停时中枢神经系统严重缺氧状态下；④哮喘者由于长期呼吸困难致呼吸肌疲劳时；⑤低氧血症型呼吸衰竭。

6．心理护理　告知患儿家属治疗的过程以及疾病的相关知识，避免因过度担心病情及预后而出现焦虑情绪。如患儿因使用人工机械通气而无法进行语言沟通，可提前指导患儿使用手势或写字板等，避免出现治疗过程中的焦虑及恐惧心理。

随堂测 18-3

第五节　充血性心力衰竭

充血性心力衰竭（congestive heart failure，CHF）简称心衰，是指心脏在有充足的回心血量的前提下，心排血量不能满足全身循环和组织代谢的需要而引起的一系列临床症状及体征，是儿童时期常见的危重急症之一。

【病因】

1．心血管因素　①容量负荷过重，如左向右分流型先天性心脏病、心瓣膜关闭不全等；②压力负荷过重：如心瓣膜狭窄、主动脉缩窄、肺动脉高压、高血压等；③心肌收缩力减弱，如心肌炎、心内膜弹力纤维增生症、心糖原贮积症。

2．非心血管因素　①呼吸系统疾病：儿童时期常见支气管肺炎、毛细支气管炎、支气管

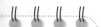

哮喘等；②泌尿系统疾病：多见于急性肾小球肾炎急性期严重循环充血；③其他：严重贫血、脓毒败血症、婴儿期严重电解质紊乱和酸中毒、甲状腺功能亢进、维生素 B_1 缺乏、低血糖等。

【发病机制】

心脏的主要功能是向全身组织输送足够的血液，从而满足机体的正常代谢活动和生长发育的需要。因各种原因导致心肌收缩力逐渐减弱，早期机体可代偿性调整心排血量来满足机体需要，临床上可无症状。当病因持续存在，心功能进一步减退，代偿机制逐渐不能维持足够的心排血量时，即发生充血性心力衰竭，临床上呈现一系列相应表现（图 18-9）。

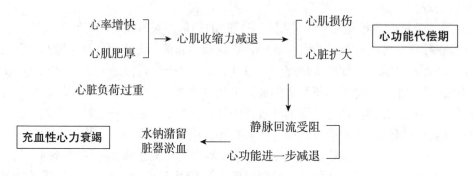

图 18-9　充血性心力衰竭的发病机制

【临床表现】

年长儿与成人相似，主要表现为乏力、劳累后气急、食欲缺乏、多汗、腹痛、咳嗽、尿少和水肿。体检可见肤色苍白，颈静脉怒张，心脏扩大，心率过速，心音减低、奔马律。呼吸急促，重者呈端坐呼吸，肺底部可闻及湿啰音、心尖部第一心音减低和奔马律。肝大、有压痛，肝颈反流试验阳性。婴幼儿多表现为吸奶时气急加重、吸奶中断、喂养困难，烦躁、多汗，哭声低弱，可见头皮静脉怒张，较少出现水肿和肺部湿啰音等。

心力衰竭的临床诊断指标包括：①安静时心率增快，婴儿＞ 180 次 / 分，幼儿＞ 160 次 / 分，不能用发热或缺氧解释者；②呼吸困难，青紫突然加重，安静时呼吸＞ 60 次 / 分；③肝大，超过肋缘下 3 cm 以上，或在短时间内较前增大，而不能以横膈下移等原因解释者；④心音明显低钝或出现奔马律；⑤突然烦躁不安，面色苍白或发灰，而不能用原有疾病解释者；⑥尿少和下肢水肿，已除外营养不良、肾炎、维生素 B_1 缺乏等原因所致者。以①～④项为主要临床依据，尚可根据其他表现和 1 ～ 2 项辅助检查综合分析。

目前临床常用的心衰患儿心功能评估方法是纽约心脏协会（New York Heart Association, NYHA）分级法和改良 Ross 心功能分级法（表 18-1），二者均依据患儿的症状和活动能力评估心衰的严重程度，用于判断心衰的严重程度及心功能状态，监测疾病的进展或治疗效果，制定心衰的康复方案。

表18-1　儿童心力衰竭严重程度分级

分级	NYHA 分级	Ross 分级
I	体力活动不受限制	体力活动不受限制或无症状
II	休息时无不适，但一般活动后疲乏、心悸、呼吸困难或胸痛	婴幼儿：轻度呼吸急促，喂养时多汗 年长儿：活动时轻、中度呼吸困难
III	轻微活动即产生症状，影响日常活动	婴幼儿：明显呼吸急促，喂养时多汗，生长障碍 年长儿：活动后明显的呼吸困难
IV	不能从事任何体力活动，休息时亦有心力衰竭症状，且活动后加重	休息时出现症状，如呼吸急促、呻吟、吸气凹陷、多汗

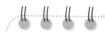

【辅助检查】

1．心衰标志物与心肌酶指标　B 型利尿钠肽（B-type natriuretic peptide，BNP）或 N 末端 B 型利尿钠肽（NT-proBNP）是重要的心衰标志物，有助于心衰的诊断与心衰严重程度、疗效和预后的评估；肌钙蛋白、肌酸激酶同工酶常用于心衰的病因诊断或预后评估。

2．12 导联心电图　常表现为窦性心动过速、ST-T 异常。有助于心衰的病因诊断、预后评估及药物监测。

3．胸部 X 线　心影多呈普遍性扩大，肺纹理增多，肺部淤血。

4．超声心动图　评估心脏结构和功能的首选方法。可见心房和心室腔扩大，M 型超声显示心室收缩间期延长，射血分数降低。

【治疗原则】

除对病因或原发病进行积极治疗外，还要改善心功能，去除过量潴留的钠和水，降低氧耗和纠正代谢紊乱。

1．一般治疗　卧床休息，限制活动，对烦躁、哭闹患儿可适当给予镇静剂，如苯巴比妥、吗啡等。当患儿脉搏血氧饱和度（SpO_2）< 95% 时应及时氧疗，SpO_2 < 90% 者应启动无创或有创正压通气等呼吸支持治疗；给予易消化、营养丰富的饮食，水肿者控制钠盐和液体入量。

2．洋地黄制剂　洋地黄能增强心肌的收缩力、减慢心率，从而增加心排血量，改善体、肺循环。地高辛为儿童时期最常用的洋地黄制剂，口服、肌内注射、静脉注射均可，作用时间与排泄速度均较快，可监测血药浓度，剂量容易调节。儿童心力衰竭多急而重，故多采用首先达到洋地黄化的方法，然后根据病情需要继续用维持量。

（1）洋地黄化：洋地黄化量（饱和量）口服剂量为早产儿 0.01 ~ 0.02 mg/kg，足月儿 0.02 ~ 0.03 mg/kg，2 岁以下者 0.03 ~ 0.04 mg/kg，2 岁以上者 0.02 ~ 0.03 mg/kg；静脉剂量为口服剂量的 75%。①病情较重或不能口服者可选择地高辛静脉注射，首次给洋地黄化量（饱和量）的 1/2，其余分 2 次给予，每次间隔 4 ~ 6 h，多数患儿可于 8 ~ 12 h 内达到洋地黄化；②能口服的患儿，开始给予口服地高辛，首次给洋地黄化负荷量的 1/3 或 1/2，余量分为 2 次，每隔 6 ~ 8 h 给予；③对轻度慢性心衰者，也可给地高辛维持量 5 ~ 7 天，进行缓慢洋地黄化。

（2）维持量：洋地黄化后 12 h 开始给维持量，维持量每日给予，剂量是洋地黄化量的 25%，分 2 次。

3．利尿剂　能促使水、钠排出，减轻心脏负荷。对心力衰竭急重病例或肺水肿患儿，可选用快速强力利尿剂，一般应用呋塞米；慢性心力衰竭一般联合应用噻嗪类和保钾利尿剂，如氢氯噻嗪和螺内酯，并间歇用药，防止电解质紊乱。

4．血管扩张剂　小动脉和小静脉的扩张可使心脏前后负荷降低，从而增加心排血量，使心室充盈量下降，肺部充血的症状得到缓解。常用的药物有硝酸甘油、硝普钠等。

【护理评估】

1．健康史　了解患儿的病史、发病过程、原发疾病的情况。有无咳嗽、气喘、呼吸困难、心悸、胸闷、水肿、尿少等。询问发现心脏杂音、发绀的时间，发病后饮食、睡眠及活动的情况以及就医的情况。

2．身体状况　观察患儿的精神状态、面色，检查患儿的心音、心率、心律、血压、呼吸，肝大小，有无水肿和腹水。评估患儿的心功能状态。了解脑钠钛（BNP）、肌钙蛋白、X 线胸片、心电图、超声心动图的结果及其临床意义。

3．心理社会状况　评估患儿和家长对本病的常识、预后及治疗、护理的了解情况。了解家庭对患儿住院的反应和要求，家庭的经济情况和承受能力。

【常见护理诊断/问题】

1．心排血量减少　与心肌收缩力降低、心室负荷过重或心室充盈障碍有关。

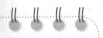

2．体液过多　与心功能下降致微循环淤血、肾灌注不足、排尿减少有关。

3．气体交换受损　与肺循环淤血有关。

4．活动无耐力　与心排血量减少、肺循环淤血致体循环供血、供氧不足有关。

5．潜在并发症：药物毒副作用。

6．焦虑　与疾病所致的痛苦、危重程度及住院环境改变有关。

【护理措施】

1．改善心脏功能，减轻心脏负荷

（1）遵医嘱使用洋地黄等药物改善心肌收缩力，应用利尿剂、血管扩张剂等降低心脏负荷，并注意观察药物疗效及副作用。

（2）保持环境安静，保证患儿休息，以降低代谢、减少氧耗，减轻心脏负担。烦躁不安的患儿遵医嘱使用苯巴比妥钠或地西泮适度镇静，严重者可给予吗啡，以降低患儿的氧耗量。

（3）集中护理，避免引起婴幼儿哭闹，鼓励年长患儿保持稳定情绪。

（4）对于年长儿建议取半卧位或端坐位，对于婴儿可取抱起或膝胸卧位，以减少回心血量，降低心脏前负荷。

（5）保持排便通畅，避免排便用力。鼓励患儿食用纤维素较多的蔬菜、水果等。必要时可给予甘油栓或开塞露通便，或每晚睡前服用少量食用油。

（6）密切观察生命体征，必要时予以心电监护。

2．维持体液平衡

（1）遵医嘱使用利尿剂，控制输液速度，详细记录出入量，定时测量体重，了解水肿增减情况。

（2）均衡饮食，给予易消化食物，保证充足的热量和蛋白质供应。很少需要严格的极度低钠饮食，但水肿者一般应在饮食中适当减少钠盐量。少食多餐，防止过饱。婴儿喂奶也要少量多次，所用奶嘴孔宜稍大，但需注意防止呛咳。吸吮困难者采用滴管，必要时可用鼻饲。每日入液量不超过基础需要量（婴幼儿 60 ～ 80 ml/kg，年长儿 40 ～ 60 ml/kg）。

3．维持活动耐力　根据不同程度的心功能，安排不同的休息方式。心功能不全Ⅰ度者应增加休息时间，但可起床在室内做轻微体力活动；Ⅱ度心功能不全者应限制活动，增加卧床时间；Ⅲ度心功能不全者应绝对卧床休息。随着心功能的恢复，逐步增加活动量。

4．保持有效呼吸　衣服要宽松，被子要松软，以利呼吸。呼吸困难或发绀的患儿遵医嘱予以鼻导管或面罩吸氧，必要时启动无创或有创正压通气等呼吸支持治疗。

5．用药护理

（1）洋地黄制剂：应用时要注意给药方法，仔细核对剂量，密切观察洋地黄的中毒症状。①每次应用洋地黄前应测量脉搏，必要时听心率。婴儿脉率＜ 90 次/分，年长儿脉率＜ 70 次/分时需暂停用药，与医生联系考虑是否继续用药；②按时按量服药，并注意监测血药浓度。如患儿服药后呕吐，与医生联系以决定补服或用其他途径给药；③通过静脉给药时推注速度宜慢，5 ～ 10 min 推完；④单独服用，勿与其他药物混合；⑤监测不良反应，洋地黄中毒最常见为心律失常（如窦性心动过缓、房室传导阻滞、室性期前收缩及阵发性心动过速等），其次为恶心、呕吐等胃肠道反应，神经系统症状较少见；⑥洋地黄中毒时应立即停用洋地黄和利尿剂，同时补充钾盐。

（2）利尿剂：应用时注意呋塞米或利尿酸静脉推注后 10 ～ 20 min 开始显效，可维持 6 ～ 8 h。氢氯噻嗪口服 1 h 后开始出现利尿作用，可维持 12 h。利尿药宜于清晨或上午给药，以免夜间多次排尿影响睡眠。同时应鼓励患儿进食含钾丰富的食物，如牛奶、柑橘、菠菜、苋菜、豆类等，避免低钾血症，以免增加洋地黄的毒性反应。注意观察低钾的表现，如四肢无力、腹胀、心音低钝、心律失常等，一经发现，应及时报告医生予以处理。

（3）血管扩张剂：给药时避免药液外渗，密切观察心率和血压的变化。硝普钠见光易分解，故使用或保存时应避光（应使用避光滴瓶或套用避光袋，选用避光注射器、输液器或延长管），药物随用随配，变色的溶液应予废弃。

6. 健康教育 根据具体情况向患儿及家长介绍其心力衰竭的病因、诱因及防治措施，根据病情制订合理的生活作息制度和饮食方案，避免不良刺激，使其情绪稳定并配合治疗。教会年长儿自我监测脉搏的方法，教会家长掌握出院后的一般用药和家庭护理的方法。加强营养，适当运动，提高儿童免疫力。

第六节　急性肾衰竭

案例 18-3A

患儿，男，6岁。3周前发热、咽炎，经服用红霉素3天热退，5天前出现眼睑水肿，尿量减少，尿呈深茶色。尿常规：蛋白质（++），RBC 20～30/HP，可见少量白细胞，红细胞管型2/HP，颗粒管型0～1/HP。诊断为急性肾小球肾炎收入院。1天前出现少尿，近6h无尿。

请回答：
1. 该患儿目前出现了什么问题？
2. 为该患儿进行护理时，病情观察的要点包括哪些？

急性肾衰竭（acute renal failure，ARF）是指肾功能于短期内（数小时至数日）迅速减退，致不能维持内环境稳定，在临床上出现显著的氮质血症、水电解质及酸碱失衡和全身多系统损害的一组临床综合征。2005年9月，国际急性肾损伤网络工作组（acute kidney injury network，AKIN）在荷兰阿姆斯特丹举行第一次会议，提出采用AKI替代ARF，并对AKI的诊断及分级标准进行修订，诊断标准为：肾功能在48 h内迅速减退，血肌酐（Scr）绝对值升高至≥26.4 μmol/L，或较基础值升高≥50%（增至1.5倍）；或尿量<0.5 ml/（kg·h）超过8 h。此标准同样适用于儿童。

ARF是儿科危重病症之一，死亡率在12%～25%，自应用肾脏替代治疗（renal replacement therapy，RRT）后，其病死率有所降低。

【病因】

1. 依病因作用部位分类

（1）肾前性：肾实质本身原无器质性病变，由多种病因导致肾血流量减少致肾小球滤过率明显下降所致。如脱水、休克、失血、烧伤和大量应用利尿剂后。

（2）肾性：由肾本身疾病引起，包括3类：肾缺氧（常见围生期缺氧、窒息、新生儿呼吸窘迫综合征等）、肾缺血（如急性失血、感染性休克等）及肾中毒（如细菌毒素及药物损害）等。

（3）肾后性：又称梗阻性肾衰竭，是指由各种病因（先天畸形，如后尿道瓣膜、输尿管狭窄等，结石，感染，肿瘤，血块等）所致的尿路梗阻引发肾盂积水、肾实质损伤。

2. 依不同年龄阶段的常见病因分类

（1）新生儿期：以围生期缺氧、败血症、严重溶血或出血为多见。

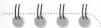
（2）婴幼儿：以腹泻、脱水、感染、先天畸形（泌尿系畸形）引起者多见。

（3）年长儿：多见于各种类型的肾炎、中毒及休克。

【发病机制】

本症发病机制复杂，迄今未完全阐明，且依病因、病期而异。一般而言，起始期多由各种病因导致肾灌注压降低、肾血管收缩、肾血管阻塞，肾血流量急剧减少，继而出现肾小管上皮细胞受损引起管内液反漏入间质，脱落的上皮细胞引起肾小管堵塞，致使肾小球有效滤过压降低和少尿。当肾血流再通时，可出现缺血再灌注损伤，进一步加重肾小管细胞损害。

【临床表现】

1. 非少尿型 患儿尿量不少，有时反而多尿。由于患儿分解代谢旺盛，但肾功能受损，使尿内排出的溶质受限，每日溶质负荷堆积，形成进行性氮质血症。临床症状不明显，只有通过尿常规、血尿素氮和血肌酐等检查才能明确诊断。

2. 少尿型 少尿型肾衰竭一般分为少尿期、多尿期和恢复期三期。

（1）少尿期：尿量急剧减少，甚至无尿，一般持续 1 ~ 2 周，长者可达 4 ~ 6 周，如不及时治疗可引起死亡。主要表现如下。

1）氮质血症：由于蛋白质代谢产物及细胞分解产物蓄积体内，引起全身各系统中毒症状。氮质血症的程度与病情轻重比较一致。首先出现消化系统症状，如食欲缺乏、恶心、呕吐、腹泻等。神经系统受累可表现为轻者嗜睡、烦躁，重者惊厥、意识障碍。血液系统表现为正细胞正色素性贫血及各种出血，包括皮肤出血点与瘀斑、鼻、齿龈、眼底、胃肠道及蛛网膜下腔等多部位出血。

2）水潴留：主要由于细胞外液潴留所致，患者可出现全身水肿、胸腔积液、腹水，严重者出现高血压、心力衰竭、肺水肿、脑水肿等相应临床表现。

3）电解质紊乱：由于尿少引起的血液生化的改变，典型表现为"三高"（高钾、高磷、高镁血症）及"三低"（低钠、低氯、低钙血症），其中高血钾最为重要，是此期死亡的首要原因。

4）代谢性酸中毒：呼吸深长、昏睡、意识障碍，甚至惊厥、昏迷等。

5）感染：70% 左右的患儿合并感染，以呼吸道感染和泌尿道感染最为常见。

案例 18-3B

患儿经过少尿期的救治后，第 3 天开始出现尿量猛增，达到 100 ml/h 以上。

请回答：

1. 患儿为什么会出现这样的病情变化？

2. 此时应采取哪些措施？

（2）多尿期：此期患儿肾小管上皮细胞功能已有一定程度的好转，但近段肾小管的重吸收功能尚未完全恢复，故此期出现进行性尿量增多，持续时间 1 ~ 2 周。此期由于大量排尿，如不及时补液，可出现脱水和电解质紊乱。

（3）恢复期：多尿期后肾功能逐渐恢复正常，血尿素氮和肌酐逐渐恢复正常。一般肾小球滤过功能恢复较快，而肾浓缩功能和肌酐清除率恢复较慢，需要数月的时间，因此，尿比重偏低时间较长。少数患儿可能遗留不同程度的肾功能损害或转为慢性肾功能不全。

【辅助检查】

1. 尿常规 常见尿比重降低，尿蛋白（+ ~ ++），可有红、白细胞及肾小管上皮细胞、细胞管型和颗粒管型。

2．血常规　无大量失血或溶血者多无严重贫血，血红蛋白多不低于 80 g/L。

3．血液生化　少尿期改变最为显著，常见尿素氮、肌酐明显上升；可出现多种水电解质和酸碱平衡紊乱，以高钾和低钠最为多见，碳酸氢根明显降低。多尿期早期也多有明显的代谢性酸中毒和氮质血症，易出现低钾或高钠。

4．超声检查　双肾正常大小或明显增大，肾皮质回声增强或肾锥体肿大。

【治疗原则】

1．消除病因　肾前性 AKI 应及时纠正血容量的不足，以恢复肾灌注；肾性 AKI 则应去除病因，积极抗感染治疗，减轻肾负荷；肾后性 AKI 应尽快解除梗阻。

2．维持水、电解质及酸碱平衡

（1）平衡出入量：少尿期应严格控制液体入量，量出为入。液量控制是否得当，最好的指标是体重每日下降 0.5% ～ 1.0%，血钠维持正常，血压正常。多尿期除注意补液外，还应注意补钾、补钠，以防脱水、低钠血症和低钾血症的发生。

（2）处理高钾血症：静脉注射葡萄糖及胰岛素。注射后 30 ～ 60 min 起作用，可维持效力数小时。当血钾 > 6.5 mmol/L 时需紧急处理：静脉注射 10% 葡萄糖酸钙 0.5 ～ 1.0 ml/kg（一般每次不超过 10 ml），以拮抗钾对心肌的毒性。静脉注射 5% 碳酸氢钠 2 ～ 5 ml/kg，但高血压及心力衰竭者忌用。不可控制的高血钾应行透析。

（3）治疗低钠血症：通常为稀释性低钠血症，一般限水即可。当血钠 < 120 mmol/L 且伴低钠症状时可补充 3% 氯化钠。高渗钠溶液可诱发心力衰竭、肺水肿，应密切观察，如合并透析治疗则更为安全、有效。

（4）治疗低钙、高磷：氢氧化铝凝胶口服以减少肠道磷吸收，低钙抽搐可注射钙剂，葡萄糖酸钙 5 ～ 10 ml 缓慢静脉推注。

（5）纠正代谢性酸中毒：轻症不需治疗，当血 HCO_3^- < 12 mmol/L 时给予碳酸氢钠。注意输注碱性液可致高血容量和诱发低钙抽搐。

随堂测 18-5

3．控制氮质血症

（1）滴注葡萄糖以减轻蛋白质的分解代谢。

（2）静脉内缓慢滴注必需氨基酸，以促进蛋白质的合成，降低尿素氮上升的速度，并加速肾小管上皮的再生。

（3）肾脏替代治疗（renal replacement therapy，RRT）：RRT 是利用血液净化技术清除溶质，以替代受损肾功能以及对脏器功能起保护支持作用。近年来，RRT 在 AKI 治疗中取得了长足进展，成为 AKI 的重要治疗方法。其基本模式有 3 类，即血液透析、血液滤过和血液透析滤过。临床上 RRT 分为 2 类，一般将单次治疗持续时间 < 24 h 的 RRT 称为间断性肾脏替代治疗（intermittent renal replacement therapy，IRRT）；将治疗持续时间 ≥ 24 h 的 RRT 称为连续性肾脏替代治疗（continuous renal replacement therapy，CRRT）。

RRT 的使用指征倾向于宽松和提前预防，一旦 AKI 的诊断成立，尿量在短期内不能迅速增多又无禁忌证时，即应开始早期预防性和充分性的 RRT，可显著提高患儿治愈率。

▌▌知识链接

连续性肾脏替代治疗（CRRT）

1960 年 Scribner 等首先提出连续性血液净化（continuous blood purification，CBP）的概念，亦称为 CRRT；1995 年，在美国圣地亚哥召开的首届国际性 CRRT 学术会议上，CRRT被正式定义为所有能够连续性清除溶质，并对脏器功能起支持作用的血液净化技术。

近年来，CRRT是急救医学领域最重要的进展之一，广泛应用于肾脏疾病和非肾脏疾病领域，尤其适用于血容量较小、血流动力学不稳定的新生儿、婴幼儿AKI，以及多器官功能障碍综合征、脓毒血症、严重烧伤、中毒及器官移植术后等引起的AKI危重症患儿。CRRT的优点主要包括：①能连续、缓慢清除水分及血液中的有毒物质；②血流动力学稳定性较传统净化模式高；③对饮食限制较少，利于营养支持及血制品输入。

美国儿童CRRT多中心联合研究组织最近研究发现，应用CRRT可改善AKI儿童预后。但是CRRT有10%～15%的体外循环血容量，可能导致体温不稳定；同时，CRRT抗凝剂的使用剂量较其他净化模式大，也会在一定程度上增加感染性休克和DIC的风险。

4．对症支持治疗

（1）饮食及营养：每日热量156.4～167.4 kJ/kg，即35～40 cal/（kg·d），给予低蛋白质[0.5～1.0 g/（kg·d）]、高糖饮食。并给予充分的维生素。少尿期应予以低钾、低磷食物。

（2）对症治疗：如控制高血压、胃肠道出血、抽搐、心力衰竭、贫血等。

【护理评估】

1．健康史　了解患儿的病史、发病及诊治过程，询问有无引起AKI的病因。有无少尿、多尿、水肿、感染等表现。询问发病后饮食、睡眠及活动的情况。

2．身体状况　评估患儿的精神状态、面色，检查患儿的血压、呼吸、肝大小，有无水肿、胸腔积液、腹水等。了解血常规、尿常规、血生化检查、超声等检查结果及其临床意义。

3．心理社会状况　评估患儿和家长对疾病的发生、表现、治疗及预后的了解情况，家庭对患儿住院的需求与反应，以及家庭的经济状况等。

【常见护理诊断／问题】

1．体液过多　与少尿期肾小球的滤过率降低有关。

2．体液不足　与多尿期肾小管重吸收功能未恢复有关。

3．营养失调：低于机体需要量　与食欲缺乏、摄入不足及丢失过多有关。

4．有感染的危险　与免疫力低下有关。

5．潜在并发症：心力衰竭、心律失常。

【护理措施】

1．维持体液平衡

（1）做好RRT血管通路及液体平衡的管理。

（2）准确记录24 h出入量，每日定时测体重以了解有无水肿加重的情况；监测生命体征，注意患儿尿量、尿色及肾功能的变化，关注血电解质、酸碱平衡情况；及早发现心力衰竭、心律失常、感染、水电解质紊乱等早期表现，及时汇报医生处理。

2．保证营养供应　少尿期应该限制水、盐和蛋白质的摄入，供给足够的能量，减少组织蛋白的分解；不能进食者经静脉补充营养。透析治疗时因丢失大量蛋白质，所以不需要限制蛋白质的入量，长期透析时可输入血浆、水解蛋白或氨基酸等。

3．预防感染　感染是少尿期死亡的重要原因，常见的感染部位为呼吸道、泌尿道和皮肤。应尽量将患儿安置在单人病房，做好病室的清洁和消毒工作；减少不必要的打扰，限制探视人数；严格执行无菌操作；加强皮肤、口腔和会阴护理；定期翻身拍背，保持呼吸道通畅。

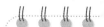

4. 健康教育

（1）指导患儿卧床休息，卧床时间视病情确定，一般少尿期和多尿期都应卧床休息，恢复期逐渐增加活动。

（2）教育患儿和家长积极配合治疗，并告诉患儿家长肾衰竭各期的护理要点，取得家长的配合和支持。

（3）指导家长在恢复期给患儿加强营养，增强体质，注意个人的清洁卫生，注意保暖，防止受凉，避免使用各种肾毒性的药物等。

（4）为患儿和家长提供心理支持，帮助有效应对因疾病带来的情绪变化。

第七节 脓毒症和脓毒性休克

> **案例 18-4A**
>
> 护士小林今日主管儿科门诊分诊台。有许多患儿候诊，经初步分诊后，有以下三个重点：
>
> 患儿甲，2岁，男，发热2天，咳嗽1天，测体温 38.2℃，精神可。
>
> 患儿乙，1岁，女，发热半天，流涕，热病容，哭闹，测体温 39.3℃，护士给予退热处理，体温有所下降，正在吃奶，家长要求提前就诊。
>
> 患儿丙，1岁半，男，半天来吐1次，未排便，精神差，不吃奶，测体温 35.6℃，面色苍白，手足凉。
>
> **请回答：**
>
> 小林应安排哪个患儿首先就诊？理由是什么？

脓毒症（sepsis）是宿主对感染的异常反应引起的危及生命的器官功能障碍。据估计，全球范围内每年有 120 万例儿童脓毒症患者，大多数死亡患儿患有难治性休克和（或）多器官功能障碍综合征，病死率甚至超过 30%。

1991 年美国胸外科学会和危重病学会（ACCP/SCCM）联合发起脓毒症拯救运动。2020 年 2 月，SCCM 联合欧洲危重病学会（ESICM）发布新的《拯救脓毒症运动国际指南：儿童脓毒性休克和脓毒症相关器官功能障碍管理》，对重要概念做出了定义：脓毒性休克（septic shock）为严重感染导致的心血管功能障碍（包括低血压，需要血管活性药物治疗或灌注异常）；脓毒症相关器官功能障碍（sepsis associated organ dysfunction，SAOD）为严重感染导致的心血管和（或）非心血管器官功能障碍。该指南填补了长期以来国际儿童脓毒症标准治疗方案的空白，是第一个针对儿童脓毒症的系统诊疗指南。

脓毒性休克和 SAOD 多数发生在治疗最初的 48 ~ 72 h 内，因此，早期识别并进行恰当的复苏和管理对改善脓毒症患儿的结局至关重要。

【病因】

1. 病原体 脓毒性休克的致病微生物即脓毒症常见的病原体，包括各种细菌、真菌、病毒、支原体、立克次体等，以细菌占多数。患儿的不同年龄对病原体有提示作用，故推断可能的病原体时应考虑年龄因素（表 18-2）。

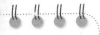

表18-2　儿科脓毒症患者常见的细菌病原体

年龄		常见病原体
新生儿期	早期发病	无乳链球菌、大肠埃希菌、克雷伯菌、肠杆菌属
	晚期发病	凝固酶阴性葡萄球菌、金黄色葡萄球菌、大肠埃希菌、克雷伯菌属、铜绿假单胞菌、肠杆菌属、沙雷菌、不动杆菌属及各种厌氧菌属
婴儿期		流感嗜血杆菌、肺炎链球菌、脑膜炎双球菌、沙门菌属
1岁以上儿童	非中性粒细胞减少	肺炎链球菌、脑膜炎双球菌、金黄色葡萄球菌、流感嗜血杆菌
	中性粒细胞缺乏	耐药菌株或革兰氏阴性菌多见，如产超广谱β-内酰胺酶（ESBLs）的大肠埃希菌、克雷伯菌属、肠杆菌属、多重耐药铜绿假单胞菌、不动杆菌属
		革兰氏阳性菌逐渐增多，如耐甲氧西林金黄色葡萄球菌（MRSA）、凝固酶阴性葡萄球菌、耐青霉素的肺炎链球菌、肠球菌

2. 感染源　最常见的感染部位是肺部和血液感染。1岁以内儿童以血液感染最多见，1岁以上儿童则以肺部感染最多见。其他常见感染源有泌尿系统、腹腔、创伤和软组织等。致死率最高的是心内膜炎和中枢神经系统感染。

3. 基础状况　脓毒症及脓毒性休克的儿童约50%有原发基础疾病，常见的有慢性肺疾病、先天性心脏病、神经肌肉疾病和肿瘤等。

【发病机制】

脓毒性休克的病理生理学基础是全身性炎症反应、凝血／纤溶系统障碍和免疫功能紊乱。其发病机制较复杂，已知有以下几方面。

1. 严重的免疫反应失衡　病原微生物入侵机体后释放毒素，引发复杂、过度甚至失控的炎性反应，激活炎症性反应网络，大量的细胞因子和炎症介质释放与血管内皮细胞黏附作用，损伤血管内皮，致毛细血管通透性增加，血管内液体大量外渗，同时血管床内微血栓形成，早期血小板升高，随后减少；炎症因子还可使小动脉广泛扩张，造成有效循环血量不足、微循环功能障碍。

2. 血液灌注障碍　由于微血管与微血流发生功能或器质性紊乱，导致血液灌注障碍，出现脓毒性休克。临床上根据微循环改变特点将休克病程分为三期。

（1）代偿期：在细菌内毒素作用下，内源性儿茶酚胺释放使微血管痉挛性收缩，组织缺血缺氧，但毛细血管流体静压下降，血压尚能维持正常。少数患儿交感神经兴奋，可出现一过性血压偏高。

（2）失代偿期：随着休克进展，酸性代谢产物大量积聚引起酸中毒。大量血液淤滞在毛细血管中，毛细血管通透性增高，液体大量进入组织间隙，有效循环血量显著减少，会出现血压下降、尿量减少甚至无尿、缺血缺氧性损伤、器官功能障碍和酸中毒。

（3）难治期：组织持续低灌注及液体向组织间隙漏出，毛细血管内皮细胞广泛受损，引发DIC；严重酸中毒和缺氧致使重要脏器发生不可逆损伤，发生SAOD。

案例 18-4B

患儿丙经急诊检查血白细胞$250×10^9/L$，分类中性粒细胞82%，其中杆状核中性粒细胞10%。诊断为脓毒性休克收入院。

请回答：

在初步复苏阶段，护士应如何护理？

【临床表现】

1．一般表现

（1）体温异常：发热（肛温＞ 38.5℃）或低体温（肛温＜ 35℃）。

（2）心动过速：超过正常年龄相关值的 2 个标准差，低体温者可无心动过速。

2．炎性表现

（1）白细胞：增多（＞ $12×10^9$/L）或减少（＜ $4×10^9$/L）或白细胞计数正常，但有超过 10% 的白细胞。

（2）CRP：超过正常值的 2 个标准差。

（3）PCT：超过正常值的 2 个标准差。

3．血流动力学改变　以低血压为判断依据（收缩压下降＞ 40 mmHg 或低于正常年龄相关值的 2 个标准差）。

4．SAOD 表现　常伴有以下至少一个脏器功能异常：意识改变、低氧血症（PaO_2/FiO_2 ＜ 300 mmHg）、血清乳酸增高或洪脉。还可表现为：

（1）急性少尿：足够液体复苏后尿量仍＜ 0.5 ml/（kg·h），持续至少 2 h。

（2）尿素：升高＞ 0.5 mg/dl 或 44.2 μmol/L。

（3）凝血功能异常：国际标准化比值（INR）＞ 1.5 或活化部分凝血活酶时间（APTT）＞ 60 s。

（4）肠梗阻：肠鸣音消失。

（5）血小板减少：血小板＜ $100×10^9$/L。

（6）高胆红素血症：血浆总胆红素＞ 4 mg/dl 或 70.1 μmol/L。

5．组织灌注不足表现

（1）高乳酸血症：乳酸大于正常值上限。

（2）CRT：CRT 延长（≥ 3 s）或花斑。

【治疗原则】

1．初始复苏　脓毒症的初始集束化治疗重点应关注：快速识别、快速循环稳定、微生物学处理及各系统治疗等（图 18-10）。

2．抗感染治疗和感染源控制

（1）尽快开始抗微生物经验性治疗（脓毒性休克患儿 1 h 内，SAOD 患儿 3 h 内），诊断 / 怀疑脓毒性休克或 SAOD 时，应经验性联合用药。首选静脉给药，在血管通路建立困难时可考虑肌内注射或口服给药。用药前应留取相应病原菌培养标本（不因此造成用药延迟），明确病原微生物及药敏结果后改用经验性窄谱抗微生物治疗。

（2）抗微生物治疗疗程一般为 7 ～ 10 天，可根据情况延长。每日评估以指导降阶梯治疗。

（3）如感染灶可控，应尽快采取干预措施。对于有明确手术指征的感染源，应尽快行急诊手术；若感染源为血管通路装置，应在建立新的血管通路后及时移除原血管通路装置。

3．液体复苏

（1）对脓毒性休克或 SAOD 患儿进行初始液体复苏，第 1 小时给予多达 40 ～ 60 ml/kg 的液体推注（每次 10 ～ 20 ml/kg），当滴定至目标心输出量和出现液体超负荷时停止推注。

（2）初始液体复苏建议使用晶体液，不推荐白蛋白、羟乙基淀粉、明胶等胶体液；建议采用平衡盐液 / 缓冲液而非生理盐水。

（3）任何情况下液体复苏均需要反复评估心输出量、血乳酸水平和高级血流动力学指标（心输出量 / 心指数，外周血管阻力或中心静脉血氧饱和度 $ScvO_2$ 等）；当出现液体超负荷如肺水肿及新出现或加重的肝大时，应暂停或限制液体进一步推注，并给予强心治疗。

4．血管活性药的应用　2020 版指南认为尚不能对脓毒性休克患儿使用的一线血管活性药

随堂测 18-6

411

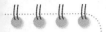
儿童初始复苏流程

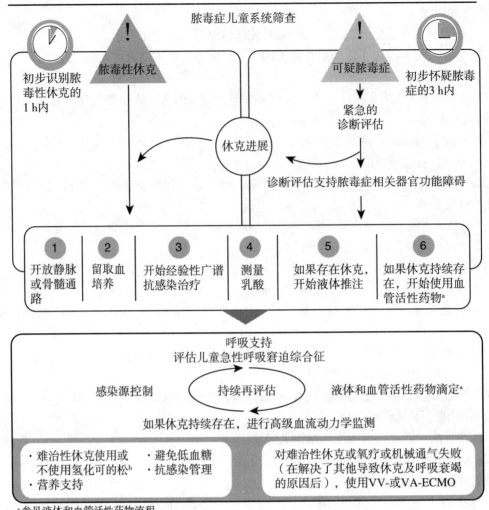

^a参见液体和血管活性药物流程。
注意：如果出现液体过负荷或医疗资源不足且患儿无低血压，则应不实施液体推注。
液体（ml/kg）应按理想体重计算。
^b氧化可的松可能产生益处或危害。

图 18-10　儿童初始复苏流程 2020 版指南

物进行推荐，临床实践中应根据个人经验、患儿因素以及当地医疗状况选择。建议选择肾上腺素或去甲肾上腺素而非多巴胺作为治疗脓毒性休克的一线血管活性药物，如果需要大剂量儿茶酚胺，推荐加用血管加压素（图 18-11）。

5. 机械通气

（1）临床实践中，对液体复苏无效且儿茶酚胺抵抗的脓毒性休克患儿常常实施气管插管。

（2）无明确插管指征且对初始复苏有反应的脓毒症相关急性呼吸窘迫综合征（ARDS）患儿建议先尝试无创通气，做好严密监护和反复评估。

（3）易发生 ARDS 的脓毒症患儿，建议使用高呼气末气道正压通气（PEEP）。

（4）严重 ARDS 患儿可使用神经肌肉阻滞剂，也可尝试进行俯卧位通气。

6. 激素、内分泌和代谢

（1）除充分液体复苏和使用血管活性药物后仍然血流动力学不稳定的情况外，不建议使用氢化可的松。

（2）不推荐使用胰岛素将血糖维持在 7.8 mmol/L 或以下。

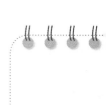

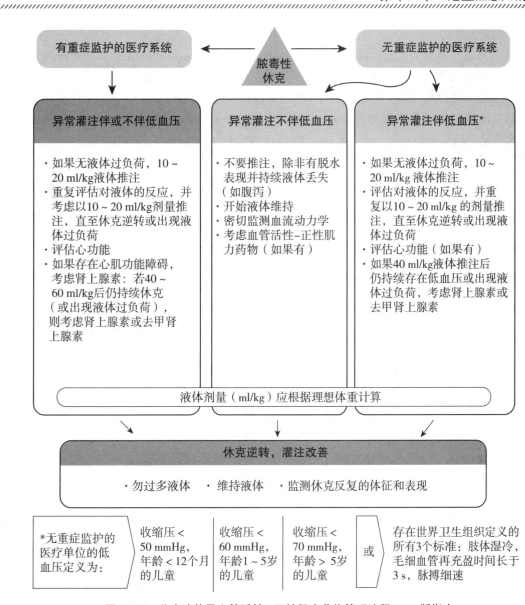

图 18-11　儿童液体及血管活性 - 正性肌力药物管理流程 2020 版指南

（3）即使对于甲状腺功能异常的脓毒性休克或者 SAOD 的患儿，也不建议常规使用左旋甲状腺素治疗。

7．镇静与镇痛　机械通气患儿可使用镇静治疗以达到镇静目的。脓毒性休克的患儿需避免或谨慎使用依托咪酯、右美托咪啶或丙泊酚，不应长时间用于＜ 3 岁的婴幼儿。推荐监测药物毒性的实验室检查。

8．营养　无肠内营养禁忌证的脓毒性休克或 SAOD 患儿，肠内营养应作为首选的喂养方法，推荐使用胃管而非幽门后喂养。可在入院后 48 h 进行早期肠内营养支持治疗，逐步增加至营养目标。

9．血浆置换、肾脏替代和体外生命支持治疗

（1）限制液体摄入和利尿治疗反应不佳的容量过负荷的患儿，推荐使用连续性肾脏替代治疗（CRRT）进行液体管理，但是不推荐高容量血液滤过。

（2）伴有顽固性低氧血症的 ARDS 患儿，建议使用静脉 - 静脉体外膜肺氧合（ECMO）；对其他治疗均无效的脓毒症休克患儿，建议使用静脉 - 动脉 ECMO。

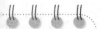

10．预防性治疗

（1）常规进行应激性溃疡预防性治疗并不能带来获益，反而可能增加不良事件发生的风险（如肺炎或者梭状芽孢杆菌感染），因此不建议常规进行预防抗应激性溃疡的治疗。对于消化道出血的高风险患儿（如多器官功能障碍、长时间机械通气、凝血障碍、持续性休克、皮质类固醇和非类固醇抗炎药治疗的患者），可能从应激性溃疡的预防性治疗获益，应在充分评估后进行个体化治疗。

（2）不建议常规进行深静脉血栓的预防性治疗，对于高风险患儿应当充分评估其风险和获益。

【护理评估】

1．健康史　注意此病急性起病，发展迅速，一般情况差。应了解有无创伤、出血、感染等情况。

2．身体状况　评估患儿的精神、神志状态，面色是否正常。有无发热或体温不升，末梢循环的情况是否正常等，如怀疑脓毒性休克或 SAOD 时，应提前安排患儿就诊，以免延误病情，错失抢救的最佳时机。

3．心理社会状况　了解家长对患儿病情的理解情况，给予必要的指导。评估家庭的经济情况和承受能力等。

【常见护理诊断／问题】

1．体温异常：发热或体温不升　与感染或应激有关。

2．组织灌注不足　与免疫失衡及微循环障碍有关。

3．潜在并发症：多脏器功能衰竭、DIC、应激性溃疡、深静脉血栓。

4．焦虑／恐惧　与患儿或家长对病情危重及预后严重的顾虑有关。

【护理措施】

1．体温管理

（1）按医嘱使用抗菌药物，用药前遵医嘱先留好病原学标本，如血培养、痰培养、脓液培养等标本。

（2）密切监测体温变化，观察药物的疗效和副作用。

（3）按时进行雾化吸入，做好皮肤和口腔护理，有创面者要及时换药，避免继发感染。

（4）如使用机械通气的患儿，按机械通气的常规护理。

2．液体复苏的护理

（1）遵医嘱严格调整输液的速度和总量。

（2）密切监护患儿：观察一般情况、外周循环有无改善及尿量是否增多，以判断入量是否适当。反复评估血乳酸的动态变化趋势和高级血流动力学指标，以更好地指导液体复苏。如输液中患儿突然出现胸闷、气急、面色苍白、冷汗、烦躁不安，有泡沫样血痰和肺部啰音等，应考虑立即减慢输液速度，抬高床头，取半坐位、吸氧，并通知医生进一步处理。

3．严密监测病情变化

（1）密切关注患儿神志变化：患儿的意识和表情可反映神经系统血液灌注量，应注意密切观察。若清醒的患儿突然沉闷，或烦躁的患儿突然嗜睡，均表示病情恶化；反之，由昏睡转为清醒，烦躁转为安静，表示病情好转。此外，还应注意不同年龄儿童意识变化的特点，如婴儿中枢缺氧可迅速出现嗜睡或昏迷；幼儿常先呻吟不安或烦躁，渐至意识丧失；儿童常以间歇躁动开始。医护人员应密切观察，及早发现患儿意识状态的变化。

（2）定时测量生命体征：根据病情密切监测患儿的血压、脉搏、呼吸，脉搏快而细弱、血压不稳定、脉压小为休克的早期表现；若血压下降甚至测不到，脉搏细弱或扪不到，均为病情严重的表现。每 2～4 h 为患儿测 1 次体温，体温低于正常者应注意保温，高温者应及时适当降温。

（3）注意患儿皮肤色泽和肢端温度：面色苍白、甲床青紫、肢端发凉和出冷汗都是微循环障碍和休克的表现。若全身皮肤出现花纹、淤点，则提示 DIC，需立即汇报医生予以相应治疗与护理。

（4）记录出入液量：作为判断休克病情演变和液体治疗的重要依据。

4. 用药护理　遵医嘱使用血管活性药物、激素、内分泌和代谢类药物及血液制品的输注，并做好药物疗效及副作用的观察与处理。

5. 营养与支持治疗护理　遵医嘱予以早期肠内营养支持治疗，不常规监测胃残留量。做好 CRRT 及 ECMO 等全面支持治疗的相应护理。

6. 心理护理　关心患儿及家属，态度温和。耐心解释病情和诊疗计划，给予心理支持，使其配合诊疗工作。

小　结

PICU 是提高危重患儿抢救成功率的重要设施。先进的医疗设施和训练有素、技术过硬的医护团队是有效完成抢救任务的保障。

心搏呼吸骤停是儿科最严重的危急重症，应紧急进行心肺复苏，使心、肺恢复正常功能。心肺复苏后强调对脑功能的保护，进行脑复苏，有利于脑功能的恢复。

急性颅内压增高是指各种病因引起颅内压力急剧增高而造成的一系列临床症状。严重者发生脑疝。主要应用利尿剂、给氧，采用低温疗法减轻脑损伤及保护脑功能。

急性呼吸衰竭是各种原因导致呼吸功能异常，引起通气或换气功能严重障碍的临床综合征。以呼吸系统症状、低氧血症、高碳酸血症及发绀为主要症状。护理措施包括改善呼吸功能，保持呼吸道通畅；合理给氧，必要时进行机械通气，直到呼吸系统功能稳定。

充血性心力衰竭是指心脏在有充足的回心血量的前提下，心排血量未满足机体需求而引起的一系列临床综合征。主要护理措施有维持有效循环、维持体液平衡、应用洋地黄和利尿剂等相关药物的护理。

急性肾衰竭是以氮质血症、水及电解质紊乱和代谢性酸中毒为主要临床表现的一组临床综合征。主要护理措施包括维持体液平衡以及预防感染。

脓毒性休克是脓毒症诱导的组织低灌注和心血管功能障碍。主要护理措施包括维持有效外周组织灌注、维持最佳呼吸功能及体温。

思考题

1. 心脏复苏成功的标志是什么？复苏成功后，如何对患儿进行监测与护理？
2. 简述使用机械通气的指征。
3. 急性呼吸衰竭患儿如何保持呼吸道通畅？
4. 如何促进心搏呼吸停止患儿脑复苏？
5. 简述心力衰竭患儿应用洋地黄制剂的注意事项。
6. 急性肾衰竭患儿少尿期主要的临床表现有哪些？
7. 患儿，男，8 个月，因"发热 3 天，呕吐伴抽搐 1 次"入院。3 天前患儿开始发热，体

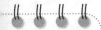

温38.8℃，持续不降，伴有咳嗽、气促、烦躁不安。呕吐1次，呈喷射状，量多，为胃内容物。入院前突然抽搐1次，表现为意识丧失、双眼上翻、四肢强直，持续10 min左右。自患病以来，患儿精神萎靡，二便正常。

辅助检查：脑脊液压力210 mmH$_2$O，乳白色，白细胞数1280×10^6/L，以中性粒细胞为主，蛋白质1.2 g/L，糖1.0 mmol/L。

请回答：

(1) 该患儿颅内压增高的依据有哪些？

(2) 对该患儿应采取哪些护理措施？

（刘　晶　唐慧婷）

主要参考文献

[1] 崔焱，张玉侠. 儿科护理学. 7 版. 北京：人民卫生出版社，2021.

[2] 王卫平，孙锟，常立文. 儿科学. 9 版. 北京：人民卫生出版社，2018.

[3] 黄贵民，冯围围，张彤. 中国数字儿童在儿童健康领域中的应用. 中国妇幼健康研究，2023，34（2）：6-11.

[4] 刘誉，王晨，张婉怡.“第十一届国际健康与疾病的发育起源大会”会议纪要. 中华围产医学杂志，2020，23（1）：65-67.

[5] 张亚钦，李辉.2015 年中国九市七岁以下儿童体格发育调查. 中华儿科杂志.2018，56(3)：192-199.

[6] 陈贻珊，张一民，孔振兴，等. 我国儿童青少年超重、肥胖流行现状调查. 中华疾病控制杂志，2017，21（9）：866-869.

[7] 姜安丽，钱晓路. 新编护理学基础. 3 版. 北京：人民卫生出版社，2020.

[8] 孙玉梅，张立力. 健康评估. 4 版. 北京：人民卫生出版社，2020.

[9] 邵肖梅，叶鸿瑁，丘小汕. 实用新生儿学. 5 版. 北京：人民卫生出版社，2019.

[10] 范玲. 儿童护理学. 4 版. 北京：人民卫生出版社，2022.

[11] 王惠萍，姜若，吕军，等. 基于风险矩阵的社区 0 ~ 3 岁儿童意外伤害风险评估. 中国妇幼健康研究，2020，31（2）：197-202.

[12] 中国营养学会膳食指南修订专家委员会妇幼人群指南修订专家工作组. 6 月龄内婴儿母乳喂养指南. 临床儿科杂志.2016.34（4）：287-291.

[13] 孙锟，沈颖，黄国英. 小儿内科学. 6 版. 北京：人民卫生出版社，2020.

[14] 周乐山，崔文香. 儿科护理学. 3 版. 北京：人民卫生出版社，2020.

[15] 徐锟. 喜辽妥外敷和透明质酸酶封闭治疗新生儿静脉输液渗漏的循证研究. 贵阳：贵州医科大学，2018.

[16] 王天有，申昆玲，沈颖. 诸福棠实用儿科学. 9 版. 北京：人民卫生出版社，2022.

[17] 吴岚，王朝霞. 2015 NASPGHAN/ESPGHAN《婴儿胃食管反流和胃食管反流病管理临床指南》解读. 中国实用儿科杂志，2016，31（7）：481-484.

[18] 中华医学会儿科学分会消化学组，《中华儿科杂志》编委会. 小儿胃食管反流病诊断治疗方案. 中华儿科杂志，2006，44（2）：96.

[19] 刘芳，张玉蓉，李小玲，等. 儿童哮喘专病库的构建与应用研究. 护理学杂志，2022，37（19）：25-28.

[20] 吴蓉洲. 儿童病毒性心肌炎发病机制研究进展. 中国实用儿科杂志，2021，36（5）：355-359.

[21] 中华医学会儿科学分会心血管学组. 儿童心肌炎诊断建议（2018 年版）. 中华儿科杂志，2019，57（2）：87-89.

[22] 王辉山，李守军. 先天性心脏病外科治疗中国专家共识（十）：法洛四联症. 中国胸心血管外科临床杂志，2020，27（11）：1247-1254.

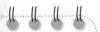
[23] 高慧婷，郝良纯．儿童营养性缺铁性贫血治疗中铁剂的选择．中国实用儿科杂志，2018，33（2）：148-151．

[24] 徐雨婷，胡群．《2019年美国血液学会免疫性血小板减少症指南》儿童部分解读．中国实用儿科杂志，2021，36（2）：81-85．

[25] 赵静，郭子宽，许中伟．CAR-T细胞治疗在儿童白血病治疗中的应用．中国小儿血液与肿瘤杂志，2020，25（3）：121-132．

[26] 肖洪玲，陈偶英．儿科护理学．4版．北京：中国中医药出版社，2021．

[27] 段红梅，葛莉．儿科护理学．3版．北京：人民卫生出版社，2021．

[28] 中华医学会儿科学分会行为发育组．注意缺陷多动障碍早期识别、规范诊断和治疗的儿科专家共识．中华儿科杂志，2020，58（3）：188-193．

[29] 谭奇良，梅帅虎，刘权娥，等．儿童过敏性紫癜研究进展．吉首大学学报（自然科学版），2020，41（3）：74-79．

[30] 秦璨，魏兵，齐双辉．川崎病血管损伤的中西医研究进展．实用中医内科杂志，2020，34（6）：43-47．

[31] 中华医学会医学遗传学分会遗传病临床实践指南撰写组．苯丙酮尿症的临床实践指南．中华医学遗传学杂志，2020，37（3）：226-234．

[32] 戚庆炜，周希亚，蒋宇林，等．分子时代产前筛查和产前诊断技术和理念的变迁及发展．中国科学：生命科学，2021. DOI：10.1360/SSV-2021-0128.

[33] 陈志敏，傅君芬，舒强，等．儿童2019冠状病毒病（COVID-19）诊疗指南（第二版）．浙江大学学报（医学版），2020，49（2）：139-146．

[34] 焦伟伟，申阿东．儿童结核病药物治疗现状及进展．中华实用儿科临床杂志，2020，35（10）：753-758．

[35] 王媛，朱贞，邓丽丽，等．2018—2019年中国流行性腮腺炎流行特征和病毒基因特征分析．病毒学报，2021，37（2）：356-362．

[36] 全国第五次结核病流行病学抽样调查技术指导组，全国第五次结核病流行病学抽样调查办公室．2010年全国第五次结核病流行病学抽样调查报告．中国防痨杂志，2012，34（8）：485-508．

[37] 张学鹏，吉毅，陈思源．拯救脓毒症运动儿童脓毒性休克和脓毒症相关器官功能障碍国际指南解读．中国当代儿科杂志，2020，22（4）：305-309．

[38] 中华医学会儿科学分会心血管学组，中国医师协会心血管内科医师分会儿童心血管专业委员会，《中华儿科杂志》编辑委员会．儿童心力衰竭诊断和治疗建议（2020年修订版）．中华儿科杂志，2021，59（2）：84-94．

[39] Liu FF, Ren MR, Chen SM, et al. Pathogen Spectrum of Hand, Foot, and Mouth Disease Based on Laboratory Surveillance—China. China CDC Weekly, 2020, 2（11）：167-171.

[40] World Health Organization. Global tuberculosis report 2020. Geneva：World Health Organization, 2020.

[41] Lipshultz SE, Law YM, Asante-Korang A, et al. Cardiomyopathy in children：Classification and diagnosis：a scientific statement from the American Heart Association. Circulation, 2019, 140（1）：e9-68.

[42] Weiss SL, Peters MJ, Alhazzani W, et al. Surviving Sepsis Campaign International Guidelines for the Management of Septic Shock and Sepsis-Associated Organ Dysfunction in Children. Pediatr Crit Care Med, 2020, 21（2）：e52-e106.

中英文专业词汇索引

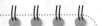